Temporomandibular Disorders

A Translational Approach From Basic Science to Clinical Applicability

측두하악장애

기초과학에서 임상 적용에 이르는 중재적 접근

Henry A. Gremillion · Gary D. Klasser
[Editors]

최재갑 · 정재광 · 변진석 · 김지락
[공 역]

대한나래출판사

Henry A. Gremillion
- 루이지애나 주립대학교 치과대학
- 미국 루이지애나주 뉴올리언스

Gary D. Klasser
- 루이지애나 주립대학교 치과대학 진단과학과
- 미국 루이지애나주 뉴올리언스

First published in English under the title
Temporomandibular Disorders; A Translational Approach From Basic Science to Clinical Applicability
edited by Henry A. Gremillion and Gary D. Klasser, edition: 1

DaehanNarae Publishing, Inc.

SK V1 Tower 1507
Younmujang 5 gagil 25, Sungdong-gu
Seoul 04782, Korea
TEL: +82-2-922-7080
FAX: +82-2-922-0841
E-mail: nrpub@naver.com
Website: www.nrbooks.kr

측두하악장애 — 기초과학에서 임상 적용에 이르는 중재적 접근
Temporomandibular Disorders-A Translational Approach From Basic Science to Clinical Applicability

발행일	2022년 2월 22일
편저	Henry A. Gremillion · Gary D. Klasser
역자	최재갑 · 정재광 · 변진석 · 김지락
발행인	최용원
편집디자인	장순임
표지디자인	장순임
교정 · 교열	윤수현
발행처	**대한나래출판사** (등록 제2012-000051호/1994.6.10)
주소	서울시 성동구 연무장 5가길 25, 성수역 SK V1 Tower 1507호
전화	(02) 922-7080
팩스	(02) 922-0841
이메일	nrpub@naver.com
홈페이지	www.nrbooks.kr

ISBN 978-89-5741-852-9

정가 70,000원

Printed in Korea

저자들의 노력에 무조건적인 지원을 아끼지 않은 가족에게 이 책을 바친다. 또한 방대한 양의 자료에 이타적으로 기여하여 이 책을 인쇄할 수 있게 해 준 여러 저자들에게 이 책을 바치고 싶다. 끝으로 측두하악장애로 인한 통증과 기능장애로 고통 받는 환자들의 삶의 질 향상을 위해 매일 최선을 다하는 많은 의사들에게 이 책을 바친다.

추천사

측두하악장애의 진단 및 치료는 임상의가 직면한 가장 어려운 문제 중 하나이다. 이것은 통증 및 기능장애의 유사한 증상 및 징후를 보이면서, 저작계에 영향을 미치는 다양한 집합의 장애가 있기 때문에 존재하는 문제이다. 진단분류시스템도 여러 가지가 있고 종종 비특이적이어서 혼란을 가중시키고 있다. 치료도 종종 질병의 원인론에 대한 개인의 철학을 기반으로 이루어지기 때문에 적절한 치료 프로토콜에 대한 논란도 있다. 종종 환자의 진단 및 치료에 대한 접근 방식도 필요 이상으로 복잡하다. 이번에 간행되는 "측두하악장애: 기초과학에서 임상 적용에 이르는 중재적 접근(Temporomandibular Disorders: A Translational Approach From Basic Science to Clinical Applicability)"은 기본 원리에서 치료 원칙에 이르는 주제를 다루고 있다. 이 주제들은 다양한 분야의 학생, 레지던트, 학자 또는 임상의 등 모든 수준의 의료 공급자에게 유익하다.

이 책은 네 부분으로 구성되어 있다. 제1부는 임상적으로 적용 가능한 방식으로 저작계의 해부학과 생리학을 논의한다. 제2부는 저작근과 턱관절의 정상적인 기능에 중점을 둔다. 이 제2부는 제3부에서 수행되는 저작계의 기능장애를 논의하기 위한 기초가 된다. 제3부는 근육성 및 관절성 장애를 과학적인 동시에 임상적으로 관련이 있는 방식으로 논의한다. 마지막으로 제4부에서는 근육기반 질병 및 턱관절의 관리와 TMD의 심리사회적 고려사항을 제시한다.

이 책은 측두하악장애에 대한 포괄적인 책으로서 임상 치료자에게 치과, 의학, 물리치료, 약리학 및 심리학을 포함한 여러 분야에 대한 정보를 제공하고 있다. 또한 증거기반과 동시에 임상적 관련성을 바탕으로 기술되었으므로 TMD 환자를 돌보는 모두에게 큰 도움이 될 것이다.

미국 플로리다주 게인즈빌

M. Franklin Dolwick

머리말

측두하악장애(TMD)에 관한 책 편집에 대해 논의할 때 핵심 질문이 생겼다. 이 질문은 임상의-과학자 커뮤니티가 이 질병에 관해서 추가적인 자원이 필요한지 여부에 대한 생각을 중심으로 맴돌고 있었다. 바로 이 주제를 다룬 좋은 책들은 과거부터 현재에 이르기까지 많이 있다. TMD 분야의 많은 지도자들이 임상의-과학자에게 이 장애의 복잡성에 대한 이해를 높일 수 있는 칭찬과 존경을 받을 만한 훌륭한 자원을 제공했다. 이것을 이해함과 동시에 여전히 이 분야의 '평생 학생'이라는 것을 알고, 저자들은 다른 패러다임에서 TMD의 이해, 진단 및 치료에 대한 증거-기반 접근 방식을 제공하기로 결정했다. 마치 여행을 떠나는 것을 상상하면서, 기초과학에서 임상 적용에 이르는 중재적 접근 방식에 따라 시작-중간-끝이 안내되도록 이 책을 구성했다.

이 책은 기능 및 기능장애 동안 저작계에 대한 발생학의 중요성과 영향을 강조하기 위해 저작계가 생성되는 기본 원리를 탐구하는 것으로 시작한다. 그런 다음 이 저작계의 해부학 및 생리학에 대한 심층적인 개관을 살펴보게 된다. 그다음에는 근육과 악관절을 포함하는 저작계의 정상적인 기능에 대한 포괄적인 논의가 이어진다. 이제 독자는 정상 기능을 이해하고 평가할 수 있게 되었으므로 저작계에서 발생할 수 있는 가능한 기능장애에 대한 세부사항을 자신 있게 설명할 수 있을 것이다. 증거-기반(evidence-based) 혹은 모범 사례(best practices) 접근 방식 중 어느 것을 따르는지에 따라서 치료 원칙이 정해지며, 그렇게 함으로써 임상의-과학자는 이러한 다인자 질병을 치료할 때 고려해야 할 다양한 대안들을 이해하게 된다. 이 책은 고통에 직면했을 때 환자의 마음과 몸 전체의 복잡성을 더 잘 이해하는 데 필요한 심리사회적 고려사항만을 집중적으로 기술한 장으로 끝맺음을 한다.

이 책에 대한 저자들의 목표는 신참 의사가 TMD에 대한 인식과 이해를 얻어 환자에게 더 나은 지원과 방향을 제공하도록 돕는 것이다. 또한 이 책이 경험 많은 의사에게는 TMD의 병인 발생과 관련된 복잡한 기전에 관한 지식을 향상시키고 다양한 과학적 기반의 중재술(scientific-based interventions)에 대한 유용한 통찰력을 제공하는 데 도움이 될 것으로 믿는다.

이 책을 읽는 데 시간을 할애하는 모든 사람들이 그 내용의 중요성과 관련성을 인식하고 저자들의 이야기를 통해 직조된 것처럼 기초과학이 임상 응용 프로그램과 어떻게 통합되고 상호작용하는지를 마음속에 그릴 수 있기를 바란다. 우리 모두는 임상가의 능력을 매우 신뢰하고 있는 환자들에게 서비스를 제공할 특권과 의무가 있는 치료자이다.

부디 이 책을 즐기기를 바란다.

미국 루이지애나주 뉴올리언스

Henry A. Gremillion and Gary D. Klasser

역자 약력

최 재 갑

- 경북대학교 치과대학 구강내과학교실 교수
- 대한안면통증구강내과학회 회장 (역)
- 아시아두개하악장애학회 회장 (역)

정 재 광

- 경북대학교 치과대학 구강내과학교실 교수
- 대한안면통증구강내과학회 총무이사

변 진 석

- 경북대학교 치과대학 구강내과학교실 부교수
- 대한안면통증구강내과학회 수련고시이사

김 지 락

- 경북대학교 치과대학 구강내과학교실 조교수
- 대한안면통증구강내과학회 정보통신이사

역자 서문

모처럼 좋은 책을 만났을 때 느끼는 희열은 학문을 탐구해 본 사람만의 특권이라고 생각한다. 이번에 번역서로 출간하게 된 미국 루이지애나 주립대학의 Henry A. Gremillion 교수와 Gary D. Klasser 교수가 공동으로 편집한 "Temporomandibular Disorders: A Translational Approach From Basic Science to Clinical Applicability" 가 바로 그런 책이다.

이 책은 제목에서 알 수 있듯이 측두하악장애를 기초과학적 관점에서 어떻게 이해할 것인지, 그리고 그러한 기초과학적 지식을 어떻게 임상에 적용할 것인지에 관해서 기술하고 있다. 사실 치과계가 측두하악장애에 관해서 본격적인 관심을 가지기 시작한 1980년대 이래로 측두하악장애에 관한 수많은 책들이 출간되었지만, 대부분 이 질병의 임상적 특징과 치료법을 소개하는 수준에 그쳤으며, 기초과학적 차원에서 측두하악장애의 병리기전을 깊이 있게 서술한 책은 드물었다. 이것은 그동안 측두하악장애의 원인론에 대한 연구가 주로 임상적 관찰을 바탕으로 이루어졌고 분자생물학적 수준으로의 접근이 미흡했던 것에서 연유하는 것으로 생각된다.

그러나 최근에는 측두하악장애와 같은 만성 통증을 동반한 근골격계 질환을 이해하는 데 필수적인 악구강계의 감각과 운동의 작동원리에 관한 신경생리학적/뇌과학적 연구가 활발히 이루어지고 있으며 이 질병의 치료에 대한 새로운 전기가 마련되고 있다. 이 책은 최근에 이루어진 측두하악장애와 관련된 기초과학적 연구 성과 및 그것의 임상적 연관성에 초점을 맞추어 기술되었기 때문에 측두하악장애에 관한 깊이 있는 이해에 큰 도움을 줄 것으로 기대되며, 특히 각 장별로 그 분야의 전문가들이 저자로 참여하고 있어서 이 책의 가치를 더욱 높이고 있다.

따라서 이 책은 측두하악장애 환자를 주로 치료하는 구강내과 전문의를 비롯하여 구강내과 전공의 그리고 측두하악장애에 관해서 깊이 있는 이해를 갈망하는 모든 치과의사와 치과대학생들에게 필독서로 추천하는 바이며, 이 책으로 인하여 우리나라에서 측두하악장애 환자의 치료 수준이 한 단계 높아질 것으로 기대한다.

끝으로 이 책의 출간을 도와주신 대한나래출판사의 최용원 대표님의 호의에 감사를 드리고, 번역작업에 함께 참여한 경북대학교 치과대학 구강내과학교실의 정재광, 변진석, 김지락 교수님께도 감사를 드린다. 덧붙여 원서 출간 2년 후인 2020년 5월 17일에 작고한 공동편집자인 Henry A. Gremillion 교수님의 명복을 비는 바이다.

2021년 11월 28일

역자 대표 **최 재 갑**

경북대학교 치과대학 구강내과학교실

차례

제 1 부

기초와 원리
(Fundaments and Principles)

제 1 장

저작계의 발생학
(Embryology of the Masticatory System)

Ronald C. Auvenshine

초록

측두하악관절(TMJ)은 인체에서 가장 독특하고 복잡한 관절이다. 포유동물에서 악관절의 해부구조는 저작의 요구 조건에 따라 다르다. 저작계의 기능이 잘 이루어지기 위해서는 하악골의 개폐구운동뿐만 아니라 전후방 및 측방 운동, 그리고 이들이 조합된 운동도 가능해야 한다. 사람의 악관절은 경첩구상형 가동관절(ginglymoarthrodial type of diarthrotic joint)이라 하는데, 이것은 관절이 회전운동(단일 축을 도는 운동)뿐만 아니라 활주운동(동시에 한 개 이상의 축을 도는 운동)을 할 수 있음을 의미한다. 이 장에서는 저작계 구조물의 성장과 발달에 관한 검토를 할 것인데, 뼈 구성요소에 특별한 강조점을 두려고 한다.

1.1. 저작계의 발생학 (Embryology of the masticatory system)

측두하악관절은 윤활관절(synovial joint)이다. 측두하악관절(악관절)의 해부구조는 포유동물 사이에서도 저작운동에서 요구되는 조건에 따라 상당히 다르기 때문에 한 가지 분류로 모든 것을 포함하는 것은 불가능하다(Nanci 2008). 사람에서는 다른 상황이 존재하고 있는데, 사람의 저작운동이 원활하게 이루어지기 위해서는 하악골이 개폐구운동뿐만 아니라 전진-후퇴 운동과 측방 운동 및 이들의 조합운동을 모두 할 수 있어야만 한다. 이러한 복잡한 운동을 수행하기 위해서 하악골이 활주 및 회전운동을 하는 것이다. 따라서 사람의 악관절을 경첩구상형 가동관절이라고 한다(Moffett 1966).

두경부는 인두굽이(pharyngeal arches, 아가미굽이, branchial arch)에 의해서 형성된다. 인두굽이는 신경능선(neural crest)세포가 장차 두경부 부위가 될 부분으로 이동함에 따라 넷째 주 초기에 발달하기 시작한다. 이것이 처음에는 발달하는 인두의 측방에 표면 융기로 나타난다. 곧이어 다른 굽이들이 미래의 두경부 양쪽 측면에

R.C. Auvenshine, DDS, PhD
MedCenter TMJ, 7505 S. Main, Ste. 210, Houston, TX, 77030, USA

Orofacial Pain Clinic, Michael E. DeBakey VA, Hospital, Houston, TX, USA

Department of General Practice and Dental Public, Health, University of Texas School of Dentistry, Houston, TX, USA

Visiting Faculty, Department of Diagnostic Sciences, Louisiana State University School of Dentistry, New Orleans, LA, USA
e-mail: office@medcentertmj.com

H.A. Gremillion, G.D. Klasser (eds.), *Temporomandibular Disorders*, https://doi.org/10.1007/978-3-319-57247-5_1

비스듬하게 배열된 둥근 융기로 나타난다. 넷째 주 끝 무렵에 네 쌍의 인두굽이가 외부에 보이게 된다. 다섯째와 여섯째 굽이는 이 시기에 미발달 상태여서 배아의 표면에서 볼 수 없다. 인두굽이는 인두고랑(pharyngeal grooves)에 의해서 서로서로 분리된다. 인두굽이와 비슷하게 인두고랑도 입에서 꼬리로 내려가는 순서로 번호를 매긴다(그림 1-1)(The Stages of Human Embryonic Development 2012; Auvenshine 2010).

첫째 인두굽이(하악굽이)는 두 개의 융기(prominence)로 나누어진다.

1. 상악융기(maxillary prominence)는 상악골, 관골, 그리고 서골(vomer)의 일부를 만든다.
2. 하악융기는 하악골을 만든다. 중심 쪽의 하악융기는 또한 측두골의 인상부(squamous temporal bone)를 만든다.

둘째 인두굽이(설골굽이)는 셋째와 넷째 굽이와 함께 설골(hyoid bone)을 만든다. 인두굽이는 앞창자(foregut)의 머리 부분에서 유래되는 원시인두의 측벽을 지지한다. 입오목(stomodeum, 원시 입)은 처음에는 외배엽 표면에서 약간의 함몰로 나타난다. 이것은 바깥쪽의 외배엽과 안쪽의 내배엽으로 구성되는 두 겹의 구인두막(oropharyngeal membrane)에 의해서 원시인두(primordial pharynx)의 강(cavity)으로부터 분리된다. 이 구인두막은 약 26일에 파열되어서 인두와 앞창자가 양막강(amniotic cavity)으로 연결된다(그림 1-2)(Sadler 2000; Moore and Persaud 2008).

카네기 발달단계 13의 배아

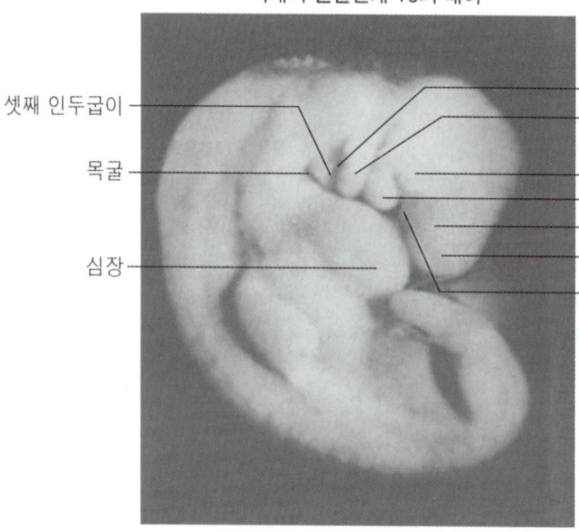

그림 1-1. The Virtual Human Embryo Project에서 제공한 카네기 발달단계 13의 4.5주 인간 배아. 루이지애나주 뉴올리언스에 있는 루이지애나 주립대학교 Health Science Center의 세포생물학 및 해부학 Department에 있는 컴퓨터 영상 실험실에서 만듦(The Stages of Human Embryonic Development 2012). http://virtualhumanembryo.lsuhsc.edu

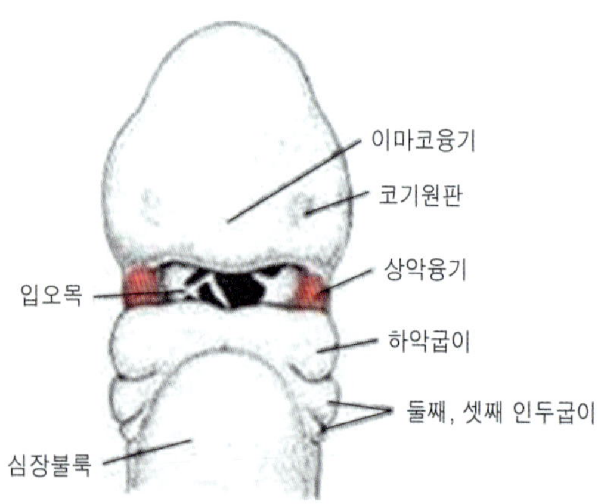

그림 1-2. 이 그림은 4.5주 배아의 정면도인데, 하악융기와 상악융기가 보이지만 구강인두막(oropharyngeal membrane)은 소멸되어 있다(Sadler 2000).

1.2. 인두굽이 구성요소 (Pharyngeal arch components)

각각 인두굽이의 중심부는 간엽(mesenchyme, 배아결체조직)으로 구성되며 외측은 외배엽에 의해서 그리고 내측은 내배엽에 의해서 덮여 있다. 원래 이 간엽은 중배엽으로부터 유래되지만, 수태후(post-conception; PC) 4주 무렵에 대부분의 간엽은 인두굽이 안으로 이동하는 신경능선세포(neural crest cell)로부터 유래된다. 신경능선세포가 인두굽이 안으로 이동해서 간엽으로 분화함으로써 상악융기(maxillary prominence)와 하악융기(mandibular prominence)가 만들어진다. 신경능선세포의 이동과 동시에 축옆(paraxial) 부위로부터 근원성 중배엽(myogenic mesoderm)이 각각의 인두굽이 안으로 이동해서 근원기(muscle primordium)의 중심부를 형성한다. 인두굽이에 있는 내피세포(endothelial cells)는 측방 중배엽에서 유래된다. 침투성 혈관원시세포(angioblast)도 또한 인두굽이 안으로 이동한다.

전형적인 인두굽이가 포함하는 것은 다음과 같다.

1. 원시심장의 동맥줄기(truncus arteriosus)로부터 생겨난 인두굽이동맥(pharyngeal arch artery)
2. 인두굽이의 골격 지지(skeletal support)를 구성하는 연골막대(cartilaginous rod)
3. 두경부에 있는 근육으로 분화되는 근 성분(muscular component)
4. 인두굽이로부터 유래되는 점막과 근육을 지배하는 감각신경과 운동신경

(표 1-1, 그림 1-3)(Sadler 2000; Moore and Persaud 2008).

표 1-1. 인두굽이의 구조(structures of the pharyngeal arches)

굽이	신경	근육	골격구조	인대
첫째(하악)	삼차(CN V)	저작근	추골(망치뼈)	추골의 앞쪽 인대
		악설골근, 악이복근 전복	침골(모루뼈)	
		고막긴장근		접하악인대
		입천장긴장근		
둘째(설골)	안면(CN Ⅶ)	안면표정근	등골(등자뼈)	경상설골인대
		등자근(stapedius)	경상돌기	
		경돌설골근(stylohyoid)	설골의 소각	
		악이복근 후복	설골체의 상부	
셋째	설인(CN Ⅸ)	경돌인두근(stylopharyngeus)	설골의 대각	
			설골체의 하부	
넷째와 여섯째	미주신경(CN X)의 상후두분지	윤상갑상근(cricothyroid)	갑상연골(thyroid c.)	
		구개거근(L. veli palatini)	윤상연골(cricoid c.)	
	미주신경(CN X)의 반회후두분지	인두 수축근	모뿔연골(arytenoid c.)	
		후두 내재근	소각연골(corniculate c.)	
		식도의 가로무늬근	설상연골(cuneiforme c.)	

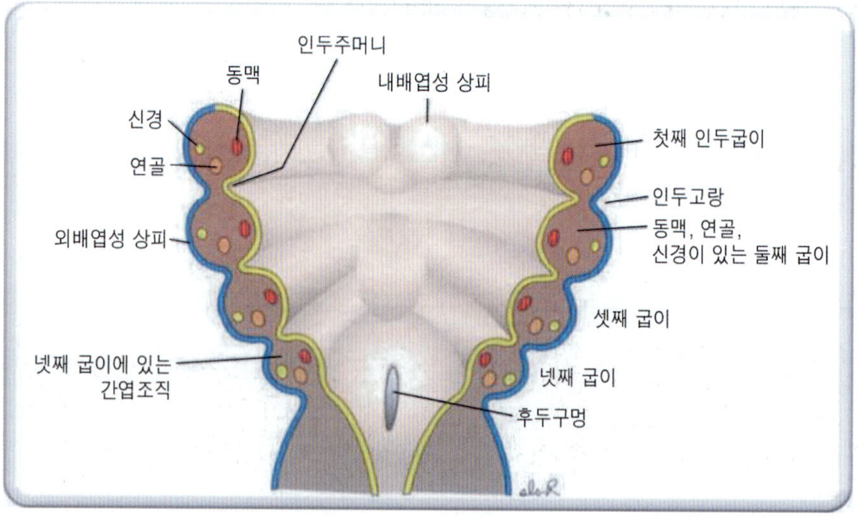

그림 1-3. 인두굽이(pharyngeal arches)(Sadler 2000).

하악골은 발달 36~38일에 압축이 시작되는 골형성막(osteogenic membrane)의 막내골화(intramembranous ossification)로부터 유래된다. 골형성은 멕켈연골(Meckel's cartilage)의 측방에서 일어난다(그림 1-4)(Nanci 2008). 하악골의 좌·우에 각각 하나의 골화중심(ossification center)이 수태후(PC) 6주 배아의 하치조신경과 하치조동맥의 분지 부위에서 나타난다. 골화는 성장하는 하치조신경 아래와 주변으로 퍼져나가서 치아가 발달하기 위한 고랑을 형성한다. 막내골화는 등쪽(dorsally)과 배쪽(ventrally)으로 진행되어 하악골의 체부(body)와 지부(ramus)를 만든다. 골화는 등쪽에서 나중에 하악소설(mandibular lingula)이 되는 부위에서 멈춘다. 그곳에서부터 멕켈연골(Meckel's cartilage)은 중이(middle ear)로 계속된다(그림 1-5)(Mendez 2017a).

신경혈관다발(neurovascular bundle)이 이미 존재하고 있음으로 인해 이공(mental foramen)뿐만 아니라 하악공(mandibular foramen)과 하악관(mandibular canal)의 형성이 보장된다. 멕켈연골은 앞쪽으로 뻗어나가 정중선에서 반대편의 동료와 거의 만나게 된다. 이 연골은 등쪽으로는 두 개로 갈라져서 각 중이의 고실(tympanic cavity)에서 끝나게 되는데, 이들이 골화되어 두 개의 이소골(auditory ossicles), 즉 망치뼈(malleus, 추골)와 모루뼈(incus, 침골)를 형성하게 된다(그림 1-6)(Merida-Velasco et al. 1999). 세 번째 이소골인 등자뼈(stapes, 등골)는 주로 둘째 인두굽이의 연골로부터 유래된다(Reichert's Cartilage)(Merida-Velasco et al. 1999).

멕켈연골은 성인의 하악골에서는 발견되지 않는다. 성인에서 그것의 잔재는 접하악인대(sphenomandibular ligament)와 전추골인대(anterior malleolar ligament)의 형태로 존재한다. 이공의 등쪽에 있는 멕켈연골은 막내골소주(trabecula)가 연골의 바로 옆쪽에 형성되는 것과 동시에 그것의 측면에서 흡수가 일어난다. 따라서 이공에서 소설(lingula)까지의 이 연골은 하악의 골화에 포함되지 않는다. 멕켈연골을 따라 만들어지는 엇결뼈(interwoven bone)는 곧 층판뼈(laminar bone)로 대체되며, 전형적인 하버스계(Haversian systems)는 수태후(PC) 5개월에 이미 존재한다.

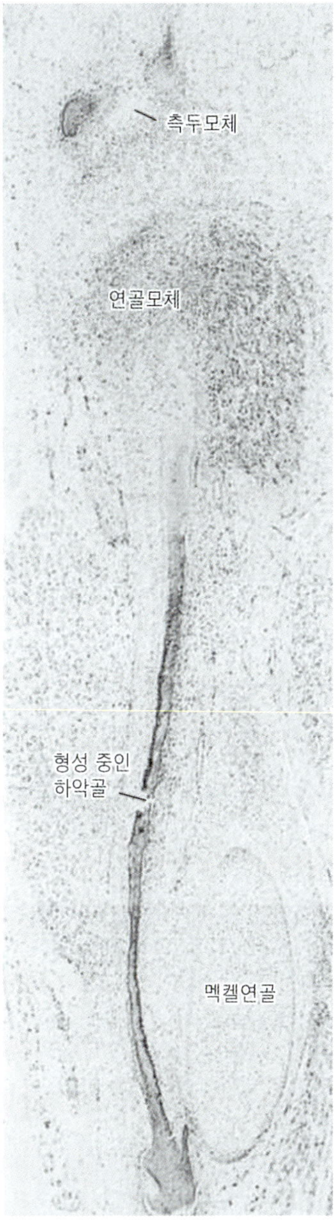

그림 1-4. 발육 중인 측두하악관절, 12주 태아의 관상 절편(coronal section). 골형성은 측두모체(temporal blastema)에서 시작된다. 연골모체(condylar blastema)는 아직 미분화 상태이다. 멕켈연골의 측면에서 하악골의 체부를 형성하는 막골(membranous bone)이 분명히 보인다(Nanci 2008)(그림 출처: Ten Cate's Oral Histology: Development, Structure, and Function, 7th ed, Nanci, A., p. 363, Copyright Elsevier, 2008).

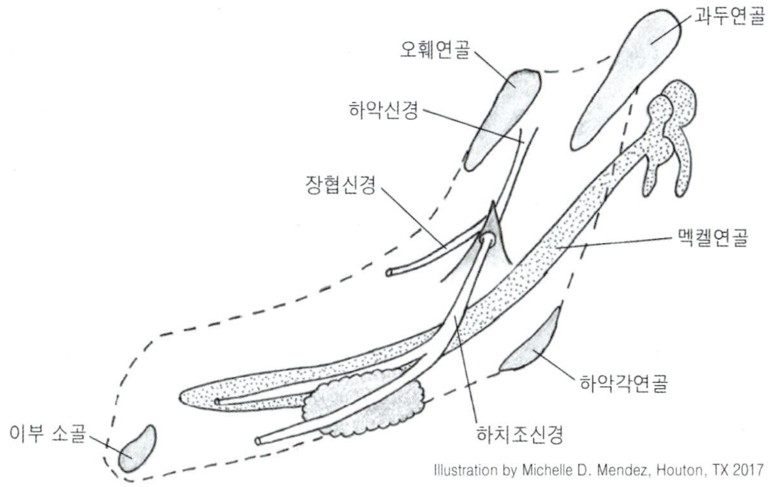

그림 1-5. 하악의 골화(Mendez 2017a).

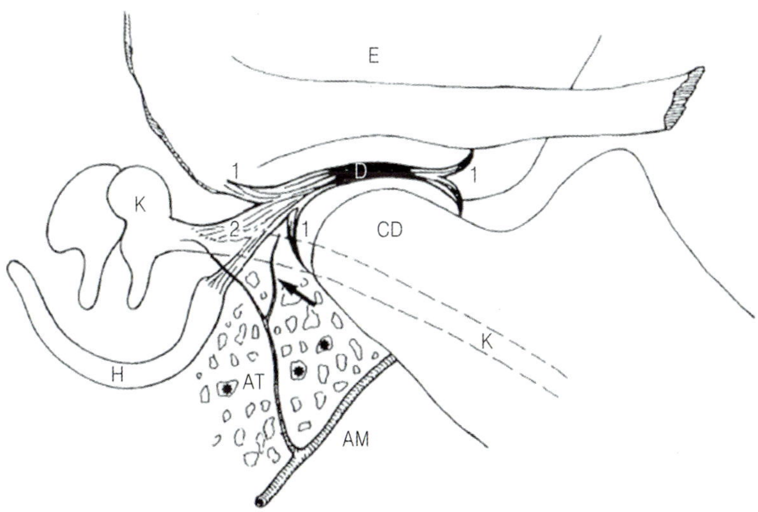

그림 1-6. 관절 후방부의 관절낭(articular capsule)(1)과 원판추골인대(discomalleolar ligament)(2)의 배열을 보여주는 개략도. CD: 하악과두, K: 멕켈연골, E: 측두골의 인부(squamous part), D: 관절원판, AT: 앞고실동맥(anterior tympanic artery), H: 측두골의 고실부(tympanic bone), *: 원판후 정맥총(retrodiscal venous plexus)(Merida-Velasco et al. 1999).

1.3. 측두하악관절의 형성 (Formation of the temporomandibular joint)

지난 수십 년 동안 악관절의 발달에 관해서 수많은 연구가 발표되었다. 그러나 그것의 형태적 시기(morphological timing)에 대해서는 의견이 분분하다. 가장 논란이 되는 측면은 과두와 측두골의 인부(squamosal part), 관절원판과 관절낭의 초기 조직화 순간이 언제인지, 그리고 관절강의 형성 및 과두의 연골형성 시작 시기에 관한 것이다 (Moffett 1966).

Merida-Velasco는 악관절 발달을 다음 세 단계로 구분하였다.

1. 모체기(Blastemic stage): 발달 7~8주
2. 공동형성기(Cavitation stage): 발달 9~11주
3. 성숙기(Maturation stage): 12주 이후 분만까지

그의 연구는 발달 7~11주 사이가 TMJ 형태발생(morphogenesis)이 일어나는 중요한 기간임을 확인했다(Merida-Velasco et al. 1999).

멕켈연골은 하악의 발달을 위한 골격 지지를 제공한다. 그뿐 아니라 멕켈연골은 발육 중인 삼차신경과 그것의 관계를 통해서 세포분화를 시작하기 위해서 필요한 자극을 제공한다(그림 1-7)(Merida-Velasco et al. 1999).

하악 영역에서 발달하는 첫 번째 구조는 삼차신경의 하악분지인데, 이것은 첫째 인두굽이를 형성하는 외간엽 응축(ectomesenchymal condensation)보다 먼저 일어난다. 이 신경의 사전 존재는 신경영양인자(neurotrophic factors)의 생성에 의한 세포분화를 유도하기 위한 필수 조건으로 가정된다. 바꿔 말하자면, 멕켈연골을 활성화시켜서 전령 RNA(mRNA)를 발현시킨 다음, 미분화 간엽세포를 골격모세포(skeletoblasts)로 분화시키기 시작하는 것은 삼차신경의 하악분지이다(그림 1-8)(Auvenshine 1976). 골격모세포는 나중에 연골모세포(chondroblast), 골모세포(osteoblasts), 근원세포(myoblasts) 그리고 섬유아세포(fibroblasts)와 같은 결체조직 전구체(precursors)로 분화한다.

악관절 발달의 첫 번째 증거는 두 지역에서 분명하게 나타나는 간엽응축(mesenchymal condensation)인데, 즉 측두모체(temporal blastema)와 과두모체(condylar blastema)이다. 측두모체가 과두모체보다 먼저 나타나는

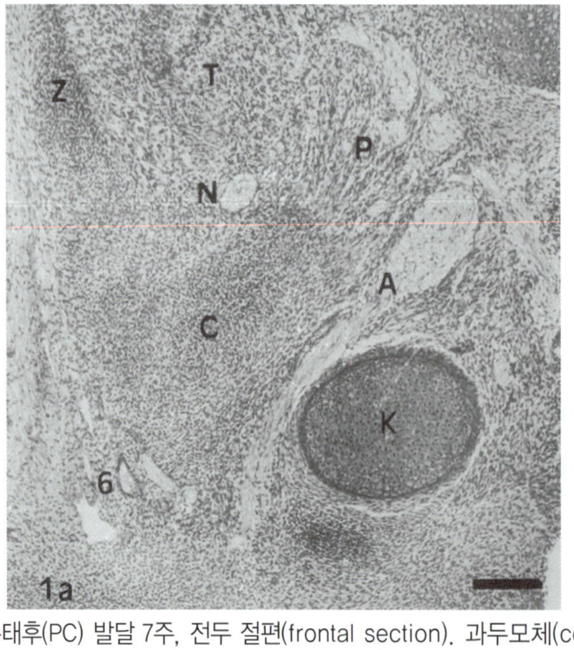

그림 1-7. 인간 배아 GIV-4, 수태후(PC) 발달 7주, 전두 절편(frontal section). 과두모체(condylar blastema)(C)는 외익돌근(P)과 연계되어 있다. A: 이측두신경, K: 멕켈연골, Z: 측두골의 인부에 있는 관골돌기(zygomatic process), N: 교근신경(masseteric nerve), T: 측두근, 6: 천측두동맥(superficial temporal artery)(Merida-Velasco et al. 1999).

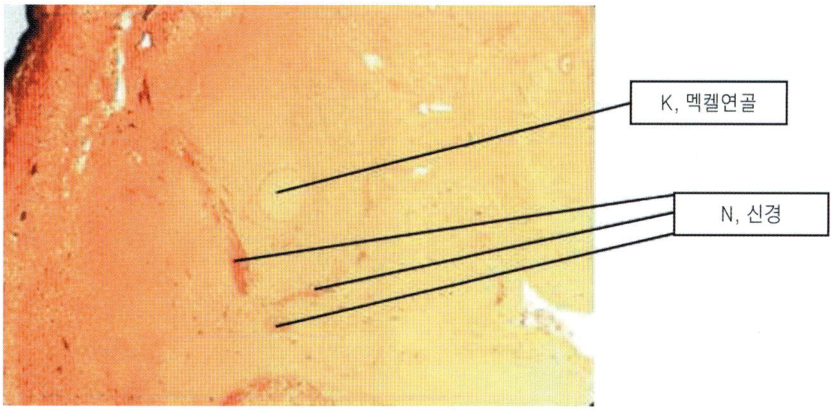

그림 1-8. 수태후 15일의 쥐 태아(Auvenshine 1976).

데, 처음에는 이들이 서로 약간 떨어져서 위치하고 있다(Nanci 2008).

과두모체는 수태후(PC) 10주째 기간 동안에 분지 부위에서 원추 모양의 구조로 나타난다. 이 과두연골이 미래 과두의 원기(primordium)이다. 연골세포는 그것의 중심부로부터 분화되며, 과두의 연골성 상부 측면은 간질성장(interstitial growth)과 부가성장(appositional growth)에 의해서 증가한다. 14주가 되면 연골내뼈형성(endochondral bone formation) 과정을 통해 과두 부위에 연골뼈의 첫 번째 증거가 나타난다. 과두연골(condylar cartilage)은 하악골의 가지(ramus)와 몸체(body)를 위한 중요한 성장 중심의 역할을 한다. 원추형 연골의 대부분은 태아기 중반에 뼈로 대체된다. 과두돌기는 하악골의 길이 성장을 위한 성장 중심의 역할을 하면서 성인기까지 지속된다. 따라서 하악골은 신체의 장골(long bones)과 매우 비슷하게 길이 성장을 하게 된다. 하악골의 위치와 형태는 과두 성장의 방향과 성장량에 관계된다. 과두 성장은 사춘기에 증가해서 12.5세와 14세 사이에 성장이 정점에 이르고, 대개 약 20세 무렵에 성장을 멈춘다. 그러나 연골의 지속적인 존재는 말단비대증(acromegaly)과 같은 비정상적인 성장 조건에서 실현되는 지속적인 성장을 제공한다.

과두모체는 간격을 좁히기 위해 배외측 방향으로 빠르게 성장한다. 골화는 측두모체에서 먼저 시작되는 반면, 과두모체는 여전히 간엽이 응축되고 있다(그림 1-9)(Perry et al. 1985). 응축된 과두모체 바로 위에 갈라진 틈이 나타남에 따라 수태후(PC) 10주에 두 모체 사이에 관절강이 나타나서 하관절강이 된다. 과두모체는 연골(과두연골)로 분화되고, 그 후 측두 골화(temporal ossification)와 관련하여 2차 균열이 나타나 상관절강이 된다(Edwards et al. 1994). 상부 2차 균열의 출현과 함께 원시 관절원판이 형성된다(그림 1-10)(Merida-Velasco et al. 1999).

임신 10주에서 14주 사이에 오훼돌기(coronoid process) 부위에 또 다른 이차 모체가 나타난다. 오훼돌기의 이차연골은 그것에 앞서 존재한 측두근 내에서 발달한다. 오훼 부연골(coronoid accessory cartilage)은 하악지(ramus)의 팽창하는 막내골(intramembranous bone)에 통합되어 출생 전에 사라진다. 하악결합부(symphysis)의 양쪽에 있는 이부(mental) 영역에 2개의 작은 연골 중 하나가 나타나며 수태후(PC) 7개월에 골화되어 결합부에서 다양한 수의 이부 소골(mental ossicles)을 형성한다.

태아 하악의 모양과 크기는 성장과 발달 동안 상당한 변화를 겪는다. 신생아 하악의 상행지(ascending ramus)는 낮고 넓다. 오훼돌기는 상대적으로 크고, 발달하는 과두 위로 잘 돌출되어 있다. 몸체는 유치의 치아싹(tooth

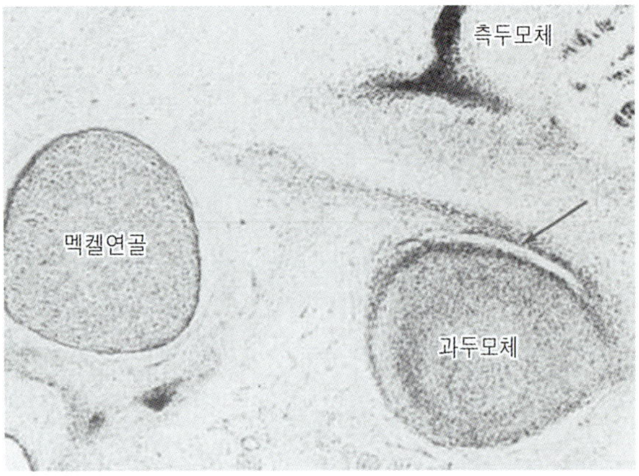

그림 1-9. 발달 중인 하관절강(화살표)을 보여주는 태아 측두하악관절의 시상면. 측두모체에서 뼈형성이 시작되었지만 과두모체는 여전히 미분화 세포로 구성되어 있다. 멕켈연골은 발달 관절의 왼쪽에 있다(Perry et al. 1985).

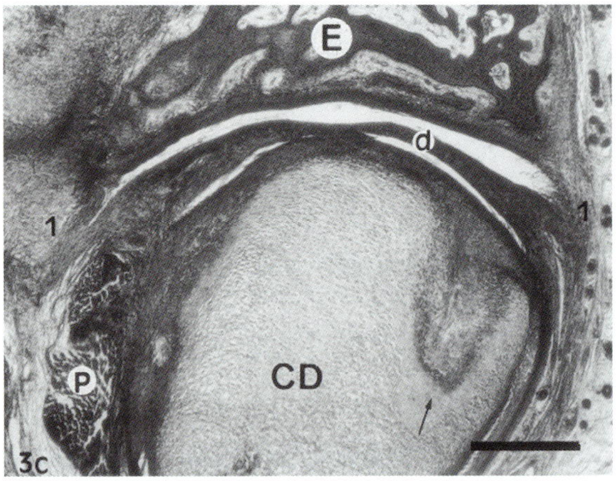

그림 1-10. 인간 태아 B-207, 발달 13주의 전두면. 하악과두에서 혈관성 간엽의 함입(화살표)이 보인다. E: 측두골의 인부(squamous part), D: 관절원판, 1: 관절낭, P: 외익돌근, CD: 하악과두. 눈금자=500㎛(Merida-Velasco et al. 1999).

buds)과 부분적인 치관(crowns)을 포함하는 열린 선반(open shelf)일 뿐이다. 하악관은 하악 몸체에서 낮게 주행한다. 정중선 결합부에서 하악의 우측과 좌측 몸체의 초기 분리는 4개월에서 12개월 사이에 점차 제거된다(Merida-Velasco et al. 1999).

1.4. 관절 형성에 대한 자발 활동과 유발 활동의 역할 (The role of spontaneous and evoked activity on joint formation)

뼈와 관절의 형성에 있어서 동적인 물리적 부하가 근육의 기능적 수축 활동으로 변환되는 것은 매우 중요하다. 발달 중인 팔다리는 다른 골격 요소에 비해 상대적으로 넓은 범위로 움직인다. 그렇게 함으로써 그들은 변경된 기계적 자극 신호를 특별히 받게 되며, 적절한 배아기본틀형성(embryonic patterning)을 위한 운동의 중요성을 보여주는 놀라운 예가 된다. 바꿔 말하자면, 관절강의 형성에 필요한 역할을 한 후 사라지는 요소들 중 하나는 2개의 모체 주변의 운동이다. 관절강을 형성하기 위한 활막 발달 과정은 두 단계로 나눌 수 있다. 첫 번째 단계에서 연골원기(cartilaginous anlagen)와 그 사이에 개재하는 중간대(interzones)의 형성이 일어나며, 그곳의 어느 특정 위치에서 관절이 발달하게 되는데 이것을 '사지기본틀형성(limb patterning)'이라고 한다.

Joint interzone

- Site within a growing embryonic limb bud that will become a synovial joint
- A dense and compact population of mesenchymal cells

두 번째 단계에서는 관절연골 활막(articular cartilage synovium) 및 관절내의 기타 관련 구조의 형성이 일어난다. 이 단계에서 활액을 담고 있는 관절강이 생성되는데, 이 과정을 '공동형성(cavitation)'이라고 한다(Pitsillides 2006).

특히 관절 형성에 있어서 기계적 자극이 건강한 배아 발달의 중요한 특성임을 뒷받침하는 수많은 새로운 정보가 현존하고 있다. 부속골격(appendicular skeleton)에서 가동관절(diarthroses)과 장골(long bones)의 발달 사이에 동기화가 되지 않으면 배아에서 운동의 제한을 초래한다. 근육 운동을 수행하는 배아의 능력은 골격의 추가 발달 및 추후 리모델링에 효과적인 영향을 미치게 된다. 따라서 배아의 운동이 충분한 범위로 일어날 때 적절한 골격 형성이 가능해진다.

근육에 의해 조절되는 운동은 일찍 시작되어서 배아 발달의 전체 기간 동안 계속된다. 인간에서 태아의 첫 번째 움직임은 골격 잔유물(skeletal rudiments)이 형성됨에 따라 앞다리에 신경지배(innervation)가 일어난 직후인 수태후(PC) 9주에 기록된다. 입을 벌리는 것은 빠르면 수태후(PC) 7.5주에 유발 자극에 의해서 발생하는 것으로 입증되었다(Hamburger and Balaban 1963). 운동과 골격 발달 사이의 시간적 관계는 근육 활동과 관절 형성 사이에 밀접한 기능적 관계가 있음을 암시하는 것이다.

활막 관절강 형성으로 새로운 비점착성(non-adherent) 표면이 성공적으로 만들어져야만 한다. 이것은 분리(separation)가 일어난 곳에 무세포의 유체가 채워지는 것이 조합되는 과정으로 이루어지며, 관절에서 거의 마찰이 없는 무통성 운동을 용이하게 한다. 사지 응축(limb condensations)이 서로 분리되어 있기 때문에, 활액막과 관절원판을 포함한 관련 구조 사이에 연속적인 표면을 만들기 위해서 미리 결정된 연골 요소의 말단부 사이에서 공동형성이 일어나는 것은 명백하다(Pitsillides 1999).

골격 관절 공동의 발달 또는 공동형성은 활액관절의 미래 관절 표면의 평면을 따라 일어난다. 히알루로난(hyaluronan) 및 히알루로난 합성효소(hyaluronan synthase)와 같은 많은 다양한 표지(markers)가 공동형성 시점에 중간대(interzones)에 존재하는 것으로 나타났다. 섬유아세포 유사세포 및 우리딘 이인산포도당 탈수소효소(uridine diphosphoglucose dehydrogenase; UDPGD) 활성을 가진 인접 연골세포는 글루코사민-글리칸(glucosamine-glycan) 수준(히알루로난 증가)에 기여한다. 이들 세포는 활액막의 내막 표면에 위치하며 세포응집(cellular cohesion)에서 해리(disassociation)로 전환되는 공동형성의 가능한 기전으로 제안되었다(Edwards et al. 1994).

관절 형성과정을 검토하려면 '사지기본틀형성(limb patterning)'에 대한 간략한 개요를 먼저 언급할 필요가 있다. 사지기본틀형성은 외배엽의 두꺼워진 부위인 꼭대기외배엽능선(apical ectodermal ridge; AER, 정단외배엽융기)과 그 밑에 있는 원위사지간엽(distal limb mesenchyme) 혹은 진행영역(progress zone) 사이의 동적 관계에 의해서 이루어진다.[1] 진행영역모형은 꼭대기외배엽능선의 영향으로부터 각 세포가 출발하는 시점과 위치에 의

1. 역자 보충 그림: 사지 형성의 진행영역모형(progress zone model)과 사전규격화모형(prespecification model)(Nature, 418: 492~493, 2002). AER: apical ectodermal ridge.

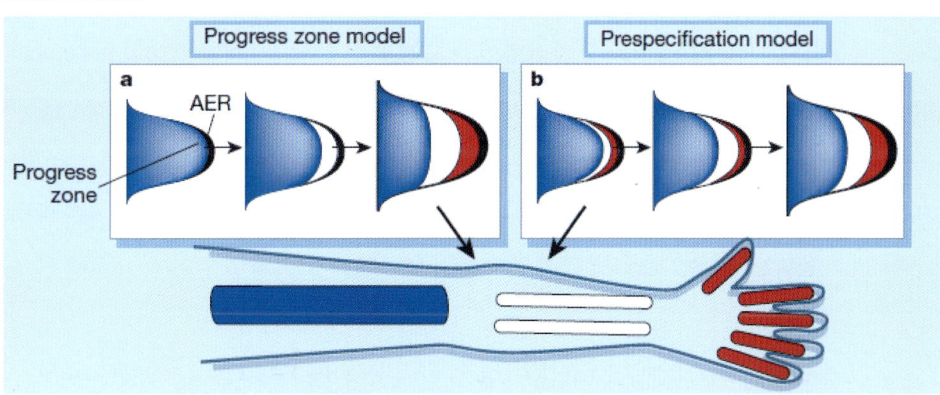

해서 그 세포의 구체적인 운명이 어떻게 결정될 것인지 예측된다는 것이다. 따라서 사지기본틀형성에서 각각의 사지 분절은 별개의 영역으로 특정되어 있을 것으로 추론된다. 따라서 발달 중인 TMJ를 고려할 때 두 개의 사지 분절은 과두모체(condylar blastema)와 편평(squamosal) 또는 관절와(glenoid fossa)를 나타낸다. 꼭대기외배엽능선(AER)이 특정 부위에서 발생하는 이유는 명확하지 않다. 그러나 공동형성(cavitation) 과정 자체가 모든 관절에 있는 보존된 기전(conserved mechanism)[2]에 의해 달성되는 것으로 강하게 추정된다.

관절 형성의 위치가 특정되어 있다는 것의 첫 번째 증거는 대향의 골격 요소 사이의 경계를 나타내는 간엽세포 중간대의 생성이 정교하게 일치한다는 점이다(Shea et al. 2015). 사이 간엽(intervening mesenchyme)의 근본적인 역할은 그들의 위치가 특정됨으로써 그렇지 않았을 때 생길 수 있는 단일 연골원기(single cartilaginous anlagen)로 발전할 수 있는 것을 방해한다고 생각할 때 분명해진다. 즉, 관절강으로 발전하는 중간대(interzone)를 만들기 위해서는 발달하는 두 개의 모체(blastema) 주변으로 운동이 일어나야 할 필요가 있다.

사지싹(limb buds)에서 골격 발달의 첫 번째 징후는 싹의 중심부와 미래 골격요소의 위치에서 일어나는 간엽세포의 응축(condensation)이다. 예를 들면, 근위앞다리싹(proximal forelimb bud)에서 나타나는 Y-자 모양의 응축은 미래의 상완골, 요골, 척골을 나타낸다. 원위의 응축이 점진적으로 추가되고 세포 밀도가 증가함에 따라 미래 관절 부위가 명백하게 나타나는데, 이것을 중간대(interzones)라고 부른다. 간엽의 응축은 전사인자(transcription factor)의 발현에 의해 처음으로 나타나는 연골 분화(연골형성, chondrogenesis)의 직후 패턴을 예시한다(Bi et al. 1999). 병합하는 연골세포(chondrocytes)는 무혈성 환경에서 주로 Ⅰ형과 Ⅱ형의 콜라겐과 구조적 프로테오글리칸으로 구성되는 세포외 기질(extracellular matrix; ECM)을 형성한다. 관절 중간대(interzones)에서 세포는 3개의 영역으로 구조화되는데, 나중에 인접한 잔유물의 말단부(골단, epiphysis)와 그 사이에 있는 관절강에서 영구적인 관절연골이 형성되고 윤활막으로 둘러싸인다. 따라서 사지 골격의 형성에는 건, 인대 그리고 반월판과 같은 관련 구조의 발달과 더불어 협응된 연골내 골화(coordinated endochondral ossification), 관절 경계면에서 영구 연골의 분화, 기능적인 공동형성 관절(functional cavitated joint)의 구축 등이 관여한다. 사지 골격과 마찬가지로, 미래 과두의 이차 모체(secondary blastema)는 관절 경계면에서 영구 연골(permanent cartilage)의 분화를 통한 연골내뼈형성(endochondral bone formation)을 통해서 성장한다. 관절 공동형성(joint cavitation)은 개구를 일으키는 근활동으로 일어나는 운동에 의해서 완성된다. 현재까지의 연구를 통해서 중간대(interzones)가 인접해 있는 연골생성 부위와 격리된 상태로 유지되는 데 필요한 몇 가지 중요한 인자가 확인되었다. 이러한 인자에는 스타니오칼신(stanniocalcin), 부갑상선 호르몬 관련 단백질(parathyroid hormone-related protein), 알파 5 β-1 인테그린(alpha 5 β-1 integrin) 및 기타 요인이 포함된다. 현재의 연구는 중간대(interzones)가 국소 연골 분화를 제한하는 작용을 해야 한다는 개념을 강력하게 지지하고 있다. 골격 요소의 세포 기원은 처음에는 상동성이며, 미래 관절 위치에서 운동을 초래하는 근육 활동과 같은 배타적 차등 자극에 반응한 후에만 변화하는 능력을 잃는 것으로 보인다. 중간대 내의 관절 공동형성 과정은 관절 요소 간의 분리가 발생하는 위치에 대한 매우

2. 역주 | 보존된 기전(conserved mechanism): 진화 과정에서 공통으로 존재하는 필수 기전

정확한 공간 제어가 필요하다. 이것을 '분할평면(plane of cleavage)'이라고 한다.

활막관절 형성은 다음과 같이 3개의 개별 단계로 나눌 수 있다(Pacifici et al. 2006). (1) 관절 부위의 특정(위치 특정, specification), 그다음 (2) 관절 세포 영역의 분화(기본틀 형성, patterning), 마지막으로 (3) 관절 공동의 형성(공동형성, cavitation)이다(그림 1-11)(Mendez 2017b).

관절 형성과정에 대한 운동의 영향은 여러 연구자에 의해 입증되었다(Murray and Drachman 1969; Narayanan et al. 1971). 이러한 연구는 병아리 배아에서 수행되었지만 발달 중인 배아의 지속적인 운동이 무작위적인 것이 아니고 관절 형성에 특이적이라는 것을 분명히 보여주고 있다. 결과적으로 발달 중인 관절을 고정시키면 관절강의 부재와 추가적인 골격 이상을 유발하는 것으로 나타났다. 순수한 외부 고정에 의한 공동형성 및 관절 형성의 결핍을 입증한 연구는 거의 없다. 수행된 대부분의 연구에서는 특정 약물을 사용하여 배아의 운동을 고정시켰다. Auvenshine(1976)은 쥐 태아의 개구를 물리적으로 방지하여 TMJ를 고정시키는 자궁 내 기술을 개발했다. 16일된 쥐 태아의 주둥이를 통해 봉합사를 삽입하여 개구를 못하게 했다. 개구는 발달하는 쥐에서 16.5일에 자발적으로 발생한다. 시술한 동물을 자궁뿔(uterine horn)에 다시 넣고 임신 24시간, 36시간 및 최대 72시간 동안 발달을 진행하도록 했다. 외과적으로 출산된 태아를 절단했을 때, 관절 공동화가 이루어지지 않았고 강직의 존재가 명확하게 나타났다. 외과적으로 출산된 이들 태아는 자극을 받아도 입을 열지 못했다. 이 연구는 운동이 ECM 합성의 변경에 실제로 기여하고 있음을 시사하는 것인데, ECM 합성 변경은 정상적으로 분할 부위에서 조직의 분리를 수반한다. 고정은 사지의 초기 관절 위치 특정(joint specification), 외측성장(outgrowth) 또는 기본틀형성(patterning)에는 영향을 주지 않고 공동형성(cavitation)을 억제한다. 관절기본틀형성은 본질적으로 조절되는 것으로서, 근육

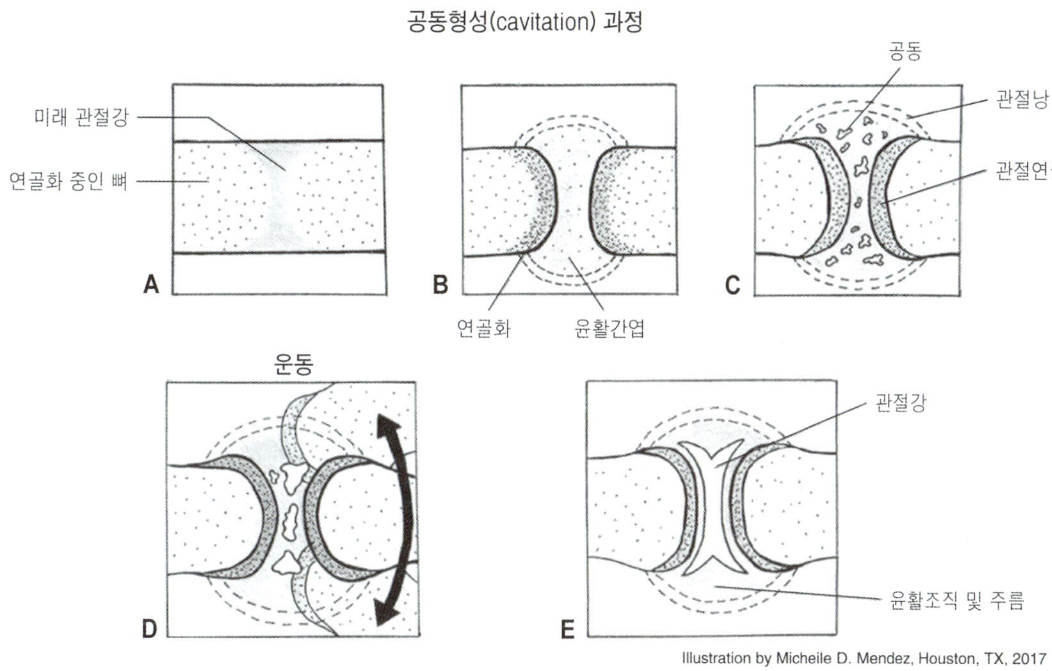

그림 1-11. 공동형성(cavitation) 과정(Mendez 2017b).

활동과는 무관하다. 그러나 공동형성은 근육 활동에 의존하는 것으로 보인다.

배아를 고정하는 동물 모델을 통해서 관절 형성에서 연골내 골화(endochondral ossification)가 변경된 운동에 의해 크게 영향을 받는다는 것이 확인되었다. 병아리와 마우스 모델 모두에서 고정으로 비정상적인 골화(Nowlan et al. 2008)와 기계적으로 표준 이하의 뼈가 유발되었다. 또한 공동형성의 실패는 관절의 강직과 관절 움직임의 실패를 초래할 것이다(Auvenshine 1976).

관절 형성과정에 대한 운동의 영향은 입증되었으며(Murray and Drachman 1969; Drachman and Sokoloff 1966), 고정을 하면 관절강이 없어지고 골격 이상이 야기되는 것을 보여주었다(그림 1-12)(Sperber 1989; Auvenshine 1976). 이와 유사하게 관절 운동은 과두연골화(condylar chondrification)를 자극하고(Perry et al. 1985; Sperber 1989), 이 과정에 대한 외익돌근의 영향이 입증되었다(Petrovic 1972).

협측 운동은 TMJ 내부구조의 구성에 매우 중요하다. 인간에서 협측 운동은 발달 7주와 8주에 시작된다(Humphrey 1968). 이 움직임은 먼저 침추관절(incudomalleolar joint) 수준에서 일어난다(Merida-Velasco et al. 1999; Merida-Velasco et al. 1990). 성숙 단계에서 외익돌근의 근육다발(fascicles)이 과두와 관절원판(articular disc)의 전내측 2/3에 삽입된다. 발달 13주 차에는 과두연골의 외측에서 혈관간엽(vascular mesenchyme)의 함입이 일어난다.

가장 먼저 형성되는 관절강(joint space)은 하관절강(inferior joint space)이다. 관절강 형성과정은 하관절강 구조화가 상관절강 구조화보다 선행하기 때문에 동시적이지 않다. 하관절강은 수태후 9주 말에 과두원판과 과두 사이에 작은 공간이나 틈이 나타나면서 형성되기 시작한다. 상관절강은 발달 11주 차에 형성되기 시작하여 12주 차까지 계속된다(Merida-Velasco et al. 1999; Merida-Velasco et al. 1990).

삼차신경은 배아발생(embryogenesis)에서 발달을 시작하는 최초의 신경 중 하나이다. 삼차신경의 운동지와 감각지 그리고 핵복합체(nuclear complex)는 모두 출생 시에 현저하게 성숙해 있다. TMJ의 움직임은 발달의 모체

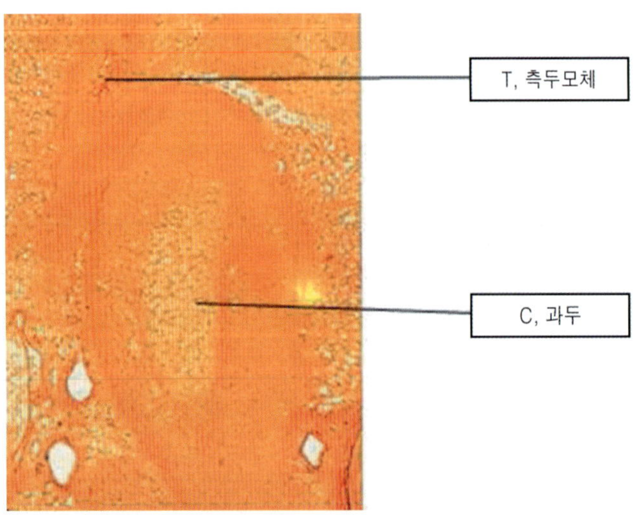

그림 1-12. 수태후 19일의 쥐 태아. TMJ 고정으로 관절강이 없어졌다(Auvenshine 1976).

단계(blastemic phase)에서 시작되고 공동형성(cavitation) 및 성숙 단계를 통해 계속해서 성숙해진다. 입을 벌리고 혀를 내미는 것은 관절 형성과 수유에 필요한 중요한 기능이다. 이러한 기능이 초기에 발달하는 목적은 신생아가 즉시 젖을 빨 수 있어야 하기 때문이다. 이것은 또한 신생아가 산모의 젖(유선, mammary gland)을 식별하고 빨고 삼키기 시작할 수 있도록 하기 위해서 구강 주변의 촉각 자극이 자리잡아야 한다는 것을 의미한다. 이러한 운동과 반사작용(reflexes)의 발달을 임신 후반기까지 기다릴 수 없으며 태어나는 순간에 성숙한 기능이 이루어지도록 하기 위해서 일찍 발달한다. 젖을 빠는 데 필요한 근육 활동은 복잡하고, 12개의 뇌신경 중 5개가 협동해서 서로 조화롭게 작동해야 한다.

수태후 26주가 되면 관절융기를 제외한 TMJ의 모든 구성요소가 존재한다. 멕켈연골(Meckel's cartilage)은 여전히 글라세리안틈새(Glaserian fissure)를 통해 연장되어 있지만, 31주 차에는 접형하악인대(sphenomandibular ligament)로 변형된다. 처음에는 인대가 접형골에 바로 인접한 측두골의 내측 말단에 부착된 것처럼 보이지만, 39주가 되면 해당 부위의 뼈의 골화가 진행되어 인대가 가시구멍(극공, foramen spinosum)의 바로 측후방에 있는 접형골(sphenoid bone)의 골극(spine)에 확실히 부착되는 지점까지 이르게 된다.

1.5. 임상적 시사점 (Clinical implications)

정확한 진단은 구강안면통증 관리의 핵심이다. 구강안면통증의 여러 원인을 구별하는 것은 실무자에게 어려울 수 있지만 의사결정(decision-making)에 대한 논리적 접근은 보다 정확하고 완벽한 진단으로 이어질 수 있어, 유익하고 더욱 효과적인 관리가 가능하다. 진단을 확정하기 위해서는 병력청취, 임상검사, 적절한 조사 및 다양한 치료법에 대한 반응의 검토와 같은 과정을 거쳐야 한다. 1차 진료 치과의사가 흔하지 않은 통증 사례를 진단할 것으로 기대하는 것은 아니지만, 필요한 경우에는 2차 또는 3차 의료기관으로 적절한 의뢰를 신속히 할 수 있을 정도로 현재 호소하고 있는 통증을 평가할 수 있어야 한다. 임상의가 두경부의 발생과 발달에 대해 기본적으로 이해하고 있으면 훨씬 더 간단하고 논리적으로 적절하고 정확한 진단을 내릴 수 있다.

안면 및 구강 부위의 모든 통증이 턱관절과 관련된 것은 아니다. 발생학에 대한 지식은 임상의가 얼굴의 분절(segmentation)과 머리와 목의 감각신경분포를 이해하는 데 도움이 된다. 머리는 신경외배엽(neuroectoderm)에서 발달하고 체성감각피질(somatosensory cortex) 및 연합피질(association cortex)과 밀접한 관계를 유지하지만, 발생학적 발달을 통해 확립되는 얼굴과 머리의 분절이 있다.

통증 부위가 반드시 통증의 원인이 되는 것은 아니다. 이것은 구강안면통증에 대한 임상적 표현에서 만연한 원리이다. 다시 말하지만, 발생학에 대한 지식은 진단적 신경차단(diagnostic nerve blocks)과 같은 다양한 기술을 통해 통증의 원인을 정확하게 찾아내는 데 도움이 될 것이다.

1.6. 신경통 (Neuralgia)

신경통은 감각신경절의 자극(irritation) 또는 염증으로 정의된다. 따라서 침범된 신경에 신경절이 있어야 신경통의 기준을 충족할 수 있다. 12개의 뇌신경 중 삼차신경(제5 뇌신경)이 가장 큰 신경절을 가지고 있다. 따라서 뇌신경통의 대부분은 삼차신경 기원이다. 신경절을 가지는 다른 뇌신경은 Ⅶ, Ⅸ 및 Ⅹ이다. Ⅶ 뇌신경의 신경통은 슬상신경통(geniculate neuralgia)이라고 한다. Ⅸ 및 Ⅹ 뇌신경의 신경통은 각각 설인신경통(glossopharyngeal neuralgia)과 상후두신경통(superior laryngeal neuralgia)이라고 한다(Okeson 2014; QuBayer and Stenger 1979).

침범된 신경의 수용영역에서 신경통이 발생한다. 따라서 삼차신경의 분절이 3개의 분지로 나누어져 있기 때문에 신경통은 안분지(V1), 상악분지(V2), 하악분지(V3)에서 나타난다. 슬상신경통의 수용영역은 주로 외이도의 작은 영역이다. 설인신경과 상후두신경의 수용영역과 신경통의 발현 부위는 귀, 편도와(tonsillar fossa)의 기저부 그리고 하악각 아래이다. 삼키거나 말하거나 기침을 할 때 통증이 발생할 수 있다.

1.7. 구강작열감증후군 (Burning mouth syndrome)

구강작열감증후군은 구강 점막의 지속적인 작열통이 특징이다. 증상으로는 혀, 구개, 치은, 입술 및 인두의 작열감이 있다. 혀는 발생학적으로 4개의 인두주머니(pharyngeal pouches)의 내배엽(endodermal contributions)에서 유래된다. 혀의 신경지배는 제Ⅴ, Ⅶ, Ⅸ, Ⅹ, Ⅻ 뇌신경의 분지로 구성된다. 혀의 형성과 발달에 대한 지식은 임상의가 진단적 신경차단과 같은 다양한 기술의 적용을 통해 통증의 기원을 더 잘 진단할 수 있도록 해 준다(Fortuna et al. 2013; Klasser et al. 2011).

1.8. 측두하악장애 (Temporomandibular disorders)

측두하악장애는 저작근 및 측두하악관절에 영향을 미치는 통증을 포함한다. 측두하악장애는 몇 가지 예를 들자면, 근육통, TMJ 관절원판장애 및 TMJ 퇴행성 관절질환 등으로 구성된다. TMD의 근본적인 원인은 광범위하고 복잡하다. 발달을 통해서 얻게 되는 턱 기능의 고유감각(proprioception)과 생체역학(biomechanics)에 대한 이해가 높을수록 임상의는 보다 정확한 진단을 더 잘 수립할 수 있게 되며, 예측 가능한 결과와 함께 보다 적절한 관리가 가능해진다.

1.9. 귀 증상 (Ear symptoms)

많은 환자들이 통증, 압박감, 답답함(stuffiness), 청력 상실, 현기증, 귀울림 때문에 이비인후과를 방문한다. 이비인후과 전문의가 진찰했을 때 환자가 호소하는 이런 증상이 외부 요인 때문이라고 판단하는 경우가 드문 일은 아니다(Costen 1997). 그러고 나서 TMD 진단이 내려지면 치과의사에게 의뢰하게 된다. 발생학적으로 하악은 Meckel 연골에서 발달하는데, 이 Meckel 연골은 3개의 중이 소골(ossicles) 중 2개인 추골(malleus)과 침골(incus)의 발달에도 기여한다. Meckel 연골의 성인 잔재(adult remnant)는 과두-추골인대(condylar-malleolar ligament) 또는 핀토인대(Pinto's ligament)이다. 이 인대는 추체고실열(petrotympanic fissure)을 통해 추골로 연결된다. 따라서 성인에서 귀와 TMJ 사이의 관계가 성립된다. 이런 관계에 대한 지식은 적절한 치료를 더 잘 수행하는 데 도움이 될 뿐만 아니라, 치과의사가 환자에게 그들의 증상이 귀 자체가 아니라 TMJ의 기능장애와 밀접하게 관련되어 있는 이유를 환자에게 더 잘 설명할 수 있게 해 준다.

1.10. 설골증후군 (Hyoid Syndrome)

설골은 40년 이상 동안 분명하지만 잘 인식되지 않은 통증증후군을 가지고 있는 것으로 확인되었다(Lim 1982). 통증 증상은 일반적으로 설골대각(greater cornu of the hyoid bone)의 외상에 의해서 발생하며 다른 부위로 통증이 방사된다. 통증은 대개 인후, 하악, 하악대구치, 관골궁(zygomatic arch), 과두, 얼굴, 귀 및 측두부로 방사된다. 앞쪽으로는 목, 쇄골, 어깨, 팔, 견갑골로 방사될 수 있다. 이 상태는 적어도 다음과 같은 두 가지 이유로 의과 및 치과에서 잘 알려져 있지 않았다. 즉, (1) 확산성이고 겉보기에 관련 없는 부위로 방사되는 증상과 (2) 손상의 조직병리학적 증거의 부재(Robinson et al. 2013)이다.

설골은 인체의 다른 뼈와 직접 접촉하지 않지만 양쪽에 10개씩 20개의 근육이 고정되어 있다. 따라서 설골은 하악골, 혀, 두개골, 갑상연골(thyroid cartilage), 흉골의 근육과 연결되어 있으며 견갑골 내측 경계 및 정중인두솔기(pharyngeal median raphe)와도 연결되어 있다.

설골은 발생학적으로 둘째 인두굽이(second pharyngeal arch)에서 유래되며 셋째 및 넷째 인두굽이가 기여한다. 해당 영역의 신경분포(감각 및 운동 모두)로 인해 통증은 있을 수 있는 손상이나 기능장애 부위로부터 멀리 떨어진 위치에서 나타날 수 있다(Stern et al. 2013).

1.11. 요약

두경부의 발생학 및 측두하악관절에 대한 지식은 성인 턱관절 구조의 완전한 이해를 위한 기초 또는 기본 구성요소(basic building block)를 형성한다. 이를 통해 임상의는 환자가 호소하는 증상의 근본 원인을 정확하게 파악하고 적절한 치료 방식을 적용해서 문제를 해결할 수 있다. TMJ가 다른 활액관절과 유사하다는 사실로 인해서 정형외과 장애(orthopedic disorders)라는 광범위한 범주에 포함될 수 있다. 이러한 장애에 대해서는 완치에 이르는 치료법이 없다. 따라서 환자가 최대한 통증 없이 기능적으로 완전한 삶을 누릴 수 있도록 하려면 정형외과적 문제를 올바르게 관리해야 한다. 임상의가 두경부가 어떻게 발달하는지 이해하는 것은 환자교육과 성공적 치료를 위해서 매우 중요하다.

참고문헌

Auvenshine RC. Relationship between structure and function in the development of the squamosal mandibular joint in rats. Unpublished dissertation, on file at LSU, Medical School, School of Graduate Studies, 1976.

Auvenshine RC. Anatomy of the airway: an overview. Sleep Med Clin. 2010;5:45-7.

Bi W, Deng J, Zhang Z, Behringer R, de Crombrugghe B. Sox9 is required for cartilage formation. Nat Genet. 1999;22:85-9.

Costen J. A syndrome of ear and sinus symptoms dependent upon disturbed function of the temporomandibular joint. Ann Otol Rhinol Laryngol. 1997;106:805-19.

Drachman D, Sokoloff L. The role of movement in embryonic joint development. Dev Biol. 1966;14:401-20.

Edwards J, Jones H, Jones H. The formation of human synovial joint cavities: a possible role for hyaluronan and CD44 in altered interzone cohesion. J Anat. 1994;185(Pt2):355-67.

Fortuna G, Di Lorenzo M, Pollio A. Complex oral sensitivity disorder: a reappraisal of current classification of burning mouth syndrome. Oral Dis. 2013;19(7):730-2.

Hamburger V, Balaban M. Observations and experiments on spontaneous rhythmical behavior in the chick embryo. Dev Biol. 1963;7:533-45.

Humphrey T. The development of mouth opening and related reflexes involving the oral area of human fetuses. Ala J Med Sci. 1968;5:126-57.

Klasser G, Epstein J, Villines D. Diagnostic dilemma: the enigma of an oral burning sensation. J Can Dent Assoc. 2011;B146:77.

Lim RY. The hyoid bone syndrome. Otolaryngol Head Neck Surg. 1982;90(2):198-200.

Mendez MD. Ossification of mandible. Houston, TX. 2017a.

Mendez MD. Process of cavitation. Houston, TX. 2017b.

Merida-Velasco J, Rodriguez-Vazquez J, Jimenez-Collado J. Meckelian articular complex. Eur Arch Biol. 1990;101:447-53.

Merida-Velasco J, Rodriguez-Vazquez J, Merida-Velasco J, Sanchez-Montesinos I, Espin-Ferra J, Jimenez-Collado J. Development of the Human Temporomandibular Joint. Anat Rec. 1999;255:20-33.

Moffett B. The morphogenesis of the temporomandibular joint. Am J Orthod. 1966;52:401-15.

Moore KL, Persaud T. The developing human: clinically oriented embryology. Philadelphia: Saunders Elsevier; 2008.

Murray P, Drachman D. The role of movement in the development of joints and related structures: the head and neck in the chick embryo. J Embryol Exp Morpholog. 1969;22:349-71.

Nanci A. Ten cate's oral histology: development, structure, and function. 7th ed. St. Louis: Mosby Elsevier; 2008.

Narayanan C, Fox M, Hamburger V. Prenatal development of spontaneous and evoked activity in the rat. Behaviour. 1971;40(1):100-33.

Nowlan N, Murphy P, Prendergast P. A dynamic pattern of mechanical stimulation promotes ossification in avian embryonic long bones. J Biomech. 2008;41:249-58.

Okeson J. Bell's oral and facial pain. 7th ed. Chicago: Quintessence; 2014.

Pacifici M, Koyama E, Shibukawa Y. Cellular and molecular mechanisms of synovial joint and articular cartilage formation. Ann N Y Acad Sci. 2006;1068:74-86.

Perry HT, Xu Y, Forbes DP. The embryology of the temporomandibular joint. Cranio. 1985;3(2):125-32.

Petrovic A. Mechanisms and regulation of mandibular condylar growth. Acta Morphol Neerl-Scand. 1972;10:25-34.

Pitsillides A. The role of hyaluronan in joint cavitation. In: Archer C, Caterson B, Benjamin M, Ralphs J, editors. Biology of the synovial joint. Singapore: Harwood Academic Publishers; 1999. p. 41-62.

Pitsillides AA. Early effects of embryonic movement: 'a shot out of the dark'. J Anat. 2006;208:417-31.

QuBayer D, Stenger T. Trigeminal neuralgia: an overview. Oral Surg Oral Med Oral Pathol. 1979;48(5):393-9.

Robinson P, Davis J, Fraser J. The hyoid syndrome: a pain in the neck. Ann Otol Rhinol Laryngol. 2013:159-62.

Sadler T. Langman's medical embryology. Baltimore: Lippincott Williams & Wilkins; 2000.

Shea C, Rolfe R, Murphy P. The importance of foetal movement for co-ordinated cartilage and bone development in utero. Bone Joint Res. 2015;4(7):105-16.

Sperber G. Craniofacial embryology. 4th ed. Cambridge: Wright; 1989.

Stern N, Jackson-Menaldi C, Rubin A. Hyoid bone syndrome: a retrospective review of 84 patients treated with triamcinolone acetonide injections. 2013

The Stages of Human Embryonic Development. Retrieved 2017, from The Virtual Human Embryo: http://virtualhumanembryo.lsuhsc.edu (2012)

제 2 장

저작계의 해부학

(Anatomy of the Masticatory System)

Homer Asadi and Alan Budenz

초록

신체의 모든 체계, 좀 더 구체적으로 악구강계(stomatognathic system)의 정상적인 기능과 기능장애를 이해하려면 먼저 이 체계의 해부학적 구조를 완전하고 철저하게 이해하고 있어야 한다. 저작계(masticatory system)는 독특하고 선택적인 일상 기능을 제공하기 위해 종종 조화롭게 작동하는 다소 복잡한 해부학적 구조의 배열로 구성된다. 근육, 뼈, 신경 및 혈관의 통합(orchestration)과 조정(coordination)을 통해서 인간은 오직 인간만이 할 수 있는 기능을 수행할 수 있다. 그러나 이렇게 미세하게 조정된 배열이 어긋난 일부 사람들에서 기능장애(dysfunction), 조절장애(dysregulation) 및 통증과 관련된 병리현상(pathosis)이 나타날 수 있다. 이 장에서는 저작계의 해부구조에 대해 체계적으로 검토한다. 궁극적으로 이런 지식은 임상의가 특정한 장애와 그것들의 징후 및 증상, 진단 및 치료 그리고 이 복잡한 시스템의 해부학적 구조와의 관계를 인식하는 데 도움이 될 것이다.

2.1. 하악골의 골학 (Osteology of the mandible)

하악골은 정상 상태에서 좌우대칭인 'U'자 모양으로 된 하나의 뼈이다. 하악골은 그것의 양쪽에 수직으로 뻗어 있는 후방의 가지(ramus, 하악지)와 수평으로 놓여 있는 전방의 몸체(body, 하악체)로 구성된다. 하악지(ramus)는 그것의 상부에 두 개의 돌출부, 즉 과두돌기(condylar process)와 오훼돌기(coronoid process)를 가지고 있다. 과두돌기는 하악골의 가지에서 뒤쪽으로 솟아나서 머리(과두)와 목으로 구성된다. 과두의 목 앞쪽 면에 얕은 함몰부가 있는데, 이곳을 익돌와(pterygoid fovea)라고 한다. 여기에 외측익돌근의 하두(하복, inferior belly)와 대부분의 상두(상복, superior belly)가 부착된다. 전방에 위치한 오훼돌기는 저작근인 측두근이 부착되는 부위이다.

H. Asadi, DDS (✉)
Department of Biomedical Sciences, University of the Pacific, Arthur A. Dugoni School of Dentistry,
155 Fifth Street, San Francisco, CA 94103, USA
Interim-Chair of Department of Preventive and Restorative Dentistry, University of the Pacific, Arthur A. Dugoni School of Dentistry,
155 Fifth Street, San Francisco, CA 94103, USA
e-mail: hasadi@pacific.edu

A. Budenz
Department of Biomedical Sciences and Vice Chair of Diagnostic Sciences and Services, San Francisco, CA 94103-2919, USA
Department of Dental Practice and Community Service, San Francisco, CA 94103-2919, USA
e-mail: abudenz@pacific.edu

H.A. Gremillion, G.D. Klasser (eds.), *Temporomandibular Disorders*, https://doi.org/10.1007/978-3-319-57247-5_2

양쪽의 두 돌기 사이의 구부러진 함몰부는 하악절흔(mandibular notch, S자형 절흔, sigmoid notch)이다(그림 2-1). 하악의 후하방 모서리는 하악각(턱뼈각, mandibular angle, gonion)이다. 하악의 하연을 따라가면 하악각(gonial angle)의 앞쪽에 하연이 위로 움푹 들어간 곳, 즉 하악각전방절흔(antegonial notch)이 있다. 교근은 하악지의 전체 외측 면에 부착되어 있는데, 교근 부착 부위의 표면은 거친 면으로 되어 있고 하악각 부위의 교근 부착부는 조면(tuberosity)을 형성한다. 이와 유사하게 하악지의 내측면도 저작근인 내측익돌근(medial pterygoid)의 부착으로 인해 하악각(gonial angle) 부근에서 거친 면을 보여준다.

오훼돌기(coronoid process)의 앞쪽 경계는 수직으로 내려와 하악지(ramus)의 앞쪽 경계가 된다. 이것의 모서리는 오훼돌기 바로 아래로 뚜렷한 곡선의 만입(indentation)을 만드는데, 이것을 오훼절흔(coronoid notch)이라고 한다. 전방 경계가 아래로 계속됨에 따라 하악의 몸체에 혼합되면서 전방 및 하부로 완만하게 구부러지는 빗김능선(oblique ridge)으로 되어 두꺼워진다. 하악지의 전방 경계와 몸체의 외부 표면에 있는 빗김능선을 외빗김선(external oblique line) 또는 외빗김능선(external oblique ridge)이라고 한다.

하악체의 상부에는 치아를 지지하기 위한 뼈 구조, 즉 치조돌기(alveolar process)가 있으며 여기에 있는 뼈 소켓들이 각각의 하악치아를 수용하고 있다. 하악체 외부의 그 밖의 특징으로 턱끝구멍(이공, mental foramen)과 턱끝융선(mental ridges) 그리고 턱의 돌출부(턱끝 영역, mental region) 등이 있다. 변이가 있기는 하지만 턱끝구멍은 일반적으로 제2소구치의 근첨(apex)에 근접해 있다(그림 2-2).

하악지의 내측면에는 전방 경계인 외빗김능선(external oblique ridge)의 바로 안쪽에서 수직으로 내려가는 두 번째 능선(ridge)이 있다. 이 두 번째 능선은 내빗김능선(internal oblique ridge)이다. 내빗김능선과 외빗김능선 사이에 있는 함몰부는 구치후와(어금니뒤오목, retromolar fossa)이다. 외빗김능선과 마찬가지로 내빗김능선은 하악의 몸체에 혼합되면서 전하방으로 완만하게 곡선을 이룬다. 내빗김능선의 이 부분은 또한 구강 바닥(floor of the mouth)을 형성하는 악설골근(mylohyoid muscle)의 기시부이기 때문에 악설골선(mylohyoid line) 또는 악설골능선(mylohyoid ridge)이라고도 한다(그림 2-3). 악설골능선의 후하방에는 악하선(턱밑샘, submandibular gland)의 표층부를 수용하는 악하선와(턱밑샘오목, submandibular fossa)라고 하는 뼈의 함몰부가 있다. 앞쪽으

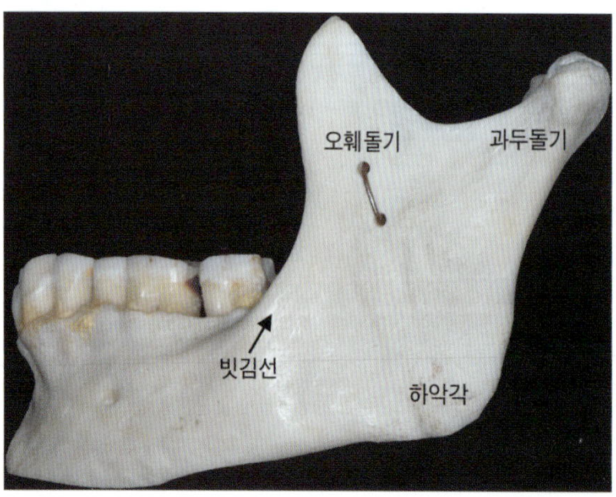

그림 2-1. 하악골의 측면.

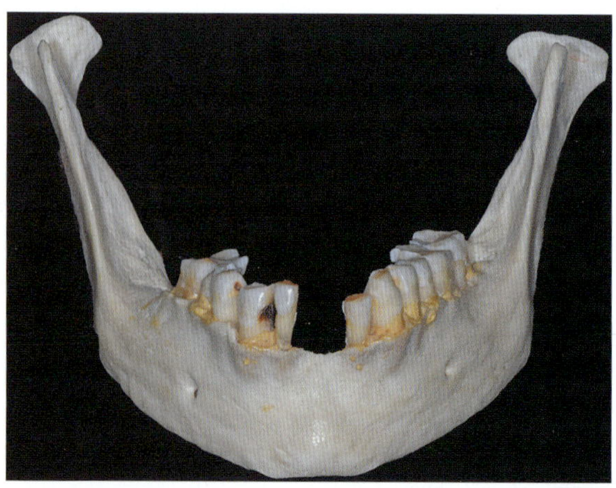

그림 2-2. 하악골의 정면.

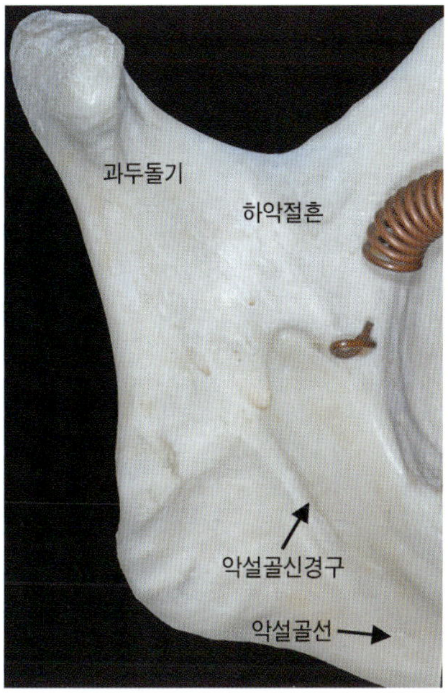

그림 2-3. 하악골의 내면.

로, 턱끝 영역에서 하악의 내측면에는 악설골능선의 아래쪽에 작은 함몰부가 있는데, 이복근와(턱두힘살근오목, digastric fossa)라고 한다. 이곳은 이복근의 전복(anterior belly of the digastric muscle)이 하악에 부착되는 부위이다. 하악 내측면의 정중선 양쪽에는 악설골능선의 위쪽으로 두 개의 돌출부, 즉 상이극(위턱끝가시, superior mental spine)과 하이극(아래턱끝가시, inferior mental spine; 이결절, genial tubercle)이 있다. 상이극은 이설근(genioglossus muscle)이 부착되는 부위이고 하이극은 이설골근(geniohyoid muscle)이 부착되는 부위이다.

하악치아의 혈액공급과 신경분포는 하치조신경혈관다발(neurovascular bundle)에서 나온다. 이 다발은 하악지의 내측면에 있는 구멍인 하악공(mandibular foramen)을 통해 하악골로 들어간다. 혀돌기(하악소설, lingula)는 하악공의 바로 내측에 있는 뼈 돌출부인데, 접형하악인대(sphenomandibular ligament)의 부착 부위로서 역할을 한다. 하악공 아래에 있는 뼈의 고랑인 악설골신경구(mylohyoid groove)는 전하방으로 뻗어 가면서 악설골신경혈관다발(mylohyoid neurovascular bundle)을 수용하고 있으며, 이것은 앞으로 가면서 악설골근(mylohyoid muscle)과 이복근 전복(anterior belly of the digastric muscles)에 신경과 혈관을 공급한다.

2.2. 측두골의 골학 (Osteology of the temporal bone)

양측 측두골은 두개골과 두개골 기저부의 아래쪽 측면을 형성한다. 각 측두골은 그 전방의 관골(광대뼈, zygomatic bone), 전상방의 전두골(이마뼈, frontal bone) 후상방의 두정골(마루뼈, parietal bone) 그리고 후방의 후두골(뒤통수뼈, occipital bone)과 관절을 이루고 있다. 측두골은 또한 양쪽으로 하악골의 과두와 관절을 이룬다(그림 2-4).

세 개의 분리된 골화중심에서 유래한 발생학적 기원에 기초하여 측두골은 비늘부(squamous portion), 바위부(petrous portion) 그리고 고막틀(고실)부(tympanic portion)로 구성된다. 비늘부는 두개골 하부의 평평한 측면

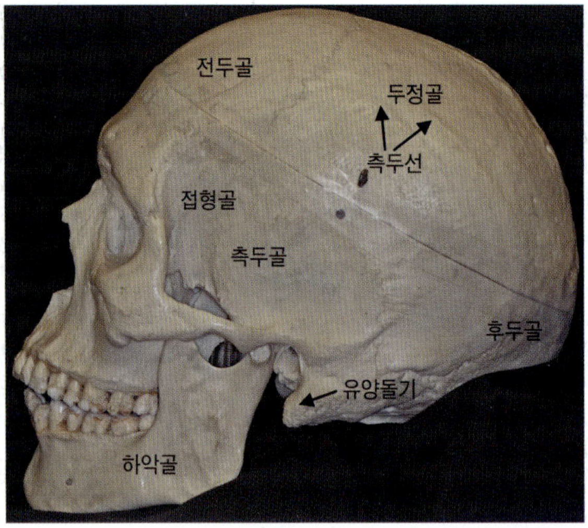

그림 2-4. 두개골과 하악골의 측면.

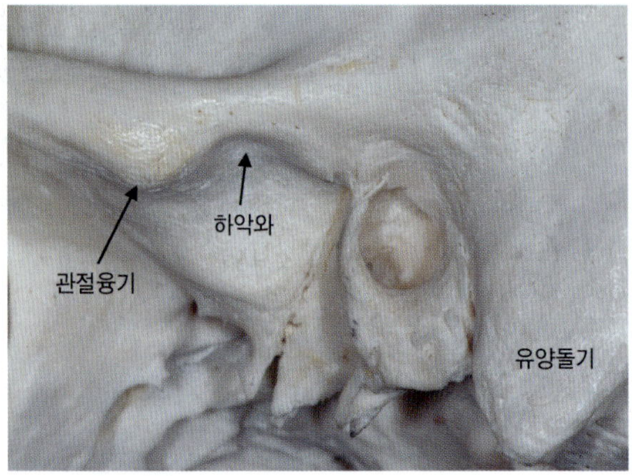

그림 2-5. 악관절 측면의 뼈 구조.

벽을 형성하고, 앞쪽으로 얇은 돌기가 나와서 광대뼈와 결합함으로써 광대뼈 아치(zygomatic arch)를 형성한다. 바위부는 두개골의 단단한 기저부를 형성해서 청각 및 전정와우 구조를 수용하고, 중두개와에서 후두개와를 분리한다. 유양돌기(mastoid process)는 측두골의 바위부에서 아래쪽으로 뻗어 있는데, 중이강(middle ear cavity)과 소통하는 공기벌집(air cells)을 가지고 있다. 측두골의 앞쪽에 위치한 고막틀부는 외이도와 바로 앞쪽의 하악와(mandibular fossa, glenoid fossa)의 오목한 부분을 포함한다. 외이도와 하악와 사이에는 고실판(tympanic plate)이 있고 하악와 앞에는 뼈가 두껍게 돌출된 관절융기(articular eminence)가 있다. 하악와의 지붕은 얇은 뼈로 되어 있는데, 이러한 구조는 과두의 하중 지지면(load bearing surface)으로서 명백하게 적합하지는 않다. 그보다는 훨씬 두꺼운 관절융기의 후방 경사에 대해 하중의 지지(load bearing)가 일어난다(그림 2-5).

2.3. 저작근 (Muscles of mastication)

저작근은 하악의 저작운동을 담당한다. 이 근육은 하악골에 직접 부착되어 있기 때문에 때로 하악 근육이라고도 한다.

양쪽으로 저작에 직접 관여하는 4쌍의 근육이 있다. 양쪽에 있는 4개의 근육은 교근(masseter), 측두근(temporalis), 내측익돌근(medial pterygoid), 외측익돌근(lateral pterygoid)이다. 상부 목 근육 또는 설골상근(suprahyoid muscles)도 하악의 아래쪽으로 부착되어 있으며 하악운동 및 안정화에 대한 이차적 역할 때문에 보조 저작근으로 간주한다.

4개의 저작근은 모두 이 장의 뒷부분에서 더 자세히 설명할 삼차신경(제5 뇌신경)의 하악분지에 의해 신경지배를 받는다. 삼차신경의 하악분지는 또한 하악 점막과 치아에 대한 감각신경을 제공한다. 저작근으로의 혈액공급은 외경동맥(external carotid artery)의 두 개의 말단 가지 중 하나인 상악동맥(maxillary artery)을 통해 이루어진다. 외경동맥은 하악골의 후방에서 하악각(gonial angle) 위로 올라가면서 이하선으로 들어가서, 하악지(mandibular ramus)의 후방 경계를 감싸고 하악지 측면의 표면에 놓인다. 외경동맥은 과두의 목보다 약간 아래 수준에서 이하선 내에서 두 개의 말단 분지로 나뉜다. 상악동맥(maxillary artery)분지는 하악지 깊숙이 앞쪽으로 통과하는 반면, 얕은관자동맥(천측두동맥, superficial temporal artery)분지는 이주(tragus)의 앞쪽에 근접하여 계속 위로 올라간다. 표재측두분지(superficial temporal branch)를 통해서 외측 두피 영역과 원판후조직(retrodiscal tissues)에 피부 혈액공급이 이루어진다.

2.3.1. 저작근 공간 (The masticator space)

모든 저작근은 심부 목근막(deep cervical fascia)에서 발생하는 매몰근막(investing fascia)의 외피 안에 들어 있다. 이 매몰근막은 하악의 하연(lower border)에서 내층과 외층으로 나누어진다. 외층은 교근의 표면을 덮고 관골궁(zygomatic arch)에 부착된 다음 측두근의 외측면 위로 계속 이어져서 두피의 모상건막(머리덮개널힘줄, galea aponeurosis)과 혼합된다. 근막의 내층은 위로 올라가면서 내측익돌근의 깊은 표면 혹은 내측 표면을 덮고 나서 두개골 기저부에 부착된다. 저작근을 포함하는 이 근막 외피를 저작근 공간(masticator space)이라고 한다. 저작근 공간은 또한 삼차신경의 하악분지와 상악동맥을 포함하고 있다. 심부 매몰 목근막은 또한 이하선과 악하타액선의 캡슐을 형성하기도 한다.

측두근을 덮고 있는 매몰근막은 종종 측두두정근막(parietotemporal fascia)이라고 불리는데, 이것의 깊은 곳은 대단히 단단한 근막층인 고유측두근막(temporalis fascia proper)이다. 측두근은 두개골의 상측두선(superior temporal line)에서 기원하는 매우 단단한 근막층에서 부분적으로 기시한다. 아래쪽 끝에서 측두근막이 관골궁에 접근함에 따라 표층과 심층으로 나누어진다. 표층은 관골궁 위를 얕게 통과하는 반면, 심층은 측두근을 따라 아래로 내려가서 하악의 오훼돌기(coronoid process)에 부착된다. 측두지방패드(temporal fat pad)는 측두근 근막의 이 두 층 사이에 위치한다.

2.3.2. 교근 (The masseter muscle)

교근은 관골궁 하연에서 두 개의 머리로 기시한다. 크고 좀 더 표층에 있는 머리는 관골궁 하연의 전방 2/3에서 기시하고, 작고 더 깊은 곳에 있는 머리는 후방 1/3에서 기시한다. 표층 교근의 근섬유는 관골궁에서 하악지를 향해서 후하방으로 뻗어 있고, 후방에 있는 심층 교근의 근섬유는 엄격하게 수직으로 뻗어 있다. 표층과 심층의 교근은 모두 하악지의 전체 외측면에 부착되어 있으며, 아래쪽으로는 하악각과 하악골의 하연까지 연장되어 있다(그림 2-6).

교근은 귀밑샘(이하선)에 의해 실질적으로 덮여 있는데, 귀밑샘은 하악지의 후방 경계를 감싸고 교근 위로 앞쪽으로 돌출되어 있다. 귀밑샘관은 귀밑샘의 앞쪽 경계에서 발생하여 관골궁 아래로 1~2개 손가락 폭만큼의 위치에서 교근의 앞쪽 경계를 지난 다음, 안으로 들어가서 볼근(협근, buccinator muscle)을 통과하고 나서, 상악 제1, 2 대구치 사이에 인접한 귀밑샘유두(이하선유두, parotid papilla)를 통해서 협측 전정으로 나온다. 천측두동맥(얕은관자동맥, superficial temporal artery)에서 발생하는 가로얼굴동맥(transverse facial artery)은 관골궁에서 손가락 한 개 폭만큼 아래에 있으며, 이것도 역시 교근을 가로지른다. 또한 안면신경(제7 뇌신경)의 가지인

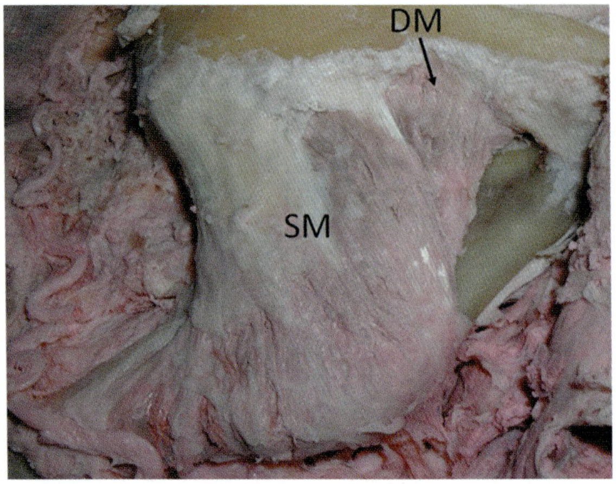

그림 2-6. 교근의 해부 측면도. DM: 심층 교근(deep masseter), SM: 표층 교근(superficial masseter).

안면표정근으로 가는 운동분지가 귀밑샘의 앞쪽 경계에서 나와서 앞쪽을 지나 보다 중심에 위치한 안면표정근의 깊은 표면으로 들어간다. 주로 얼굴 표층에 혈액을 공급하는 안면동맥(facial artery)은 하악각전방절흔(antegonial notch)에서 하악골의 하연을 가로지르고, 표층 교근의 바로 앞쪽 얼굴까지 뻗어 있다.

교근에 신경과 혈액을 공급하는 신경혈관다발은 하악지의 하악절흔(mandibular notch)을 통과하여 교근의 깊은 표면으로 들어간다. 교근신경(masseteric nerve)은 삼차신경의 하악분지에서 시작된다. 교근동맥(masseteric artery)은 측두하와(infratemporal fossa) 내에 있는 상악동맥(maxillary artery)의 가지이며, 교근정맥(masseteric vein)은 익돌정맥총(pterygoid venous plexus)으로 흘러들어가 상악정맥(maxillary vein)으로 합쳐진다.

교근은 하악의 주된 거상근이다. 표층 교근의 근섬유가 뒤쪽으로 기울어져 있기 때문에 교근은 하악의 전방 운동을 돕는다. 심층 교근은 좀 더 수직으로 향하고 있어서, 하악의 후방 운동에도 작은 역할을 한다. 모든 저작근은 양측으로 쌍을 이루고 있지만 이들은 모두 하악골이라는 하나의 뼈에 부착되어 있으므로, 하악의 모든 운동은 양쪽 저작근 세트의 조화(coordination)를 필요로 한다는 것을 항상 기억하는 것이 중요하다.

2.3.3. 측두근

측두근은 종종 외측 두개골의 넓은 측두와에서 기시하는 커다란 부채꼴 모양의 근육이다. 이 근육은 이전에 설명한 것처럼 일부는 하측두선(inferior temporal line)에서 기시하고, 또 일부는 단단한 측두근막(temporalis fascia)에서 기시한다. 측두근은 기능적으로 앞, 중간, 뒤의 세 가지 섬유그룹으로 나눌 수 있다. 앞쪽 섬유그룹은 거의 수직으로 배향되어 있고, 중간 섬유그룹은 후상방으로 기울어져 있으며, 뒤쪽 섬유그룹의 배열은 거의 완전한 수평 방향으로 되어 있다. 측두근은 관골궁(zygomatic arch) 깊숙이 통과하기 전에 힘줄(tendon)이 되어서 하악지의 오훼돌기(coronoid process)에 부착된다. 측두근의 부착은 내측면을 제외한 오훼돌기에 제한되는데, 그곳에서 부착 부위가 외능선과 내능선 사이로 구치후와(retromolar fossa)까지 연장되어 하악 구치의 교합면까지 이를 수 있다(그림 2-7).

교근과 마찬가지로 측두근의 주요 작용은 하악의 거상이다. 이것은 앞쪽 섬유가 거의 수직 방향으로 되어 있는

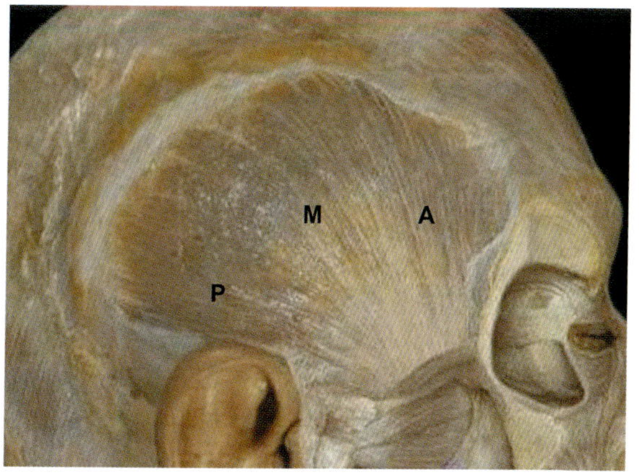

그림 2-7. 측두근의 측면 해부도. A: 전측두근, M: 중측두근, P: 후측두근.

것에서 쉽게 확인할 수 있다. 중간 및 후방 섬유는 거상을 보조할 뿐만 아니라 이들 섬유는 또한 대각선 및 수평 방향의 배열로 인하여 후퇴력(retrusive force)도 제공한다.

측두근의 신경분포는 측두하와(infratemporal fossa) 내 삼차신경의 하악분지로부터 나오는 심측두신경(깊은 관자신경, deep temporal nerves)과 가지에 의해 제공된다. 일반적으로 심측두신경은 전방과 후방, 이렇게 두 개가 있지만 하나만 있을 수도 있고 세 개가 있을 수도 있다. 이들 신경은 두개골과 외측익돌근 상두 사이를 이동해서 측두하와를 가로질러 측두근의 깊은 쪽으로 들어간다. 이들 신경은 측두하와 내의 상악동맥에서 발생하는 깊은 관자동맥(심측두동맥, deep temporal arteries)을 동반한다.

2.3.4. 익돌근 (The pterygoid muscles)

하악골의 양쪽에는 각기 내측익돌근과 외측익돌근이라고 하는 한 쌍의 익돌근이 있는데, 이들은 각각 접형골(sphenoid bone) 외익상판(lateral pterygoid plate)의 내측과 외측에서 기시하는 것에 바탕을 둔다. 이들은 측두하와(infratemporal fossa) 내에 들어 있는데 하악지보다 아래쪽에 위치한다.

2.3.4.1. 내측익돌근 (The medial pterygoid muscle)

내측익돌근은 종종 교근의 거울상으로 설명되는데, 이는 편리하지만 다소 부정확한 설명이다. 유사점은 교근과 마찬가지로 내측익돌근섬유도 대각선 방향, 하방 그리고 후방으로 배향되어 하악지에 부착된다는 것이다. 그러나 내측익돌근의 부착은 교근이 부착되는 하악지의 외측면보다는 하악지의 내측면에 부착된다. 내측익돌근은 접형골 외익상판의 내측면에서 기시하여 후방, 하방, 측방으로 하강하여 하악공(mandibular foramen)의 바로 밑에서부터 아래쪽으로 하악골의 하연과 하악각(gonial angle)에 이르기까지 하악골의 내측면에 부착된다. 교근과 내측익돌근의 섬유는 하악골 하연 주변에서 서로 얽혀서 근육슬링(익돌교근삼각건, pterygomasseteric sling)을 형성하는데, 이런 구조는 하악의 거상 능력을 강화시킨다. 따라서 내측익돌근, 교근 및 측두근의 주된 기능은 하악을 들어올리는 데 서로 상승적으로 작용함으로써 음식을 깨물고 씹을 때 하악의 폐쇄에 필요한 막대한 힘을 제공하는 것이 분명하다. 이들 3개의 근육은 또한 상악과 하악이 약간 떨어져 있고 하악과두가 측두골 관절융기의 후방 경사에 놓이는 정상적인 하악 안정위(mandibular resting position)를 유지하는 기능도 한다. 내측익돌근은 또한 하악의 전방 운동과 반대측 편위운동(contralateral excursive movements)에도 기여한다(그림 2-8).

내측익돌근의 신경분포는 내측익돌신경(medial pterygoid nerve)을 통해 이루어지며, 이는 삼차신경의 하악분지가 난원공(foramen ovale)을 통해 측두하와로 들어갈 때 하악분지로부터 발생한다. 상악동맥의 한 가지인 내측익돌동맥(medial pterygoid artery)은 내측익돌신경과 동반되어 근육으로 들어간다.

2.3.4.2. 외측익돌근 (The lateral pterygoid muscle)

외측익돌근의 섬유는 수평 방향으로 놓여 있으며 근육에는 두 개의 머리, 즉 상두와 하두가 있다. 상두는 단면적이 더 작으며, 측두하와의 지붕(측면 두개골에 있는 접형골 대익의 기저부)에서 기시해서 비교적 하방과 후방으로 뻗어내려 과두 경부(익돌와, pterygoid fovea), 관절원판의 전내측면, 혹은 측두하악관절의 내측낭(medial capsule)에 다양한 각도로 부착된다. 하두는 단면적이 더 크며 접형골 외익상판(lateral pterygoid plate of the sphenoid bone)의 외측면에서 기시한다. 이것의 섬유는 측방과 후방으로 주행해서 하악과두 경부의 앞쪽 면에 있는 익상와(pterygoid fovea)에 부착된다. 상·하두가 그들의 부착부로 접근함에 따라 두 머리의 섬유가 약간 병합될 수 있다(그림 2-9).

외측익돌근의 기능은 두 머리 사이에 구별됨으로써 대조적인 운동을 용이하게 해 준다. 더 큰 하두는 하악의 개구운동 동안 하악의 주된 개구기(protractor)이다. 이 작용은 하두의 섬유가 대부분 수평적으로 배향되어 있고

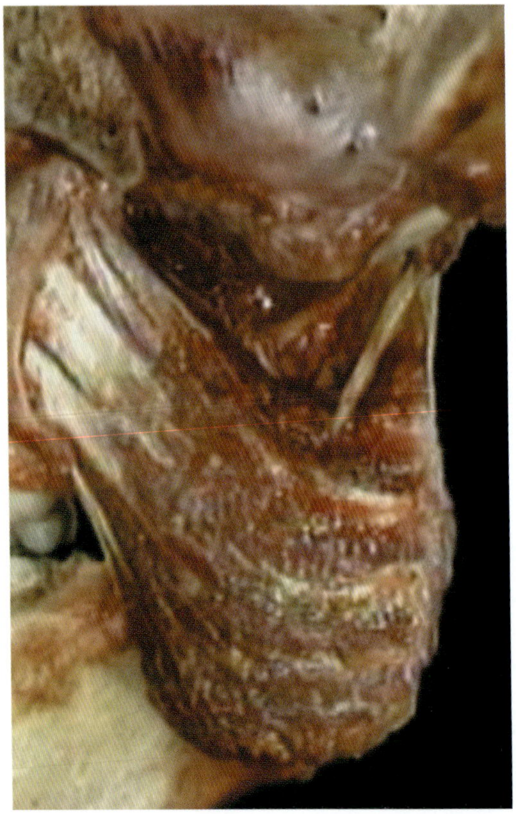

그림 2-8. 내측익돌근의 측면 해부도.

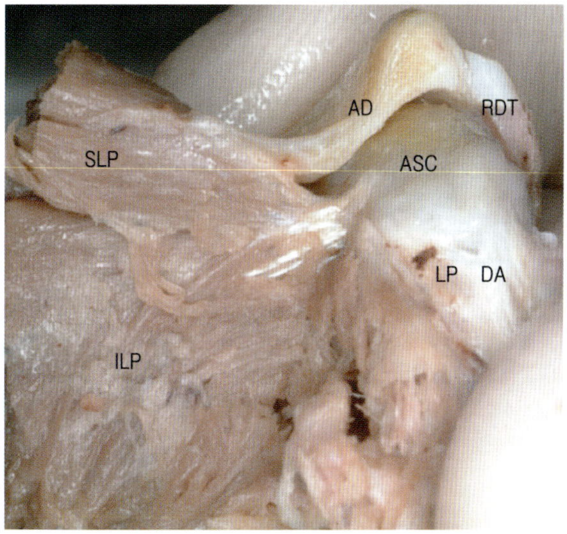

그림 2-9. 외측익돌근 해부도. SLP: 외측익돌근 상두(superior lateral pterygoid), ILP: 외측익돌근 하두(inferior lateral pterygoid), AD: 관절원판(articular disc), RDT: 원판후조직(retrodiscal tissue), ASC: 과두의 관절면(articular surface of condyle), LP, DA: 외측극 원판부착(lateral pole discal attachment).

양측 과두의 목에 하두가 부착되어 있는 것으로 인해 쉽게 이해된다. 과두가 측두골 관절융기의 정점 위로 앞으로 당겨지기 때문에 하두가 하악의 후퇴에 기여한다는 것은 아마도 쉽게 이해되지 않을 것이다. 외측익돌근의 하두가 편측으로 작용하면 하악이 반대쪽으로 움직이는 것을 용이하게 해 준다. 대조적으로 외측익돌근 상두는 하악의 개구운동 동안에 이완된다. 상두는 치아가 음식을 씹을 때(강력 저작운동, power stroke of mastication) 하악이 거상되는 동안에만 수축한다. 이에 비해 하두는 하악이 거상되는 동안 이완된다. 상두는 일반적으로 턱관절의 관절원판, 원판낭복합체 그리고 과두 경부에 부착되어 있기 때문에 저작 시 턱관절의 안정화에 중요한 역할을 한다. 외측익돌근의 두 머리의 복잡한 작용은 이 책의 다른 곳에서 더 자세히 설명할 것이다.

외측익돌근으로 가는 신경은 삼차신경의 하악분지로부터 이 근육의 깊은 표면으로 들어가서 이 근육의 각 머리를 담당하는 두 개의 개별 가지로 분리된다. 이들 각 신경은 상악동맥의 동맥 가지를 동반한다. 상악동맥은 환자의 약 70%에서 외측익돌근 두 머리의 표면을 주행하지만, 나머지 30%의 환자에서는 하두 깊숙이 지나가서 두 머리 사이에서 나올 수 있다.

네 쌍의 저작근은 모두 삼차신경 하악분지(CN V3)에 의해 신경지배를 받는다. 삼차신경의 하악분지는 저작근에 대한 운동신경분포(motor innervation)뿐만 아니라 모든 하악 점막과 치아로부터 들어오는 감각신경분포(sensory innervation)를 지배하고 있다.

무수하게 일어날 수 있는 하악의 운동을 위해서 교근, 측두근, 내측 및 외측 익돌근이 양측으로 조화롭고 서로 상승적으로 작용하는 것이 요구된다. 거상(elevation), 하강(depression), 돌출(protrusion), 후퇴(retrusion) 그리고 내측 및 외측 편위운동(medial and lateral excursion)과 같은 기본적인 저작운동은 부드러운 씹기, 말하기, 호흡 동작과 혼합되어야 한다. 그뿐만 아니라 목의 설골상근(suprahyoid muscle) 및 설골하근(infrahyoid muscle)은 보조 저작근으로 기능하여 주로 하악의 하강 및 안정화에 기여하는 반면, 혀 근육과 뺨의 협근(buccinator muscle)은 씹는 동안에 음식을 치아 위로 위치시키고 유지하는 데 도움을 준다.

2.4. 상부 목 근육 (Upper cervical muscles)

네 쌍의 저작근 외에도 목의 상부에 있는 다른 근육들이 하악의 저작운동에 관여하고 있다. 이들 경부 근육은 주로 개구 시에 하악의 하강을 도와주고, 씹고 삼키는 동안 혀와 하악의 안정화에 도움을 준다. 이들 경부 근육은 설골상근 그룹(suprahyoid muscle group)과 설골하근 그룹(infrahyoid muscle group)으로 나누어진다.

설골상근 그룹은 설골에 부착되어 설골과 하악골 사이를 통과한다. 설골상근 그룹에는 양쪽으로 이복근(두힘살근, digastric muscles)의 전복(앞힘살, anterior belly)과 후복(뒷힘살, posterior belly), 경돌설골근(stylohyoid muscles), 하악설골근(mylohyoid muscle) 그리고 가장 상위에 있는 이설골근(geniohyoid muscle)의 5쌍의 근육이 있다(그림 2-10).

하악설골근(mylohyoid muscle)은 구강의 바닥을 형성한다. 그들은 양쪽 하악 몸체의 내측면에 있는 하악설골융선(mylohyoid ridge)에서 기시하여, 근섬유가 중심선을 향하여 아래쪽으로 통과해서 하악의 반대쪽 근섬유와 함께 정중봉선(midline raphe)에 부착된다. 가장 뒤쪽의 섬유는 또한 설골의 몸체에 부착된다. 하악설골근의 기능은 설골을 상승시켜서 혀의 기저부와 구강 바닥을 상승시키는 것이다. 이 근육은 하치조신경이 하악공(mandibular foramen)으로 들어가기 전에 그곳에서 갈라져 나온 가지인 악설골신경(mylohyoid nerve)에 의한 신경지배를 받는다. 악설골신경은 하악설골근을 신경지배하기 위해 표층부에서 아래로 내려가면서 하악골의 설측 표면에 가깝게 근접하여 있는데, 그곳에 뼈의 고랑(악설골신경구, mylohyoid groove)이 만들어져 있다. 악설골신경은 또한 이복근의 전복을 지배한다. 악설골신경은 하악설골근을 넘어가는 같은 이름의 작은 동맥과 정맥을 동반한다. 하악설골근은 또한 구강저에 있는 설동맥(lingual artery)으로부터 상당한 혈액을 공급받는다.

이설골근(geniohyoid muscle)은 구강저에서 하악설골근(mylohyoid muscles)보다 위에 위치한다. 이설골근은 하악골의 앞쪽 내측 표면에 있는 하이결절(inferior genial tubercle, 아래턱끝가시, inferior mental spine)에서 기시하여 뒤쪽으로 설골의 몸체에 부착된다. 이설골근은 설골을 너무 올린다는 점에서 하악설골근 기능 중 일부를 공유하지만, 이 근육은 또한 설골을 앞으로 당길 수도 있다. 이설골근의 신경지배는 제1 경추신경(cervical

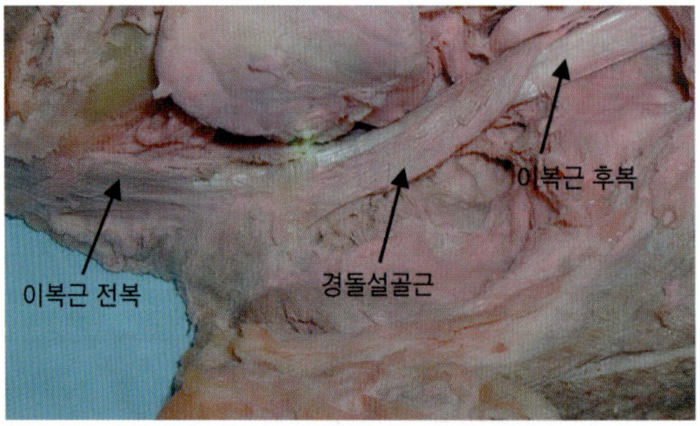

그림 2-10. 설골상근 그룹의 해부도.

spinal nerve), C1에 의해 이루어진다.

이복근의 후복은 측두골 유양돌기의 내측면에 있는 이복근구(digastric groove)에서 기시하고 하방과 전방으로 주행해서, 결국 이복근의 전복과 힘줄 접합부(tendinous junction)로 융합된다. 중간 힘줄은 근막 슬링(fascial sling)에 의해 설골대각(greater horn of the hyoid bone)에 느슨하게 부착된다. 중간 힘줄에서 기시하는 이복근의 전복은 하악의 아래쪽 전내측면에 있는 이복근와(digastric fossa)에 부착된다.

경돌설골근(stylohyoid muscle)은 측두골 기저부의 경상돌기(styloid process)에서 발생하고 하방-전방으로 지나가서 이복근의 중간 힘줄 주위로 갈라지고 설골대각에 부착된 근막 슬링(fascial sling)에 혼합되어 부착된다.

이복근과 경돌설골근의 기능은 설골의 거상이다. 이복근의 전복과 후복은 두 개의 뚜렷하게 다른 발생학적 기원에서 유래되기 때문에, 이들의 신경분포는 두 개의 다른 뇌신경에서 비롯된다. 첫째 인두굽이(first branchial arch)에서 이복근의 전복이 발생하며, 따라서 신경지배는 삼차신경(제5 뇌신경) 하악분지로부터 받게 된다. 이복근의 후복과 경돌설골근은 둘째 인두굽이로부터 발생하며 따라서 안면신경(제7 뇌신경)에 의한 신경지배를 받는다.

설골하근(infrahyoid muscles)은 하나의 그룹으로 설골에 부착되어 있어서 개구 시에 하악을 하강시키는 데, 그리고 씹고 삼키는 운동 동안에 혀와 하악을 안정시키는 데 작은 도움을 준다.

2.5. 하악과 상악의 신경과 혈관 (Nerves and vessels of the mandible and the maxilla)

상악과 하악의 모든 감각신경은 제5 뇌신경(삼차신경)에서 나온다. 두개골의 중두개와(middle cranial fossa) 내에서 삼차신경절은 얼굴로 가는 3개의 분지를 낸다. 제일 위에 있는 것은 안분지(ophthalmic division, V1)인데 상안검(upper eyelid), 이마, 전방 두피의 피부에 감각신경분포를 제공한다. 가운데 부분은 상악분지(V2)로 얼굴 중간 부위 즉, 하안검(lower eyelid), 코의 측면과 인접한 뺨, 상순, 상악치아와 잇몸, 경구개와 연구개에 감각신경분포를 제공한다. 하악분지(V3)는 혀와 구강저와 더불어 모든 하악치아와 치은 전체를 포함하여 하악의 모든 구조에 감각신경분포를 제공하고 저작근에도 운동신경분포를 제공한다.

삼차신경의 상악분지는 원형공(foramen rotundum)을 통해 중두개와를 떠나, 전방으로 주행하여 익구개와(pterygopalatine fossa)의 지붕으로 들어간다(그림 2-11). 그곳에서 몇 개의 신경 가지가 나온 다음, 신경다발의 대부분은 계속 전방으로 가서 하안와열(inferior orbital fissure)을 통과해 안와하신경(infraorbital nerve)이 된다. 안와하신경이 안와 바닥을 가로지르면서 대개 중상치조신경(middle superior alveolar nerve)을 내는데(환자의 약 70%가 이 가지를 가짐), 이 신경은 상악동(maxillary sinus)의 측벽으로 내려가서 소구치, 제1대구치의 근심협측 치근과 인접한 협측치은에 신경지배를 한다. 안와하신경은 안와 바닥에서 앞으로 계속 진행하면서 뼈의 홈, 즉 안와하구(infraorbital groove)로 들어가며, 이 홈은 점차적으로 닫혀서 안와하관(infraorbital canal)이 된다. 안와하신경은 안와하관에서 얼굴 중간으로 나오기 직전에 전상치조신경(anterior superior alveolar nerve)을 방출하는데, 이 신경은 상악동의 전벽으로 내려가 중절치와 측절치, 견치 그리고 그들의 협측치은에 신경을 공급한다. 안와하신경이 하안와연에서 약 1cm 아래에 있는 안와하공(infraorbital foramen)을 통해 안와하관으로부터

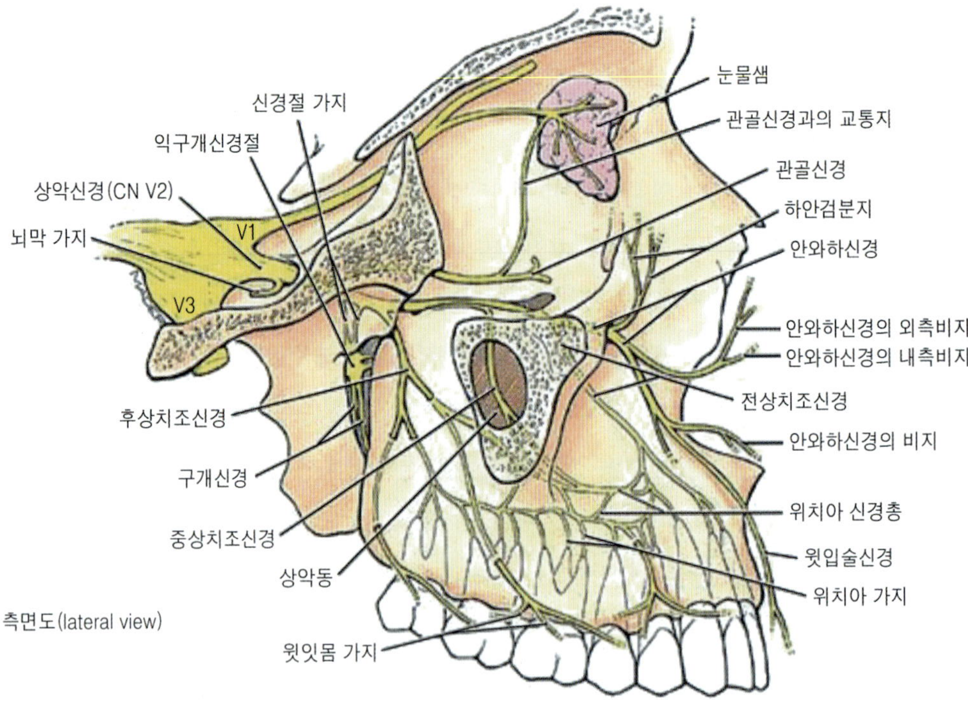

그림 2-11. 삼차신경의 상악분지.

중간 얼굴로 나오자마자 하안검으로 가는 하안검분지(아래눈꺼풀가지, inferior palpebral branch), 코의 측면과 거기에 인접한 앞쪽 볼로 가는 외측비지(가쪽코가지, lateral nasal branch), 상순으로 가는 윗입술가지(superior labial branch)의 3개의 피부 분지로 갈라진다.

익구개와(pterygopalatine fossa) 내에는 삼차신경 상악분지(maxillary division)에서 나오는 몇 개의 가지가 있다. 첫 번째로 나오는 가지는 익구개부교감신경절(pterygopalatine parasympathetic ganglion)에 연결되는 신경절 가지(ganglionic branche)인데, 이 신경절은 구개와 비강의 점액선(mucous glands), 안와의 눈물샘(누선, lacrimal gland), 얼굴 중간의 땀샘으로 가는 분비촉진신경분포의 중계역('relay' station)이다. 익구개와(pterygopalatine fossa) 내의 신경절에서 대구개신경(greater palatine nerve)과 소구개신경(lesser palatine nerve)이 내려오는데, 이들은 각각 경구개와 연구개를 지배하고 구개측 잇몸을 지배한다. 상악신경이 위쪽으로는 관골신경(zygomatic nerve) 가지를 낸다. 이 가지에서 안와의 바로 뒤, 볼의 광대융기(malar eminence) 위의 피부로 가는 작은 피부 가지인 관골측두신경(zygomaticotemporal nerve)과 관골안면신경(zygomaticofacial nerve)이 생긴다. 관골신경은 또한 익구개신경절(pterygopalatine ganglion)로부터 나오는 분비자극신경(secretomotor nerve) 가지를 운반하는데, 이 가지는 상외측 안와(superior lateral orbit) 내에서 누선신경(lacrimal nerve)으로 가는 교통지(communicating branch)를 통해서 누선으로 가게 된다. 익구개와(pterygopalatine fossa) 내에서 삼차신경 상악분지 내측에서 분지되는 것은 비구개신경(nasopalatine nerve, 긴 접형구개신경, long sphenopalatine nerve), 후외측비지(posterolateral nasal branch, 짧은 접형구개신경, short sphenopalatine nerves), 인두지(pharyngeal branch)이다. 이 가지들은 모두 접구개공(sphenopalatine foramen)을 통해 익구개와를 빠져나와 비강의 뒤쪽으로 들어간다. 비구개신경은 비강의 뒤쪽 지붕을 가로질러 이동한 다음 비중격(nasal septum)을 가로질러 아래쪽으로 그리고 앞쪽으로 회전하여 절치관(incisive canal)에 도달한다. 이 신경은 2개의 상악중절치 바로 구개쪽에 있는 절치공(incisive foramen)을 통해 전구개로 나온다. 이 신경은 비중격(nasal septum)과 양쪽 견치 사이의 전방 경구개에 감각신경분포를 제공한다. 익구개와 내에서 발생하는 삼차신경 상악분지의 마지막 가지는 후상치조신경(posterior superior alveolar nerve)인데, 이것은 대개 세 개 내지 네 개의 작은 가지로서, 상악융기(maxillary tuberosity)의 후면으로 들어가서 상악대구치와 협측치은을 신경지배한다.

삼차신경의 하악분지는 중두개와에서 난원공(foramen ovale)을 거쳐 안와하오목(infraorbital fossa)의 지붕으로 내려와 내측 및 외측 익돌근에 깊숙이 놓인다. 난원공을 빠져나온 직후에는 귀신경절(otic ganglion)이 놓여 있는데, 이것은 부교감신경 중계소로서 이 지점에서 삼차신경 하악분지의 내측 표면에 부착되어 있다. 소추체신경(작은바위신경, lesser petrosal nerve)에서 나오는 신경절전 부교감신경성 분비자극섬유(preganglionic parasympathetic secretomotor fibers)는 여기에서 시냅스를 형성한 다음 이개측두신경(auriculotemporal nerve)과 함께 이동하는 신경절후섬유를 귀밑샘(이하선, parotid gland)으로 전달한다.

귀신경절의 바로 밑에서 V3는 전방 및 후방 분지로 빠르게 나누어진다. 전방 분지는 저작근으로 가는 모든 운동분지를 발산하고 그것을 장협신경(long buccal nerve) 감각분지와 함께 운반한다. 장협신경분지와 전심측두운동신경(anterior deep temporal motor nerve)분지는 종종 외측익돌근의 두 머리 사이로 지나간다. 장협신경은 외측익돌근에서 앞쪽과 아래쪽으로 주행하여 볼의 피부와 점막을 지배한다. 이 신경은 또한 하악대구치의 협측치은으로 연장되고 흔히 이러한 대구치에 부수적인 감각신경분포를 공급한다. 전방 분지의 교근신경(masseteric nerve)분지와 후심측두신경(posterior deep temporal nerve)분지는 상두(superior head)와 측두하와의 뼈로 된 지붕을 가로지른다. 교근신경은 하악절흔(mandibular notch)을 통해서 외측으로 나와서 교근의 심부 표면에 도달한다.

V3의 후방 분지는 이개측두신경(auriculotemporal nerve), 하치조신경(inferior alveolar nerve), 설신경(lingual nerves)과 같은 세 가지 주요 가지를 생성한다. 하치조신경과 설신경은 이들 세 가지 중 가장 큰 2개의 가지로서 외측익돌근의 하연 아래에서 함께 나타나, 내측익돌근 위를 지나 아래쪽으로 내려간다. 설신경은 하치조신경의 위치보다 더 앞쪽과 안쪽으로 주행한다. 이개측두신경은 외측익돌근 깊숙이 통과하는 V3의 후방 분지이다. 이 신경은 특징적으로 V3에서 두 개의 뿌리로 나오는데, 상악동맥의 가지인 중간뇌막동맥(middle meningeal artery)을 돌아가고, 그런 다음 합쳐져서 과두 경부와 측두하악관절 깊숙이 지나간 후 마지막에는 귀 앞에서 위로 돌아서 측면 두피에 신경분포를 제공한다.

하악과 하악치아에 대한 주요 감각신경 공급은 V3의 하치조신경에 의해서 이루어진다. 이 신경은 난원공(foramen ovale)에서 외측익돌근까지 깊게 내려와 하악지를 향해 외측으로 비스듬히 놓이면서 외측익돌근 하두와 내측익돌근 사이를 통과한다. 하치조신경은 하악지 가까이에서 접하악인대(sphenomandibular ligament)와 그것의 혀돌기(하악소설, lingula) 부착부 뒤로 후방과 측방으로 통과해서 하악지 내면의 하악공(mandibular foramen)으로 들어간다. 일단 하악공을 통해 하치조관으로 들어가면, 하치조신경은 제2소구치와 턱끝구멍(이공, mental foramen) 영역에 노날할 내까지 각 치아에 감각분지를 제공한다. 턱끝구멍의 엄밀한 위치는 약간의 차이가 있지만, 거의 항상 하악 제2소구치 근단부 가까이에 위치한다. 턱끝구멍에서 하치조신경은 두 개의 말단 가지로 분리된다. 절치가지(incisive branch)는 뼛속에 있는 관을 통해 계속 전방으로 가서 나머지 하악 전치(제1소구치, 견치, 측절치, 중절치)와 이들 치아의 안면측 치은에 신경을 공급한다. 다른 말단 가지인 턱끝신경(mental nerve)은 하순과 턱끝(chin) 부위의 피부와 점막까지 감각신경을 운반한다. 하악공으로 들어가기 직전에 하치조신경은 악설골신경 가지(mylohyoid nerve branch)를 발산한다. 이 신경은 하악골의 내면에 있는 악설골신경구(mylohyoid groove)에 놓여서 악설골근(mylohyoid muscle) 밑으로 내려가며, 그런 다음 악설골근(mylohyoid)과 이복근의 전복(anterior belly of the digastric muscles) 사이로 전방으로 주행한다. 악설골신경(mylohyoid nerve)은 이들 근육에 운동신경을 제공하고 또한 모든 하악치아에 부수적인 감각신경도 제공한다.

설신경(lingual nerve)은 혀의 몸체, 구강저, 설측치은에 감각신경을 제공한다. 이 신경은 하악 제3대구치 영역에 근접한 위치에서 아래로 내려간다. 이러한 하악 제3대구치에 대한 근접성 때문에 설신경이 수술 동안에 다칠 위험이 있다. 그리고 나서 이 신경은 하악골에서 떨어져서 내측으로 돌아 혀의 몸체 안으로 올라가면서 악하선관(submandibular duct) 아래로 지나간다. 설신경은 위쪽의 측두하와(infratemporal fossa) 내에서 제7 뇌신경의 가지인 고실끈신경(고삭신경, chorda tympani nerve)과 합쳐진다. 고실끈신경은 악하선과 설하선으로 가는 부교감 분비자극(secretomotor) 신경섬유와 혀의 전방 2/3로부터 나오는 특수감각 미각섬유를 운반한다. 이 부교감 섬유는 악하신경절(submandibular ganglion)을 통해 전달되는데, 이 신경절은 구강저로 내려갈 때 설신경과 나란히 놓인다.

앞에서 언급했듯이, 저작근으로의 혈액공급은 목의 외경동맥(external carotid artery)에서 나오는 두 개 말단 가지 중 하나인 상악동맥(maxillary artery)을 통해 이루어진다. 외경동맥은 하악골의 하악각(gonial angle) 후방에서 위로 상승하면서 이하선으로 들어가며, 이 동맥은 하악지의 후방 경계를 감싸고 하악지와 교근의 측면 위에 놓인다. 외경동맥은 과두의 목보다 약간 낮은 수준에서 이하선 내에서 두 개의 말단 가지로 분기된다. 상악동맥(maxillary artery)은 앞쪽과 하악지(ramus)까지 깊숙이 통과하는 반면, 천측두동맥(superficial temporal artery)은 귀 앞에서 위쪽으로 계속되어 두피 외측 영역의 피부에 혈액을 공급한다.

전체 측두하와(infratemporal fossa) 영역에 대한 혈액공급은 상악동맥에서 나온다. 상악동맥은 상악융기(maxillary tuberosity) 바로 뒤쪽의 익상악열(pterygomaxillary fissure)에 도달할 때까지 하악지까지 전방으로 깊숙이 지나가고, 측두하와를 횡단한다. 측두하와 내 상악동맥의 경로는 이 동맥의 외측익돌근에 대한 관계에 따라 세 부분으로 나뉜다(그림 2-12). 첫 번째 부분은 그것의 기시점에서 외측익돌근의 아래쪽 경계까지로서 하악부(mandibular portion)이다. 두 번째 부분은 일반적으로 외측익돌근의 하두에 깊숙이 놓여 있으며 위치에 걸맞게 익상부(pterygoid portion)라고 이름을 붙였다. 세 번째이자 마지막 부분은 익구개와(pterygopalatine fossa)로 들어가고 익구개부(pterygopalatine portion)라고 한다.

상악동맥이 발생한 직후 이 동맥의 첫 번째 부분 혹은 하악부(mandibular portion)에서 두 개의 작은 동맥, 즉 심이개동맥(깊은귀바퀴동맥, deep auricular artery)과 앞고실동맥(anterior tympanic artery)이 발생한다. 이들 동맥은 상방과 후방으로 상승하여 턱관절, 중이강(middle ear cavity), 외이도에 혈액을 공급한다. 그다음 분

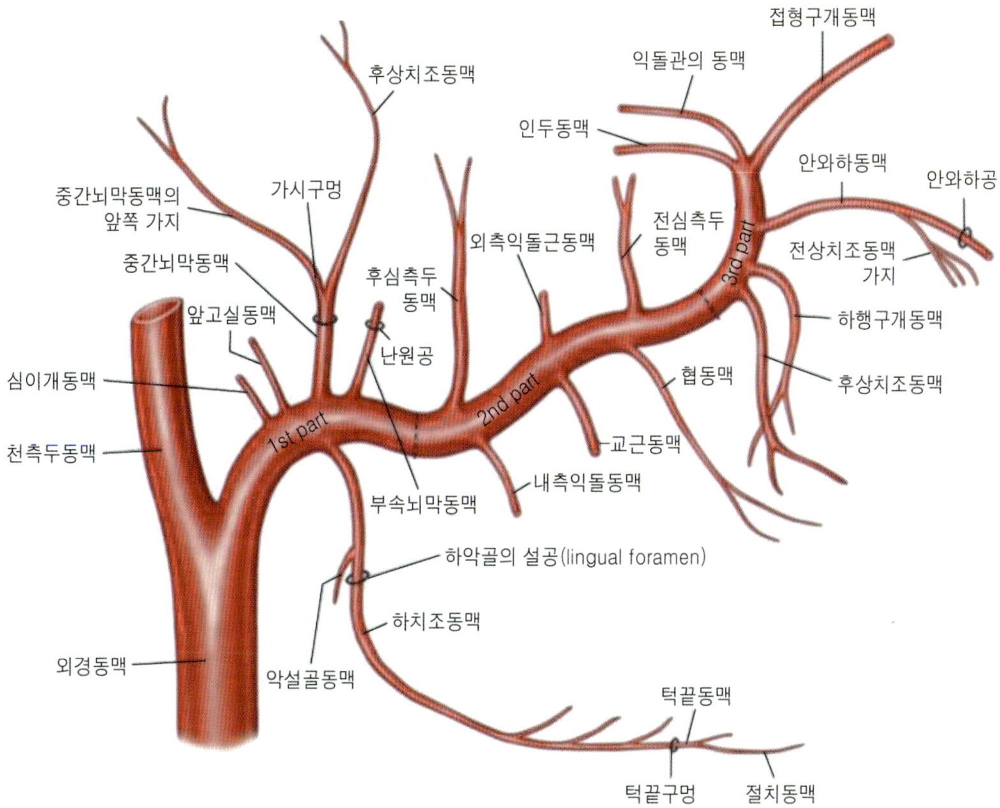

그림 2-12. 상악동맥의 경로.

지는 중간뇌막동맥(middle meningeal artery)인데 위로 올라가서 가시구멍(foramen spinosum)을 통과해서 뇌의 측면을 덮고 있는 경질막(dura mater)에 혈액을 공급한다. 특징적으로 이개측두신경(auriculotemporal nerve)은 V3에서 두 개의 뿌리로 나오는데, 이들이 중간뇌막동맥(middle meningeal artery)을 감싼 다음 합쳐져서 악관절 쪽을 향해 후방으로 계속 가면서 이개측두신경줄기를 형성한다. 또한 더 작은 부속중간뇌막동맥(accessory middle meningeal artery)도 있을 수 있는데, 이 가지는 위로 올라가서 난원공(foramen ovale)을 통과해서 경질막으로 간다. 상악동맥의 이 부분에서 마지막 분지는 하치조동맥(inferior alveolar artery)인데, 이 동맥은 하강하면서 하치조신경이 하악공에 들어가기 직전에 하치조신경과 근접하게 된다.

상악동맥의 두 번째 부분인 익상부(pterygoid portion)는 주로 4개의 저작근에 혈액을 공급한다. 앞깊은관자동맥(anterior deep temporal artery)과 뒤깊은관자동맥(posterior deep temporal artery)이 이 부분에서 나오는 첫 번째 가지인데, 이들은 위로 올라가서 측두근의 심부 표면으로 들어간다. 여러 개의 작은 가지가 인접한 외측 및 내측 익돌근으로 들어가고, 작은 교근동맥 가지(masseteric branch)는 과두의 목과 오훼돌기 사이의 하악절흔(mandibular notch)을 통과하여 외측으로 나가 교근의 깊은 표면으로 들어간다. 하나의 부가적인 작은 가지인 협동맥 가지(buccal branch)는 하방과 전방으로 지나가서 장협신경(long buccal nerve)과 근접하여 협부에 이른다.

상악동맥이 측두하와(infratemporal fossa)에서 나와 익상악열(pterygomaxillary fissure)을 통과하여 익구개와(pterygopalatine fossa)에 들어갈 때, 삼차신경 상악분지(V2)의 말단 가지를 동반하는 가지를 생성한다.

정맥의 익돌정맥총(날개근정맥얼기, pterygoid plexus)은 측두하와 내에서 저작근에 가깝게 근접한 작은 세정맥(venules) 그물(meshwork)이다. 이 세정맥 그물은 점차적으로 후방에서 합쳐져 상악정맥(maxillary vein)으로 되어서 하악지 깊숙이 통과한다. 그다음에 상악정맥은 천측두정맥(superficial temporal vein)과 합류하여 이하선 내에서 후하악정맥(retromandibular vein)이 된다.

2.6. 측두하악관절 (The temporomandibular joint)

측두하악관절(TMJ)은 인체에서 가장 복잡한 관절 중 하나이다. 첫째, 이 관절은 두 개의 뼈, 즉 하악과두와 측두골만으로 이루어진 단순한 관절이 아니고 이들 두 뼈 사이에 관절원판이 들어 있어서 관절을 두 개의 분리된 공간으로 나눔으로써 복잡한 운동을 가능하게 한다. 둘째, 하악골이라는 하나의 뼈가 두개골 기저부의 양쪽에 있는 측두골과 우측과 좌측의 악관절을 이룬다. 끝으로, 하악은 또한 상·하악 치아의 교합을 통해서 상악과 관절을 이룬다.

2.6.1. 악관절의 골학 (Osteology of the TMJ)

2.6.1.1. 하악과두 (Mandibular condyle)

과두의 윗면은 롤러 모양이며, 위에서 보았을 때 장축은 외측극(lateral pole)에서 내측극(medial pole)으로 후방으로 기울어져 있다. 내측극은 외측극보다 더 두드러지며, 이는 머리에서 목으로 내려가는 경사(taper)가 외측보다 내측에서 더 극적임(dramatic)을 의미한다. 외측익돌근의 하두(inferior head)가 삽입되는 부위인 익돌와(pterygoid fovea)는 내측극(medial pole)의 바로 전방 및 외측방 하악경(턱뼈목, mandibular neck)의 전내측면(anteromedial aspect)에 위치한다. 과두의 관절 표면은 일반적으로 볼록하지만 약간의 변형이 정상적으로 발생하고, 관절 모양의 변경은 관절의 적응 및 병리와 함께 흔한 일이다. 과두는 또한 십대 중후반까지 하악의 중요한 성장 중심(growth center)이다(그림 2-13).

2.6.1.2. 측두골 (The temporal bone)

측두골의 고막틀부(고실부, tympanic portion)가 TMJ의 구성에 관여하며, 하악와(mandibular 혹은 glenoid fossa)와 관절융기(articular eminence)가 두 가지 주요 특징이다. 하악와(mandibular fossa)는 내측으로 접형골극(spine of sphenoid bone), 외측으로 광대돌기/관골궁(zygomatic process/arch)의 뿌리, 뒤쪽으로 고실판(tympanic plate), 앞쪽으로 관절융기(articular eminence)로 둘러싸여 있다. 고실판은 비늘고실틈새(squamotympanic fissure)와 좀 더 내측에 있는 바위고실틈새(petrotympanic fissure)에 의해서 하악와의 기능적 전방 부위와 분리된다. 안면신경(CN Ⅶ)의 고실끈신경(고삭신경, chorda tympani nerve) 가지가 바위고실틈새를 통해서 측두하와(infratemporal fossa)로 들어가며, 그런 다음 그 경로는 설신경(V3)과 합류된다. 하악와의 지붕은 하악와와 중두개와(middle cranial fossa)를 분리하는 얇은 골판으로 되어 있는데, 이것은 하중을 견디기에는 구조적으로 적합하지 않은 것임이 명백하다. 과두의 관절작용은 훨씬 단단한 과두융기의 후방 경사면에서 일어난다.

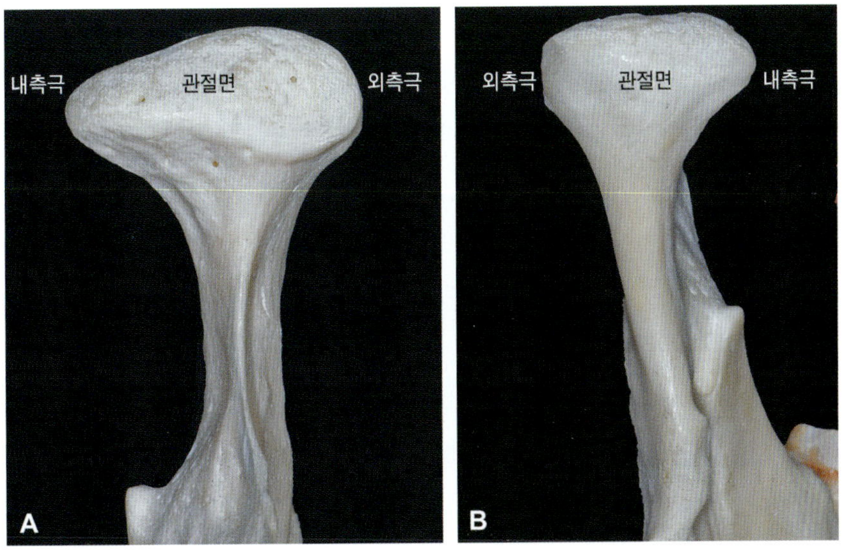

그림 2-13. A, 과두의 전면. B, 과두의 후면.

2.6.1.3. 관절면 (The articular surfaces)

TMJ는 윤활성 활막(lubricating synovium)으로 피복된 관절낭(capsule)을 가진 자유롭게 움직일 수 있는 가동관절(diarthrodial joint)이지만, 과두와 관절융기의 관절면은 인체의 다른 곳에 있는 이러한 유형의 관절 특성과는 다르게 유리연골(hyaline cartilage)로 덮여 있지 않다. 오히려 TMJ의 관절면은 치밀한 섬유질 결합조직 및 섬유연골(fibrocartilage)의 이중층으로 덮여 있다. 외층의 섬유는 밑에 있는 뼈의 표면과 평행하게 뻗어 있는 반면, 내층은 외층을 뼈에 결합하는 데 도움이 되도록 좀 더 비스듬한 방향의 섬유로 구성된다. 이런 독특한 관절면은 의심할 여지 없이 가장 많이 사용되고 때로는 과도하게 사용되는 신체 관절인 TMJ에 몇 가지 뚜렷한 이점을 제공한다. 치밀한 섬유질 결합조직 및 섬유연골은 하중 압력하에서 표면 완전성(integrity)이나 형태의 손상이나 영구적인 손실 없이, 변형에 대한 큰 정도의 탄력성(resilience)을 허용한다. 치밀한 섬유질 결합조직 및 섬유연골은 또한 표면 손상이 발생하는 경우 더 빠른 재생 능력을 갖는다. 그러나 다른 모든 관절 피복과 마찬가지로 관절면에는 혈관과 신경이 없으므로 모든 영양은 밑에 있는 뼈의 골단 혈관이나 관절강의 활액에서 가져와야 하므로, 지지 관절 구조의 완전성(integrity)이 관절 건강에 매우 중요하다.

2.6.2. 관절낭, 관절원판, 인대 (The joint capsule, articular disc, and ligaments of the TMJ)

2.6.2.1. 관절낭 (The joint capsule)

모든 활액관절과 마찬가지로 TMJ는 완전히 주머니로 싸여 있다. 이 주머니는 복잡하고 관절낭(capsule), 원판후조직(retrodiscal tissue), 외측익돌근 상두의 삽입부로 구성된다. 위로는 관절낭이 하악와의 경계부에 부착되어 있다. 특히 이 관절낭은 후방의 비늘고실틈새(squamotympanic fissure)의 전방 가장자리로부터 전방으로 계속 이어져서 관절융기의 전방 경사까지 연장되어 있다. 내측 및 외측 부착부는 하악와의 가장자리에 부착되어 있다.

아래쪽으로는 관절낭이 관절면의 바로 밑에 있는 하악의 목(neck of the mandible)과 과두의 내측극과 외측극의 바로 밑에 부착되어 있다. 관절낭은 관절강으로 분비되는 윤활액(synovial fluid)을 생성하는 활막세포(synovial cells)로 피복되어 있다. 윤활액은 관절면에 윤활과 영양을 공급하고 노폐물을 제거하는 기능이 있다.

2.6.2.2. 관절원판 (The articular disc)

TMJ의 두 뼈 사이에는 치밀한 섬유질 결합조직으로 구성된 관절원판(articular disc)이 있다. 이 관절원판이 TMJ의 내측극과 외측극에 부착됨으로써 관절강이 두 개의 개별 관절강, 즉 측두골과 관절원판 사이의 상관절강(superior joint cavity)과 관절원판과 과두 사이의 하관절강(inferior joint cavity)으로 분할된다. 이들 관절강은 TMJ가 운동하는 동안 매우 다른 기능을 한다. 활주(미끄러짐, translational, sliding)운동은 상관절강에서 일어나고 경첩과 같은 (회전)운동은 하관절강에서 일어난다(그림 2-14).

관절원판은 양면이 오목한 모양이고 중앙이 얇고 주변이 더 두껍다. 관절원판의 뒤쪽 가장자리 또는 후방대(posterior band)는 가장 두꺼운 부분인데, 안정 상태에서는 과두의 상단에 위치하여 과두와 하악와 지붕 사이의 공간을 채운다. 뒤쪽보다 얇은 앞쪽 가장자리는 과두 앞쪽에 있으며, 안정 상태에서 관절융기 정점의 바로 뒤에 놓인다. 관절원판의 안쪽 가장자리는 바깥쪽 가장자리보다 두껍다. 하악의 전형적인 움직임 동안 과두는 관절에 안정성을 제공하는 배열인, 관절융기 후방 경사의 대응 위치에 있는 관절원판의 중앙(중간대, intermediate zone)에 자리잡고 있다(그림 2-15).

측두골에 관절원판이 부착되어 있지 않기 때문에 관절원판은 개구운동과 폐구운동 동안에 관절융기 위에서 앞뒤로 자유롭게 활주할 수 있다. 그에 반해서 내측극과 외측극 바로 아래의 과두에 대한 관절원판의 부착은 매우 단단하다. 따라서 관절원판은 과두와 함께 움직인다. 원판후조직(retrodiscal tissues, 후방 부착부)은 상·하 층

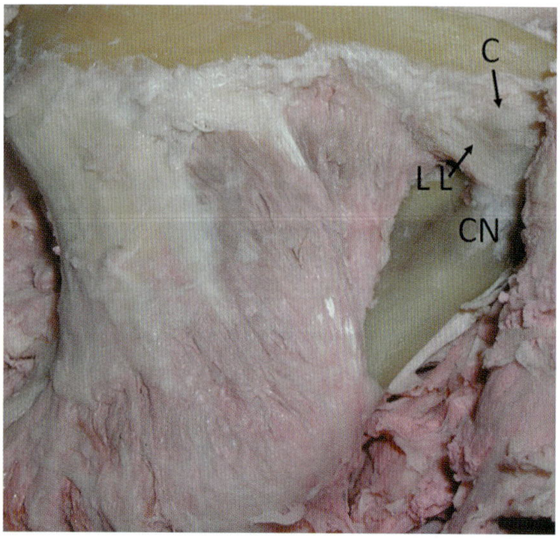

그림 2-14. 관절낭의 측면 해부도. C: 악관절낭(temporomandibular joint capsule), LL: 외측 측두하악인대(lateral tempromandibular ligament), CN: 과두 경부(condylar neck).

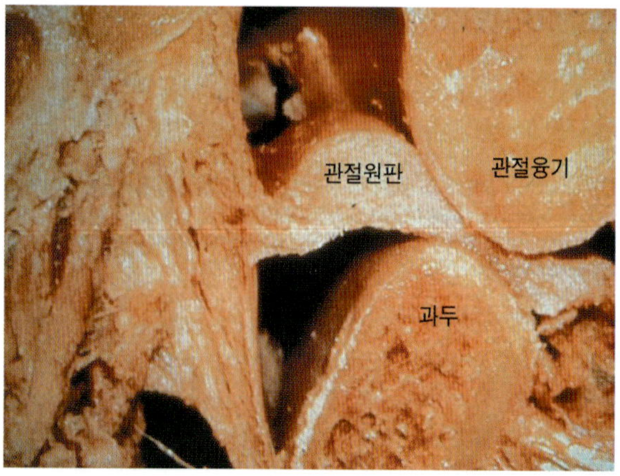

그림 2-15. 관절원판의 측면도.

판(superior retrodiscal lamina, inferior retrodiscal lamina)으로 구성되어 있다. 이들 층판은 상층판을 제외하고는 모두 아교섬유(교원섬유, collagen fiber)로 구성되어 있으며, 상층판은 비늘고실틈새(squamotympanic fissure)의 앞쪽 가장자리에 부착된 탄력섬유(elastic fiber)를 가지고 있다. 이것은 원판후조직 상층판이 늘어날 수 있다는 것을 의미하지만 관절낭에 부착된 관절원판의 다른 부분은 그렇게 하는 능력이 제한적이다. 관절낭내에 있는 관절원판의 후방으로 원판후조직 상층판과 하층판이 갈라져서 원판후 공간에서 성긴결합조직(loose connective tissue)이 그 사이에 들어 있다. 이 공간을 또한 이중층판대(bilaminar zone)라고 하며, 이 성긴결합조직에는 TMJ로 가는 일차신경과 혈액공급이 포함되어 있다. 신경분포는 V3의 이개측두신경(auriculotemporal nerve)에서 나오는 관절 가지를 통해 이루어지고, 천측두동맥(superficial temporal artery)의 관절 가지는 천측두정맥(superficial temporal vein)으로 배출되는 동반 세정맥과 함께 혈액공급을 담당한다.

2.6.2.3. 악관절의 인대 (Ligaments of the TMJ)

인대는 관절의 과도한 움직임과 잠재적인 변위 또는 탈구를 제한하고 방지하는 데 필수적이다. 인대는 기능면에서 수동적이며 작용 시 주로 보호 역할을 한다. 턱관절의 기능을 지지하는 인대로 측두하악인대(temporomandibular ligament), 내측 및 외측 원판인대(medial and lateral discal ligament), 접하악인대(sphenomandibular ligament), 경상하악인대(stylomandibular ligaments)의 5개가 있다.

1. 측두하악인대는 관절낭 자체가 옆으로 두꺼워지는 것이다. 섬유는 관절융기(articular eminence)의 측면에서 발생해서 대각선으로 후하방으로 내려가 과두 목의 후면에 삽입된다. 측두하악인대는 과두가 관절융기에서 후방과 하방으로 변위되는 것을 방지한다.
2. 내측 및 외측 원판인대(측부인대, collateral ligaments)도 역시 관절낭에서 파생되며 관절원판의 내측면과 외측면을 각각 내측극과 외측극 바로 아래에 있는 과두 목에 부착시킨다. 이 두 개의 인대는 과두 위에서 관절원판의 심한 내측 또는 외측 운동을 방지하지만, 관절원판이 과두 위에서 전후방으로 자유롭게 회전할 수 있도록 해 주는데, 이 동작은 종종 양동이 위에서 왔다갔다하는 양동이 손잡이와 유사한 동작이다.
3. 접하악인대는 접형골 기저부의 난원공 바로 뒤에 있는 접형골극(sphenoid spine)으로부터 나와서 전하방으로 내려가서 하악지 내면의 하악공의 바로 앞에 있는 혀돌기(lingula)에 삽입된다. 이 인대는 하악이 돌출하는 동안 수동적 회전 중심(passive center of rotation)의 역할을 한다.
4. 경상하악인대는 측두골의 경상돌기(styloid process)에서 하악의 하악각(gonial angle)까지 전하방으로 뻗어 있다. 경상하악인대는 하악의 과도한 돌출에 대해 최소한으로 저항한다.

2.6.3. 악관절의 신경분포 (Innervation of the TMJ)

TMJ의 일차신경분포는 V3의 이개측두신경(auriculotemporal nerve)이 TMJ 캡슐의 내측을 통과할 때 나오는 관절 감각분지에 의해서 공급된다. V3의 교근신경(masseteric nerve) 및 후심측두신경(posterior deep temporal nerves)도 역시 악관절에, 본질적으로 주로 고유수용성인(proprioceptive) 작은 감각신경분지를 제공한다. TMJ로부터 나오는 일차감각 출력은 고유감각과 통증감각이다. 고유수용성 섬유는 관절의 운동과 위치에 대한 피드백을 제공한다. 통증 섬유는 어떤 방향으로든 과도한 움직임을 제한하는 피드백을 제공한다.

2.6.4. 악관절의 혈액공급 (Blood supply of the TMJ)

천측두동맥(superficial temporal artery)에서 나와서 TMJ의 원판후조직까지 가는 작은 관절분지가 주된 혈액 공급원이다. 상악동맥의 가지에서 저작근까지 가는 작은 동맥 가지도 역시 소량의 혈액공급원이다. 동맥 가지를 동반하는 세정맥은 익돌정맥총(pterygoid venous plexus)으로 정맥 배출을 한 다음 상악정맥(maxillary vein)으로 배출한다.

2.7. 요약

저작계 해부학을 이해하는 것은 악구강기능(stomatognathic function) 연구에서 필수적인 시작점이며 병리를 인식하는 데 매우 중요하다. 특정한 장애의 증상, 진단 및 치료를 고려하기 전에 해당 영역을 구성하는 근육, 신경 및 혈관의 뒤얽히고 복잡한 구성을 완전하고 깊게 이해해야 한다. 인체 및 의학 연구와 관련된 다른 과학 분야에서와 마찬가지로, 의사는 기능장애 및 통증을 평가하기에 앞서 건강한 기능 상태에서 모든 해부학적 시스템과 하위 부분 간의 상호작용을 시각화해서 볼 수 있어야 한다.

참고문헌

Antonopoulou M, Latrou L, Paraschos A, Anagnostopoulou S. Variations of the attachment of the superior head of human lateral pterygoid muscle. J Craniomaxillofac Surg. 2013;41:e91-7.

Aziz MA, Cowie RJ, Skinner CE, Abdi TS, Orzame G. Are the two heads of the human lateral pterygoid separate muscles? A perspective based on their nerve supply. J Orofac Pain. 1998;12(3):226-39.

Chang Y, Cantelmi D, Wisco J, Fattah A, Hannam A, Agur A. Evidence for the functional compartmentalization of the temporalis muscle: A 3-dimensional study of innervation. J Oral Maxillofac Surg. 2013;71:1170-7.

Davies JC, Charles M, Cantelmi D, Liebgott B, Ravichandrian M, Ravichandrian K, Agur AM. Lateral pterygoid muscle: a three- dimensional analysis of neuromuscular partitioning. Clin Anat. 2012;25:576-83.

Hollinshead HW. Textbook of anatomy. 4th ed. NewYork: Harper & Row; 1985.

Kim JK, Cho JH, Lee YJ, Kim CH, Bae JH, Lee JG, Yoon JH. Anatomical variability of the maxillary artery, findings from 100 Asian cadaveric dissections. Arch Otolaryngol Head Neck Surg. 2010;136(8):813-8.

Liebgott B. The anatomical basis of dentistry. St. Louis: Mosby Elsevier; 2001.

Muraleedharan A, Veeramani R, Chand P. Variations in the branching pattern of posterior division of mandibular nerve: a case report. Surg Radiol Anat. 2014;36:947-50.

Naidoo LC, Juniper RP. Morphometric analysis of the insertion of the upper head of the lateral pterygoid muscle. Oral Surg Oral Med Oral Pathol Oral Radiol Endod. 1997;83:441-6.

Pearson W. G. Jr., Langmore S. E. Ann C. Zumwalt A. C. (2011). Evaluating the structural properties of suprahyoid muscles and their potential for moving the hyoid. Dysphagia 26:345-351.

Verma S, Fasil M, Muruga M, Sakkarai J. Unique variation in the course of maxillary artery in infratemporal fossa: a case report. Surg Radiol Anat. 2014;36:507-9.

제 3 장

저작계의 생리학
(Physiology of the Masticatory System)

Greg M. Murray and Christopher C. Peck

초록

이 장은 말초적 관점과 중추적 관점 모두에서 저작계의 생리학을 검토한다. 말초적 관점에서 중요한 구성요소에는 움직임을 유도하는 근육 및 그와 관련된 몸감각신경(somatosensory nerve)과 운동신경(motor nerve)이 포함된다. 근육의 기본 기능 단위는 운동단위(motor unit)이다. 대부분의 하악 근육은 복잡한 내부구조를 가지고 있으며, 근육내 영역의 선택적 활성화는 구강안면 기능의 특징인 미세하게 제어되는 힘과 움직임의 복잡한 배열에 기여하는 것으로 생각된다. 중추적 관점에서는 광범위한 구강안면 몸감각수용기(somatosensory receptors)가 주변 정보(예: 치아 접촉, 음식 덩이의 굳기, 하악의 위치와 움직임)를 암호화하여 뇌의 고위 중추로 전달함으로써 환경을 감지하게 하고, 또한 구강안면 운동을 섬세하게 개선하기 위한 지속적인 피드백을 제공한다. 안면 일차운동피질(face primary motor cortex)은 자발적인 구강안면 운동의 발생에 중요한 역할을 하고, 저작중추유형발생기(masticatory central pattern generator)는 저작(즉, 씹는)운동의 발생에 중요하다. 뇌의 구강안면 감각운동 영역(orofacial sensorimotor regions)은 구강안면부에서 광범위한 몸감각 입력을 받고 말초의 운동 장치(예: 의치, 임플란트)에 대한 반응으로 (신경가소성 변화를 통해) 상당한 적응이 가능하다. 말초 및 중추 통각수용성 경로는 무해한(비통증성) 자극에도 민감해질 수 있으며 반응을 할 수 있다. 이러한 효과는 급성 및 만성 통증 상태에서 나타나는 이질통(allodynia) 및 통각과민(hyperalgesia)에 기여할 수 있다. 운동 활동에 대한 통증의 영향을 설명하는 이전의 모델은 통증이 있을 때 나타나는 근육 활동의 복잡한 재구성(reorganization)을 강조하고 또한 심리적 측면의 역할을 강조하는 보다 복잡한 모델로 대체되고 있다.

3.1. 저작계 생리학: 말초적 관점 (Physiology of the masticatory system: peripheral aspects)

3.1.1. 근육 (The muscles)

저작에 관여하는 근육은 저작근, 안면근, 설근이다. 연하(swallowing)에는 이러한 근육과 함께 구개, 인두 및 식도를 조절하는 근육과 같은 다른 근육도 포함된다. 저작근, 안면근 및 설근은 각각 뇌간에 있는 삼차신경, 안면신경 및 설하신경 운동핵(motor nuclei) 내에 위치한 α–운동뉴런(α–motor neuron)에 의해 구동된다. 연하와 관련된 많은 운동뉴런은 역시 뇌간에 있는 모호핵(nucleus ambiguus)에 위치한다. 저작근의 기능적 해부학, 저작

G.M. Murray (✉) • C.C. Peck
Faculty of Dentistry, University of Sydney, Sydney, NSW, Australia
e-mail: greg.murray@sydney.edu.au; dentistry.dean@sydney.edu.au

H.A. Gremillion, G.D. Klasser (eds.), *Temporomandibular Disorders*, https://doi.org/10.1007/978-3-319-57247-5_3

근 및 운동단위의 형태 및 생리학은 이전의 리뷰에서 자세히 설명되었다(Hannam and McMillan 1994; Korfage et al. 2005a, b; Miller 1991; van Eijden and Turkawski 2001). 여기서는 몇 가지 중요한 특징을 요약하고, 필요에 따라 안면근과 설근을 참조해서 저작근에 집중할 것이다.

저작근은 씹을 때 질긴 음식을 부수는 데 필요한 큰 힘을 생성할 수 있지만, 예를 들어 's' 소리와 같은 명료한 말소리를 내는 데 요구되는 것처럼, 상·하악 전치의 절단면을 정확하게 위치시킬 때 요구되는 정밀하게 낮은 힘을 생성할 수도 있다. 이 놀라운 유연성을 얻기 위해 근육은 어떻게 작동할까? 첫 번째 항에서는 저작근의 해부학과 생리학을 설명하고 다음 항에서는 복잡한 중추신경조절의 측면을 설명한다.

3.1.1.1. 운동단위 (The motor unit)

근육은 수축하거나 단축하여 힘을 발휘한다. 근육의 가장 작은 수축 요소를 운동단위(motor unit)라고 한다. 운동단위는 α-운동뉴런과 그 α-운동뉴런에 의해 신경지배되는(즉, 연결되고 활성화되는) 모든 근육섬유로 구성된다. 뇌간의 삼차운동핵(trigeminal motor nucleus)은 저작근 α-운동뉴런의 세포체를 포함하고 있다(뒤의 내용 참조). 각 세포체는 원심성 축삭을 생성하는데, 이 축삭이 운동신경 안으로 뻗어 나가 그 운동단위의 모든 근섬유에 있는 신경근접합부(neuromuscular junctions)라고 하는 특수한 시냅스에 이르고 그곳에서 가지가 나오고 종료된다(그림 3-1). 각 α-운동뉴런 축삭을 따라 이동하는 활동전위(action potentials)는 해당 운동단위의 모든 근섬유로 전달되어 모두가 동시에 수축한다(그림 3-1B). 활동전위가 시냅스이전종말(presynaptic terminal)에 도달하면 칼슘 이온이 뉴런 말단으로 들어가고, 아세틸콜린(신경전달물질)을 함유한 소포를 시냅스이전막(presynaptic membrane)과 융합시켜 아세틸콜린을 방출한다. 그런 다음 아세틸콜린은 근육막(근육속막, sarcolemma)의 니코틴성 아세틸콜린 수용기(nicotinic acetylcholine receptor)에 결합하여 근섬유 내로 이온(나트륨 이온)의 흐름을 허용한다. 이 이온 흐름은 근섬유를 따라 이동하는 활동전위의 생성을 초래한다. 이 활동전위는 횡문세관(T-세관, T-tubule) 시스템을 통해 근섬유로 들어가고, 이어서 근형질세망(sarcoplasmic reticulum)에서 칼슘 이온이 갑자기 방출된다. 칼슘 이온은 ATP와 함께 근섬유의 수축 요소(contractile elements)인 근절(sarcomeres) 내에서 액틴(actin)과 미오신(myosin) 필라멘트의 연속적인 순환을 초래한다. 각 근절은 근육수축에서 근절의 양쪽에 있는 z 밴드를 서로 더 가깝게 당기는 기본 구조 요소인, 겹치는 미오신 및 액틴 필라멘트를 포함하고 있다. 많은 근절이 하나의 근섬유에 직렬로 연결되어 있어서 수축 중에 적절한 힘과 길이 변화를 생성할 수 있으며, 기능적 변화에 따라 근절 수는 최적의 필라멘트 중첩을 재설정하기 위해 변경될 수 있다(Goldspink 1998). 저작근에는 일반적으로 사지 또는 몸통 근육에서 볼 수 없는 '초고속 미오신(superfast myosin)'이 포함되어 있는데, 이것은 매우 높은 ATP 가수분해효소(ATPase) 활성을 가지고 있어서 저작근이 매우 빠르고 대단히 강력하게 수축될 수 있도록 한다.

3.1.1.2. 운동단위의 크기는 다양하다 (There are a range of sizes of motor units)

운동단위의 크기는 그 운동단위의 α-운동뉴런에 의해 신경지배를 받는 근섬유의 수인 신경지배비(innervation ratio)로 정의된다. 작은 운동단위는 단지 몇 개의 근섬유로 구성된다. 예를 들면, 안구를 제어하는 외안근의 운동

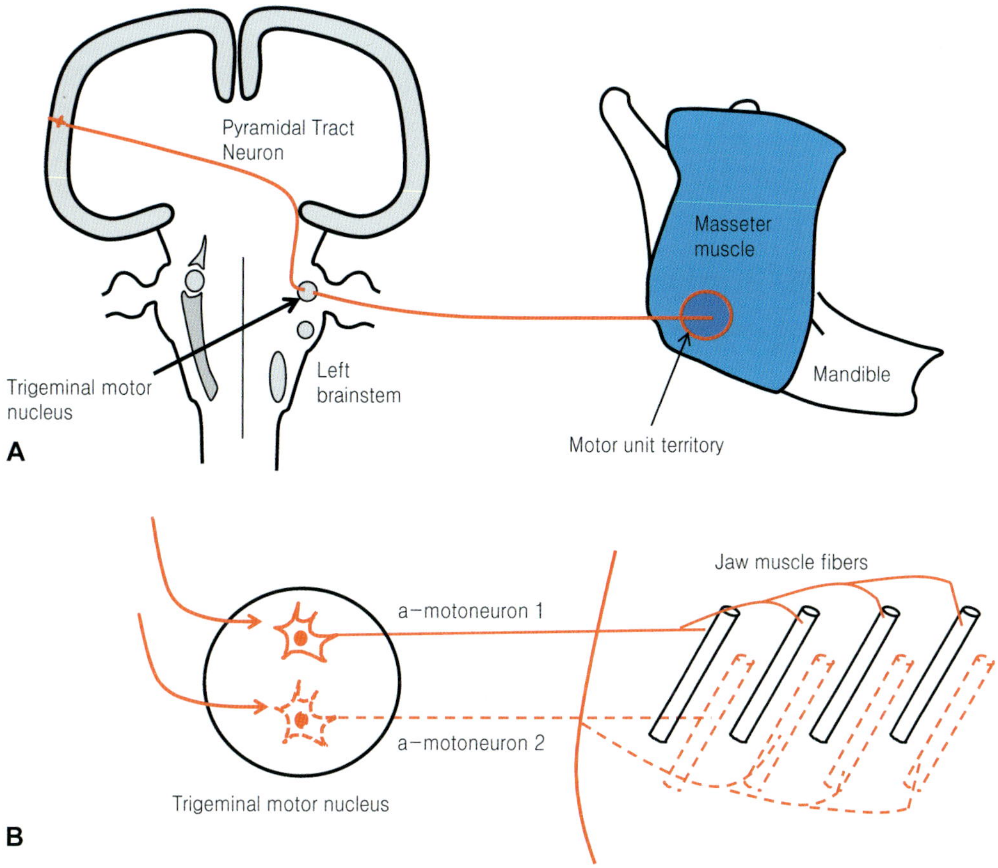

그림 3-1. A, 뇌간의 삼차운동핵(trigeminal motor nucleus)에 있는 α-운동뉴런으로 전달되는 추체로뉴런(pyramidal tract neuron)을 보여주고 있다. 이 α-운동뉴런이 내려가서 교근의 운동단위를 신경지배하게 된다. B, 교근 내 각각 4개의 근섬유로 구성된 두 그룹에 신경축삭을 내보내는 2개의 α-운동뉴런이 들어 있는 삼차운동핵의 세부 모습이다. α-운동뉴런 1과 4개의 검은색 근섬유의 조합은 하나의 운동단위를 구성한다. α-운동뉴런 2와 빨간색 점선으로 표시된 4개의 근섬유가 또 다른 운동단위를 구성한다. 따라서 두 개의 운동단위를 보여주고 있다. 한 운동단위의 근섬유와 다른 운동단위의 근섬유가 서로 끼워져 있다. 여기서는 4개의 근섬유만 보여주고 있지만, 저작근의 경우에 하나의 운동단위가 활성화될 때 수백 개의 근섬유가 활성화될 수 있다.

단위는 각 운동단위의 각 α-운동뉴런에 대해 5~10개의 근섬유만 포함하고 있다. 이들 운동단위가 활성화되면 작고 정확한 안구 움직임을 위한 안구의 미세 위치 지정에 필요한 만큼만의 낮은 힘을 생성한다. 반면에 하지 근육(예: 대퇴사두근, quadriceps femoris muscle)은 운동단위의 각 α-운동뉴런에 대해, 예를 들어 1,000개가 넘는 근섬유의 높은 신경지배비를 가지므로, 하나의 운동단위가 활성화될 때 더 큰 힘이 생성된다. 이는 하지 근육이 신체의 무게를 지탱하기 위해서 더 큰 힘을 생성할 필요가 있기 때문이다. 저작근은 운동단위당 ~500-1,000개의 근섬유를 가지고 있어서 중간 정도의 신경지배비를 보이고 있다.

하나의 운동단위의 근섬유는 운동단위영역(motor unit territory)에 포함되어 있으며 하나의 근육내에는 여러 개의 영역이 있다(그림 3-1A). 그림 3-1B에서 볼 수 있듯이 한 운동단위의 근섬유는 다른 운동단위의 근섬유와 혼합되어 있다. 한 운동단위의 근섬유를 다른 운동단위의 근섬유와 섞으면 운동단위에서 생성되는 연축력(twitch forces)(뒤의 내용 참조)을 부드럽게 만드는 데 도움이 될 수 있다. 교근에서의 전형적인 운동단위영역은 전후방 및 내외방으로 ~5mm의 범위에 매핑(mapping) 되어 있다. 그러므로 운동단위가 수축할 때 근육의 단지 작은 부분에만 힘이 가해진다. 따라서 운동단위가 활성화될 때 발생하는 힘의 크기와 방향은 근육내 운동단위의 위치에 따라 달라진다.

3.1.1.3. 운동단위의 유형 (Types of motor units)

조직화학적 및 생리학적 특성을 기반으로 운동단위가 세 가지 일반적 유형으로 분류된다는 점에서 복잡성이 추가되고 있다. 조직화학적으로는 조직학적 염색의 특징에 따라 Type Ⅰ, Type IIA, Type IIB 운동단위로 분류되며, 이는 운동단위를 Type S(느림), Type FR(빠름, 피로 저항성), Type FF(빠름, 피로 취약성)로 나누는 생리학적 분류와 동일하다. 이들 세 가지 유형으로 인해서 서로 다른 운동단위들이 다양한 크기의 힘을 생성할 수 있게 된다. 유형 S(또는 유형 Ⅰ) 운동단위(그림 3-2A)는 각 운동단위 내에 더 적은 수의 근섬유를 포함하고 느리고 낮은 힘(~2g 무게)(그림 3-2C)을 생성하지만, 높은 수준의 미오글로빈(myoglobin), 미토콘드리아와 풍부한 모세혈관상(capillary bed, 따라서 적색 근섬유라고 함)을 가지기 때문에 피로 저항성(fatigue resistant)이다. 피로 저항성은 이러한 운동단위가 활성화될 때마다 동일한 힘을 반복적으로 생성하고 지속적인 기간(시간) 동안 이를 수행할 수 있음을 의미한다. 따라서 이러한 운동단위는, 예를 들어 똑바로 앉게 하거나 하악을 자세적 안정위(postural rest position)에 유지하는 것과 같이, 자세의 지지에 필요한 만큼 오랜 시간 동안 낮은 힘을 생성하는 데 좋다. 스펙트럼의 다른 쪽 끝에는 빠르게 수축하고 가장 높은 힘(~10g 무게)(그림 3-2C)을 생성하는 유형 FF(유형 IIB)의 운동단위(그림 3-2B)가 있다. 그러나 이들은 빠르게 피로해진다. 즉, 이러한 운동단위는 활성화될 때마다 동일한 힘을 반복적으로 생성할 수 없으며, 비록 몇 초 동안 반복 활성화되더라도 생성할 수 있는 힘은 급격히 감소한다. 사람이 할 수 있는 한 세게 깨물거나 운동장을 질주할 때 높은 힘을 생성할 수 있지만, 이러한 최대 힘을 단지 몇 초 동안만 유지할 수 있다. 이는 이러한 고하중 활동에 필요한 대부분의 힘을 생성하는 유형 FF 운동단위가 매우 빠르게 피로해지기 때문이다. 유형 FR(Type IIA) 운동단위(그림 3-2에는 표시되지 않음)는 중간 유형의 운동단위이므로 유형 S와 유형 FF 운동단위가 생성하는 힘의 중간 정도를 생성한다. 이 운동단위의 피로 저항성 또한 중간 정도로 간주된다. 그들은 유형 S 운동단위의 반복적인 활성화에 의해 달성될 수 있는 기간만큼 길게 그들의 최대 힘에 가까운 힘을 생성할 수 없다. 그러나 유형 FR 운동단위는 유형 FF 운동단위보다 더 긴 기간 동안 최대 힘에 가까운 힘을 생성할 수 있다. 각 저작근 내에는 섬유 유형의 지역적 차이(regional variation)가 있으며, 이는 기능적 요구가 다르기 때문에(Korfage et al. 2005a, b) 피험자 간에 다를 수 있다(van Eijden and Turkawski 2001). 또한 근섬유 유형은 하악 기능의 변화, 턱의 신장(jaw stretch), 노화를 포함한 여러 변수에 의해서 시간이 지남에 따라 변할 수 있다(Korfage et al. 2005a).

하나의 기본 원칙은 운동단위가 크기 순서대로 활성화(또는 동원, activated or recruited)된다는 것이다. 이러한 운동단위 동원(recruitment)의 크기 원칙(size principle)은 1950년대 Elwood Henneman에 의해 제안되었다. 이는 근육의 가장 작은 운동단위인 유형 S 운동단위가 근육수축에서 가장 먼저 동원되고, 더 큰 힘을 가하면 유형 S의 더 큰 운동단위가 동원되고, 그다음에 유형 FR 및 유형 FF 운동단위가 뒤따르는 것을 의미한다. 따라서 유형

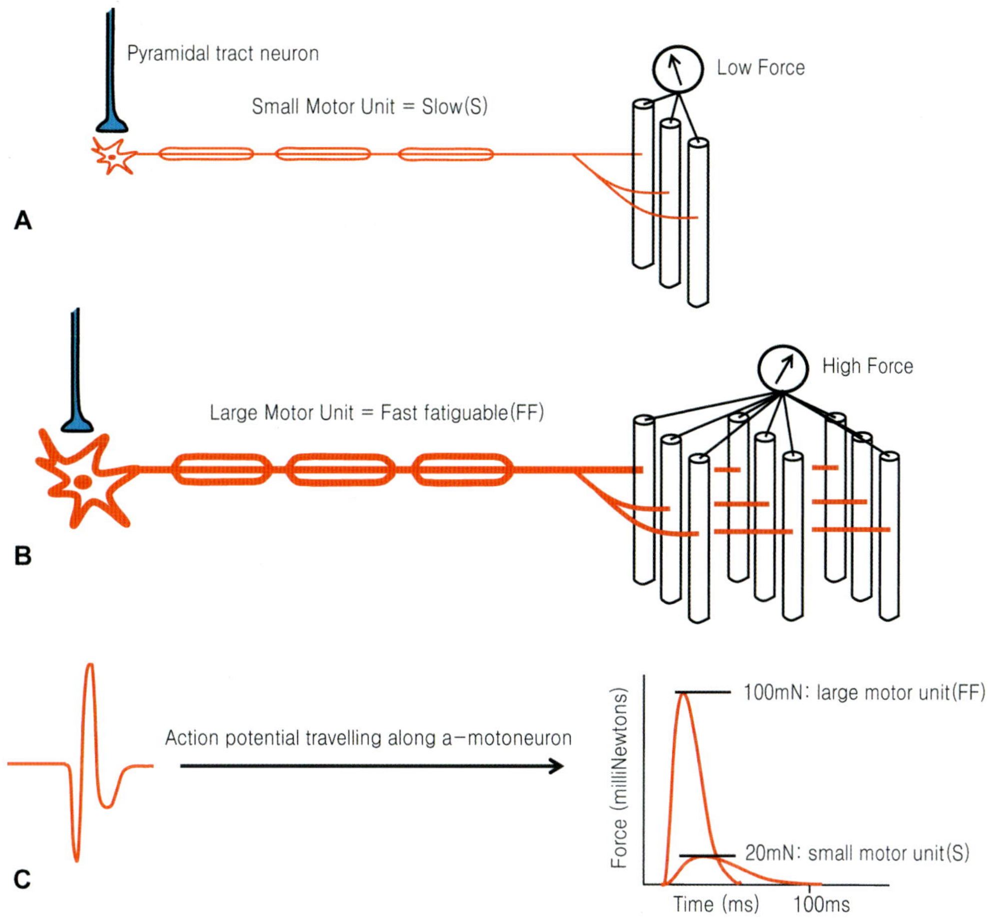

그림 3-2. A, α-운동뉴런이 몇 개의 근섬유(여기에 표시된 3개)만 신경지배하는 작은 유형 S(느린) 운동단위를 보여준다. 이 유형 S 운동단위가 활성화되면 낮은 힘이 발생하지만, 피로에 저항성이 있기 때문에 이 운동단위는 오랫동안 동일한 힘을 계속 생성할 수 있다. C, 이 작고 느린 운동단위의 α-운동뉴런을 따라 이동하여 이 운동단위 근섬유의 단일 짧은 수축, 이른바 연축수축을 유발하는 활동전위를 보여준다. 이 느린 운동단위의 단일 연축수축에 의해 생성된 힘은 오른쪽 그래프에 표시된 것처럼 약 20mN(~2g의 힘)이다. B, α-운동뉴런이 많은 근섬유(수백 개일 수 있음)를 자극하는 큰 유형 FF(빠르고 쉽게 피로해질 수 있는) 운동단위를 보여준다. 이것이 수축할 때 큰 힘이 발생하지만 빠르게 피로해지기 때문에 이 운동단위는 단지 몇 초 동안만 동일한 힘을 계속 생성할 수 있으며, 그 후 이 운동단위에서 발생하는 힘은 급격히 감소된다. 이 유형 FF 운동단위에 의해 생성되는 큰 힘의 예는 C에서 보여주고 있는데, 오른쪽 그래프에는 약 100mN(~10g의 힘)의 힘이 표시되어 있다.

FF 운동단위가 활성화되는 것은 더 높은 힘의 수축에서만 가능하다. 저작근에서 일부 운동단위가 이질적이며 다른 섬유 유형을 포함하고 있다는 점에 유의하는 것이 중요하다(van Eijden and Turkawski 2001).

근육을 활성화하는 뇌의 중추가 특정한 영역 혹은 다른 영역과 독립적으로 저작근 내에 있는 하위 구획(subcompartments)을 선택적으로 활성화할 수 있다는 좋은 증거가 있다. 이와 같이 저작근의 하위 구획이 다른 영역과 독립적, 선택적으로 활성화되는 능력을 기능적 이질성(functional heterogeneity)이라고 한다(Blanksma and van Eijden 1990, 1995; Phanachet et al. 2001, 2003; Weijs and Kwa 1995). 이 개념은 근육수축이 근육 전체에 고르게 분포된 활성 수준의 증가를 수반한다는 해부학적 관점과 대조된다. 오히려 신체의 많은 근육과 아마도 모든 저작근에서 뇌가 특정한 움직임이나 힘을 생성하기 위해서 요구되는 방향의 힘을 만드는 데(즉, 필요한 힘 벡터의 생성) 생체역학적으로 가장 적합한 부위의 근육을 선택적으로 활성화시킬 수 있는 것으로 보인다. 다음 항에서는 이러한 선택적 활성화를 허용하기 위해서 많은 저작근들이 어떻게 구성되어 있는지 설명한다.

3.1.1.4. 근육은 복잡한 내부구조를 가진다 (Muscles have a complex internal architecture)

저작근의 대부분이 복잡한 내부구조, 즉 복잡하게 배열된 근섬유를 가지고 있다는 사실로 인해 복잡성이 더욱 커진다. 이것은 기시부에서 삽입부까지 근육의 전체 길이로 배열된 근섬유 대신에 저작근의 전부는 아니지만 많은 부분이 우상(羽像, pennate) 또는 깃털과 같은 방식으로 배열된 짧은 근섬유의 그룹으로 구성된다는 것을 의미한다.

그림 3-3은 교근에 있어서 이러한 깃털 모양의 배열을 보여주고 있다. 교근의 근섬유는 관골궁(기시부)에서 하악지(삽입부)까지 뻗어 있는 긴 근섬유가 아니다. 오히려 교근은 건막(aponeurosis), 근막(fascia) 또는 건(tendon)의 피복(sheath)으로 둘러싸인(그림 3-3A, B의 검은색 띠) 짧은 근섬유(그림 3-3의 오른쪽 삽입도 B의 빨간색 띠)로 구성된다. 이러한 근섬유 배열이 깃털과 비슷하므로 이름이 '우상'이다. 건막의 한쪽에 있는 운동단위가 수축할 때 근육의 장축에 대해 각(우상각, 羽像角, pennation angle)을 이루는 힘이 생성된다. 따라서 힘 벡터는 근섬유가 관골궁에서 하악지까지 우상배열(pennation) 없이 직접 통과하는 경우에 생성될 힘 벡터와 각도를 이루는 이들 근섬유에 의해 생성된다. 근섬유의 이러한 우상 배열은 교근의 서로 다른 부분들이 수축할 때 하악에 가해

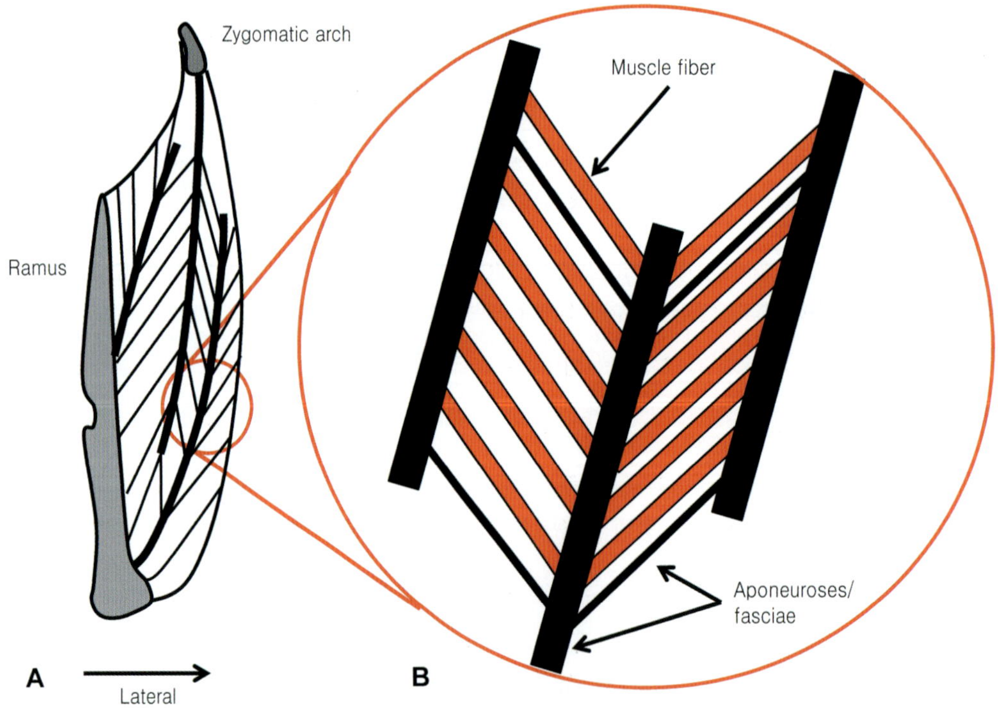

그림 3-3. A, 좌측 교근의 관상 단면을 보여준다(앞에서 본). 검은색 띠(3개가 표시됨)는 관골궁 또는 하악지로부터 근육으로 들어가는 건막초(aponeurotic sheaths)를 나타낸다. 이 건막초는 더 작은 초(sheaths) 또는 근막(fasciae)으로 연결된다(B). 근섬유는 관골궁에서 하악지까지 이어지지 않고 오히려 건막초에서 다른 건막초로 이어진다. 따라서 건막의 한쪽에 있는 운동단위의 근섬유가 수축할 때, 동일한 건막의 반대쪽에 있는 근섬유에 대해서 현저하게 다른 각도로 힘을 가하게 된다. 따라서 뇌가 교근 내에서 사용할 수 있는 수많은 운동단위를 어떻게 활성화하는지에 따라 광범위한 힘 벡터(힘의 크기와 방향이 다양한)가 가능해진다. 힘 방향에 있어서 이와 유사한 복잡성이 내측 및 외측 익돌근과 측두근에서도 발생하는 것으로 보인다.

질 수 있는 힘의 방향을, 근섬유가 관골궁에서 하악지까지 한 방향으로 배열되었을 때 하악에 가해지는 좁은 범위의 폐구 방향에 비해 훨씬 더 넓은 범위로 허용하는 것으로 보인다.

내측익돌근과 측두근도 유사한 복잡한 내부구조를 가지고 있는 반면, 외측익돌근과 이복근은 많은 근섬유가 근육의 전체 길이를 통과하는 보다 단순한 내부 근섬유 배열을 갖는 것으로 보인다. 그럼에도 불구하고 대부분의 저작근 내에 있는 이러한 근섬유 구조의 복잡성으로 인해 하악에 적용될 수 있는 힘의 방향이 광범위해질 수 있다. 이들 영역 또는 하위 구획(subcompartments)의 선택적 활성화는 광범위한 하악의 작업을 가능하게 하는 다양한 힘과 움직임을 제공한다.

앞의 설명은 근육내 운동단위의 활성화에 있어 상당한 유연성을 암시하고 있다. 뇌의 고위 중추는 당면한 작업에 대해 가장 이상적으로 위치하고 있는 근육의 운동단위를 활성화할 수 있는 것으로 보인다. 따라서 하악, 안면 또는 혀의 움직임을 생성할 때 수의적 운동을 유도하는 고위 뇌중추(즉, 감각운동피질 영역, sensorimotor cortical regions, 뒤의 내용 참조)는 근육이 아니라 근육의 기본 구성요소, 즉 운동단위에 대하여 조직되어 있다. 근육을 순차적으로 또는 동시에 활성화하기 위해 명령 신호를 보내는 대신, 뇌의 고위 중추는 위치에 관계없이 특정 하악운동에 요구되는 힘 벡터를 생성하기 위해서 생체역학적으로 가장 적합한 운동단위를 활성화하는 측면에서만 '생각'한다. 따라서 예를 들어, 교두간위(intercuspal position)에서 이를 물고 좌측으로 이를 가는 하악의 운동은 우측 외측익돌근 하두에 있는 일부의 운동단위, 하악의 좌측편이 전방으로 움직이는 것을 방지하기 위한 좌측 후측두근에 있는 일부 운동단위, 그리고 하악을 좌측으로 당기는 데 도움을 주고 그러는 동안 치아의 접촉을 유지하기 위한 좌측 교근과 좌측 전측두근에 있는 일부 운동단위의 활성화에 의해서 가장 잘 성취될 수 있다. 이들 운동단위의 활성화는 하악에 대하여 턱을 좌측으로 움직이는 힘을 생성할 것이다. 주목해야 할 중요한 점은 당면한 작업에 필요한 힘을 생성하기 위해 전체 근육이 활성화될 필요는 없다는 것이다. 근육의 서로 다른 부분들이 다른 작업을 위해 활성화되는 근육 활성화의 이러한 특징은 이러한 영역이 어떤 이유로 과로하거나 긴장되는 경우 근육 압통이 근육내에 국한될 수 있는 이유일 수 있다.

저작근 내에서 섬유 유형 구성 및 선택적 활성화와 함께 근섬유의 우상배열(羽像配列, pennate arrangement)은 이 근육내의 다양한 위치에서 광범위한 힘 벡터와 기간이 생성될 수 있음을 의미하는데, 이로써 광범위한 하악 작업(mandibular tasks)을 수행하는 데 필요한 기능적 이질성(functional heterogeneity)이 가능해진다. 수축력의 생성은 복잡하고, 운동단위가 크기 순서대로 활성화되는 헤네만의 크기원리(Henneman size principle)에 의해 뒷받침되지만, 근육 영역의 선택적 활성화 및 운동단위 활성화 속도를 포함한 다른 요인들도 중요한 기여를 한다.

3.1.2. 몸감각수용기 (Somatosensory receptors)

구강안면 조직(예: 얼굴 피부, 구강점막, 치주인대, 근육, 측두하악관절—TMJs)에는 구강안면 조직에 대한 물리적 자극(예: 기계적, 열적)에서 나오는 에너지를, 연결된 신경섬유를 따라 이동하는 활동전위(action potentials)로 변환시키는 수많은 몸감각수용기가 있다. 이런 정보가 뇌로 들어가서 지각(perception)뿐만 아니라 동기부여(motivational), 감정(affective), 인지(cognitive)기능에 사용된다. 이 정보는 또한 구강안면 운동을 제어하는 데에도 중요한 역할을 한다. 구강안면 몸감각수용기에 관해서는 이전에 심도 있게 검토된 바가 있다(Capra 1995; Sessle 2006, 2016).

모든 운동은 적절하게 수행되기 위해 감각 피드백(sensory feedback)에 크게 의존한다. 예를 들어, 치아, 뼈, 입술 및 혀의 감각신경인 하악신경의 차단마취 동안에 혀와 입술의 움직임을 적절히 조정하는 데 어려움을 겪는 것이 바로 이런 이유에서다. 몸감각 시스템은 피부, 점막, 치아, 근육, 또는 TMJs에 적용되는 촉각, 압력, 통증, 온도, 위치 및 움직임에 대한 정보를 처리하는 감각계(sensory system)의 일부를 가리킨다. 이 용어는 시각, 청각, 전정(vestibular) 감각계에 의해 처리되는 다른 형태의 감각 정보와 구별하기 위해서 만들어졌다. 몸감각계(somatosensory system)에서 자극(예: 접촉, 압력, 통증, 온도 변화)은 기계수용기(mechanoreceptor), 통각수용기(nociceptor) 및 열수용기(thermoreceptor)에 의해 주로 삼차신경을 통해서 뇌간으로 들어가는 활동전위로 변환된다(그림 3-4).

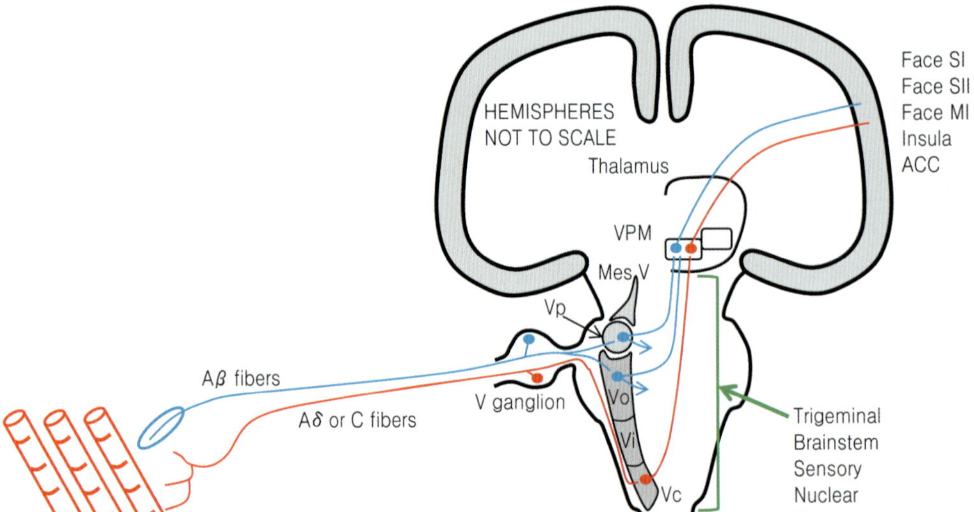

그림 3-4. 이 그림은 구강안면 영역에서 촉각, 압력, 통증, 온도, 위치 및 운동에 대한 정보를 전달하는 기본적인 몸감각경로(somatosensory pathway)를 보여준다. 근육의 한 부분이 왼쪽에 표시되어 있지만 이 자리에 어떠한 구강안면 조직이라도 대체할 수 있다(치수 구심성은 단지 통각수용성일 수 있음). 대부분의 몸감각 정보는 활동전위가 되어 축삭을 따라 삼차뇌간 감각핵복합체(trigeminal brainstem sensory nuclear complex; TBSNC)를 향해 이동하며, 그곳에서 2차 뉴런과 시냅스 되면서 축삭이 종료된다. 파란색 경로는 유해하지 않은 자극(예: 접촉, 압력)에 대한 정보를 전달하는 경로(Aβ 섬유를 따라)로서 주로 TBSNC의 좀 더 입쪽(rostral, 위쪽)에 있는 2차 뉴런에서 종료된다. 빨간색은 통각 정보를 전달하는 경로(C 섬유)이며 주로 TBSNC의 꼬리쪽(caudal, 아래쪽) 부분에 있는 2차 뉴런에서 종료된다. TMJ: 측두하악관절, PDL: 치주인대, V: 삼차신경, Vc: 미측소핵(subnucleus caudalis), Vi: 중간소핵(subnucleus interpolaris), Vo: 문측소핵(subnucleus oralis), Vp: 삼차신경 주감각핵(principal sensory nucleus), Mes V: 삼차신경 중뇌핵(mesencephalic nucleus), VPM: 시상의 배쪽뒤안쪽소핵(ventroposteromedial subnucleus), SI: 일차몸감각피질(primary somatosensory cortex), SII: 이차몸감각피질(secondary somatosensory cortex), MI: 일차운동피질(primary motor cortex), ACC: 앞띠피질(전방대상피질, anterior cingulate cortex).

3.1.2.1. 통각수용(통증 관련) 정보 [Nociceptive(i.e., pain-related) information]

말초에서의 유해한 자극(예: 저작근 또는 TMJ를 과도하게 스트레칭하는 것)은 근육 통각수용기 및 TMJ 통각수용기에 의해 Aδ 및 C 구심성 신경섬유를 따라 전달되는 활동전위로 변환된다. 이 신경섬유의 축삭은 삼차신경절을 통과하고, 이 통각 정보는 삼차뇌간감각핵복합체의 미측소핵(Vc) 내 2차 뉴런과 시냅스 되어 축삭이 종료될 때까지 하강한다(TBSNC)(그림 3-4 참조). 이러한 일차 구심성 통각수용성 신경섬유 말단은 2차 뉴런의 막에 있는 수용기[예: 뉴로키닌 수용기, N-메틸-d-아스파테이트(NMDA) 수용기]에 결합하는 신경전달물질(예: 물질 P, 글루타메이트)을 방출한다. 2차 뉴런의 세포체는 그림 3-4에서 미측소핵(subnucleus caudalis) 내에 작은 빨간 점으로 표시된다. 신경전달물질이 이러한 수용기에 결합하면 2차 뉴런으로 양이온이 유입되고, 그것이 충분히 크면 2차 뉴런의 축삭을 따라 이동하는 활동전위의 형태로 뉴런의 흥분을 유발한다. 이러한 뉴런의 특성과 더 높은 중추로 올라가는 경로는 3.2에서 논의될 것이다.

여기서 TBSNC는 또한 Ⅶ, Ⅸ, Ⅹ, Ⅻ 신경과 같은 다른 뇌신경과 상부 목신경(upper cervical nerves)으로부터 몸감각 입력을 받는다는 점을 언급할 가치가 있다. 이와 같이 다른 부위로부터의 입력이 수렴되는 것은 통증 환자에서 관찰되는 연관통의 패턴을 설명하는 데 도움이 된다. 예를 들면, 협심증이 좌측 하악에 연관통을 나타내는 것과 측두하악장애(TMD)가 목에 연관통을 나타내는 것 등이다.

다만 Aδ와 C 섬유 중 일부만 통각 정보를 운반하고, 그 밖의 다른 Aδ와 C 섬유는 감각기능과 자율운동기능을 담당하고 있다는 점에 유의하는 것도 중요하다(뒤의 내용 참조). Aδ 통각수용구심섬유는 전도가 빠르고 시초 유해자극(예: 바늘 찔림) 후 경험하는 첫 번째 날카로운 통증을 담당한다. C 통각수용구심섬유는 전도가 훨씬 느리고 시초 유해 자극 몇 초 후에 경험하는 느리고 둔한 통증을 담당한다. 손상된 근육이나 점막 궤양과 같은 염증 상태에서 해당 부위에 있는 국소 면역세포는 통각구심섬유의 말단을 민감하게 만드는 다양한 화학물질(예: 브라디키닌, H+, 신경성장인자(NGF), 사이토카인)을 방출한다. 이런 말단은 이제 궤양이나 일광화상(sunburn) 부위를 만지는 것이나 근육통 환자의 정상적인 하악운동 중에 일어나는 정상적인 근육수축과 같은 무해한 자극에도 활성화될 수 있다. 그 결과 일반적으로 통증이 없는 자극에 반응하여 통증을 느끼게 된다. 이런 현상을 이질통(allodynia)이라고 한다. 이렇게 감작된 통각수용성 몸감각구심섬유는 또한 유해 자극(즉, 통증 자극)에 대해서는 더 많은 활동전위를 생성할 수 있으며, 이것을 통각과민(hyperalgesia)이라고 한다. 즉, 통각과민은 정상적인 통증 자극에 대하여 증가된 통증반응을 일컫는 말이다. 통각수용성 구심신경말단의 흥분성에 있어서 이러한 변화는 말초감작(peripheral sensitization)이라고 하는 것의 일부이다. 아스피린과 같은 비스테로이드성 항염증제(NSAID) 약물이 진통효과를 발휘하는 한 가지 기전은 말초감작 과정을 방해하는 것이다. 만성 통증(예: 지속적인 관절염, 신경병증성 통증)의 경우 이러한 증상이 지속될 수 있지만, 치유를 통해 이러한 말초감작은 일반적으로 해결되고, 임상적으로 이질통과 통각과민도 해결된다. 이러한 말초감작 기전의 성별 차이에 대한 증거도 있다(Cairns et al. 2014). 말초감작(특히 C 침해수용성 섬유를 따라)과 관련된 활동전위의 증가는 중추로 가는 통증 자극의 증가를 가져와서 뇌의 신경가소성 변화에 기여하는 것으로 생각되며, 이것을 중추감작(central sensitization)이라고 한다(뒤의 내용 참조).

3.1.2.2. 접촉과 압력 정보 (Information about touch and pressure)

접촉, 압력, 위치 및 움직임에 대한 정보는 대부분 Aβ 섬유(그림 3-4의 파란색 섬유)라고 하는 더 큰 직경과 더 빠른 전도성의 신경섬유에 의해 전달된다. 이들 섬유의 다수는 점막, 피부, 치주인대, 근방추(muscle spindle) 및 TMJ 캡슐 내에 위치한 기계수용기(mechanoreceptors)와 연결되어 있으며, 이러한 기계수용기는 이들 조직에 가해지는 촉각, 압력 및 신장 자극에 대하여 일반적으로 절묘하게 민감하다. 음식물을 씹을 때 음식이 점막이나 치아에 접촉하거나 상·하악 치아가 접촉하면 점막 기계수용기와 치주 기계수용기가 활성화되고 활동전위가 발생해서 삼차신경에서 Aβ 섬유를 따라 이동하여 뇌간으로 들어가게 된다. 하악의 움직임은 또한 TMJ, 근방추의 기계수용기, 안면 피부 및 구강 점막의 기계수용기를 활성화할 수 있다(뒤의 내용 참조). 따라서 하악의 운동은 몸감각 정보를 폭발적으로 만들어 내며, 이 정보들은 구심성 신경을 따라 이동해서 뇌간과 TBSNC로 들어가게 된다(Lund and Olsson 1983).

비유해 정보를 전달하는 이 신경의 축삭(그림 3-4의 파란색 선)은 주로 TBSNC의 주감각핵(principal sensory nucleus; Vp) 및 문측소핵(subnucleus oralis; Vo)과 같은 더 입쪽(rostral) 부위에 있는 2차 뉴런에서 종료된다(3.2항 참조). 이 2차 뉴런은 시상을 통해 고위 중추로 정보를 보내서 말초에 있는 구강안면 조직의 촉각, 압력 및 신장을 지각하게 하고 동기부여(motivational), 정서적 기능 및 인지기능을 나타내게 한다. 특히 근방추 구심섬유 및 TMJ 기계수용기로부터의 정보 중 일부는 운동감각의 지각(kinesthetic perception, 즉 하악 위치감각 또는 고유감각)에 사용될 수 있다. 치주, 근방추, TMJ 구심신경은 치간 크기 구별과 운동 활동 조절에 특별한 역할을 하는 정보를 전달하는 것으로 보인다.

치주 기계수용기는 특히 중요해서 광범위하게 검토되었다(Trulsson 2007; Trulsson et al. 2012). 이 기계수용기는 치아 뿌리 주변의 치주인대에 위치하며 치아에 힘이 가해질 때 활동전위를 생성한다. 그것들은 치아와 치아의 접촉과 음식과 치아의 접촉 또는 혀와 치아의 접촉으로 인해 치아에 가해지는 힘의 크기와 방향을 알려 준다. 그들은 또한 다른 기계수용기(예: 근방추 및 TMJ 기계수용기)를 도와서 치간 크기(interdental size)를 구별할 수 있게 한다. 대부분의 개인은 치아 사이의 10~35㎛(즉, 머리카락 굵기 미만) 간격을 감지할 수 있다(Dubner et al. 1978).

따라서 치아의 상실은 치주 기계수용기의 상실을 의미하며 따라서 이러한 기계수용기에 의해 수행되는 지각 및 운동 기능의 상실을 의미한다. 따라서 부분 및 완전 의치를 가진 환자와 임플란트 지지 보철물을 가진 환자의 몸감각 및 운동 시스템은 다른 구강안면 수용기, 특히 치아 접촉에 관해서 신뢰할 수 있는 정보를 제공하는 데 덜 효율적일 수 있는 수용기에 더 의존(또는 모든 치아가 상실된 경우 완전히 의존)할 것이다. 따라서 부분 혹은 완전 의치 환자 및 임플란트 환자에서 근방추 및 TMJ 기계수용기뿐만 아니라 점막 및 심지어 피부에 있는 기계수용기까지도 몸감각 시스템이 치아 접촉을 인지하고 씹는 것과 같은 운동 활동을 조절하는 데 있어 치주 기계수용기의 역할을 대부분 또는 완전히 떠맡는 데 사용될 가능성이 높다(Klineberg and Murray 1999; Trulsson 2007; Trulsson et al. 2012).

3.1.2.3. 위치와 운동에 관한 정보: 근방추, 골지힘줄기관, TMJ 기계수용기 (Information about position and movement: the muscle spindle, the golgi tendon organ, and TMJ mechanoreceptors)

근육은 내부에 압력, 통증 및 온도에 대한 수용기를 가지고 있을 뿐만 아니라 근육의 길이와 그 길이가 얼마나 빨리 변화하는지, 그리고 생성하는 힘에 대한 정보를 제공하는 정교한 수용기를 가지고 있다. 근육의 주요 섬유와 직렬로 위치한 근방추는 길이와 그 길이의 변화에 대한 정보를 제공한다. 골지힘줄기관은 근섬유가 뼈나 힘줄에 삽입되기 전에 근섬유 끝에 위치하며 근육이 생성하는 힘에 대한 정보를 제공한다.

근방추는 매우 복잡하고 매우 민감한 감각 수용기이며 근육의 전체 작업 범위에 걸쳐 근육의 길이와 속도 변화에 대한 자세한 정보를 제공한다. 그것은 마이크로미터 길이의 변화를 감지할 수 있다. 그러한 민감한 수용기는 자체적으로 포화(saturation)를 피하기 위한 최적의 감도를 유지하는 시스템이 없다면 대부분의 근육이 작동하는 광범위한 길이 변화 동안에 쉽게 포화가 될 것이다. 실제로 근방추는 하악운동의 전체 범위에 걸쳐 길이와 길이 변화의 속도에 대해 높은 민감도를 나타낼 수 있는 시스템을 가지고 있다. 최적의 감도를 유지하는 것은 근방추의 γ-운동뉴런(γ-motoneuron) 신경분포에 의해 이루어지며, 그 현상은 그림 3-5에 나와 있다.

근방추 감도는 근육의 모든 길이에 최적화되어 있는데, 이것은 근방추가 다양한 근육 길이에서 길이와 속도에 대한 자세한 정보를 제공할 수 있음을 의미한다. 근육이 수축하는 동안 α-와 γ-운동뉴런이 모두 활성화되며, 이것을 α-γ-공동활성화(α-γ-coactivation)라고 한다. α-운동뉴런은 주(방추바깥, extrafusal) 근섬유의 수축을 유발하고 근육이 생성하는 힘을 담당한다(그림 3-5). 여기서 모든 근방추가 근방추 내에 위치한 특수 근섬유에 대해서 자체적인 운동신경지배를 공급하고 있다는 점에서 복잡성이 추가되며, 이러한 섬유를 방추속근섬유(intrafusal muscle fibers)라고 한다. 이러한 방추속근섬유는 γ-운동뉴런에 의해 구동된다. γ-운동뉴런은 α-운동뉴런과 동시에 활성화되어 근방추 내에서 방추속근섬유의 수축을 일으켜 근방추의 감도를 유지하게 되며, 근육과 방추의 길이가 짧아짐에 따라 방추의 민감도를 유지하게 된다. 그림 3-5는 이것이 어떻게 발생하는지 설명하고 있다.

저작근에 대한 유해한 입력은 근육 길이 변화에 대한 방추의 민감도에 영향을 주어 활동의 증가 또는 감소가 있을 수 있다는 점에 유의해야 한다. 이 조절은 작은 직경의 근육 구심성 신경 및 삼차신경 γ-운동뉴런으로의 침해수용성 입력의 전달에 의해 매개되는 것으로 보이며, 손상된 부위의 나머지를 육성하기 위해서 운동뉴런의 조정된 흥분 또는 억제에 의해 보호될 가능성이 있다(Capra et al. 2007).

근방추와 골지힘줄기관의 정보는 길이와 길이 변화율, 근육 전체의 근섬유그룹에 의해 생성되는 힘을 나타내는 데이터의 지속적인 흐름을 제공하는 데 사용된다. 측두하악관절 기계수용기는 그들의 역할이 다른 기계수용기보다 덜 중요할 수 있지만 관절 위치에 관한 일부 정보를 제공하는 것으로 생각된다.

3.1.3. 하악운동과 저작근 활동 (Mandibular movements and masticatory muscle activity)

TMJ의 해부학은 2장에 자세히 설명되어 있다. 기본적인 하악운동도 4장에 기술되어 있다. 다음 내용은 저작 중 하악운동과 저작근 활동의 일부 측면을 간략하게 검토한 것이다.

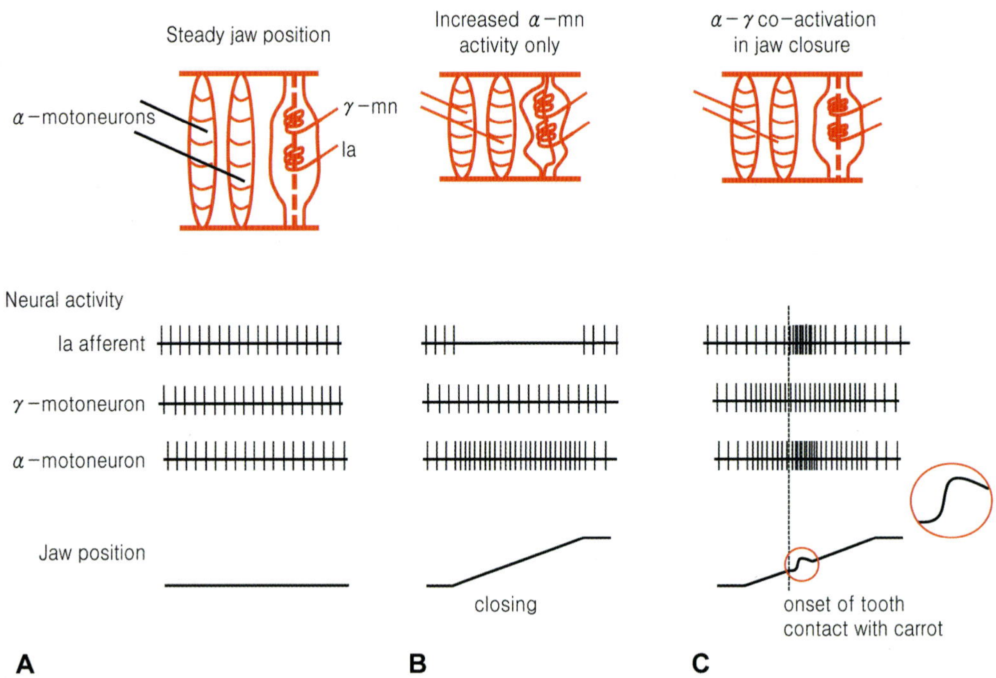

그림 3-5. 각 패널(A, B, C)의 상단 다이어그램은 하악을 지지하고 있는 내측익돌근을 나타내는 것인데, 2개의 방추외근섬유(α-운동뉴런에 의해 신경지배 됨)와 1개의 방추속근섬유(연속 파선, γ-운동뉴런에 의해 신경지배 됨)를 포함하고 있는 근방추를 보여주고 있다. 근방추의 감각 부분은 근방추의 길이와 길이 변화에 반응하는 Ia군의 일차 구심신경이다. 그룹 II 감각 종말도 있지만 여기서는 표시되지 않았다. **A,** 모든 수축에서 발생하는 정상적인 α-γ-공동활성화를 보여주는 것인데, α-운동뉴런이 활성화되어(신경 활동 궤적에 있는 짧은 수직 선분은 단일 활동전위를 나타냄) 방추외근섬유의 수축을 유도한다. γ-운동뉴런의 동시 활성화는 방추속근섬유에 약간의 신장을 가져와서 근방추로부터 Ia 구심섬유를 따라 활동전위의 연속적 발생이 일어나게 된다. 따라서 이러한 Ia 구심섬유는 근육 길이의 변화를 암호화하거나 신호를 보낼 수 있다. **B,** α-운동뉴런만이 하악이 폐구하는 동안 근육수축을 유발하기 위해 발화를 증가시키는 인공적인 상황을 보여준다. γ-운동뉴런의 활동 증가가 없어서 근방추 내 긴장이 감소되고, 그룹 Ia 구심섬유는 수축 기간 동안 활동전위의 발화를 중단한다(가장 위에 있는 신경 활동 궤적). 이 기간 동안 Ia 구심섬유는 근육 길이의 예상치 못한 변화에 대한 정보를 제공할 수 없어서 사실상 방추의 감각기능이 비활성화된다. **C,** α-γ-공동활성화로 근육수축 동안 근방추의 정상적인 작동을 보여준다. Ia 구심섬유 말단에서 장력을 유지하기 위해서 방추속근섬유는 방추외근섬유와 동일한 속도로 수축함으로써 발화를 유지하고 움직임의 불규칙성에 반응하고 신호를 보낼 수 있다. 예를 들면, 머핀빵 속에 들어 있는 단단한 너트와 접촉하면 하악 폐쇄가 잠시 멈추게 되어 근육 단축도 멈춘다. 그러나 γ-운동뉴런 활성은 계속 증가하여 방추속근섬유의 중앙 말단 영역이 늘어나게 되고 결과적으로 Ia 구심신경의 활성이 증가한다. 이러한 Ia 구심신경이 단일시냅스 반사경로를 통해 α-운동뉴런에 연결되기 때문에, 증가된 Ia 구심섬유의 방전(discharge)은 α-운동뉴런 활동의 매우 빠른 반사 증가와 근육 활동의 증가를 일으켜 머핀빵에 들어 있는 견과 때문에 부딪힌 증가된 저항을 극복하는 데 도움이 된다. 따라서 이러한 α-γ-공동활성화 메커니즘은 근육수축 동안 근방추의 감도를 유지하므로 방추는 근육 길이에 관계없이 항상 근육 길이의 작은 변화를 감지할 수 있다.

인간의 저작은 단순한 하악의 개폐 운동이 아니다. 큰 송곳니를 가진 동물은 경첩과 같은 하악운동을 가지고 있다. 그러나 인간은 작은 송곳니를 가지고 있을 뿐만 아니라 하악이 전방으로 활주하고 또한 회전하기 때문에 하악의 저작운동은 특히 음식을 부수는 연마운동 동안에 다양한 정도의 측방변위가 일어나는 것이 특징이다. 위에서 지적한 바와 같이 이러한 하악운동은 많은 저작근에 있는 운동단위(motor units)에 의해 제어되므로, 뇌의 명령 신호는 어느 근육을 활성화할 것인지에 대해 '생각'하지 않고 운동단위가 어디에 있든지 간에 운동단위의 조합을 활성화하는 측면에서 '생각'을 하는데, 특정한 하악운동에 필요한 힘 벡터(force vector)를 생성하는 데 생역학적으로 가장 적합한 운동단위 조합을 선택하게 된다. 예를 들면, 음식이 치아 사이에서 으깨질 때 치아가 서로에 대해 가는 동작을 하려면 작업측에 있는 교근과 내측익돌근의 일부에 있는 운동단위뿐만 아니라 측두근과 교근을 포함한 비작업측 근육에 있는 운동단위의 활성화도 요구된다. 위에서 설명한 것처럼 이런 운동을 생성하는 데 전체 근육이 활성화되는 것은 아니고, 필요한 힘 벡터를 생성하는 데 생역학적으로 가장 적합한 운동단위만 활성화된다. 또한 연마운동이 진행되는 경우에도 그 연마운동을 완료하는 데 필요한 변화하는 힘 벡터에 대해 생역학적으로 가장 적합한 운동단위가 활성화되도록 동원되는 운동단위의 수와 위치가 변경될 수 있다. 다른 하악운동은 저작근 전체에 분산된 운동단위의 또 다른 조합들을 사용할 것이다. 이러한 운동은 뇌의 고위 중추가 요구되는 동작에 필요한 가장 적합한 운동단위를 선택할 수 있도록 하는 복잡한 구조를 가진 근육 세트를 필요로 한다.

치과의사는 종종 하악운동에 관심이 있었으며, 팬터그래프(pantograph) 및 기타의 턱운동추적장치(jaw-tracking device)와 같은 장치를 사용하여 이러한 운동을 설명했다. 이러한 시스템은 일반적으로 하악중절치 중간 지점에서 하악 전방 정중선의 움직임을 기록함으로써 단일 지점의 운동학적 정보를 제공한다. 하악은 3차원 개체이므로 이러한 단일 지점 추적은 진단 목적이나 치료 결과 평가에 사용되는 경우에 잘못된 정보를 제공할 수 있다. 더군다나 이러한 하악의 움직임에 대한 설명은 일상적인 임상 평가에서 얻은 단순한 운동 범위 정보(예: 개구범위, 전방 및 측방 운동량)를 넘어서는 임상 진단이나 관리에 도움이 되지 않는다. 근육의 전기적 활동, 즉 근전도검사를 임상 진단 및 치료에 사용하려는 시도도 있었다. 불행히도 인간 참가자의 근전도(EMG) 활동 기록은 통증의 임상 진단 여부에 관계없이 참가자 간에 매우 다양한 데이터를 제공한다. 운동학적 기록과 같은 진단 도구로서 근전도검사는 임상의가 진단을 내릴 때 도움이 되는데 필요한 민감도(sensitivity)와 특이도(specificity)를 가지고 있지 않다. TMD에 대한 미국치의학연구회(American Association for Dental Research)의 정책 선언문을 인용할 가치가 있다. 'TMD에 대해 현재 사용 가능한 기술적 진단 장치에 대한 최근 과학 문헌에서의 합의는, 다양한 영상진단 방식을 제외하고는 TMD 환자를 정상인과 분리하거나 TMD 하위그룹을 구별하는 데 필요한 민감도와 특이성을 보여주지 않는다는 것이다'(Greene 2010).

3.1.3.1. 하악의 저작운동 (Masticatory mandibular movements)

저작운동은 복잡하며 아래 언급된 저작근, 안면근 및 혀 근육에 의해 구동되는 하악, 안면 및 혀 운동으로 구성된다. 안면근과 혀 근육이 저작에 관련되는 것은 입술, 뺨, 혀가 입안의 음식 덩이를 통제해서 효과적인 분쇄(음식 덩이 크기의 효과적인 감소)를 위해 교합상(occlusal table) 위에 음식을 올려놓는 것을 돕기 때문이다.

하악의 저작운동은 일반적으로 하악이 저작의 끝 무렵에 치아 접촉에 근접하거나 치아 접촉을 할 때를 제외하고 고전적인 한계운동(border movement)의 경로 내에서 이루어진다. 정면에서 보았을 때 저작주기(masticatory cycle)는 '눈물(teardrop)' 모양으로 설명된다. 개구 초기에는 중절치 중간 지점이 먼저 아래로 이동하고, 개구의 끝에 와서는 작업측(또는 저작측)을 향해 측방과 상방으로 이동한다. 그런 다음 중절치 중간 지점이 위쪽과 내측으로 이동하고 음식이 치아 사이에서 분쇄된다.

씹는 동안의 이러한 하악운동은 고전적인 설명이지만, 저작운동은 사람마다 다를 뿐 아니라 같은 사람이라고 해도 같은 음식을 씹든 다른 음식을 씹든 저작주기에 따라 매우 변동이 많다(Lund 1991). 이러한 변동성의 일부는 식품이 분쇄됨에 따라 저작주기가 바뀔 때마다 음식 덩이의 굳기(consistency)가 변화하는 것과 관련이 있다. 교두간위(intercuspal position)를 향하면서 하악운동의 변동성은 줄어든다. 저작근은 저작주기가 끝날 때 하악을 치아 쪽으로 정확하게 움직여서 치아가 교두경사를 따라 부드럽게 미끄러지고 음식을 으깨고 부수는 데 필요한 힘을 생성해야 한다. 기계수용기(특히 치주뿐만 아니라 근방추 구심섬유의 기계수용기도, 앞의 내용 참조)는 CNS에 지속적으로 구심성 입력을 제공하여 저작주기가 기존의 치아 유도(tooth guidance)와 조화되도록 한다(앞의 내용 참조). 운동신경 활동에 대한 이러한 조절 효과는 국소반사회로(local reflex circuits)를 통해, 또한 저작 중추패턴발생기(central pattern generator; CPG)에 대한 조절 영향에 의해 매개될 뿐만 아니라 운동피질과 같은 고위 운동중추에 대한 조절 영향을 제공한다(뒤의 내용 참조)(Lund 1991).

각 저작주기에는 여러 단계가 있다(Trulsson et al. 2012). 준비 단계(preparatory phase)는 하악, 혀, 입술 및 뺨이 효과적인 음식 분쇄를 위해 음식 덩이를 준비하는 단계이다. 감소 단계(reduction phase)는 음식 분쇄와 함께 음식이 타액과 혼합되는 단계이고, 연하전 단계(pre-swallowing phase)는 분쇄된 음식의 삼킬 준비를 위해 타액이 혼합된 음식 덩이를 연하 위치로 가져오는 단계이다.

저작주기의 변화를 일으키는 여러 가지 내적 및 외적 요인이 있다(Woda et al. 2006). 내적 요인에는 연령, 성별, 치아 상태 등이 있으며 외적 요인에는 식품의 경도, 유동학적 특성(rheological properties, 가소성/탄성), 크기 등이 있다. 예를 들어, 더 큰 크기의 딱딱한 음식은 더 많은 긴 저작주기 및 더 높은 EMG 활동과 관련이 있는 반면, 고령과 치아 상실도 또한 더 많은 긴 저작주기 및 더 높은 EMG 활동과 관련이 있다(Van der Bilt 2011; Woda et al. 2006). 저작주기를 수정하는 중요한 요소는 다양한 크기, 경도 및 질감의 음식과 관련된 몸감각 입력의 변화이다(Van der Bilt 2011; Woda et al. 2006). 치주, 근방추, 점막 및 다른 음식과 관련된 TMJ 기계수용기의 활동은 위에서 언급한 바와 같이 뇌간 및 고위 경로를 통한 운동신경 활동을 수정할 수 있다.

혀를 구성하는 근육은 저작하는 동안 음식 덩이의 위치를 옮기지만 일반적으로 그 자체가 잘 깨물리지 않는다는 점은 주목할 만하다. 안면운동피질(face motor cortex)은 혀와 얼굴의 운동이 음식 덩이를 교합상(occlusal table) 위로 이동시키는 동안에 하악 폐구근 활동을 강하게 억제함으로써 혀가 깨물리지 않도록 하는 데 중요한 역할을 한다. 혀는 교합상에서 효과적인 분쇄가 일어나도록 하기 위해서 음식을 모으고 재배치해야 하는 저작주기의 개구단계(opening phase) 동안에 가장 활동적이다.

정상적인 하악운동 동안에 과두와 관절원판의 움직임은 복잡하다. 특히 외측익돌근은 개구 및 측방과 전방 턱운동에서 주된 역할을 하고 TMJ 가까이에 부착되어 있기 때문에 여기에서 중요한 역할을 한다. 즉, 외측익돌근 하두는 과두 경부에 전적으로 부착되어 있으며, 상두도 대체로 과두 경부에 많이 부착되어 있다. 상두의 일부 근섬유가 TMJ의 관절원판-관절낭 복합체(disc-capsule complex)에 삽입되지만 상두가 관절원판에만 전적으로 삽입된다는 오랜 견해(일부는 아직도 그런 생각을 가지고 있음)는 옳지 않다. 또한 외측익돌근의 상두 및 하두가 서로 상반된 활동 패턴(reciprocal patterns of activity)을 나타낸다는 견해는 현재 데이터에 의해 뒷받침되지 않는다(Murray et al. 2007; Murray 2012). 외측익돌근의 상두와 하두는 대측 운동, 전방 운동, 개폐구 턱 운동에서 모두 활동적이라는 점에서 매우 유사한 기능을 가지고 있다. 그러나 외측익돌근의 각 머리 내에 기능적 이질성(functional heterogeneity)이 있다는 증거가 있으며, 요구되는 운동을 생성하는 데 생역학적으로 가장 적합한 힘 벡터를 과두에 제공하기 위해서, 뇌가 근육의 각 머리에 있는 운동단위(motor units)를 독립적으로 활성화할 수 있는 것으로 보인다.

교합의 변화는 하악과 TMJ의 움직임과 저작근의 기능에 영향을 미칠 수 있으며, 이러한 효과에 관해서는 이미 광범위하게 검토된 바가 있다(Van der Bilt 2011; Woda et al. 2006). 따라서 저작주기의 정상적인 경로에 변화를 필요로 하는 방식으로 치아를 수복하면 구강안면 구심신경(즉, 치주 구심신경뿐만 아니라 근방추 및 TMJ 기계수용기 및 골지건 기관)의 발화 수준의 변화를 가져온다. 이 정보는 CNS로 피드백 되며(뒤의 내용 참조) 일차운동피질(primary motor cortex) 활동의 변화뿐만 아니라 근육 반사활동의 변화, 저작을 제어하는 CPG 활동의 변화를 포함하는 신경 활동에 다양한 변화를 일으킬 수 있다. 변경된 구심성 입력으로 인해 발생하는 이러한 신경 활동의 변화는 즉각적인 기능 변화를 초래할 수 있으며 또한 장기적인 구조적 변화에 기여할 수도 있다. 결과적인 효과는 특정 운동단위, 특히 근육의 하위 구획의 활동에 변화를 주는 것이며, 이렇게 하여 교합의 변화를 수용할 수 있도록 저작주기에 대한 적절한 수정이 일어날 수 있게 한다. 간섭이 너무 크거나 CNS와 근육의 적응능력을 초과하지 않는 한 새로운 저작주기는 변경된 교합을 수용하게 될 것이다. 주목할 만한 것은 정상적인 치아 접촉은 먹고 삼키는 것과 함께 매일 약 10~20분 동안만 발생하며(Sheppard and Markus 1962), 신경가소성(neuroplasticity, 신경계가 적응하는 능력, 뒤의 내용 참조)과 함께 대다수의 인구에서 개인이 교합 변화에 다소 빠르게 적응하는 경향이 있다는 것이다. 일부 개인은 적응하지 못할 수 있으며 이러한 적응력 부족은 턱기능장애에 기여하는 요인일 수 있다.

3.2. 저작계 생리학: 중추적 관점 (Physiology of the masticatory system: central aspects)

지금까지 주변 환경을 인지하고 하악운동을 발생시키는 복잡한 말초 장치에 대해 주로 설명하였다. 뇌는 말초로부터의 몸감각 정보를 어떻게 처리하는지, 그리고 뇌는 구강안면운동계(orofacial motor system)가 힘과 운동 범위를 생성하기 위해서 근육을 어떻게 구동하는지에 대한 질문에 답하기 위해 몸감각 정보 처리를 위한 중추 경로와 운동의 생성을 담당하는 중추 경로를 여기에서 검토하기로 한다.

3.2.1. 뇌에서 몸감각 정보의 처리 (Processing of somatosensory information within the brain)

구강안면 영역의 기계수용기에 적용된 저역치의 비유해 자극으로 발생한 활동전위는 신경을 따라 이동하여 Vp(주감각핵, principal sensory nucleus) 및 Vo(문측소핵, subnucleus oralis)와 같은 TBSNC(삼차뇌간감각핵복합체)의 더 입쪽(rostral) 부분에 있는 2차 뉴런에서 끝난다. 구강안면 영역의 다른 수용기는 무해한 온도 변화에 반응하고(열수용기와 냉수용기), 미측소핵(subnucleus caudalis)에 있는 2차 뉴런에서 끝난다.

그림 3-4에서 볼 수 있듯이 이 정보는 시상(배쪽뒤안쪽소핵, ventroposteromedial subnucleus)을 통해 전달되어 일차몸감각피질의 안면 영역(face SI), 이차몸감각피질의 안면 영역(face SII)뿐만 아니라 섬엽(insula)과 같은 다른 중추에서도 종료된다(Haggard and de Boer 2014). 안면 SI과 안면 SII) 대한 이러한 투사(projection)

는 치아 접촉을 지각하는 데 중요할 수 있다. 섬엽(insula)에 대한 가능한 투사는 구강안면 감각 자극과 관련된 의식(awareness)에서 어떤 역할을 할 수 있다. 예를 들면, 음식 질감을 즐기는 것과 관련된 쾌락적 측면이나 교합 접촉의 과도한 인식과 같은 것이 있다.

몸감각 정보는 반사경로와 저작 CPG를 통해서 운동 활동의 국부적 조절에 사용될 수 있다. 씹는 동안 딱딱한 음식을 만나면 그 딱딱한 음식이 치주 기계수용기를 활성화시키고, 이 정보는 저작근의 일부에서 반사(reflex)활동의 빠른 증가뿐만 아니라 더 큰 굳기의 음식을 부수기 위해 치아 사이에 필요한 힘을 생성하도록 하악을 움직이게 하는 저작 CPG의 조절에도 사용된다. 근육 반사활동의 빠른 변화와 저작성 CPG의 조절을 위한 2차 뉴런으로부터 나오는 이러한 경로는 그림 3-4에서 Vp 및 Vo 내의 2차 뉴런에서 발생하는 파란색 화살표로 표시되어 있다. 구강안면 몸감각 정보는 수의적 운동의 조절을 위해 일차운동피질(안면 MI)의 안면 영역과 같은 뇌의 고위 중추로 올라간다. 예를 들면, 인간은 치아 사이의 물체[예: 음식 덩이, 면 롤(cotton roll)]에 가해지는 힘을 자발적으로 증가시킬 수 있는데, 이 능력은 특히 안면 MI과 안면 SI으로 피드백하여, 가해지는 힘의 양을 미세하게 조정할 수 있게 하는 치주 구심섬유 활동의 지속적인 모니터링을 필요로 한다.

통각 몸감각 처리의 말초 측면을 설명하는 이전 항에서 일차 구심신경이 TBSNC의 미측소핵(Vc)에 있는 2차 뉴런에서 종결된다는 점에 주목했다. 침해수용성 2차 뉴런에는 두 가지 주요 유형이 있다. 침해수용특정(nociceptive specific; NS) 뉴런은 유해한 자극이 이들 뉴런의 수용영역(receptive fields)에 적용될 때 유발되는 유해 정보를 전달하는 Aδ 또는 C 섬유 입력만 수신한다. (뉴런의 수용영역은 자극이 가해질 수 있는 피부, 점막 또는 깊은 조직의 영역이며, 뉴런은 활동전위를 발생시켜 반응한다.) 다른 유형의 침해수용성 2차 뉴런은 WDR(wide dynamic range) 뉴런이라고 하며 이러한 뉴런은 침해수용성 정보를 전달하는 Aδ 또는 C 섬유 입력뿐만 아니라 촉각 입력과 같은 Aβ 섬유를 따라 전달되는 낮은 역치의 무해한 입력도 수신한다. 따라서 이러한 WDR 2차 뉴런은 유해한 자극이 수용영역에 적용될 때 활동전위를 생성함으로써 반응할 뿐만 아니라 촉각 및 기타 낮은 역치 입력이 수용영역에 적용될 때에도 활동전위를 생성할 수 있다. 이러한 2차 뉴런 각각의 또 다른 특징은 많은 것들이 저작근, TMJ, 치수, 안면 피부, 점막 등과 같이 구강안면 영역의 다른 여러 부위로부터 소위 수렴성 몸감각 입력(convergent somatosensory inputs)을 수신한다는 것이다. 정상적인 생리적 조건에서 이러한 수렴성 입력은 중요하지 않을 수 있지만, 병리적 조건에서는 이것이 획득되지 않을 수 있다(뒤의 내용 참조). 이러한 몸감각 입력의 수렴은 구강안면통증의 특징인 불량한 국소화(poor localization) 및 연관(referral)에 기여하는 것으로 생각된다.

턱에 가해지는 타격 혹은 장시간의 치과 치료에서 오는 저작근의 신장과 같은 말초에 오래 지속적인 혹은 강한 자극이 있으면(Mense and Hoheisel 2008; Sessle 2008), 이러한 2차 NS와 WDR 뉴런이 중추감작(central sensitization)을 일으킬 수 있다. 이러한 감작은 이들 2차 뉴런에서의 신경가소성 변화로 구성되며 신경 흥분성 수준을 증가시키는 결과를 가져온다. 최근 증거에 따르면 주변에 있는 신경교세포(glial cells)가 이러한 중추감작 과정에서 핵심적인 역할을 하는 것으로 시사되고 있다(Chiang et al. 2011; Sessle 2011b). 이러한 2차 뉴런은 통각 정보를 더 위에 있는 지각 중추로 전달하기 때문에, 증가된 흥분 수준은 이질통(allodynia), 즉 낮은 역치의 입력, 예를 들면 다친 부분을 살짝 건드리는 것과 같은 가벼운 접촉에 대한 반응으로 통증을 느끼는 것을 경험한다는 것을 의미할 수 있다. 이것은 또한 자발적인 통증을 나타낼 수 있는데, 즉 휴식 상태에서 통증이 나타나거나 다친 부분을 누르지 않았는데도 통증이 나타나기도 한다. 이것은 왜 손상된 저작근이 휴식 상태에서 통증을 나타내는지, 왜 손상된 저작근을 가볍게 누르거나 정상적인 하악운동을 해도 통증이 나타나거나 통증을 악화시키는지에 대한 부분적인 설명이 될 수 있다. 이질통의 또 다른 좋은 예는 햇볕에 탄 피부를 살짝 건드릴 때 나타나는 통증이다.

앞에서 지적한 바와 같이 이들 2차 침해수용성 뉴런의 다수는 또한 수렴 입력을 수신하고, 이러한 입력은 뉴런이 중추감작을 겪는 병태생리학적 조건에서만 가려지지 않을 수 있다. 이러한 상황에서 지각을 담당하는 뇌의 고위중추는 손상을 수렴 입력 중 하나에 의해 신경지배되는 말초 부위에서 발생하고 원래 손상과 관련이 없을 수 있다고 잘못 해석할 수 있다. 이것은 염증과 관련된 통증의 특성인 통증의 확산 및 연관(referral)에 대한 이유가 될 수 있다(Sessle 2008). 이러한 과정은 TMD와 관련된 근육 및 TMJ 통증에서 중요한 역할을 할 가능성이 있다. 대부분의 개인에서 이러한 중추신경가소성 변화는 말초 손상이 해결된 후 역전되지만, 일부 사람들에서는 이러한 변화가 지속되어 지속성 또는 만성 통증 상태로 이어질 수 있다. 이러한 신경가소성 변화가 모든 개인에서 역전되지는 않는 이유가 명확하지 않지만, 유전 및 표현형(환경 포함) 요인이 이러한 지속적인 영향에 역할을 할 수 있다고 생각된다.

이러한 2차 침해수용성 뉴런의 활동이 몸감각 입력과 고위 중추로부터의 하강 영향에 의해 변조(modulation)될 수 있다는 점에서 복잡성이 추가된다. 이러한 변조 영향은 1960년대 Ron Melzack과 Pat Wall이 제안한 관문조절이론(gate-control theory)으로 설명되었다(Melzack and Wall 1965). 그림 3-6은 관문조절이론과 관련된 몇 가지 가능한 경로의 윤곽을 보여주고 있다. 몸감각 변조(somatosensory modulation)라는 측면에서 아픈 부위를 문질러서 촉각 입력을 활성화하거나 구강내 주사, 침술 또는 경피적 전기신경자극(TENS) 동안 입술에 압력과 진동을 가하는 임상 술기를 통해 통증을 완화할 수 있다. 이러한 술기는 저역치 몸감각 입력(그림 3-6, 파란 경로)을 활성화하며, 이런 동작은 뇌간의 억제성 개재뉴런(inhibitory interneurons)(그림 3-6 삽입도에 있는 검정색 경로)을 통해 침해수용성 2차 뉴런의 활성을 억제한다(그림 3-6 삽입도에 있는 마이너스 표시). 즉, 관문을 닫아서 침해 정보가 통증의 지각이 일어나는 고위 뇌중추까지 전달되는 것을 억제한다. 관문조절이론은 또한 뇌의 고위중추(PAG, 뇌간 솔기[raphe] 시스템, 그리고 변연계. 예: 편도체와 시상하부)에서 오는 다른 변조 요소들도 포함하고 있는데, 이러한 요소들은 동일한 2차 침해수용성 뉴런으로 가는 하행 경로(descending pathways)를 내보내서 억제 효과(그림 3-6 삽입도의 마이너스 표시) 혹은 흥분 효과(그림 3-6 삽입도의 플러스 표시)를 나타낼 수 있다. 억제 효과는, 예를 들어 축구 선수가 격렬한 경기 중에 손목을 다쳤다가 경기가 끝난 후에야 부상을 인지하게 되는 상황과 같이, 말초의 부상이 감정적으로 거의 의미가 없는 상황에서 작용할 수 있다. 이 상황에서 고위 뇌중추에서 강력한 하행 경로가 부상당한 손목으로부터 대량의 침해수용성 활동을 받는 2차 뉴런의 활동을 억제한다. 이러한 내인성 통증억제시스템(intrinsic pain inhibitory system)은 또한 보다 정상적인 상황에서도 작동하며 통증 경험을 어느 정도 통제할 수 있는 자연적인 능력을 나타낸다. 또한 이러한 내인성 통증억제시스템은 침술과 TENS와 같은 일부의 통증 완화 치료법의 효과를 설명하는 데도 이용될 수 있는데, 이런 치료법은 이러한 경로를 동원할 수 있는 것으로 보인다(그뿐만 아니라 앞에서 언급한 말초 기전을 통하기도 한다).

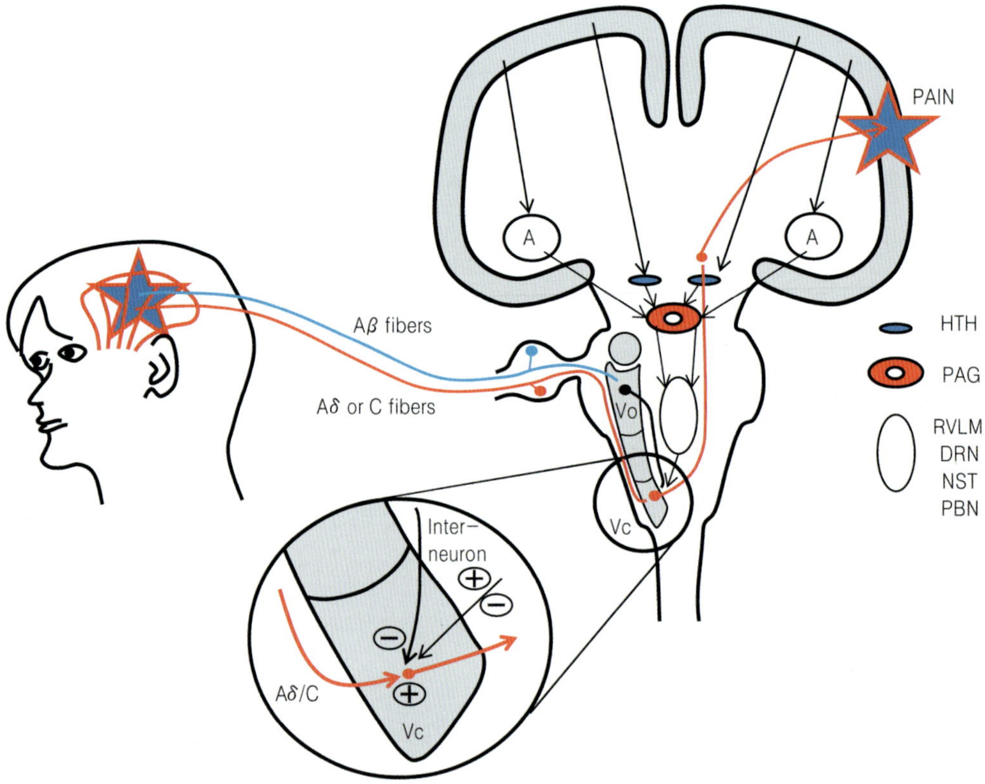

그림 3-6. 이것은 관문조절이론의 두 가지 기본 구성요소를 보여주고 있다. 이 경우에 측두근에 타격을 가하는 유해 자극에 대한 정보는 Aδ 및 C 구심성 섬유에 의해 전달되어 삼차뇌간감각핵복합체(trigeminal brainstem sensory nuclear complex)의 미측소핵(subnucleus caudalis)에 있는 2차 뉴런(삽입도 참조)에서 종료된다. 유해 정보는 더 높은 중추로 전달되어 통증을 의식적으로 지각하게 된다(별로 표시됨). 통각수용성 구심섬유와 2차 뉴런 사이의 시냅스 연결은 두 가지 근원으로부터 강력한 조절 영향을 받는다. 첫 번째는 아픈 부위를 문질러서 활성화할 수 있는 낮은 역치의 Aβ 섬유에서 나오는 것이다. Aβ 섬유는 Aδ와 C 구심섬유와 2차 뉴런 사이의 시냅스에 억제 효과를 발휘하는 억제성 개재뉴런(Vo와 Vc 사이의 검은색 연결)을 활성화한다. 두 번째 조절 영향은 더 높은 중추에서 오는데, 이들은 억제성이거나 흥분성일 수 있다. 억제성 경로는 대부분의 급성 통증 상황에서 작동하며 더 높은 중추로 가는 통각수용성 전달을 약화시키는 역할을 한다. 이러한 하강 경로는 일부 TMD와 같은 특정 구강안면통증 상태에서 기능장애를 일으킬 수 있다. 흥분 효과 또한 발생할 수 있어서 통각 정보의 고위 중추로의 전달을 촉진할 수 있는데 이러한 효과는, 예를 들어 두려움이 많은 치과 환자에서 작동할 수 있다. 실제로 이러한 환자에서 통각 정보가 고위 중추로 전달되는 것이 촉진될 수 있다. HTH: 시상하부, PAG: 수도주변회백질(periaqueductal gray matter), RVLM: 문측복외측연수(rostroventrolateral medulla), NST: 고립로핵(nucleus of the solitary tract), PBN: 부완핵(팔곁핵, parabrachial nucleus), A: 편도체, Vo: 문측소핵(subnucleus oralis), Vc: 미측소핵(subnucleus caudalis), +: 흥분성 연결, −: 억제성 연결.

'관문'은 닫힐 수 있을 뿐만 아니라 '열릴' 수도 있는 것으로 보이는데, 이런 일은 매우 불안한 치과 환자와 같은 두려운 상황에서 발생할 수 있다. 이러한 상황에서 하행 영향은 이러한 침해수용성 2차 뉴런의 발화 역치를 감소시킬 수 있는 것으로 나타나, 이들 뉴런이 아주 가벼운 침해수용성 자극 또는 심지어 비침해수용성 입력(그림 3-6 삽입도의 플러스 표시)에 대해서도 더 쉽게 반응하게 된다. 이것은 통증이 개별화된 개인의 감각 및 감정적 경험이며 평가 및 관리가 이러한 다차원적 측면을 고려해야 함을 강조하는 것이다.

이러한 2차 통각수용성 뉴런의 축색돌기는 대부분 정중선을 가로질러 상승하여 시상 내의 3차 뉴런에서 종결된다. 특히 삼차신경 계통의 경우 이들은 배쪽뒤안쪽소핵(VPM)뿐만 아니라 내측시상핵(medial thalamic nuclei)

과 같은 다른 핵에서도 종료된다. 이러한 3차 뉴런은 TBSNC 내의 뉴런과 동일한 방식으로 활성화되고 유사한 특성을 가지며, 축삭을 일차몸감각피질(primary somatosensory cortex)(안면 SI) 및 이차몸감각피질(secondary somatosensory cortex)(안면 SII)의 안면 영역과 같은 고위 중추, 섬엽(insula), 대상피질(cingulate cortex), 전전두엽피질(prefrontal cortex)과 같은 뇌의 다른 부위로 보낸다. 이 정보가 이들 및 다른 피질 영역에 입력되고 처리될 때만 침해수용성 정보를 말초 영역에서의 통증으로 해석한다. 뇌의 많은 영역이 몸감각수용기 활성화와 함께 활성화된다. 예를 들어, 저작근의 유해한 자극은 통증 경험의 감각-식별적(sensory-discriminative) 측면에 기여할 가능성이 있는 안면 SI 및 SII의 활성화를 초래한다. 섬엽과 전방대상피질(ACC)과 같은 뇌의 다른 영역의 활성화는 통증 경험의 동기-정서적(motivational-affective) 측면을 감당하고 있는 것으로 보인다. 이러한 영역 중 많은 부분이 만성 통증 상태에서도 역시 활성화될 수 있다(Apkarian et al. 2011; Lin 2014).

2차 뉴런의 축삭은 또한 음식의 맛과 질감에 반응하는 타액 분비, 구강안면의 유해 및 비유해 자극에 대한 심폐 기능의 변화와 같은 자율반사(autonomic reflex) 반응에 관여하는 뇌간의 망상체(reticular formation)와 뇌간의 다른 부분으로 전달된다. 이러한 축삭 중 일부는 유해 및 비유해 자극(뒤의 내용 참조)에 대한 반사반응의 생성을 위하여 TBSNC 주변부에서 국소적으로 종료되고, 또한 저작 및 연하를 위해서 그들의 입력을 CPG로 보낸다.

신경가소성 변화는 침해수용성 입력(앞에 있는 중추감작에서 논의됨)과 관련하여 발생할 수 있을 뿐만 아니라, 신경가소성 변화가 비유해수용성 정보를 고위 중추로 전달하는 역할을 하는 2차 및 상위 뉴런에서도 발생할 수 있다는 것은 주목할 만한 가치가 있다. 이러한 변화는 신경 활동의 기능적 변화일 뿐만 아니라 신경 연결 및 경로의 변화일 수 있으며, 새로운 의치 및 새로운 교합구도(occlusal scheme)에 대한 적응과 관련되어 일어나는 학습(learning)의 원인이 되는 것으로 보인다(Avivi-Arber et al. 2011; Sessle 2011a; Sessle 2016).

3.2.2. 뇌에 의한 구강안면 운동의 생성과 조절 (Generation and control of orofacial movements by the brain)

뇌가 어떻게 운동을 생성하고 조절하는지에 관하여 서술함에 있어서 인간이 만들 수 있는 운동을 분류하는 것이 도움이 된다.

구강안면 운동은 다음과 같이 분류할 수 있다.

1. 하악을 열고 닫는 것, 하악을 앞뒤로 움직이는 것, 말을 할 때 하악을 움직이는 것 등의 수의적 운동
2. 하악반사(jaw-jerk reflex) 및 개구반사(jaw-opening reflex)와 같은 반사운동
3. 저작 및 연하(swallowing)와 같은 율동적 운동

3.2.2.1. 수의적 운동 (Voluntary movements)

일반적으로 수의적 운동은 피아노 연주, 말하기, 알지네이트 인상채득, 하악을 좌·우로 움직이는 등 인간이 자발적으로 수행하는 운동이다. 이러한 모든 운동은 일차운동피질(primary motor cortex; MI이라고 함)뿐만 아니라 보조운동영역(supplementary motor area; SMA) 및 전운동피질(premotor cortex)과 같은 고위 운동피질영역(motor cortical areas)에 의해 구동된다. 안면 MI은 중심고랑(central sulcus) 바로 앞에 있으며(그림 3-7),

안면 MI은 얼굴, 하악 및 혀의 수의적인 운동을 시작하고 생성한다. 사람이 혀를 앞으로, 우측으로 움직이고 입을 벌릴 때 기저핵(basal ganglia)은 SMA와 전운동피질(영역 6) 내의 프로그램 세트를 선택한 다음 안면 MI에 신호를 보낸다. 이러한 운동 프로그램은 혀의 우측 움직임을 생성하기 위한 혀 내의 운동단위(motor units)의 올바른 조합을 활성화하기 위해서 활성화되는 안면 MI의 세부 부분들을 포함한다. 그런 다음 MI은 혀의 우측 움직임을 생성하는 데 필요한 운동단위를 활성화하는 역할을 한다.

안면 MI은 특정 요소의 운동을 생성하기 위한 특정 요소 구역(specific elemental zone)들로 구성되는데, 이런 구조를 그림 3-7에서 보여주고 있다. 하악, 안면, 혀의 요소 구역이 많이 중첩되어 있는데, 이러한 중첩이 안면운

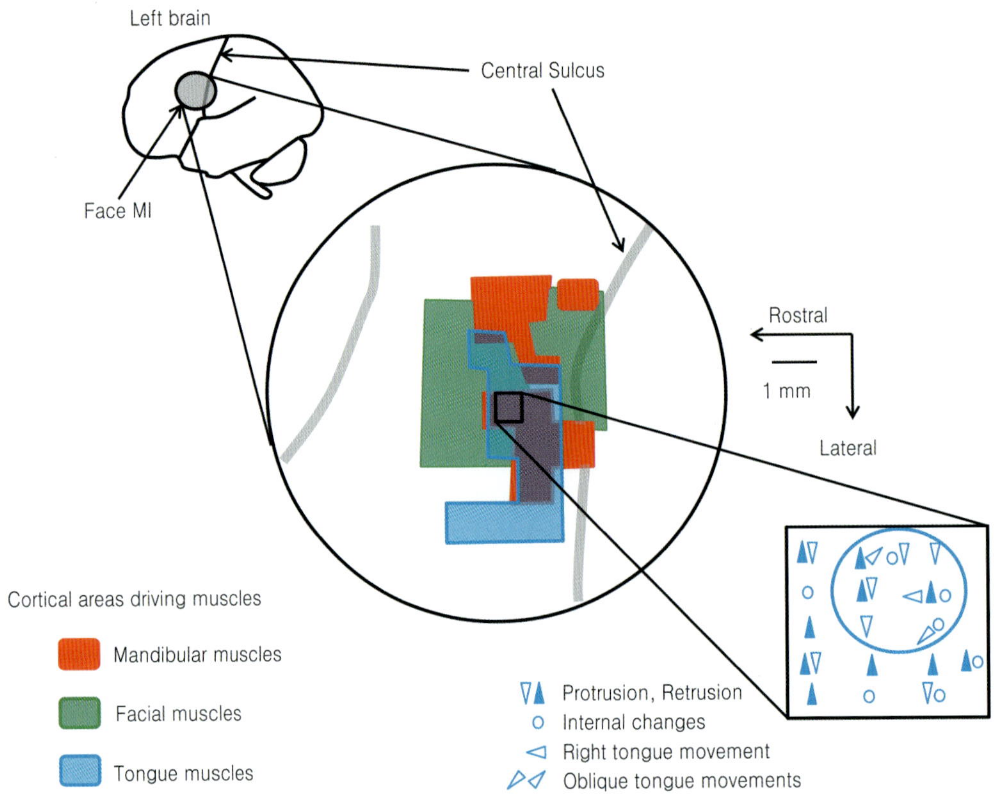

그림 3-7. 이 그림은 왼쪽 안면 일차운동피질(MI) 내에서 운동표현부(motor representation)의 구조에 대한 2차원 가상 매핑을 보여주고 있다. 왼쪽 상단의 다이어그램은 왼쪽 뇌의 개략도이다. 그 위에 있는 원은 안면 MI 부위를 나타내는 것이고, 중앙에 있는 큰 원은 그것을 확대한 그림인데 저작근(빨간색 부위), 안면근(녹색 부위), 설근(파란색 부위) 내에 있는 근섬유를 구동하는 알파 운동뉴런을 활성화시키는 역할을 하는 안면 MI 영역을 보여준다. 예를 들어, 파란색 윤곽선으로 덮인 안면 MI의 영역에는 혀 내의 운동단위를 구동하는 설하 α-운동뉴런으로 출력을 보내는 요소 피질 구역(elemental cortical zones)이 포함되어 있다. 설근 피질 영역을 덮고 있는 검은색 사각형 상자는 오른쪽 아래에 확장되어 있으며, 안면 MI 내의 이러한 요소 혀 구역(elemental tongue zones)의 미세구조를 보여주고 있다. 이러한 구역이 활성화될 때 혀 운동단위의 활성화가 일어나서, 화살촉과 원으로 표시한 것과 같은 다양한 유형의 혀 운동이 유발된다. 이러한 요소 운동(elemental movements)은 안면 MI의 다른 위치에서 여러 번 표현되며, 하나의 특정 운동은 이러한 다른 위치의 다른 요소 운동에 가까이 있을 수 있음을 유념하라. 뇌의 고위 중추는 혀 출력 영역의 다른 조합을 선택하여 더 복잡한 운동을 생성할 수 있다고 생각된다(피아노에서 코드를 연주할 때와 같이 더 복잡한 소리를 생성하는 것과 유사). 혀운동피질(tongue motor cortex)의 작은 부분이 그림 3-8에 나타나 있으며 안면 MI에서 설하운동뉴런(hypoglossal motoneurons)까지의 신경 연결을 보여주고 있다. 안면 및 하악운동에는 유사한 구조적 복잡성이 있다.

동피질(face motor cortex)을 구동하는 뇌의 고위 중추에 의한 하악, 안면, 혀 운동의 병합 활성화(combined activation)를 용이하게 하는 것으로 생각된다. 예를 들어, 대부분의 하악운동은 단지 하악만 움직이는 것이 아니라 일반적으로 하악운동에 수반되는 관련 안면 및 혀 근육의 활성화도 일어난다. 그림 3-8은 3개의 선택된 요소 혀 구역과 그들이 어떻게 추체로(pyramidal tract)에 신경섬유를 내보내는 추체로뉴런에 나타나고, 설하운동핵(hypoglossal motor nucleus) 내에 있는 알파 운동뉴런(α-motoneurons)에 직접 혹은 간접적(개재뉴런을 경유)으로 시냅스 되는지를 보여준다.

따라서 안면 MI은 얼굴, 하악, 혀의 모든 근육에 대한 요소 운동의 광범위한 표현부(representations)를 포함하고 있다. 그러므로 안면 MI은 필요한 수의적 운동의 생성을 허용하기 위해 더 높은 운동중추가 연주하는 '피아노의 건반(keys of a piano)'으로 간주될 수 있다.

앞에서 설명한 것처럼 그림 3-4는 안면 SI으로 정보를 전달하는 감각경로(somatosensory pathway)를 보여주고 있다. 또 다른 복잡성은 안면 SI이 말초로부터 몸감각 정보를 수신할 뿐만 아니라 안면 MI의 뉴런에 대한 광범위한 몸감각 입력도 있다는 것이다. 예를 들어, 안면 MI의 혀 영역에 대해 운동피질의 많은 뉴런은 혀의 배면

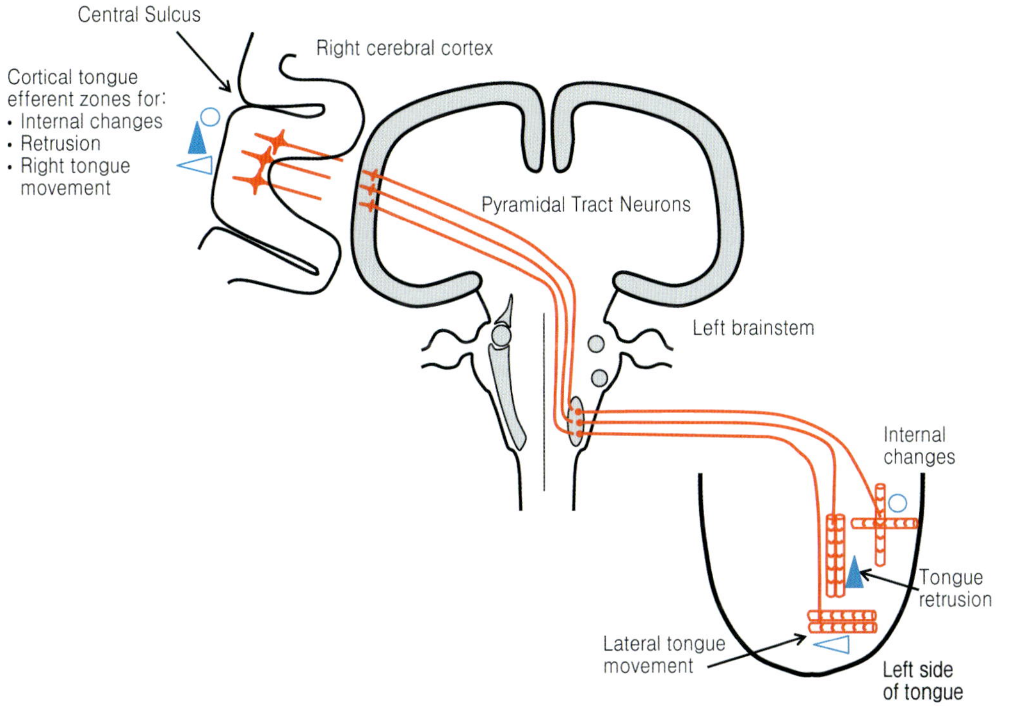

그림 3-8. 이 그림은 중앙 패널에서 양식화된(stylized) 뇌를 보여주고 있다. 단면도에서 안면운동피질(안면 MI)의 확대된 영역을 좌측에서 보여주고 있는데, 세 가지 요소 혀 운동, 즉 혀 모양의 내부 변화, 혀 후퇴, 우측 혀 운동을 생성하기 위한 세 가지 요소 혀 구역이 표시되어 있다. 각 요소 혀 운동은 추체로뉴런(각 요소 혀 구역에 대해 하나만 표시됨)에 의해 구동되는데, 추체로에 있는 신경섬유는 다른 쪽으로 교차하여 직접 혹은 간접적(개재뉴런을 통해)으로 설하운동핵(hypoglossal motor nucleus) 내의 α-운동뉴런에 시냅스 한다. 이 다이어그램에서 각 유형의 요소 혀 운동을 생성하기 위해서 단지 하나의 추체로뉴런이 하나의 α-운동뉴런과 두 개의 근섬유에 연결되어 있지만, 실제로는 각각이 광범위하게 연결되어 있다. 그런 다음 α-운동뉴런은 필요한 혀 운동, 여기서는 혀의 우측방 운동, 혀 후퇴 및 혀 모양의 내부 변화의 생성을 위해 관련 근섬유를 활성화한다.

(tongue dorsum)으로부터 낮은 역치의 촉각 입력을 받는다. 이 촉각 입력은 혀 운동의 특정 요구사항을 신속하게 수용함으로써 혀 운동의 미세 조절에 역할을 하는 것으로 생각된다. 입안에서 음식을 움직일 때 혀의 운동단위(motor units)를 구동하는 운동피질영역은, 예를 들어 음식 덩이에 혀가 가하는 압력의 양에 대한 지속적인 피드백을 통해 크게 도움을 받는다. 구강안면 기계수용기에서부터 안면 근육 및 저작근 요소 구역으로 이와 유사한 광범위한 몸감각 입력이 있다. 이 정보는 하악과 얼굴의 수의적 운동에서 이러한 운동의 개선을 위한 지속적인 피드백을 제공한다. 예를 들어, 치간 크기 판별(interdental size discrimination) 평가에서, 치주 피드백은 안면 MI의 저작근 영역 내에서 활성화의 양을 조절하는 데 매우 중요한 역할을 함으로써 안면 MI의 저작근 영역 내에서, 두께 평가에 필요한 하악 폐구력을 얻기 위한 여러 가지 하악 폐구근에 있는 적정의 운동단위 조합(combination of motor units)을 구동하기 위한 올바른 수준의 활성화가 발생하도록 한다.

최근 몇 년 동안 뇌가 신경가소성 변화(neuroplastic changes)를 겪을 수 있다는 것이 명백해졌다. 신경가소성(neuroplasticity)은 운동 기술 습득 및 학습, 감각 입력의 변경을 초래하는 말초의 변화에 대한 적응과 관련된 뇌의 구조적 및 기능적 변화를 말한다. 변화에는 이전에 침묵하던 기존 시냅스 연결 들어내기(unmasking), 기존 연결의 시냅스 강도 증가 또는 감소, 새로운 신경 연결의 개발 등이 포함될 수 있다. 구강안면 운동계의 경우 이러한 변화는 치아 상실, 수복물 설치, 임플란트 및 의치 제공, 치열교정을 통한 교합의 변화에 따라 발생할 수 있다. 새로운 치아 교합은, 예를 들어 일부 치아가 발치된 경우 치주 기계수용기로부터 몸감각 정보를 전달하는 구심성 뉴런이 적어져서 뇌로 되돌아오는 몸감각 정보의 변경을 초래하는 것으로 생각된다. 따라서 인공 치아 또는 임플란트는 동등한 치주 기계수용기 신경분포가 없기 때문에 치아에 가해지는 힘의 크기와 방향에 대한 정보가 적을 것이다. 치아 접촉의 방향과 크기에 대한 필요한 정보를 제공하기 위해 다른 수용기에 더 많이 의존할 수 있으며, 여기에는 남아 있는 치아 주변의 치주 기계수용기, 근방추, 골지건 기관, 의치 아래 점막 기계수용기 등이 포함될 수 있다. 교합에 변화가 오면 수의적 및 율동적(뒤의 내용 참조) 구강안면 운동을 제어하는 운동 시스템이 그들 신경회로의 변화(즉, 신경가소성 변화)를 통해 필요한 하악, 안면 및 혀의 운동이 여전히 수행될 수 있도록 한다. 무치악 사람에서 임플란트 지지 보철물을 삽입한 후 감각운동피질(sensorimotor cortex) 내의 신경가소성 변화에 대한 증거가 실제로 있다(Palla and Klineberg 2016). 그럼에도 불구하고 특히 대부분 혹은 모든 치아가 손실된 경우에 운동의 효율성이 치아 손실 전의 효율성과 항상 동일하지 않을 수 있다는 좋은 증거가 있다(Van der Bilt 2011). 따라서 발생할 수 있는 신경가소성 변화의 관점에서 뇌의 적응력에는 분명히 한계가 있으며 유전 및 연령 요인이 여기에 중요한 역할을 하는 것 같다.

이러한 신경가소성 변화는, 예를 들어 개인의 운동 시스템이 새 의치를 수용할 수 있도록 하는 것과 같이 운동 시스템에 대한 보다 미묘한 조정에도 중요하다고 생각된다. 일부 환자는 수직 고경, 변연 윤곽, 교합 형태와 위치 등의 면에서 기존 의치와 다른 의치에 적응하는 데 어려움을 겪을 수 있다. 뇌 신경가소성 변화의 하나의 특징은 노인의 뇌가 젊은이 뇌에 비해 신경가소성 변화를 덜 겪을 수 있을 것으로 보이는 것이다. 노인은 신경가소성 변화에 대한 뇌의 능력이 제한적이기 때문에, 새 의치가 기술적 측면에서는 수용할 수 있음에도 불구하고 새 의치에 적응하는 데 어려움을 겪을 수 있다. 일반적으로 노인 뇌가 신경가소성 변화를 겪는 능력의 제한이 확대되는 것을 피하기 위해서 노인의 치아 상태에 대한 어떠한 변화라도 최소화하는 것이 가장 좋다. 예를 들어, 심각하게 과잉 피개된 수직고경을 가진 총의치 환자에게 권장될 수 있는 수직고경의 증가는 특히 노인 환자에 있어서 단계적 접근법으로 시행되어야 한다. 또한 통증이 기술을 습득하는 동안에 일어나는 신경가소성 변화를 겪는 뇌의 능력을 방해한다는 증거도 있다. 이것은 아마도 통증이 있는 사람이 새 의치나 보철 장치에 잘 적응하지 못하는 이유일 것이다(Sessle 2016).

여기까지 설명한 수의적 운동의 신경 조절에 대한 개요는 운동피질에 초점이 맞추어져 있다. 운동 시스템의 또 다른 중요한 구성요소는 운동의 정교화에 역할을 하는 소뇌이다. 소뇌 병변에 대한 고전적인 검사법은 환자에게 손가락 끝을 팔 길이에 있는 목표점에 갖다 대게 하는 것이다. 정상적인 건강한 사람은 이것을 정확하고 빠르게 수행한다. 소뇌 병변이 있는 환자는 이 동작을 많은 중간 궤적 수정을 하면서 느리고 부정확하게 수행한다. 따라서 동작이 여전히 수행될 수는 있지만 매우 부정확하다. 운동피질은 수의적 운동을 유도할 때 운동뉴런으로 가는 신호의 사본을 소뇌에도 보낸다. 운동이 진행됨에 따라 몸감각수용기는 운동의 정상적인 한 부분으로써 활성화되며, 이 정보는 몸감각 및 운동피질(앞에서 언급한 바와 같이)뿐만 아니라 신호의 사본이 소뇌에도 전달된다. 소뇌는 운동피질의 의도된 구동 신호와 움직임의 실제 신호를 모두 사용하여 움직임의 오류를 해결한다. 따라서 움직이는 신체 부위로부터의 몸감각 피드백이 운동피질의 구동 신호와 일치하지 않으면 운동피질의 활동을 수정하여 움직임을 수정하는 데 도움이 되는 오류 신호가 생성된다. 각 움직임에 대한 수정은 또한 더 적은 수의 뉴런이 관계되는 더 짧은 경로를 통해 발생할 수 있으며, 이러한 경로 중 많은 경로는 전적으로 뇌간 수준에 있다. 이러한 경로는 반사를 유발함으로써 임상적으로 입증될 수 있다.

3.2.2.2. 반사운동 (Reflex movements)

반사라는 단어가 언급될 때 흔히들 의사가 무릎을 짧게 두드려 무릎반사(knee-jerk reflex)를 유발해서 단일 운동반응을 일으키는 것이라고 생각하는 경향이 있다. 그러나 이것은 일반적으로 정상적인 삶에서는 그렇게 작동하지 않는 매우 인공적인 상황이다. 걷기 위해서 무릎을 두드릴 필요는 없다. 반사를 유발하는 능력은 단순히 특정 몸감각 구심신경과 특정 알파 운동뉴런 사이에 연결이 있다는 것을 보여주는 것이다. 이러한 신경 경로는 매우 중요하며 수의적이고 율동적인 운동을 개선하고 조절하는 데 지속적으로 사용된다. 인공적인 반사반응은 임상적으로 또한 연구 환경에서 일부 몸감각 구심신경의 선택적인 갑작스러운 활성화에 의해 그냥 입증될 수 있는 일이다.

일반적으로 반사경로는 뇌간 또는 척수 수준에서 구성되며 일반적으로 운동피질과 같은 뇌의 고위 중추를 포함하지 않는다. 따라서 뇌간이나 척수 수준에서 이러한 경로를 따라 이동하는 정보는 그 효과가 매우 빠르게 나타나고, 이러한 효과는 자발적인 의지(voluntary will)에 의해서 거의 수정되지 않는다. 저작근 운동계에서 반사에는 폐구반사(jaw-closing reflex) 혹은 하악반사(jaw-jerk reflex), 개구반사(jaw-opening reflex)가 포함된다. 이러한 반사들이 광범위하게 검토된 바가 있다(Türker 2002).

저작운동에서 반사경로의 역할 (Role of reflex pathways in masticatory movements)

비유해 반사경로 (Non-noxious reflex pathways)

반사경로는 구강의 몸감각 정보를 운동의 미세 조정에 사용할 수 있는 매우 빠른 신경회로를 제공해서(뒤의 내용 참조) 운동 동안에 하악에 가해지는 특정 부하에 적응하는 방식으로 반사작용이 일어나게 한다. 저작운동의 미세 제어에서 특히 중요한 것은 치주 기계수용기와 근방추의 활성화를 통해 제공되는 정보이다. 이러한 기계수용기는 음식 굳기의 예기치 않은 변화로 인해 발생할 수 있는 진행 중인 운동의 작고 예측하지 못한 불규칙성을 극복하기 위해서 운동을 조정하는 빠른 피드백(~10ms)을 허용한다. 정보는 미묘한 개선이 수행되기 전에 더 높은 중추(훨씬 더 오래 걸릴 것이다)로 갈 필요가 없다. 반사효과는 또한 운동에 부드러움을 더한다.

예를 들어, 음식이 치아 사이에서 부서질 때 치주 기계수용기의 활성화는 음식의 분쇄를 돕기 위해 하악 폐구근의 활동을 반사적으로 증가시킬 수 있다. 이러한 활동의 증가는 씹는 동안 발생하는 낮은 수준의 치주 구심섬유 활성화가 특정 하악 폐구운동단위(closing motor units)의 활성화를 촉진하기 때문에 발생한다. 이것의 효과는, 예를 들어 저작의 느린 폐구 단계(slow closing phase of chewing) 동안 치아가 서로 부드럽게 미끄러지면서 치아가 올바른 힘으로 음식을 부수도록 인도하는 저작근을 돕기 위해 적절하게 유도된 하악운동을 생성하는 것이다. 앞서 설명한 바와 같이 근방추는 근육의 길이 변화에 매우 민감하며 씹는 것을 돕는 역할도 한다. 또한 앞에서 설명한 바와 같이(그림 3-5 참조) 수축의 길이나 속도의 예상치 못한 변화는 근방추에 신호를 발생시켜 활동전위를 뇌간으로 보내게 된다. 음식 덩이 내에 있는 더 단단한 음식(즉, 견과류)을 만나서 약 8ms 이내로 폐쇄가 느려지면, 하악 폐구근으로 가는 알파 운동뉴런이 활동을 증가시켜 견과류를 부수는 것을 돕는다. 이러한 반사경로에 의존하는 이 효과는 더 높은 중추(따라서 의식적 지각)를 포함하지 않으므로 매우 빠르다. 그러나 음식 저항이 증가된 것을 알게 되고, 안면 MI에 있는 하악(즉, 턱) 원심성 영역(mandibular efferent zones)을 활성화해서 힘을 자발적으로 증가시킬 수도 있지만, 이러한 지각 및 운동 효과는 빠른 반사효과 이후에 잘 나타난다. 음식 덩이 내에 있는 더 단단한 음식을 씹을 때마다 더 높은 중추만 관련된다면 더 높은 중추로 오가는 경로가 뇌간을 오가는 경로보다 훨씬 느리기 때문에, 자발적인 하악 폐구운동이 훨씬 느리고 덜 효율적으로 될 것이다. 따라서 근방추는 폐구근에 의해 생성된 힘에 대해 매우 빠른 조정을 허용해서, 이러한 힘이 필요한 시간에 하악운동 또는 하악 힘의 요구에 적합하도록 한다. 근방추 Ia 구심섬유로부터 폐구 운동뉴런까지의 이러한 빠른 경로는 그림 3-9에서 보여주고 있다. 또한 TMJ 기계수용기, 골지건 기관, 점막 및 피부 기계수용기와 같은 다른 기계수용기들도 운동 시스템에 개별적으로 혹은 가장 최적의 저작주기(chewing cycle)를 얻기 위해 운동단위(motor unit) 활동과 동원(recruitment)을 조절하는 데 도움이 되는 이 정보의 중추적 수렴을 고려할 때, 복잡한 조합의 피드백을 제공할 가능성도 있다.

유해 반사경로 (Noxious reflex pathways)

많은 구강안면 입력이 위에서 설명한 바와 같이 저작을 돕기 위해 근육 활동을 향상시키거나 조절할 수 있지만 유해한 구강안면 자극은 일반적으로 하악 폐구근에 심각한 억제 효과가 있다. 예를 들면, 치주 구심섬유의 갑작스

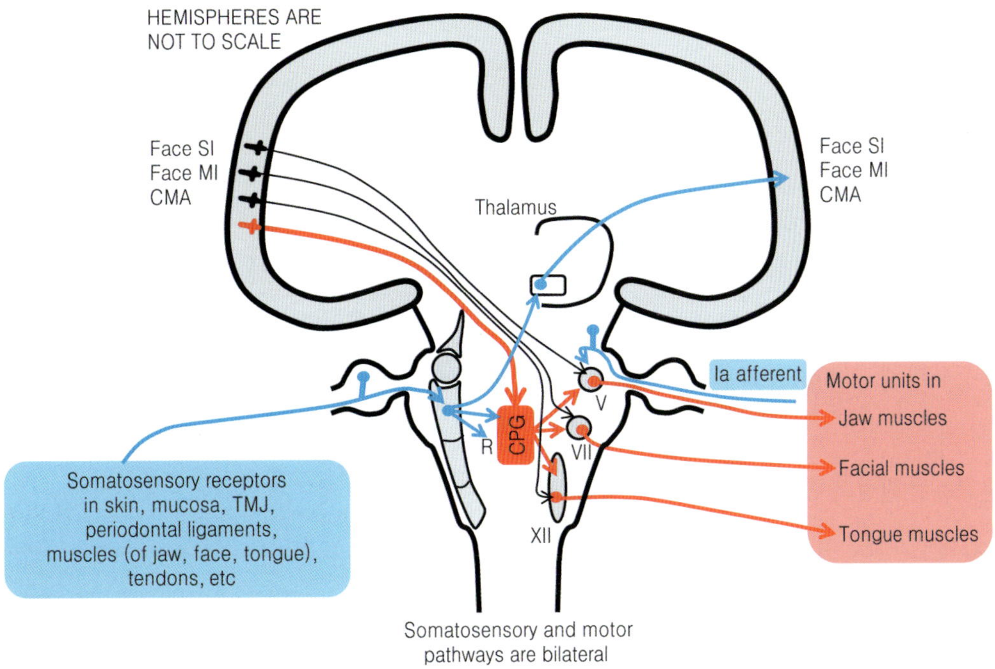

그림 3-9. 이 그림은 저작의 생성을 위한 몇 가지 중요한 경로와 핵이 있는 양식화된(stylized) 뇌를 보여주고 있다. 왼쪽에 몸감각핵, 오른쪽에 운동핵이 표시되어 있지만 실제로는 이런 핵들이 양쪽에 다 있다. 저작 중추유형발생기(central pattern generator; CPG)는 뇌교연수망상체(pontomedullary reticular formation)에 위치하며 활성화되면 적절한 타이밍의 자극을 삼차신경(V), 안면신경(VII), 설하신경(XII) 운동핵에 있는 여러 가지 하악근, 안면근, 설근의 알파 운동뉴런으로 보내서 저작을 생성한다. 저작 CPG는 대뇌피질 저작 영역(cortical masticatory area; CMA), 안면 일차몸감각피질(primary somatosensory cortex; SI) 및 안면 일차운동피질(primary motor cortex; MI)로부터 나오는 빨간색 경로로 표시된 대로 고위 중추로부터의 하방 입력에 의해서 활성화되고 조절될 수 있다. 그것은 또한 피부, 점막, TMJ, 치주인대, 근육, 힘줄 등의 몸감각수용기에 의해 조절될 수 있으며, 이들이 내보내는 구심신경섬유는 삼차뇌간감각핵복합체(TBSNC)에 있는 2차 뉴런에서 종결된다. 근방추 구심신경 세포체는 삼차신경 중뇌핵(Mes V)에 놓여 있다(그림 3-4). 이들 2차 뉴런은 시상을 통해 더 높은 지각 중추(안면 SI, 안면 SII 등)로 올라가고, 음식 덩이의 질감과 경도를 수용하기 위한 저작운동의 조절을 위해 저작 CPG에도 전달된다. 다른 연결(R; Ia 구심성)은 하악 근육 활동에 대한 빠른 조정을 제공하기 위해 하악 근육내의 α-운동뉴런 활동을 조절할 수 있다(예: 그림 3-5 참조). 하악, 얼굴 및 혀 근육의 수의적 활성화를 허용하기 위한 안면 MI에서 α-운동뉴런으로의 직접 경로는 검은색으로 표시되어 있다. TMJ: 턱관절.

러운 고강도 활성화는 하악 폐구근의 억제를 초래하고 치아가 손상되지 않도록 저작 CPG에서 패턴화된 출력을 중단한다. 실수로 입술이나 뺨을 깨물 때와 같이 구강안면 조직에 유해한 자극이 가해지면 CPG로부터의 출력이 즉시 중단된다. 뺨을 물면 어떻게 해서 갑자기 씹는 것을 멈추는지를 알고 있다. 다시 말하면, 이것은 매우 빠른 뇌간기반 반사인 개구반사(jaw-opening reflex)를 통해 발생하며 이 반사는 약 10ms 내에 작동할 수 있다.

개구반사는 다양한 유형의 구강안면 구심섬유에 의해 유발될 수 있다. 예를 들어, 점막 통각수용기(mucosal nociceptors)로부터의 일차 구심신경섬유의 활성은 뇌간으로 들어가서 억제성 개재뉴런(inhibitory interneurons)과 접촉하게 되고, 그런 다음 이 억제성 개재뉴런이 폐구 α-운동뉴런에 시냅스해서 이러한 운동뉴런의 활성을 감소시킨다. 동시에, 동일한 일차 구심신경은 이복근과 같은 하악 개구근을 흥분시키는 다른 개재뉴런을 활성화하는 분지를 내보낸다. 전체적인 효과는 입을 벌리는 것이다.

근육내 통각수용기 활성화는 증가와 감소가 모두 주목되는 근방추의 민감도에 영향을 미칠 수 있다(Capra et al.

2007). 근육통에서 근방추 구심신경의 민감도에 대한 이러한 변화는 치간 크기 판별력(interdental size discrimination)의 결핍뿐만 아니라 TMD 환자에서 관찰되는 수축력의 감소 및 불규칙한 저작주기의 원인이 될 수 있다(Capra et al. 2007).

수의적 폐구운동에서 반사경로의 역할 (Role of reflex pathways in voluntary closing movements)

치아 사이의 단단한 견과류를 깨뜨릴 때 치아가 견과류와 접촉해서 견과류가 깨지기 전까지 저작력이 증가한다. 이러한 힘의 증가는 두 가지 요인에 기인한다. 하나는 운동피질의 수의적인 활성화로 인해 저작근의 운동단위로 가는 α-운동뉴런 방전(discharge)이 증가하는 것이다(그림 3-9). 증가된 근육 활동에 기여하는 또 다른 요인은 일반적으로 방추체 감도를 유지하기 위해서 주 방추외근섬유와 동일한 속도로 방추내근섬유의 수축을 유지하게 하는 γ-운동뉴런 활성화에서 비롯된다. 그러나 (견과류 때문에) 하악이 폐구를 멈추어도 지속적인 γ-운동뉴런의 활성화로 인해 방추내근섬유가 계속 단축되어 방추 중앙에 있는 Ia 구심성 말단의 신전을 가져온다(그림 3-5C 참조). 이것은 약 8ms 이내에 α-운동뉴런으로 피드백되는 Ia 구심섬유에서의 강렬한 방전을 유발해서 견과류가 쪼개질 때까지 α-운동뉴런 활동이 더 증가하도록 한다. 그러나 견과류가 깨지는 즉시 반대쪽 치아가 서로 부딪혀 손상을 입을 수 있는 것을 방지하는 메커니즘이 필요하게 된다. 이것은 또한 여러 가지 방법으로 달성된다. 갑작스런 하악 폐구로 인한 근방추의 부하가 갑작기 사라지면(sudden unlading) 하악 폐구근에 대한 α-운동뉴런 활동이 매우 빠르게 중단된다. 부하 해소(unloading)는 하악 폐구 운동뉴런에 대한 Ia 구심성 입력의 급격한 감소를 가져온다. 이것은 하악 폐구 운동뉴런의 활동을 감소시켜서 하악 폐구근 운동단위(motor units)의 활동을 감소시킨다. 이와 동시에 개구반사(jaw-opening reflex)가 위에서 설명한 바와 같이 활성화되면 하악 개구근이 잠시 활성화되고 하악 폐구근은 잠시 더욱 억제되어 추가적인 하악 폐구가 일어나지 않도록 하는 데 도움을 준다. 또한 연조직의 점탄성(viscoelasticity, damping)과 같은 저작계의 물리적 특성과 하악의 갑작스러운 부하 해소(unloading)와 같은 일로 손상을 입지 않으려는 개인의 의도도 작용할 수 있을 것이다(Johansson et al. 2014; Peck et al. 2002).

하악 자세에 있어서 반사경로의 역할 (Role of reflex pathways in mandibular posture)

또한 달리면서 앞발이 땅에 닿을 때 하악에 가해지는 급격한 하향력을 느낄 수 있다. 근방추로부터 하악 폐구근의 α-운동뉴런으로 가는 구심성 정보의 빠른 피드백은 하악의 개구를 최소화하는 짧은 수축을 초래하여 걷거나 달릴 때 하악이 위아래로 흔들리는 것을 방지한다.

앞에서 언급한 바와 같이 근방추는 매우 민감하며 하악 안정위(rest position) 또는 자세위(postural position)를 유지하는 역할을 하는 것으로 보인다. 일부 저자들은 하악을 지지하는 조직의 수동적 점탄성력(viscoelastic forces)에 의해서만 자세위가 유지된다고 제안한 바 있다. 하악이 자세위에 있을 때 교근의 근육 활동에 대한 증거는 거의 없지만, 최근 데이터는 하악이 자세위에 있는 동안 내측익돌근과 측두근의 긴장성 활동(tonic activity)을 보여주었다(Yilmaz et al. 2015; Chen, Mojaver, Whittle, Klineberg, Murray, 미공개 관찰). 이러한 초기 관찰은 추가적인 확인이 필요하지만, 그럼에도 불구하고 하악의 안정위 또는 자세위는 일부 하악 폐구 운동단위(motor units)의 활동에 의해 적어도 부분적으로 유지될 수 있으며, 이들 운동단위는 내측익돌근과 측두근에 위치할 수 있다. 이러한 긴장성 활동은 하악에 대한 중력의 당김으로 인해 내측익돌근과 측두근 내에 있는 근방추의 약간의 신전에 의해서 발생하는 것 같다. 그로 인한 Ia 구심섬유 방전은 이러한 하악 폐구근의 가장 낮은 역치(즉, 가장 쉽게 활성화되는) 운동단위를 긴장성으로 활성화해서 하악 자세를 유지하는 데 도움을 주게 된다(그림 3-9).

3.2.2.3. 율동적 운동 (Rhythmical movements)

율동적 구강안면 운동, 즉 저작 및 연하의 생성 및 제어에 관해서 광범위하게 검토된 바 있다(Jean 2001; Lund 1991).

율동적 운동은 저작, 연하, 호흡하기, 걷기, 달리기, 수영과 같은 운동을 말한다. 이들은 반사운동과 수의 운동의 특징을 공유하고 있다. 인간은 이런 운동을 하기 위해서 이런 운동에 대한 생각을 할 필요가 없으며, 그런 의미에서 이런 운동은 반사운동의 특징을 가지고 있다. 그러나 이런 운동들은 이러한 율동적 동작을 수의적으로 시작하고 멈출 수 있기 때문에 수의적 운동의 특징도 가지고 있다. 인간은 이런 운동들을 빠르게 하거나 느리게 할 수 있고, 노력을 더 기울이거나 덜 기울일 수도 있다. 예를 들어, 이런 일에 대해 특별히 생각하지 않고도 음식을 씹고, 숨을 쉬고, 걸을 수 있으며 어느 때든지 씹고, 숨 쉬고, 걷는 동작을 멈출 수 있고, 이런 동작을 하는 중에도 그것을 더 빠르게 하거나 더 느리게도 할 수 있으며 힘을 더 쓰거나 덜 쓸 수도 있다.

저작과 관련된 율동적 운동은 뇌간의 뇌교연수망상체(pontomedullary reticular formation)에 있는 뉴런 그룹에 의해 생성되고 제어된다. 이들 뉴런은 저작 CPG를 구성한다. 그림 3-9는 뇌간에서 저작 CPG의 몇 가지 관계를 보여주고 있다. 연하도 또한 연수(medulla oblongata)에 위치한 CPG에 의해 제어되며, 저작을 위한 신경 회로와 겹치는 신경 회로와 관련이 있을 수 있다.

CPG는 컴퓨터 프로그램과 같은 신경망(그림 3-9에서 CPG로 표시된 빨간색 상자)이다. 활성화되면 CPG는 다양한 안면, 하악 및 혀 근육 운동뉴런(삼차신경, 안면신경 및 혀의 운동 핵으로부터의 적색 출력, 그림 3-9)에 필요한 강도와 타이밍의 활동전위를 생성하여 저작에서 볼 수 있는 율동적인 안면, 하악, 혀의 운동이 일어나도록 하기 위해 관련 근섬유가 올바른 순서와 크기로 활성화된다.

또한 수의적으로 저작을 시작 및 중지할 수 있을 뿐만 아니라 저작 동작의 속도와 크기 및 모양을 변경할 수 있는데, 이러한 수정은 운동피질 영역에서 CPG로 내려오는 명령을 통해 수행된다. 이러한 하향 명령은 피질에 있는 안면 SI, 안면 MI 및 피질저작영역(CMA) 영역에서 CPG까지 굵은 빨간색 선으로 표시되어 있다(그림 3-9). CMA와 안면 MI 및 SI의 일부는 수의적으로 씹기를 시작하거나 중지할 수 있고, 수의적으로 더 세게 혹은 더 부드럽게 씹을 수 있는 것과 같이 저작주기에서의 많은 수의적 변화를 가능하게 해 주는 것으로 생각된다.

저작 CPG는 그것이 음식 덩이의 성질이나 교합의 변화에 따라 활동을 변화시킬 수 없고 수용하지 못한다면 인간에게 거의 쓸모가 없을 것이다. 예를 들어, 앞에서 설명한 바와 같이(Van der Bilt 2011; Woda et al. 2006) 인간의 저작주기는 더 단단한 음식과 부드러운 음식에 따라 자동으로 조정된다. 또한 앞에서 지적한 바와 같이 몸감각 피드백은 저작 CPG의 적절한 기능을 위해 매우 중요하다. 이 피드백은 치아 접촉의 크기와 방향을 알려주는 치주 기계수용기 및 음식과 점막의 접촉 신호를 보내주는 점막 기계수용기와 같은 기계수용기에 의해 제공된다. 또한 근방추는 하악이 폐구할 때 근육 길이와 근육의 길이 변화율을 신호하는 반면 골지건 기관은 근육내에서 생성된 힘을 신호하고, TMJ 기계 수용기는 하악 위치와 관절 부하를 신호한다.

몸감각 정보는 음식 덩이 굳기의 변화를 수용할 수 있도록 저작주기를 조절하는 데 중요한 역할을 한다(Lund and Olsson 1983). 씹는 것은 CNS로 들어가는 몸감각 정보의 빗발치는 유입과 관련되어 있다. 이 정보의 일부는 지각을 위해 대뇌피질(예: 안면 SI 및 더 높은 피질 영역)(그림 3-9)로 빠르게 전달되는데, 즉 씹는 동안에 치아 사이에 있는 음식 덩이를 지각하고 혀와 음식의 접촉을 지각하게 된다. 구심성 정보 중 일부는 CPG로 직접 전달되어(그림 3-9, TBSNC에서 CPG로의 파란색 화살표) CPG를 빠르게 조절함으로써 음식물의 질감과 경도에 맞게 씹는 주기와 진폭을 조정할 수 있다. 따라서 예를 들자면, 씹는 초기에 단단한 음식을 만나는 것은 음식 덩어리를 부수기에 충분한 힘이 가해지도록 씹기를 시작해야 할 필요가 있음을 의미한다. 그런 다음 씹는 것이 진행됨에 따라 음식이 부드러워지면, 치아가 서로 부딪히지 않도록 힘을 빠르게 줄여야 할 필요가 있다. 이 모든 것을 씹는 동안 근육 활동 수준에 변화가 필요하다는 생각을 하지 않고 수행할 수 있으며, 구강내 기계수용기로부터의 몸감각 입력에 의해 도움을 받는 CPG에 의해 제어될 수 있다. 앞에서 지적한 바와 같이 치주 기계수용기는 치아에 가해지는 힘의 크기와 방향을 알려주기 때문에 여기서 중요한 역할을 할 수 있으며 근방추도 역할을 한다(그림 3-9의 파란색 화살표로 표시된 R은 α-운동신경 활성을 조절하기 위한 구심성 입력을 나타낸다. 예: 치주 구심 입력).

저작의 하악 폐구 단계 동안에 활성화되는 많은 구강안면 구심신경이 개구반사(jaw-opening reflex)를 유발할 수 있다(앞의 내용 참조). 저작 동안 이런 일이 발생하면 폐구를 못하게 되므로 유용하지가 않다. Lund와 Olsson은 1970년대와 1980년대에 몇 가지 훌륭한 연구를 수행하여 저작 CPG가 저작주기의 폐구 단계에서 개구반사 반응을 실제로 억제한다는 것을 보여주었다(Lund and Olsson 1983). 이것은 개구반사의 정상적인 작동이 저작주기의 폐구 단계에서 현저하게 저하됨을 의미한다. 이것이 일어나지 않으면 인간은 음식을 씹는 데 어려움을 겪을 것이다. 이런 효과로 하악이 방해를 받지 않고 닫힐 수가 있다.

저작주기의 개구 단계에서 하악 폐구근의 근방추가 늘어나고, 이들로부터의 감각 정보는 하악 폐구 운동뉴런에 흥분 효과를 나타내게 된다. 이것은 하악 개구에 저항하는 순 효과(net effect)와 함께 하악 폐구근의 활성화를 가져올 수 있다. 그러나 저작주기의 개구 단계에서 저작 CPG는 하악 폐구 운동뉴런을 과분극(즉, 억제)하여 활성화되는 것을 훨씬 더 어렵게 만든다. 따라서 정상적으로 하악 폐구근을 활성화하는 근방추로부터의 흥분성 입력은 하악 개구 동안에 활성화되지 않는다.

그러나 씹는 동안 통각수용성 구심신경의 활성화는 전체 저작주기에 심각한 억제 효과를 나타내어 즉시 저작을 중단시킨다. 예를 들어, 씹는 동안 뺨을 물면 어떻게 되는지 생각해 보자. 통각수용기의 활동은 CPG에 대한 억제 연결을 활성화하여 그것의 순환 활동(cycling)을 중지시킨다.

교합 변화와 관련하여 더 높은 수준의 CNS에서 신경 변화가 일어나고 있는 좋은 증거가 있으며(Lund and Olsson 1983; Sessle 2016), 이러한 변화는 또한 CPG 수준에서도 작용할 가능성이 있다. 따라서 CPG는 새로운 의치, 새로운 크라운 및 브리지, 임플란트 등에 의해 나타나는 교합 변화를 수용할 수 있도록 신경가소성 변화를 겪을 수 있다.

3.2.2.4. 일부의 자율신경 역할 (Some autonomic aspects)

교감 신경계는 정상적인 근육 기능에 중요한 역할을 하며 또한 근육통의 기전에도 관련되어 있다. 이러한 효과는 이전에 검토된 바가 있으며(Passatore and Roatta 2007) 여기에 그것을 간략하게 요약하였다. 따라서 근육의 사용은 근섬유에 대한 α-운동뉴런의 활성화뿐만 아니라 활성 근육으로의 혈류를 증가시키기 위해 교감신경계에 대한 병렬의 명령 세트가 관여한다. 교감신경계의 혈관수축 작용은 근육 대사산물의 강력한 혈관 확장 작용에 의해 무효화된다. 이 두 힘 사이의 불균형은 작업 근육의 허혈을 유발할 수 있으며, 대사산물의 축적과 함께 근육통각 말단을 활성화시켜 근육통을 유발할 수 있다.

근육의 교감신경계 제어에 대해 주목할 만한 흥미로운 효과는 교감신경 활성화가 길이와 속도 변화를 감지할 수 있는 근방추 구심신경의 감도를 억제한다는 것이다. 이 효과는 근방추의 교감신경지배를 통해 유발되어서, 교감신경 활성화가 증가하면 근방추가 근육의 길이와 속도 변화를 감지하는 능력의 손상을 가져오는 것으로 생각된다. 따라서 스트레스가 많은 상황에서 이 효과는 위에서 설명한 저작주기의 예상치 못한 동요(perturbation)를 교정하는 근방추의 능력을 상당히 손상시킬 수 있을 뿐만 아니라, 씹는 동안 저작 CPG를 개선하는 데 사용되는 근방추로부터의 피드백을 손상시킬 수 있다. 스트레스를 받는 교감신경 자극은 자세 유지에도 영향을 미칠 수 있다.

이전에 언급한 바와 같이(Passatore and Roatta 2007), 급성 스트레스 상태는 교감신경 활성화를 통해서 유기체가 환경 변화에 대처하는 데 도움이 되는 조정을 가져온다. 그러나 장기간의 스트레스는 개인에게 부정적인 영향을 미치고, 근육에 대한 장기적인 교감신경 효과의 관점에서 보면, 개인이 최적이 아닌 근 활성화 전략을 채택하는 것과 같은 운동 제어에 장애를 초래할 수 있어서 장기적으로는 해로울 수 있고 근육통을 초래할 수 있다.

저작기능과 심장 자율신경 기능 사이에도 밀접한 관계가 있는 것으로 나타났다(Hasegawa et al. 2009; Koizumi et al. 2011; Nitta et al. 2003). 예를 들어, 실험동물 모델에서 스트레스에 노출되는 동안 씹는 것은 교감신경 과잉활성(sympathetic hyperactivity)과 스트레스 유발성 부정맥(stress-induced arrhythmias)을 감소시킬 수 있다(Koizumi et al. 2011).

3.3. 통증과 운동 활동의 관계 (The relations between pain and motor activity)

6장은 저작근의 기능장애에 대해 자세히 설명하고 통증-운동 상호작용(pain-motor interactions)에 대한 설명을 포함하고 있다. 간단히 말해서 구강안면통증의 임상 진단 및 관리, 심지어 연구는 통증과 근육 활동 사이에 단순하고 반사작용과 같은 관계가 있다는 개념에 의해 지배되어 왔다(Stohler 1999; Svensson and Graven-Nielsen 2001; Travell et al. 1942; van Dieën et al. 2003). 이러한 이론은 척추 또는 뇌간 수준에서 작동하는 것이며, 고위 중추로부터의 입력을 통합하지는 않는다. 악순환 이론(vicious cycle theory)(Travell et al. 1942)은 통증과 소위 근육 '과활동(hyperactivity)' 사이의 긍정적인 상호관계를 제안하고 있다. 이 이론의 지지자들은 자세, 구조[예: 턱의 오정렬(jaw misalignment), 부정교합], 운동의 이상이나 스트레스가 근육 과활동을 일으키고 이것이 다시 추가적인 이상과 악순환을 초래한다고 주장한다. 이러한 이론에 바탕을 둔 많은 치료전략은 해부구조에 대한 비가역적이고, 종종 값비싼 변화(예: 수술, 치아 조정)를 통해 이 주기를 깨려는 시도를 하는 것이다(Mense et al.

2001; Sessle et al. 1995; Stohler 1999; Travell and Simons 1983, van Dieën et al. 2003). 그에 반해서 통증적응모델(pain adaptation model)(Lund 2008)은 통증이 작동근(작용의 구동자)의 활동을 감소시키고, 길항근(작용에 저항하는)의 활동을 증가시켜서 운동을 더 느리고 작게 만들어 추가적인 손상을 최소화하고 그에 따라 치유를 돕는다는 제안을 하고 있다(Lund 2008; Stohler 1999; van Dieën et al. 2003). 통증적응모델의 영향을 받는 치료전략은 악순환을 끊을 필요가 없으며, 오히려 약리학적 및 행동학적 전략을 사용해서 통증을 줄이고 움직임을 최소화함으로써 저작운동 시스템이 치유 및 회복되도록 하는 것이다(Fricton and Schiffman 2008).

그러나 축적된 증거는 악순환 이론이나 통증적응모델이 통증과 근육 활동 사이의 연관성에 관해서 적절한 설명을 제공하지 못하고 있음을 나타내고 있다(Lund 2008; Murray and Peck 2007; Simmonds et al. 2006; Stohler 1999; Svensson and Graven-Nielsen 2001, van Dieën et al. 2003). 따라서 통증이 근육 활동을 수정하는 방법을 설명하기 위해 최근에 두 가지 새로운 모델, 즉 통합통증적응모델(integrated pain adaptation model)(Murray and Peck 2007)과 통증에 대한 운동적응의 새로운 이론(new theory of the motor adaptation to pain)(Hodges and Tucker 2011)이 제안되었다. 본질적으로 두 모델 모두가 한 부위의 유해 자극이 근육 내부와 근육 사이의 활동을 재분배하고, 두 모델 모두가 재분배된 운동 활동의 최종 특성을 결정하는 데 있어서 뇌의 고위 중추(예: 심리사회적 측면)의 변화를 통합한다는 것을 제안하고 있다.

3.4. 요약

이 장에서는 저작근의 정상적인 내부 해부학과 기능을 요약했다. 뇌가 수의적 운동, 반사운동, 율동적 운동에서 이러한 근육을 어떻게 제어하는지에 대해 자세히 설명하였다. 근육의 기본 기능 단위인 운동단위(motor unit)는 그것의 생리적 특성과 저작근 내에서 운동단위가 어떻게 배열되어 있는지에 대해서 자세히 설명하였다. 근육은 근육의 하위 구획이 다른 영역과는 독립적, 선택적으로 활성화될 수 있는 복잡한 내부구조를 가지고 있는데, 이것은 저작, 발음과 다른 구강안면 운동의 특징인 미세하게 제어되는 힘과 운동을 얻기 위해서 하악에 적용될 수 있는 힘의 정교함에 기여하는 것으로 생각된다. 구강안면 영역에는 음식과 액체의 질감, 온도 및 굳기를 감지할 수 있을 뿐만 아니라, 저작운동을 개선하기 위해서 뇌 운동 시스템이 사용하는 지속적인 피드백을 제공하는 몸감각수용기가 풍부하게 부여되어 있다. 침해수용 경로도 설명되어 있으며, 이러한 경로를 따라가는 정보가 환경 영향에 따라 어떻게 조절될 수 있는지, 그리고 이러한 경로가 어떻게 무해한(비통증성) 자극에도 민감해지고 반응할 수 있는지 설명하였다. 이러한 효과는 급성 및 만성 통증 상태에서 나타나는 이질통 및 통각과민에 기여할 수 있다. 이 장은 통증과 운동 활동 사이의 가능한 관계에 대한 간략한 개요로 끝을 맺었다. 이 장의 목적 중 하나는 저작근과 감각운동 뇌 제어 시스템(sensorimotor brain control systems)의 복잡성을 강조하는 것이다. 지식의 발전은 의심할 여지 없이 임상의가 치료해야 하는 근육과 그들의 제어 시스템의 복잡성에 대해 자세히 설명하게 될 것이다. 저작 시스템은 매우 복잡하여, 만성 통증 관리에 대한 단순한 기계론적 접근은 성공할 가능성이 없으며, 복합 및 다학문적 접근이 더 적절하다는 것을 임상의는 인식해야 한다.

참고문헌

Apkarian AV, Hashmi JA, Baliki MN. Pain and the brain: specificity and plasticity of the brain in clinical chronic pain. Pain. 2011;152:S49-64.

Avivi-Arber L, Martin RE, Lee J-C, Sessle BJ. Face sensorimotor cortex and its neuroplasticity related to orofacial sensorimotor functions. Arch Oral Biol. 2011;56:1440-65.

Blanksma NG, van Eijden TMGJ. Electromyographic heterogeneity in the human temporalis muscle. J Dent Res. 1990;69:1686-90.

Blanksma NG, van Eijden TMGJ. Electromyographic heterogeneity in the human temporalis and masseter muscles during static biting, open/close excursions, and chewing. J Dent Res. 1995;74:1318-27.

Cairns BE, Ren K, Tambeli CH. Musculoskeletal orofacial pain mechanisms: insights from animal models. In: Sessle BJ, editor. Orofacial pain: recent advances in assessment, management, and understanding of mechanisms. Washington, DC: IASP Press; 2014. p. 351-72.

Capra NF. Mechanisms of oral sensation. Dysphagia. 1995;10:235-47.

Capra NF, Hisley CK, Masri RM. The influence of pain on masseter spindle afferent discharge. Arch Oral Biol. 2007;52:387-90.

Chiang CY, Dostrovsky JO, Iwata K, Sessle BJ. Role of glia in orofacial pain. Neuroscientist. 2011;17:303-20.

Dubner R, Sessle BJ, Storey AT. The neural basis of oral and facial function. New York: Plenum Press; 1978.

Fricton JR, Schiffman E. Management of masticatory myalgia and arthralgia. In: Sessle BJ, Lavigne G, Lund JP, Dubner R, editors. Orofacial pain: from basic science to clinical management. Chicago: Quintessence Publishing Co, Inc; 2008. p. 179-85.

Goldspink G. Cellular and molecular aspects of muscle growth, adaptation and ageing. Gerodontology. 1998;15:35-43.

Greene CS. Managing the care of patients with temporomandibular disorders: a new guideline for care. J Am Dent Assoc. 2010;141:1086-8.

Haggard P, de Boer L. Oral somatosensory awareness. Neurosci Biobehav Rev. 2014;47:469-84.

Hannam AG, McMillan AS. Internal organization in the human jaw muscles. Crit Rev Oral Biol Med. 1994;5:55-89.

Hasegawa Y, Sakagami J, Ono T, Hori K, Zhang M, Maeda Y. Circulatory response and autonomic nervous activity during gum chewing. Eur J Oral Sci. 2009;117(4):470-3.

Hodges PW, Tucker KJ. Moving differently in pain: a new theory to explain the adaptation to pain. Pain. 2011;152:S90-8.

Jean A. Brainstem control of swallowing: neuronal network and cellular mechanisms. Physiol Rev. 2001;81:929-69.

Johansson AS, Pruszynski JA, Edin BE, Westberg K-G. Biting intentions modulate digastric reflex responses to sudden unloading of the jaw. J Neurophysiol. 2014;112:1067-73.

Klineberg IJ, Murray GM. Osseoperception: sensory function and proprioception. Adv Dent Res. 1999;13:120-9.

Koizumi S, Minamisawa S, Sasaguri K, Onozuka M, Sato S, Ono Y. Chewing reduces sympathetic nervous response to stress and prevents poststress arrhythmias in rats. AJP: Heart and Circulatory Physiology. 2011;301(4):H1551-8.

Korfage JAM, Koolstra JH, Langenbach GEJ, van Eijden TMGJ. Fiber-type composition of the human jaw muscles – (Part 1) origin and functional significance of fiber-type diversity. J Dent Res. 2005a;84:774-83.

Korfage JAM, Koolstra JH, Langenbach GEJ, van Eijden TMGJ. Fiber-type composition of the human jaw muscles – (Part 2) Role of hybrid fibers and factors responsible for inter-individual variation. J Dent Res. 2005b;84:784-93.

Lin C. Brain signature of chronic orofacial pain: a systematic review and meta-analysis on neuroimaging research of trigeminal neuropathic pain and temporomandibular joint disorders. PLoS One. 2014;9(4):e94300. doi:10.1371/journal.pone.0094300.

Lund JP. Mastication and its control by the brain stem. Crit Rev Oral Biol Med. 1991;2:33-64.

Lund JP. Persistent pain and motor dysfunction. In: Sessle BJ, Lavigne G, Lund JP, Dubner R, editors. Orofacial pain: from basic science to clinical management. Chicago: Quintessence; 2008. p. 117-24.

Lund JP, Olsson KA. The importance of reflexes and their control during jaw movement. Trends Neurosci. 1983;6:458-63.

Melzack R, Wall PD. Pain mechanisms: a new theory. Science (Washington, DC). 1965;150:971-9.

Mense S, Hoheisel U. Mechanisms of central nervous hyperexcitability due to activation of muscle nociceptors. In: Graven-Nielsen T, Arendt-Nielsen L, Mense S, editors. Fundamentals of musculoskeletal pain. Seattle: IASP Press; 2008. p. 61-73.

Mense S, Simons DG, Russell IJ. Muscle pain: understanding its nature, diagnosis, and treatment. Philadelphia: Lippincott Williams & Wilkins; 2001.

Miller AJ. Craniomandibular muscles: their role in function and form. Boca Raton: CRC Press; 1991.

Murray GM. The lateral pterygoid muscle: function and dysfunction. Semin Orthod. 2012;18:44-50.

Murray GM, Bhutada MK, Peck CC, Phanachet I, Sae-Lee D, Whittle T. The human lateral pterygoid muscle. Arch Oral Biol. 2007;52:377-80.

Murray GM, Peck CC. Orofacial pain and jaw muscle activity: a new model. J Orofac Pain. 2007;21:263-78.

Nitta E, Iwasa Y, Sugita M, Hirono C, Shiba Y. Role of mastication and swallowing in the control of autonomic nervous activity for heart rate in different postures. J Oral Rehabil. 30(12):1209-15.

Palla S, Klineberg IJ. Occlusion and adaptation to change: neuroplasticity and its implications for cognition. In: Klineberg IJ, Eckert SE, editors. Functional occlusion in restorative dentistry and prosthodontics. Edinburgh: Elsevier Mosby; 2016. p. 43-53.

Passatore M, Roatta S. Modulation operated by the sympathetic nervous system on jaw reflexes and masticatory movement. Arch Oral Biol. 2007;52:343-6.

Peck CC, Sooch AS, Hannam AG. Forces resisting jaw displacement in relaxed humans: a predominantly viscous phenomenon. J Oral Rehabil. 2002;29:151-0.

Phanachet I, Whittle T, Wanigaratne K, Klineberg IJ, Sessle BJ, Murray GM. Functional heterogeneity in the superior head of the human lateral pterygoid. J Dent Res 2003;82:106-111.

Phanachet I, Whittle T, Wanigaratne K, Murray GM. Functional properties of single motor units in inferior head of human lateral pterygoid muscle: task relations and thresholds. J Neurophysiol. 2001;86:2204-18.

Sessle BJ. Mechanisms of oral somatosensory and motor functions and their clinical correlates. J Oral Rehabil. 2006;33:243-61.

Sessle BJ. Central mechanisms of craniofacial musculoskeletal pain: a review. In: Graven-Nielsen T, Arendt-Nielsen L, Mense S, editors. Fundamentals of Musculoskeletal Pain. Seattle: IASP Press; 2008. p. 87-103.

Sessle BJ. Face sensorimotor cortex: its role and neuroplasticity in the control of orofacial movements. Prog Brain Res. 2011a;188:71-82.

Sessle BJ. Peripheral and central mechanisms of orofacial inflammatory pain. Int Rev Neurobiol. 2011b;97:179-206.

Sessle BJ. The biological basis of a functional occlusion: the neural framework. In: Klineberg IJ, Eckert SE, editors. Functional occlusion in restorative dentistry and prosthodontics.

St. Louis: Elsevier Mosby; 2016. p. 3-22.

Sessle BJ, Bryant PS, Dionne RA. Temporomandibular disorders and related pain conditions. Seattle: IASP Press; 1995.

Sheppard IM, Markus N. Total time of tooth contacts during mastication. J Prosthet Dent. 1962;12:460-3.

Simmonds MJ, Goubert L, Moseley GL, Verbunt JA. Moving with pain. In: Flor H, Dostrovsky JO, editors. Proceedings of the 11th World Congress on Pain. Seattle: IASP Press; 2006. p. 799-811.

Stohler CS. Craniofacial pain and motor function: pathogenesis, clinical correlates, and implications. Crit Rev Oral Biol Med. 1999;10:504-18.

Svensson P, Graven-Nielsen T. Craniofacial muscle pain: review of mechanisms and clinical manifestations. J Orofac Pain. 2001;15:117-45.

Travell JG, Rinzler S, Herman M. Pain and disability of the shoulder and arm. Treatment by intramuscular infiltration with procaine hydrochloride. J Am Med Assoc. 1942;120:417-22.

Travell JG, Simons DG. Myofascial pain and dysfunction: the trigger point manual. Baltimore: Williams and Wilkins; 1983.

Trulsson M. Force encoding by human periodontal mechanoreceptors during mastication. Arch Oral Biol. 2007;52:357-60.

Trulsson M, Van der Bilt A, Carlsson GE, Gotfredsen K, Larsson P, Müller F, et al. From brain to bridge: masticatory function and dental implants. J Oral Rehabil. 2012;39:858-77.

Türker KS. Reflex control of human jaw muscles. Crit Rev Oral Biol Med. 2002;13:85-104.

Van der Bilt A. Assessment of mastication with implications for oral rehabilitation: a review. J Oral Rehabil. 2011;38:754-80.

van Dieën J, Selen LPJ, Cholewicki J. Trunk muscle activation in low-back pain patients, an analysis of the literature. J Electromyogr Kines. 2003;13:333-51.

van Eijden TMGJ, Turkawski SJJ. Morphology and physiology of masticatory muscle motor units. Crit Rev Oral Biol Med. 2001;12:76-91.

Weijs WA, Kwa SHS. The rabbit masseter: organization and function of a heterogeneous muscle. In: Morimoto T, Matsuya T, Takada K, editors. Brain and oral functions. Amsterdam: Elsevier Science B.V; 1995. p. 11-8.

Woda A, Foster K, Mishellany A, Peyron MA. Adaptation of healthy mastication to factors pertaining to the individual or to the food. Physiol Behav. 2006; 89:28-35.

Yilmaz G, Ugincius P, Sebik O, Türker KS. Tonic activity of the human temporalis muscle at mandibular rest position. Arch Oral Biol. 2015;60:1645-9.

제 2 부

저작계의 정상 기능

(Normal Function of the Masticatory System)

제4장

근육계

(Musculature)

Istvan A. Hargitai, James M. Hawkins and A. Dale Ehrlich

초록

저작 및 경부 근육들은 독특하고 복잡한 구조물로서 씹고, 삼키고, 말을 하는 것과 같은 다면적인(multifaceted) 행위를 하기 위해 상조적으로(synergistically) 운동을 한다. 저작근에 관한 기능적 관찰, 해부 및 기초 연구들은 저작근 기능과 기능이상과 관련된 많은 지견들을 제공하였으며 오늘날 사용되는 많은 치료법의 결정에 기여하였다. 그러나 최근 기술적 진보는 과거의 이러한 추론들에 대한 과학적 타당성에 대한 확인을 가능케 하였으며 각 저작근의 기능과 기능적 작동에 대해서 보다 나은 식견을 제공하였다.

4.1. 서론 (Introduction)

이번 장은 복잡한 저작근 체계의 기능과 기능이상에 대한 확고한 기초가 되는 정상적 기능에 대한 최근 지견을 제공한다. 이를 위해 각 근육에 대한 고유한 형태와 고찰을 시작으로, 기능적 동작을 할 때 어떻게 이들 근육이 같이 작용하는지에 대해 언급할 것이다. 이 장은 아울러 임상가가 이런 복잡한 체계를 평가할 때 염두에 두어야 할 중요한 고려사항들로 맺을 것이다.

4.1.1. 저작근의 생체역학 (Masticatory muscle biomechanics)

저작근들은 교근, 측두근, 내측익돌근, 외측익돌근의 4개의 근육 쌍으로 이루어져 있다. 고유한 이들 근육은 치아와 측두하악관절에서 힘을 만들고 하악의 위치와 운동을 결정하기 위해 상조적으로 작동한다. 이들 근육의

J.M. Hawkins (✉)
Naval Medical Center San Diego, San Diego, CA, USA
e-mail: James.m.hawkins77.mil@mail.mil

I.A. Hargitai
Naval Postgraduate Dental School, Bethesda, MD, USA
e-mail: Istvan.a.hargitai.mil@mail.mil

A. Dale Ehrlich
Louisiana State University School of Dentistry, New Orleans, LA, USA
e-mail: aehrli@lsuhsc.edu

H.A. Gremillion, G.D. Klasser (eds.), *Temporomandibular Disorders*, https://doi.org/10.1007/978-3-319-57247-5_4

내적인 조직체계는 복잡한 기능적 요구에 부응하기 위해 매우 다채로운 동적 작업을 수행할 수 있다는 점에서 다른 골격근에 비해 고유하다고 할 수 있다. 이처럼 고유한 구조는 이들 근육이 인간의 신체 중에서 가장 복잡하고도 강력한 구조를 가지게 하며 씹고 삼키고 말하는 것과 같은 복잡한 동작을 할 수 있게 한다(Grunheid et al. 2009).

정상 저작 동작의 복잡성을 평가하고 무엇이 저작계에서의 기능이상을 야기하는지를 이해하기 위해서는 저작계를 구성하는 각각의 구조물에 대한 이해가 필수적이다. 앞의 장은 저작계의 기초적인 지견을 발생학적, 해부학적, 생리학적 관점에서 제시하였다. 이 장은 그러한 기초적인 지견을 확장해서 저작 및 경부 근육의 기능과 동작에 대해 언급할 것이다. 이 장은 4개 부분으로 나눈 후 이들 근육의 기초과학에서부터 임상적으로 적용할 수 있는 동작의 양상까지 중재적인(translational) 이해를 다룰 것이다. 첫 번째 항은 다른 골격근과 분별되며 복잡한 동적 요구를 수용할 수 있게 하는 저작 및 경부 근육의 미세현미경적 특성에 대해 고찰할 것이다. 두 번째 항에서는 개별 저작근, 건, 인대가 가지는 독특한 구조적, 기능성 특성에 대한 광범위한 고찰을 제공할 것이다. 세 번째 항은 상부 경부 근육에 대한 총론과 저작근과 경부근 간의 양방향적(bidirectional) 영향에 대해 언급할 것이다. 네 번째 항에서는 이들 근육이 어떻게 씹고 삼키고 말하는 복잡한 저작기능을 할 수 있는지에 관한 거시적인 총론을 제공하기 위해 앞서 언급된 내용들을 융합할 것이다. 끝으로 이 장은 저작 작용에 있어 주요 역할을 하는 데 덜 알려진 다른 요소들에 대한 간략한 고찰로 마칠 것이다.

4.1.1.1. 미세적인 역할에서 거시적 운동으로의 변환 (Translation from microscopic function to macroscopic movement)

다수의 저작 및 경부근들은 턱을 벌리고 다물고 측방으로 그리고 전방으로 움직이는 데 있어서 상조적으로 일한다. 이들 근육이 다양한 기능적 요구를 받음에도, 이들은 현미경적 구조체의 고유성으로 말미암아 이에 대해 효율적으로 작동한다. 이들 현미경적 특성에 대한 전반적인 개념이 먼저 언급된 후 이러한 특성이 각 근육의 기능에 어떻게 적합하게 되어 있는지 설명할 것이다.

4.1.1.2. 기능성 이질성 (Functional heterogeneity)

많은 문헌들은 저작근들이 거시적 관점에서 동질성을 가지는 것으로 언급하고 있다. 이것은 마치 하나의 구성단위(unit)처럼 하나의 힘 벡터와 크기를 가지고 수축한다는 것이다. 이러한 관점은 비록 이해하기에는 단순하지만, 매우 복잡한 근육들에는 부적합하다(Herring et al. 1979). 사실 저작근은 고도로 복잡하고 기능적으로 이질적이다. 이런 복잡성은 근육내에서 특정 영역의 선택적인 활성을 가능케 하는 근육내 구획(intramuscular compartmentalization)으로 개념화된다. 이러한 구획은 신경계가 단일 근육이 다양한 강도와 방향을 가진 힘의 다양함을 높은 효율을 가지고 만들어 낼 수 있게 한다(Bhutada et al. 2008). 결론적으로 복잡하고 정밀한 하악의 기능은 근육들 사이의 동기화된(synchronized) 활성뿐만 아니라 근육내에서도 적절하게 구획화된 활성에 의해서 만들어진다(Johansson et al. 2014). 이들 근육내 구획은 먼저 근육내 복잡한 건성 미세구조(tendious architecture)에 의해 해부학적으로, 그리고 개별 운동단위(motor units)들에 의해 조절되는 근신경(neuromuscular) 구조에 의해 부가적으로 세분화된다(Widmer et al. 2007).

4.1.1.3. 해부학적 구획 (Anatomical compartmentalization)

근육은 특히 하악거상근과 외측익돌근에서 근막들(aponeuroses)에 의해 형성된 무수한 근육내 구획을 가진다. 근막은 편평하고 넓은 건(tendons)들이 여러 층을 이루고 있으며 문헌에서는 종종 하나의 건(a tendon)으로 언급되기도 한다. 근육내 건성 구조물(tendinous structure)의 양은 다양하나 일부 저작근들은 전체 중에서 18%가 건성 구조물이라는 것은 의미 있다(Van Eijden et al. 1997). 같은 저작근에서도 이들 건은 방향과 크기가 종종 다르다. 근섬유는 이들 건에 평행하거나 다양한 각도로 부착되어 있다. 평행하게 배치된 근섬유들은 근섬유의 방향과 평행한 힘을 만들어 낸다. 건의 양면에서 각을 이루면서 부착된 근섬유 군들은 '깃털형/우상(pennate)'이라 명명된다(penna는 라틴어로 깃털이다). 이들 섬유는 부착의 길이와 각도에서 서로서로 다르다. 수축하는 동안 깃털형/우상 근섬유들은 기시(origin)에 대해 회전하듯 수축할 때, 부착된 건을 원하는 방향으로 당긴다. 저작근은 단우상(unipennate)근, 쌍우상(bipennate)근, 또는 다우상(multipennate)근으로 분류된다. 예로는 뒤에 언급되겠지만 측두근은 쌍우상근, 교근은 다우상근이다. 근육내 이들 섬유의 방향과 부착은 다양한 벡터와 강력한 강도를 가진 힘을 한정된 공간 안에서도 생성할 수 있게 하는데, 이는 저작근의 생체역학에 있어 이상적이다(Hannam and Mcmillan 1994).

4.1.1.4. 신경생리학적 구획 (Neurophysiologic compartmentalization)

근육의 이질적 활성화가 신경생리적 측면에서도 가능하게 되어 있다. 운동단위(앞 장에서 상세하게 언급)는 이러한 과정을 보다 용이하게 한다. 하나 혹은 여러 개의 서로 연접한 운동단위들은 함께 활성화될 때 그렇게 활성화된 근육 군집이 근육을 효과적으로 구획화한다.

운동단위의 형태와 생리는 매우 다양하다(Van Eijden and Turkawski 2001). 특정 근육 단위의 관여 여부는 근육수축의 크기와 방향에 달려 있다(Ogawa et al. 2006). 하나의 운동뉴런(motor neuron)에 의해 소수의 근섬유만 지배할 때, 보다 정밀한 운동이 이루어질 수 있다. 저작근은 운동단위당 상대적으로 낮은 근섬유 비율을 가지고 있고 이로 인해 미세한 운동 조절이 가능하다. 교근을 팔, 다리에 있는 근육과 비교했을 때 교근의 운동단위 영역이 좁고 한정되어 있으며, 영역 중 대부분은 개별적인(discrete) 건 부착 구획(tendon-bound compartments)들에 위치하였다. 이런 구조로 인해 사지에 비해 내부적으로 보다 다양한 힘 벡터와 강도를 가지면서 각 독립적 근육 부위에서의 개별적 조절을 더 잘할 수 있다. 이것은 또한 저작근의 운동 조절에서 보다 국소화된 조직화(organization)를 의미한다(Van Eijden and Turkawski 2001).

구획화는 또 다른 명확한 이점을 가진다. 지속적인 낮은 정도의 수축 동안, 수축이 지속됨에 따라 활성 운동단위 구획의 숫자가 증가하는 것이 관찰되었다. 이처럼 새로운 운동단위의 추가적인 보충은 근육 피로에 의한 효과를 상쇄(counteractiong)하는 데 도움을 준다(Farella et al. 2011). 추가적으로 혹시 통증이 존재하게 될 때 근육내 운동단위의 재조직화(reorganization)가 발생하고, 이는 손상을 최소화하면서 기능이 지속될 수 있도록 한다(Minami et al. 2013). 근신경 운동 조절의 전략적인 대응은 근육내에서 근육별, 개인별로 다양화된다. 이러한 전략적 대응은 부적응성 행동의 부정적인 결과 가능성을 최소화하는 데 있어서 보호성 기전(protective consequence)으로 개별화되어 나타난다(Farella et al. 2009).

4.1.1.5. 근섬유의 종류 (Fiber type)

저작근은 또한 이질적인 근섬유의 집합으로 이루어져 있다(Van Eijden and Turkawski 2001). 근섬유들은 다양할 뿐만 아니라 적응성(adaptable)이 있어서 에너지 소비를 최소화하면서도 기능적 요구에 부응할 수 있다(Korfage et al. 2005a). 인체의 다른 부위에서처럼 저작근섬유는 마이오신 중쇄(myosin heavy chain; MyHC)의 동형단백질(isoform)의 종류에 따라 분류된다. 이들 동형단백질은 조직화학적(histochemical) 염색에 의해 구분될 수 있고 아데노신 3인산(adenosine triphosphate; ATP)을 에너지로 전환시키는 비율에 따라 분류된다(Korfage et al. 2005a). 이 비율은 파워스트로크를 생성하는 힘의 속도와 피로성(fatigability)과 매우 연관된다(Neunhauserer et al. 2011). 동형단백질은 MyHC-I과 MyHC-II섬유들을 포함한다. MyHC-I섬유들은 유산소성으로, 수축 속도가 느리고 피로도 천천히 오며, 지속성/긴장성 수축(sustained/tonic contraction) 시에 전형적으로 활성화된다. Ⅱ형 섬유들은 무산소성으로, 수축 속도가 빠르고 피로도 빨리 온다. 이들은 전형적으로 짧고, 강한/상동성 수축(poweful/phasic contraction)에 관여한다. MyHC-II섬유는 두 개의 주요 동형단백질-IIA(느린)와 IID(빠른)-을 가지고 있다. MyHC-IID섬유의 수축 속도는 MyHC-I섬유보다 거의 10배 빠르다(Bottinelli et al. 1994). MyHC-I섬유는 MyHC-II섬유와 비교하였을 때 에너지를 덜 사용하며 빠른 섬유가 느린 섬유보다 약 4배 더 ATP를 소모한다(He et al. 2000; Stienen et al. 1996). 섬유 중에서 세 번째 유형은 혼성 섬유(hybrid fiber)라 불리며, 다수의 MyHC 동형단백질을 다양한 비율로 가지고 있다. 이들 섬유는 중간 정도의 수축 특성을 가지고 있어서 매우 섬세한 단계의 힘의 크기와 방향을 양산하는 기전을 제공한다(Korfage et al. 2005b).

섬유의 종류는 근육의 위치와 기능에 따라 다르다. 두경부 근육들은 사지에 비해 혼성 섬유들이 매우 높은 비율을 가지고 있으며 교근, 악이복근의 전방부, 악설골근은 5~7개의 MyHC 동형단백질(isoforms)로 구성되어 있다(Cvetko et al. 2012). 동형단백질의 다양성은 저작계의 다양한 기능적 요구를 반영하는 것이다. 부가적으로는 저작근들은 사지나 몸통 근육에선 발견되지 않는 MyHC-fetal과 MyHC-cardiac α섬유도 소량 포함하고 있다. 이들 섬유의 특성은 잘 알려져 있진 않으나 아마도 저작근에 부가적인 적응력을 제공할 수 있을 것으로 여겨진다(Korfage et al. 2005a). 저작근들은 또한 섬유의 크기에 있어서도 일반적이지 않다. 저작근에서 MyHC-II섬유들은 MyHC-I섬유보다 단면적이 작은 데 반해, 사지와 몸통 근육에서는 반대이다. 이것은 저작근에서 산소와 영양소들의 교환을 증가시키고, 피로에 대한 향상된 저항을 용이하게 한다(Korfage et al. 2005b).

근섬유 구성의 뚜렷한 차이는 폐구근(외측익돌근 상두를 포함)과 개구근 사이에서도 관찰된다. 폐구근과 외측익돌근의 하두는 대략 40%의 혼성 섬유로 구성되어 있는데, 순(pure) 섬유와 혼성 섬유 모두가 70%의 type-I 섬유로 구성되어 있다. 개구근은 겨우 10%만이 혼성 섬유이고, 순 섬유와 혼성 섬유 모두 약 45%의 type-I 섬유로 구성되어 있다. 이러한 차이는 폐구근이 좀 더 긴 활성도를 가지도록 해서 하악의 안정위를 계속 유지하거나 오랜 저작이 가능하도록 한다. 근육내에서도 차이가 있으며 특히 폐구근에서 전방과 심부는 일반적으로 더 많은 MyHC-I섬유들을 포함하고 있으며 이들은 장시간의 사용에 보다 적합하다(Korfage et al. 2005a).

섬유 표현형(phenotype)에서의 변화는 다양한 이유들로 인해 발생할 수 있으며, 일시적이거나 영구적이다. 그 이유로 활성도, 연령, 성별, 음식, 수면이 있다. 유전적인 영향 또한 주된 요인으로 예상되나 구체적인 영향이 아직 명확하게 규명되지 않았다(Korfage et al. 2005b). 이러한 변화들은 다음과 같이 나타난다.

1. 활성도: 근활성도는 MyHC-I섬유들의 증가를 야기하는 경향이 있는 반면, 장기간의 비활성(deactivation)은 MyHC-II섬유들의 숫자를 증가시키는 경향이 있다. 이러한 예는 교근 천부의 전방부와 전측두근이 될 수 있으며 이 둘은 높은 활성화율을 가지면서 MyHC-I섬유가 우세하게 많다(Korfage et al. 2005a). 이러한 변화는 근육의 효율과 에너지 사용의 최적화를 촉진한다.
2. 연령: 노화는 순수한 MyHC-II 및 혼성 섬유의 비율을 증가시킴과 함께 MyHC-I섬유를 감소시키는 경향이 있다. 이것은 나이에 따라 저작 활동에 영향을 줄 수 있다(Korfage et al. 2005b).
3. 성별: 여성은 MyHC-I섬유를 남성보다 더 높은 비율로 가지는 데 반해, 남성은 MyHC-II를 더 많이 가지고 있다(Arima et al. 2013). 이것은 섬유 종류 간에 표현형 변화를 야기하는 테스토스테론의 영향일 가능성이 있다(Widmer et al. 2007).
4. 음식: 인체실험은 없지만, 쉽게 저작되는 음식을 오랫동안 씹었을 때 실험용 쥐는 단면적의 감소와 함께 MyHC-I섬유가 감소되었다(Korfage et al. 2005b).
5. 수면: 쥐에서의 만성적인 수면 박탈은 표층과 심층 교근에서 MyHC-I을 증가시키고 MyHC-II의 발현은 감소시키는 것으로 나타났다(Cao et al. 2015).

4.1.1.6. 근방추의 성분 (Muscle spindle content)

근방추는 중추신경계에 고유수용성(proprioceptive) 피드백을 제공하고 반대되는 힘에 대해 적절하게 반응하도록 한다. 폐구근(예를 들면, 교근과 전측두근)은 많은 숫자의 근방추를 가지고 있는 데 반해, 개구근(예를 들면, 악이복근과 외측익돌근)은 작거나 거의 근방추가 없다(Saverino et al. 2014). 이것은 폐구근이 저작 동안 규칙적으로 마주하게 되는 반대되는 힘, 즉 개구력에 대해 빠르고 적절하게 반응하게 한다. 반면에 개구근은 반대되는 힘에 거의 마주하지 않으므로 지속적인 감각피드백에 대해 최소한의 필요성을 가진다(Abbink et al. 1998). 방추 활성도는 또한 길항근 활성도의 조절도 돕는다. 동작이 일어날 때 길항근은 매우 작은 활동도를 가진다. 예를 들면, 개구 시에 폐구근은 거의 활성도가 없고 폐구 시에 개구근은 거의 활성도가 없다(Abbink et al. 1998). 마지막으로 신체의 다른 부위에서와 달리 폐구근은 각 방추마다 방추내섬유가 매우 많다. 이는 저작 활동의 조절에 있어 강한 고유수용성 작용을 촉진한다(Turker 2002).

4.1.2. 하악운동 (Mandibular movement)

정상적인 저작근 기능과 이상기능에 대해서는 수년 전부터 관찰, 해부, 기초과학 연구를 기반으로 언급되어 왔다. 이러한 언급은 오늘날 행해지는 수많은 치료의 기반이 되었다. 그러나 영상 유도(image guided) 근전도 연구를 통한 최근의 기술적인 진보는 과거에 추정되던 과학적인 타당성에 대한 보다 엄격한 실험을 가능케 했고, 각각의 저작근의 기능에 대한 보다 나은 이해를 제공하였다(Salame et al. 2007). 이번 항에서는 각 저작근의 정상

기능에 대한 최근의 정보를 제공한다.

하악의 운동은 종종 문헌에서 이차원적으로 논의된다. 간략히는 뒤에 언급된 하악운동에 대해 문장에서 기술되고 표 4-1에서 요약된다. 그러나 실제적인 임상에선 이러한 운동들에 대해서 삼차원적인 이해가 필요하므로 실제 상황에서는 아래에 기술된 근육의 구조와 기능을 적용하길 바란다(Hannam and Mcmillan 1994). 이들 운동의 이, 삼차원적인 특성 모두에 대한 이해는 임상가로 하여금 저작계 기능이상에 대한 임상적 양상을 더 잘 이해하도록 돕는다.

4.1.2.1. 하악의 개구근 및 폐구근 (Mandibular opening and closing muscles)

주요한 구조적 차이는 하악의 개구근과 폐구근을 비교했을 때 언급된다. 이들의 차이는 폐구근에서 더 큰 단면적, 더 많은 비율의 건성 조직, 짧은 섬유 길이 그리고 더 큰 우상 각도에서 나타난다. 이러한 차이들은 폐구근들이 더 큰 힘을 만들 수 있도록(개구근의 약 3.7배) 그리고 더 넓은 범위에서 활성화된 힘을 지속하기에 적합하도록 한다. 그러는 동안 개구근은 높은 단축 속도와 함께 더 큰 가동역(excursion)을 가지도록 하면서 개구량을 증가시키고 근육이 단축될수록 힘이 감소되게 된다(Koolstra and Van Eijden 1997; Van Eijden et al. 1997). 유사한 차이점들이 신체 다른 부위에서의 길항근들 사이에서 나타난다. 예를 들면, 사두근(quadriceps)은 큰 힘을 생성할 수 있는 힘이 있는 반면, 넙다리뒤근육(hamstrings)은 가동역의 생성에 역할을 한다(Van Eijden et al. 1997). 다음 항에서 각각의 특성을 통해 정상 기능에 기여하는 개구근과 폐구근들이 논의될 것이다. 하악의 운동에 관여하는 근육에 대한 논의는 다음과 같다.

4.1.2.2. 하악 폐구근 (Mandibular closing muscles)

교근, 내측익돌근 그리고 측두근의 기본적인 역할은 하악을 다무는(거상시키는) 것이다. 이들은 힘이 강한 근육으로서 음식을 씹는 데 주요한 역할을 한다. 각 근육들은 이번 항에서 상세히 언급될 것이다.

교근 (Masseter)

교근은 이형적, 다우상(multipennate) 구조로서 다양한 방향으로 주행하는 구조물과 섬유들로 구성되어 있다. 표층 및 심층 머리를 가지고 있으며 일부 저자들에 따라서는 중간층 머리를 구분해서 언급하기도 한다(Widmer

표 4-1. 하악의 움직임에 기여하는 근육들

개구	• 악이복근(회전)	• 양측 외측익돌근(활주) - 상, 하두	
폐구	• 교근 • 내측익돌근	• 측두근 • 외측익돌근 상두(최소의 작용)	
전돌	• 양측 외측익돌근 - 상, 하두	• 표층 교근	• 내측익돌근(가능할 수 있음)
후돌	• 심층 교근	• 측두근의 중간 및 후방대	• 외측익돌근 상두(최소의 작용)
측방	• 반대측 외측익돌근 - 상, 하두 • 동측 교근	• 동측 측두근 • 반대측 내측익돌근	

et al. 2007). 이들 근육 머리는 건성 격벽에 의해 분리되며, 교합평면에 대해 서로 다른 각도로 기원한다. 일반적으로 표층 교근은 교합평면에 60°로 기시되고, 중간층 교근은 90°, 심층 교근은 안쪽 층은 90°, 바깥쪽 층은 110°로 기시된다(Gaudy et al. 2000). 그림 4-1에서 보이는 것처럼, 각 근육 머리는 복잡한 근육내 구조물에 의해 기능적 구조체로 나누어진다(표층: 2층, 중간층: 1층, 심층: 3층). 일반적으로 건은 전후방과 내외측으로 우상 형태로 배치되어 있고 교근의 상방과 심층에서 더 큰 밀도를 가지고 있으며 어떤 부위에서는 건이 5mm 두께를 가지기도 한다(Minowa et al. 1998; Cioff et al. 2012; Brunel et al. 2003). 구성은 위치, 숫자, 크기가 개인별로 다양하지만 체중과 신장을 고려했을 때 성별 간에는 큰 차이가 없다(Cioffi et al. 2012).

동적 단위(motor unit)의 영역은 매우 작고(약 3.7mm), 대부분은 건층 안에 있는 특성 성분 내에 한정된다(Farella et al. 2011). 교근의 동적 단위의 거의 절반은 단방향성(unimodal)이며 한 방향으로 수축될 때 활성화된다. 복수의 방향으로 수축할 때 활성화되는 동적 단위의 비율은 낮아지며 4 또는 그 이상의 방향에서 수축할 때 겨우 5%만이 활성화된다(Schindler et al. 2014). 동적 단위의 활성화는 교합력의 크기와 방향 모두에 달려 있으며 각 동적 단위는 특정 범위의 크기와 방향에서 최적화되어 개입한다. 낮은 역치(즉, 쉽게 활성화되는)를 가진 동적 단위는 더 많은 구강기능에 관여하는 경향이 있고 더 넓은 영역의 저작력 각도에서도 기여하는 경향이 있다. 다양한 동적 단위의 개입은 교근으로 하여금 다양한 방향으로 효과적으로 수축할 수 있도록 한다(Ogawa et al. 2006).

예를 들면, 동적 단위의 활성화 양상을 기반으로 했을 때 표층 교근은 3영역(전방, 중간, 후방)으로 기능적 영역이 구분된다. 낮은 교합력 동안에는 전방이 보다 활성화되고, 저작력이 최대 수의적 수축의 60% 이상이 되었을 때는 점진적으로 후방부의 활성화가 일어난다. 이것은 미세한 동적 조절 동안에 전방이 더 활성화되고 후방 표층 교근은 힘의 생성에 따라 더 관여한다고 볼 수 있다(Guzman-Venegas et al. 2015). 이러한 특성은 전방, 후방

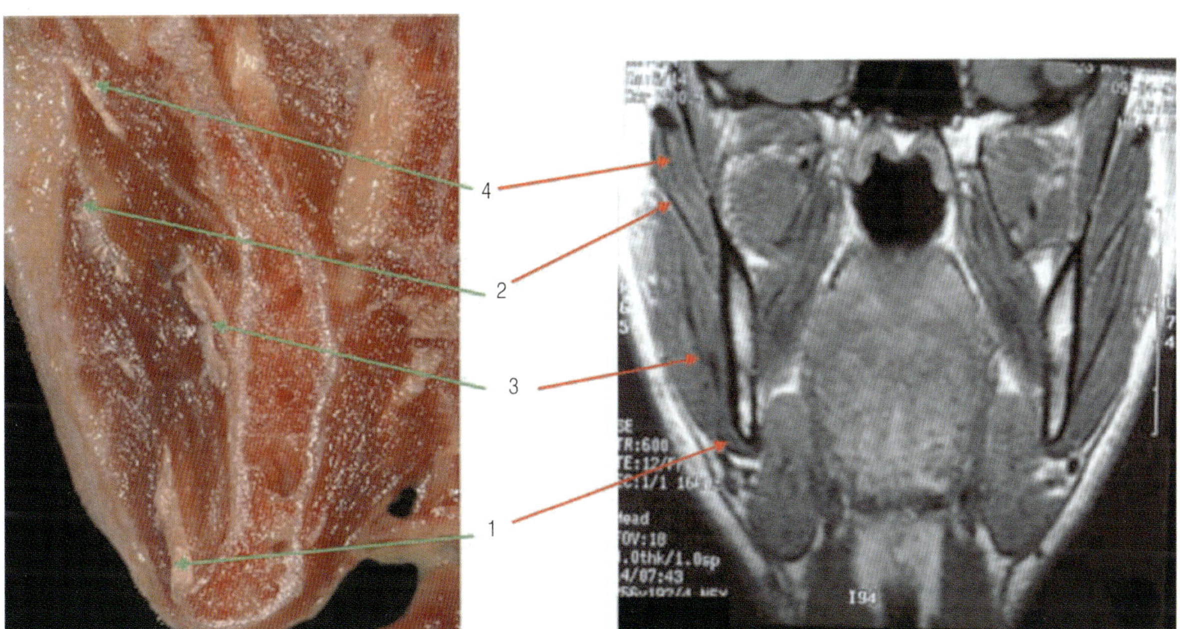

그림 4-1. 건막을 지닌 사람의 교근의 관상면 해부 및 자기공명영상 단면. 1: 표층 교근의 심부, 2: 중간층 교근, 3: 심부 교근의 표층부, 4: 심부 교근의 중간부(Brunel et al. 2003).

심부 교근에서도 저작 활성에 따른 차이가 나타난다(Blanksma et al. 1992). 교근의 활성은 근육 머리 간에 다양하게 나타나며 이들은 서로 다른 힘의 벡터를 만든다. 예를 들면, 표층 교근은 절치로 다물 때 더 활성화되고 심부 교근은 후방에서 저작할 때 더욱 활성화된다(Ogawa et al. 2006). 이러한 양상은 결국 전체적인 섬유 방향과 잘 상응하게 된다. 즉, 표층 교근은 수직적인 심부 섬유보다는 보다 전후방적으로 주행한다(Blanksma and Van Eijden 1995). 치아 접촉이 계속되는 것과 같이, 길어진 낮은 수준의 교근 수축 동안에는 운동단위의 대부분이 산발적으로만 활성화되는(50% 미만의 시간) 반면 일부는 지속적으로 활성화된다(Farella et al. 2011).

요약하자면 교근은 놀랍도록 복잡한 근육이다. 복잡한 구조체와 근육내 국소적이고 선택적인 활성화는 미세한 조절기전을 제공하고 이는 근육으로 하여금 힘의 크기와 방향에서 그 활성도를 저작 동안의 생역학적(biomechanical) 요구에 따라 매우 유연하고 효과적으로 조절될 수 있다(Schindler et al. 2014).

내측익돌근 (Medial pterygoid)

내측익돌근은 이질적이고 다우상 근육으로 7개의 근육/건막의 층으로 구성되어서 하악거상이라는 주된 기능과 하악전돌과 반대측 측방 운동이라는 부가적인 기능을 수행한다(El Haddioui et al. 2007; Van Eijden et al. 1995). 이들 근육의 각 부분의 기능은 접근의 어려움으로 인해 연구에 있어 여전히 어려움이 있다. 최근 이러한 어려움에도 불구하고 연구가 시도되고 있으나, 아직 유용한 확정적인 결과는 없다(G. Murrya, 개인적 소통, 2016). 최근까지의 연구는 이 근육을 전방과 후방 머리로 나누어서 해부학적, 기능적으로 구분해서 진행되어 왔다(El Haddioui et al. 2007). 머리들은 저작 방향에 따라 서로 다른 활성화 양상을 가진다(Schindler et al. 2006). 내측익돌근은 교근과 함께 하악골 주변으로 슬링(sling)을 형성해서 턱을 들어올리는 데 도움을 준다. 내측익돌근은 교근 부피의 약 1/3 정도이다. 두 근육의 장축을 비교하면 교근은 구개평면(palatal plane)을 기준으로 했을 때 내측익돌근(~67°)보다 수직적(~75°)으로 주행한다. 한편 교근은 내측익돌근(~21°)보다 시상면에 보다 평행(~3°)하게 주행하고 있다. 이러한 차이들은 저작 동안에 음식을 분쇄하는 데 필요한 더 큰 강도의 힘을 만드는 데 보다 적합하다(Hsu et al. 2001).

측두근 (Temporalis)

우상 형태의 측두근은 이형성적이고, 그림 4-2와 같이 내외측으로 3층으로 구성되어 있다(표층, 심층, 관골층)(Sedlmayr et al. 2009). 그림과 같이 이질적인 특성을 가지고 있는 이러한 다층구조는 측두근이 하악을 정밀하게 제어하여 주요 움직임, 즉 거상과 후돌과 같은 주된 운동을 수행하고 다양한 방향과 강도에서 씹는 동작을 원활하게 한다(Blanksma and Van Eijden 1995; Sedlmayr et al. 2009). 해부학적 교제에서 종종 간과되는 표층부는 동측으로의 하악운동을 야기하는 데 있어 주된 기능을 한다(Lee et al. 2012).

측두근은 종종 전방에서 후방으로 6군데의 기능적인 영역으로 나누어진다. 각 영역들은 각 섬유들이 다른 비율로 구성되어 있으며 대부분 MyHC-I(천천히 수축하고 피로저항을 가진)으로 구성되어서 긴 시간의 활성을 야기할 수 있는 전방부와 함께 후방으로 갈수록 type-II(fast contracting, fatigable)섬유가 점진적으로 증가한다. 측두근에서의 부분적인 활성 정도는 저작력의 방향과 크기 모두에 달려 있다. 방향적으로는 모든 영역이 저작 방향과

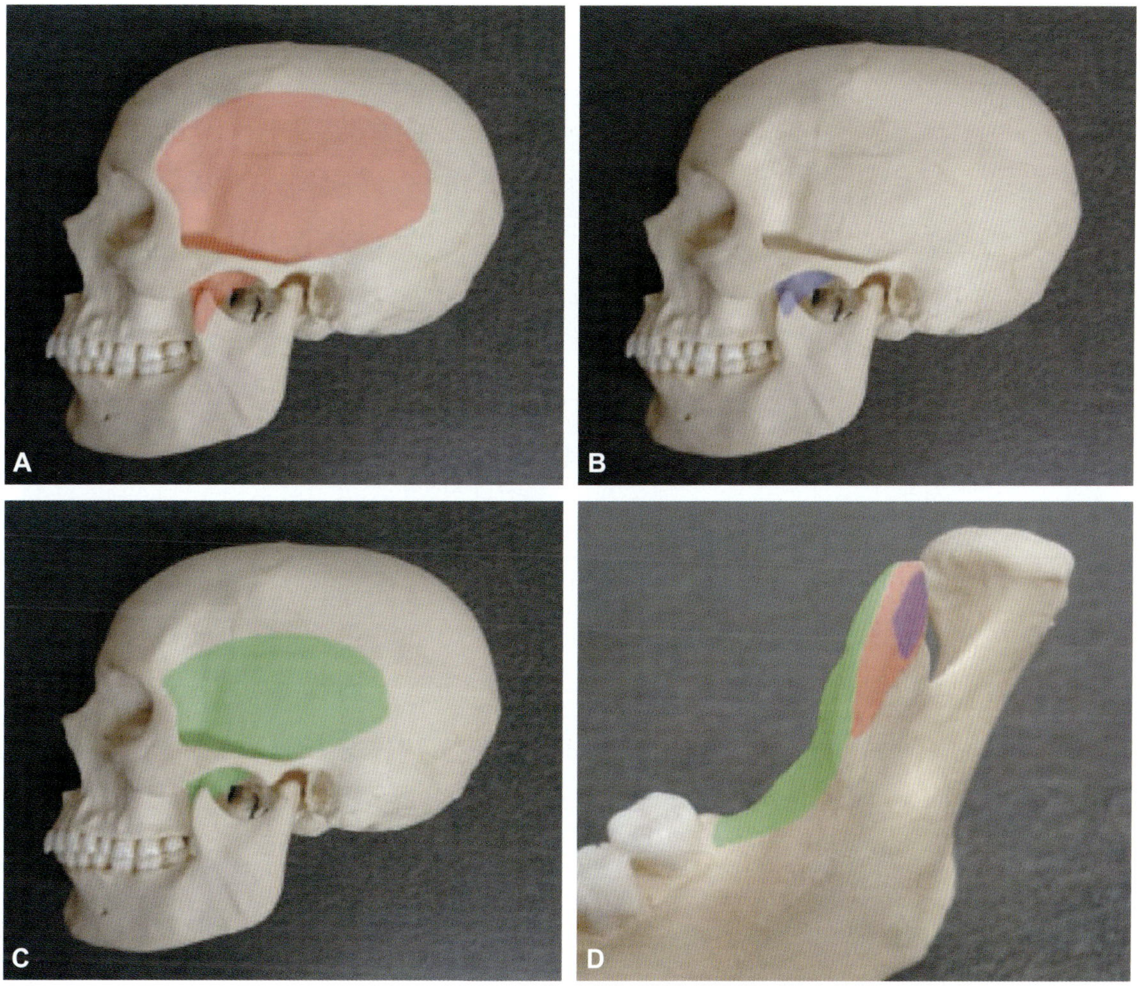

그림 4-2. 3가지 층으로 나타낸 측두근. A, 표층부. B, 관골부. C, 심층부. D, 이들 3층의 부착을 나타내는 전외측 모습. (Sedlmayr et al. 2009)

상관없이 적어도 약한 강도의 활성을 가지고 있다. 전방부는 모든 방향에서 가장 활성화되어 있고, 인접한 영역은 방향이 변함에 따라 활성도가 증가한다. 모든 영역은 모두 저작이 후측방으로 향할 때 가장 활성화된다. 각 영역에서 활성도는 저작근의 정도에 의해서도 결정되는데, 저작력이 증가함에 따라 근전도 활성도가 선형으로 비례해서 증가한다(Blanksma and Van Eijden 1990). 기능적으로는 피로 저항성을 가진 측두근 전방부는 껌 씹기와 같은 저작근 지구력 운동 시에 최고로 활성도가 증가한다(Blanksma and Van Eijden 1995).

측두근섬유는 가장 넓은 단면적과 함께 다른 폐구근에 비해 혼성 섬유가 적다. 또한 측두근은 폐구근들 중에서 342개(66%)로 가장 많은 근방추를 가지고 있다. 이러한 분포는 후방수평근에서 가장 크다(Korfage et al. 2005a).

측두근은 측두건을 통해 하악에 부착된다. 이러한 건은 구상돌기(coronoid process)의 첨부, 전방, 후방, 내측, 외측면에 부착되고 하악지(ramus)의 전연을 따라 하방으로 이어진다. 건의 후방 부분은 두 갈래로 분지되고 제3대구치 원심에 있는 후구치와(retromolar fossa)의 내측과 외측 변연에 각각 부착된다(그림 4-3). 두 갈래로 분지될 뿐만 아니라 건이 넓게 부착됨으로써 비교적 좁은 부착 부위에서 균형을 이루면서도 상당한 힘이 하악에 적용될 수 있도록 한다(Benninger and Lee 2012).

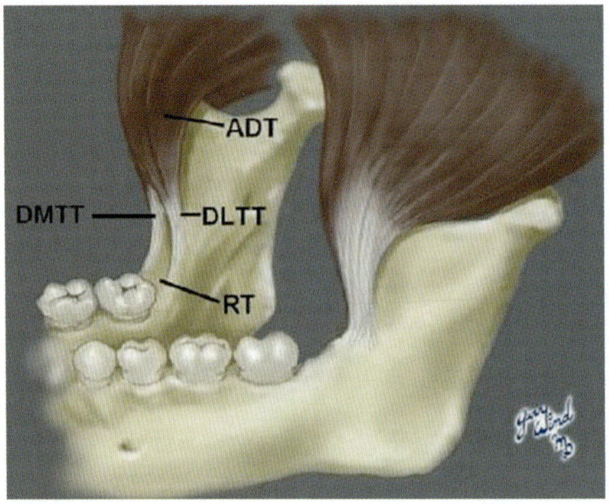

그림 4-3. 후구치와에서 분기점을 가진 측두근 건 부착. ADT: 측두근의 전후방 섬유들, DMTT: 측두근의 후내측 건, DLTT: 측두근의 후외측 건, RT: 하악의 후구치 삼각(Benninger and Lee 2012).

4.1.2.3. 하악 개구근 (Mandibular opening muscles)

개구하는 동안 좌·우측의 외측익돌근과 악이복근의 조화로운 수축은 각 하악의 활주(translation) 및 하강을 유발한다. 외측익돌근은 또한 하악의 편심운동(excursion)에도 상당한 역할을 한다. 이 항에서는 악이복근에 대해 간략히 서술하고 외측익돌근은 하악의 수평적 이동 항에서 언급할 것이다.

악이복근 (Digastric muscles)

악이복근은 개구 동안에 하악을 하방 및 후방으로 회전시키거나 연하 시에 설골을 들어올리는 데 작용하는 복합 근육이다. 하나의 근육막으로 분리되기는 하나, 전방과 후방 악이복근은 다른 신경을 통해 신경지배를 받는데, 전복(anterior belly)은 악설골(mylohyoid)신경을 통해 제5 뇌신경의 지배를 받는 데 반해, 후복(posterior belly)은 악이복분지를 통해 제7 뇌신경의 지배를 받는다. 두 근육은 섬유 종류에서도 서로 다른데, 전복은 MyHC-IIX 섬유를 더 많이 포함하는 데 반해, 후복은 MyHC-IIA섬유를 더 많이 포함한다. 이러한 차이는 이들이 서로 독립적으로 작용할 수 있다는 것을 제시하는 것이다(Korfage et al. 2005a). 이들은 최대 수의적 이악물기 동안 휴지기 동안에 비해 약 2배 정도로 활성화되는데 이는 건, 인대, 건막에 의해 저작근들과 악이복근 간에 해부학적인 연결에 기인한다(Ciuffolo et al. 2005).

4.1.2.4. 하악 편위운동 근육 (Mandibular excursive muscles)

하악의 측방 및 전돌 운동은 주로 외측익돌근에 의해 조절되고 다른 저작근에 의해 부가적으로 조절된다. 외측익돌근의 구조와 기능은 이 항에서 먼저 언급될 것이다. 그 외 편심운동에서의 부가적인 근육들 또한 이 항의 말미에 언급될 것이다.

외측익돌근 (Lateral pterygoid)

외측익돌근은 이형적, 다우상(multipennate) 구조로서 8개의 근육/근막이 층층이 교차하면서 구성되었으며 정교한 하악의 수평운동을 가능하게 한다(Foucart et al. 1998). 해부학적 연구들은 이 근육을 2개의 머리, 즉 기시와 부착이 서로 다른 상두와 하두로 나눈다. 상·하두의 섬유는 하악과두에서 약 45° 각도로 전/내방으로 주행한다(El Haddioui et al. 2005). 상·하두는 주로(80%) 호기성, 피로 저항성 MyHC-I섬유로 구성되어 있으며 지속적인 수축과 정교한 움직임이 가능하다. 근육 중 20%는 기능 및 비기능 동안에 빠르고 강한 수축이 가능한 MyHC-II로 구성되어 있다(Hannam and Mcmillan 1994; Murray et al. 2001).

외측익돌근의 기능은 깊은 위치와 함께 복수의 해부 및 신경생리적 구조물로 인해 생체에서 실험하기가 쉽지 않았다. 외측익돌근의 활성화 양성을 이해하기 위한 과거의 시도는 동작 중에서 근육 활성 정도를 확인하기 위해 주로 표면 근전도 또는 비유도(unguided) 전선 근전도 실험에 의해 이루어졌다. 그러나 이들 연구로부터 얻은 데이터는 측정의 정확도가 의문시되기 때문에 신중하게 해석되어야 한다. 표면 전극을 이용한 연구들은 의도치 않게 외측익돌근 주변 또는 상방에 위치하는 다른 근육들의 활성도도 측정에 포함될 수 있으므로 부정확할 가능성이 있다. 비유도 전선 근전도 실험은 해부학적 기준점(landmarks)을 참고로 전극을 위치시킨다. 전극은 각 상·하두의 추정되는(assumed) 활성화 양상을 기반으로 해서 각 상·하두에 정확하게 위치시켰다고 재추정(presumed)한다. 이러한 연구들에서 데이터는 각 상·하두가 서로 다른 시간에 수축하고 상두는 폐구, 이악물기, 후퇴위, 동측방 운동에서, 하두는 개구, 전돌, 반대측방 운동에서 수축할 것이라는 추정을 점점 강화시켜 왔다. 이러한 추정은 측두하악장애의 많은 가설과 치료 추천에 인용되었다(Bhutada et al. 2008). 하지만 외측익돌근의 근전도 데이터의 부정확성과 복잡한 이형성적 특징을 고려할 때, 단순화된 활성화 모형으로는 충분하지 않다(Foucart et al. 1998; Bhutada et al. 2008). 따라서 이러한 방법적인 측면을 고려했을 때 외측익돌근의 기능과 이상기능에 대한 추정은 주의를 가지고 해석되어야 한다.

최근 전산화단층촬영의 진보로 인해 상·하두 외측익돌근에서 전선 전극의 위치를 확정할 수 있게 되었다(Salame et al. 2007). 이런 방법을 이용한 연구들의 결과는 보다 정확하고 복잡한 정보를 제공하였으며 더 나아가 측두하악장애에서의 외측익돌근의 역할에 대한 의문을 제기하였다(Bhutada et al. 2008). 상·하두의 기능은 다음에서 논의될 것이다.

상 외측익돌근 (Superior lateral pterygoid)

상 외측익돌근은 기능적으로 이형적인 단위들로 구성되어 있다. 각 구성체는 주로 반대측방 그리고 전방 운동 시에 가장 큰 기계적인 작용을 할 수 있도록 활성화된다. 신경지배도 복잡하며 신경해부학적으로 상 외측익돌근의 상부는 4부분으로 나뉘고, 각각은 서로 다른 신경들로부터 독립적으로 신경지배를 받는다. 이들은 교근신경(masseteric nerve), 후심측두신경(posterior deep temporal nerve), 중간심측두신경(middle deep temporal nerve), 협신경(buccal nerve)이다. 상 외측익돌근의 하부는 협신경 단일기원으로 신경지배를 받는다(그림 4-4). 이 근육의 상부가 일부 환자에서는 원판-낭 복합체에 부착하고 하부는 흔히 과두에 부착한다는 것을 감안하면 이러한 신경지배는 원판-낭 복합체와 하악과두 간에 독립적인 운동을 가능하게 한다(Davies et al. 2012).

상 외측익돌근의 부착은 개인차 변이가 큰 편으로 일부 환자에서 측두하악관절에는 상 외측익돌근 중 작은 부분

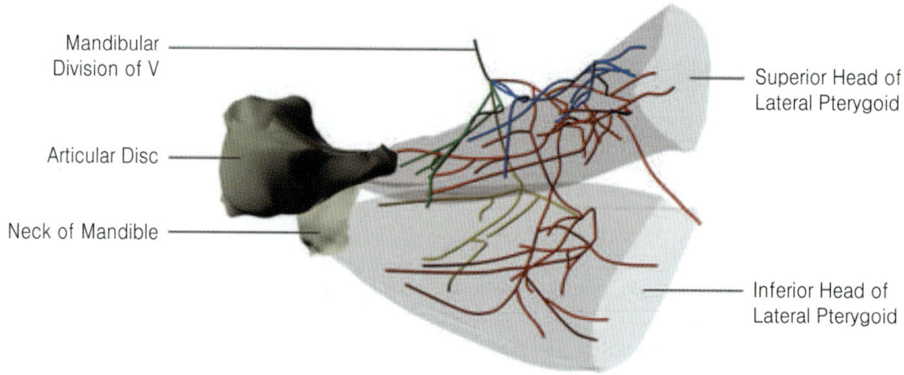

그림 4-4. 외측익돌근의 상·하두의 넓은 신경지배 양상. 빨강: 협신경, 녹색: 교근신경, 파랑: 중간심측두신경, 노랑: 하악신경(V3)에서 직접 나온 근육 분지(Davies et al. 2012).

이 부착한다. 이 근육은 55.5%에선 과두 및 원판-낭 복합체 모두에, 27.8%는 과두에만, 16.7%는 원판-낭 복합체에만 부착한다고 보고된 바 있다(Antonopoulou et al. 2013). 원판-낭 복합체 내로 부착될 때, 섬유 중 약 29.5%는 과두에 부착된다(Naidoo and Juniper 1997). 하측두와 천정부, 외익돌판에서 기시되어서 과두 소와(condylar fovea), 낭, 원판에 좁게 부착되는 상 외측익돌근의 해부학적인 특징을 감안하면 기능적으로 이형적인 조성은 보다 넓은 힘의 벡터를 과두에 발생시킬 수 있다는 생체기계학적인 장점을 부여한다(Bhutada et al. 2008).

상 외측익돌근의 활성은 측방 운동을 하자마자(<0.2mm) 시작되는데, 이는 반대측방 운동을 시작하는 데 있어서의 중요성을 가리킨다(Bhutada et al. 2007). 반대측방 운동 동안에 이 근육의 활성은 내측 부위에서 시작된다. 동작이 진행됨에 따라 내측에서 외측으로 점진적인 활성화가 일어난다. 최종적으론 반대측방 운동 동안에 내측, 중간측 영역이 가장 활성화된다. 전돌 시에도 내측 영역이 먼저 활성화되고 운동이 진행됨에 따라 중간측 영역이 주된 활성화 부위가 된다. 결국 상부, 중간부, 부착부가 가장 활성화된다(Bhutada et al. 2008). 수축의 속도는 두 동작에서 활성화 양상에 영향을 주는데 수축 속도가 상승할수록 내측 영역이 가장 활성화된다(Bhutada et al. 2007).

폐구, 이악물기, 동측 측방 운동 동안에는 이 근육의 측방영역에서 다소 일정하지 않은 활성도가 관찰된다. 일정한 활성화 양상의 결여는 이러한 동작, 특히 동측 측방 운동이 상 외측익돌근의 주된 기능이 아니기 때문으로 추정된다(그림 4-5). 이는 이 근육이 동측 측방 운동을 일으키는 데 관여하기보다는 운동 가운데 과두와 원판을 안정화시키는 작용을 하기 때문일 수도 있다(Bhutada et al. 2008). 하악이 휴지기에 있는 동안에 상 외측익돌근에는 아무런 활성도가 없다. 이것은 원관 및 과두에 전내방으로 집중되는 힘의 결여를 나타내고 상 외측익돌근의 과활성이 원판변위의 한 원인이라는 개념에 의문을 제기한다(Bhutada et al. 2007).

하 외측익돌근 (Inferior lateral pterygoid)

하 외측익돌근은 상 외측익돌근에 비해 단면적이 2~6배 정도 넓으며 주로 반대측방, 전방, 개구 시에 활성화되며 외측 부분이 이들 동작 중에 가장 활성화된다(Phanachet et al. 2002). 이 근육의 상내측 부분이 반대측방 운동의 시작에서 중요한 반면, 하내측 부분은 일단 동작이 시작되면 정교한 운동의 조절을 유지하도록 작용한다. 힘의 방향에 관해서는 이 근육의 활성도는 힘이 반대측으로 향할 때 최고가 되고, 보다 전방으로 향할 때 약간 감소하며,

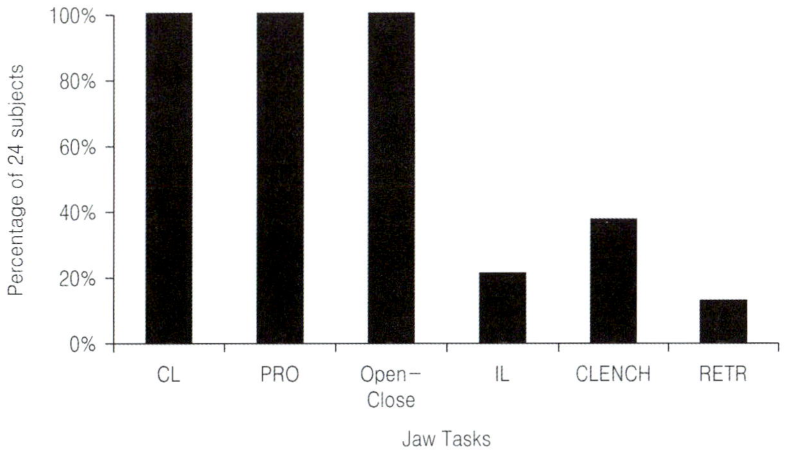

그림 4-5. 특정한 하악운동 동안에 외측익돌근의 활성을 보이는 피험자의 비율(n=24). CL: 반대측, PRO: 전돌, IL: 동측, RETR: 후돌(Bhutada et al. 2007).

동측방으로 향할 때 최저가 된다(그림 4-6)(Murray et al. 2004).

하 외측익돌근의 신경지배는 비록 상 외측익돌근보다는 적은 수가 관여하기는 하지만 복수의 지배를 받는다. 신경해부학적으로 이 근육은 외측과 내측의 두 부위로 나뉜다. 외측 부분은 협측 신경에 의해서만 지배를 받고, 내측 부분은 협측 신경과 삼차신경 중 하악분지(V3)의 근육분지로부터 신경지배를 받는다(Davies et al. 2012).

요약: 데이터는 상·하 외측익돌근이 반대측방, 전방 그리고 개구운동 시에 중요한 역할을 하는 것을 나타낸다

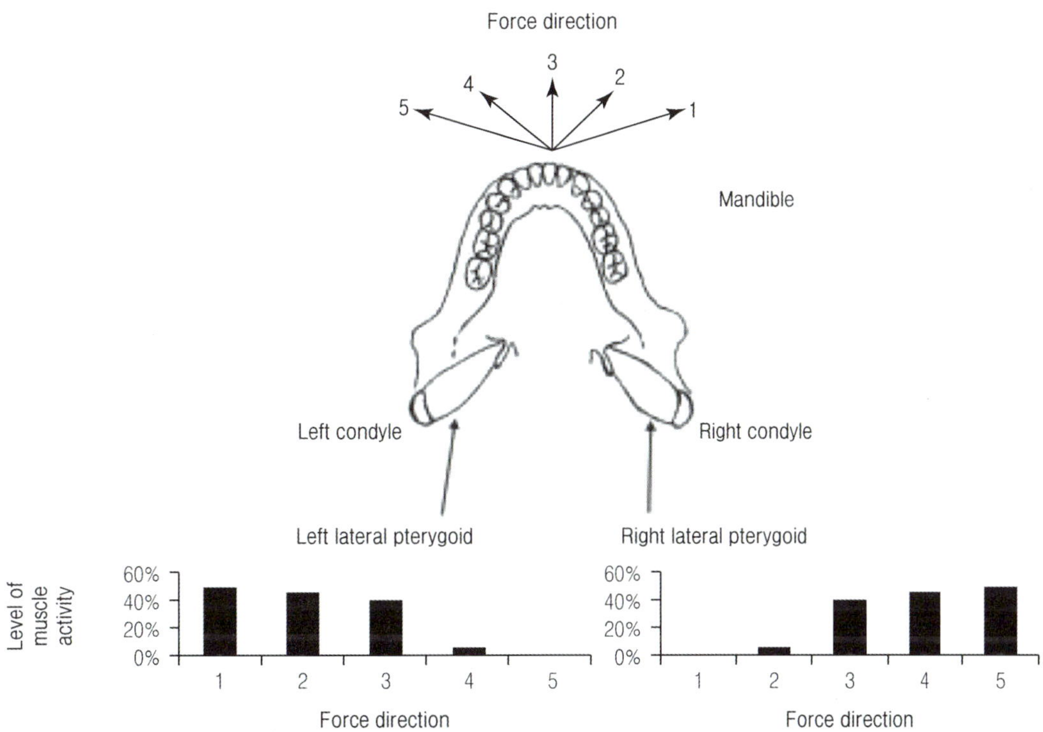

그림 4-6. 힘의 방향에 따른 외측익돌근 하두의 활성도 정도. 가장 강한 활성도는 반대측 측방 운동 시에 발생한다(Murray et al. 2004).

(Murray et al. 2007). 근육내 신경학적인 활성에 대한 연구는 외측익돌근이 하나의 기능적인 구조체로서 부위에 따른 다양한 활성을 가지고 있으며 이로 인해 기능적 요구들에 대해 보다 적절하게 반응할 수 있게 한다(Foucart et al. 1998). 협측 신경은 두 근육을 다 지배하는데 이는 반대측방 또는 전방 운동 시에 두 근육 간에 조화로운 활성을 원활하게 이루어질 수 있게 한다(Davies et al. 2012). 이것은 상 외측익돌근의 내측 부분과 그와 인접한 하 외측익돌근의 상내측 부분 모두가 반대측 및 전방 운동의 시작 시에 활성화되는데, 이는 이들이 서로 상조적인(synergistic) 관계임을 암시하는 것이다(Bhutada et al. 2007). 최종적으로 이들 근육내에서 부위에 따른 다양한 활성화는 저작 및 기타 작용 동안 양측 과두 및 원판-낭 복합체에서 다양한 힘의 방향과 크기가 가능하게 하고 이를 통해 조화로우면서도 응력이 최소화되도록 한다(Davies et al. 2012).

4.1.2.5. 측방 운동 (Lateral movement)

앞에서 언급된 바와 같이 반대측 상·하 외측익돌근이 하악 측방 운동의 주된 동력원이다. 동측 측두근, 동측 교근, 반대측 내측익돌근 또한 이러한 운동 중에 작은 역할을 감당한다(Hannam and Mcmillan 1994).

4.1.2.6. 전방 운동 (Protrusion)

외측익돌근은 하악의 전방 운동에서도 주된 동력원이다. 부가적으로 표층 교근 또한 전방 운동 시에 활성화된다. 내측익돌근도 이 동작에 참여한다고 여겨지나 이 근육의 활성도를 측정하기 어렵기 때문에 확증하기는 어렵다(Hannam and Mcmillan 1994).

4.1.2.7. 후방 운동 (Retrusion)

심부 교근과 측두근 모두가 후방 운동 시에 활성화된다(Hannam and Mcmillan 1994).

4.1.2.8. 근과 인대의 역할 (The role of tendons and ligaments)

인대는 저작계의 움직임에 적극적인 역할은 없다. 그들의 기본적인 목표는 하악의 과도한 신장(overextension)을 제한하는 것이다(Alomar et al. 2007).

접형하악인대 (Sphenomandibular ligament)

이 인대는 메켈연골(Meckel's cartilage)의 흔적기관으로서 개구와 폐구 모두에서 동일한 정도의 긴장을 유지하는 중립적인(neutral) 역할을 한다(Alomar et al. 2007).

경돌하악인대 (Stylomandibular ligament)

이 인대는 폐구 시에 느슨하고 개구 시엔 더 느슨해지는데, 이는 인대의 부착부에서 상후방으로 주행하여서 경돌 돌기에 있는 기시부를 향하기 때문이다. 이 인대는 하악전돌 시에 팽팽해지나, 그것의 기능적 역할은 여전히 의문이다(Alomar et al. 2007).

4.2. 경부 근육 (Cervical muscles)

20쌍 이상의 경부 근육이 두부의 움직임을 안정화시키고 조절하기 위해서 조화롭게 작동한다. 이들 근육은 후방과 전측방 경부 근육으로 분류된다. 후방 경부 근육은 승모근, 두반극근(semispinalis capitis), 경반극근(semispinalis cervicis), 두판상근(splenius capitis), 견갑거근(levator scapula), 후방 방척주근(posterior paravertebral muscles)이 있다. 전측방 경부 근육은 흉쇄유돌근, 활경근(platysma), 사각근(scalene), 전방 방척주근(posterior paravertebral muscles)이다. 경부 근육은 해부학적으로 저작근과 구분이 됨에도, 이들 근육군은 서로에게 양방향성 영향과 함께 저작 및 연하와 같은 기능적 작업 동안 함께 활성화(co-activated)된다. 이러한 상호작용에 대한 기본적인 이유는 저작과 같은 강력한 역동적 작업 동안에 머리가 어깨에 대해 안정화를 이루어야 하기 때문이다(Giannakopoulos et al. 2013a). 이번 항은 경부의 주된 근육의 작용과 함께 경부와 저작근 간에 쌍방향적인 영향에 대해 언급할 것이다.

4.2.1. 승모근 (Trapezius)

승모근은 인체 중에서 가장 넓은 근육으로서 서로 다른 방향으로 주행하는 근섬유들의 나열로 이루어져 있으며 이는 이 근육에 대한 다양한 기능적 요구를 반영한다. 승모근은 기본적으로 (1) 상부, (2) 중간부, (3) 하부의 3영역으로 나뉜다. 각각은 서로 다른 종류의 섬유 조성을 가지는데 이는 각각의 기능에 있어 기반이 되고 그 영역들은 동작 종류에 따라 서로 다르게 활성화된다. 상승모근의 가장 상부는 MyHC-II섬유들로 구성된다. 이 부분은 사물을 향해 갑자기 머리를 돌리는 것과 같은 빠른 동작에 가장 잘 관여한다. 이들 섬유는 갑작스런 수축을 하기에 적합하다. MyHC-I섬유들은 기본적으로 상승모근의 하부 1/3, 중승모근, 하승모근에서 주로 발견된다. 이 영역들은 자세 유지와 어깨와 팔에서의 안정화를 기본적으로 담당하며, 이들 섬유가 가지는 피로 저항성이라는 특성에 적합하다(Lindman et al. 1990).

4.2.2. 흉쇄유돌근 (Sternocleidomastoid)

흉쇄유돌근은 머리의 자세와 동작에 관여하는 주요 경부 근육 중 하나이다. 이것은 머리를 돌리거나 굽히고, 들고, 기울이는 데 그 역할을 한다. 또한 호흡과 저작 시에도 활성화된다. 흉쇄유돌근의 섬유 유형은 MyHC-I, MyHC-IIA, 혼형 섬유(IIA/IIX)가 거의 같은 비율로 구성되어 있다. 이러한 혼합은 흉쇄유돌근이 머리의 자세를 유지하는 것에서부터 갑작스런 머리의 동작에 이르기까지 복잡한 기능적 요구를 충족하기에 적합하다(Cvetko et al. 2012).

4.2.3. 후방 경부 근육 (Posterior cervical muscles)

승모근을 제외한 두반극근, 두판상근은 후방 경부에 자리잡고 있으며 머리의 위치를 유지하는 데 도움을 주는데, 두판상근은 머리를 돌리거나 기울일 때도 또한 활성화된다. 이들 근육은 머리를 숙일 때, 예를 들면 두부전방 자세에서 활성화되고, 머리를 들고 있을 때 덜 활성화된다(Forsberg et al. 1985).

4.2.4. 설골 상·하근 (Supra- and infrahyoids)

설골근들은 머리를 들거나 숙일 때 활성화되고 설골을 안정화시키고 연하 동안에 기도를 유지하는 데 도움을 준다. 이들은 또한 연하 동안에 하악을 안정화시키는 역할도 한다(Forsberg et al. 1985).

4.2.5. 경부근과 저작근 간의 상호작용 (Cervical and masticatory muscle interaction)

신경생리학적으로 경부근과 저작근은 서로 운동 및 감각 레벨에서 상호작용을 한다. 이들 두 영역 사이의 감각 상호작용은 앞 장에서 언급되었다. 따라서 이번 항에서는 각각의 개별 시스템(경부근과 저작근)이 서로 유의하게 영향을 줄 수 있기 때문에 운동 상호작용에 대해 주로 중점적으로 다루게 될 것이다.

4.2.5.1. 두부 및 하악의 위치 (Cranial and mandibular positioning)

저작근과 경부근은 입을 벌리고 다물 때 조화로운 방식으로 함께 작동한다. 입을 벌리려고 준비할 때 머리는 들리게 된다. 이러한 경부의 신장은 하악의 동작에 선행하고 하악의 동작이 종료된 후에 끝이 난다. 이러한 초기 신장의 정도는 하악의 개구량과 비례한다. 이것은 저작력의 생성에 생역학적인 이점이 있으며, 최대 교합력은 더 큰 신장과 함께 증가한다(Ballenberger et al. 2012). 비록 머리는 씹는 주기 내내 약간 신장되어 있긴 하나 씹는 동안 경부의 굴신-신장 패턴은 하악의 폐구-개구 패턴에 선행할 것이다. 이들 하악과 경부의 동작 간의 정확성과 시간성은 중추신경계에 의한 이들 두 계열의 조절이 조화롭게 이루어짐을 나타낸다(Ballenberger et al. 2012; Eriksson et al. 2000).

하악운동의 경로는 또한 머리의 위치에 따라 유의하게 영향을 받는다. 목이 굽혀짐에 따라 하악은 전방으로, 치아들은 전방에서 교합된다. 반대로 머리를 들면 하악은 후방으로, 치아들은 후방에서 교합된다. 임상적으로 이것은 치아 수복치료를 할 때 중요할 수 있다. 예를 들면, 수복이 행해진 후 오직 환자가 누워 있는 자세에서만 교합이 이루어진다면 경부의 자세가 환자의 기능적 교합을 변경시켜서, 식사 자세인 정상적으로 몸을 일으킨 상태에서는 오히려 수복물에서 조기접촉이 나타날 수 있다(Haralur et al. 2014). 이와 같은 간과는 교합외상에 의한 국소 통증을 야기할 수도 있으며 높은 수복물에 접촉하는 것을 피하기 위한 노력의 일환으로 보호성 상호수축에 의한 근육통증 또한 야기할 수 있다. 따라서 수복과 치과의사는 누워 있을 때와 일어선(기능적인) 위치 모두에서 환자의 교합을 확인해야 한다. 부가적으로 환자가 통증 발생 무렵에 받은 치과 치료가 있는지 기록하는 것이 중요하다.

서로 다른 머리 위치는 또한 최대 수의적 수축 동안에 교근의 근전도 활성도에 영향을 미친다. 예를 들면, 목을 굽히거나 동측 측방으로 굽히거나 반대측으로 돌리면 교근의 근전도 활성도를 감소시키고, 반대되는 동작은 교근을 활성화시킨다. 이러한 효과는 전방 측두근에선 나타나지 않는다. 따라서 임상적으로 환자는 생역학적인 저작 이점을 얻기 위해서 머리의 자세를 번갈아가면서 저작할 수 있다(Ballenberger et al. 2012).

4.2.5.2. 이악물기 (Jaw clenching)

최대 수의적인 악물기, 준최대 악물기, 앉거나 누운 자세에서의 씹기는 저작 및 경부 근육들의 공동활성화를 야기할 수 있다. 예를 들면, 최대 수의적인 악물기는 전방 경부 근육들(흉쇄유돌근과 악이복근)의 양측성 활성화를 야기하는데(Ciuffolo et al. 2005), 흉쇄유돌근의 경우 최대 활성도의 약 30% 정도까지 활성화될 수 있다(Clark et al. 1993). 승모근의 활성도 또한 최대 악물기 동안에 17%나 증가한다(Ehrlich et al. 1999). 앉거나 누운 자세에서의 준최대 악물기는 다수 경부 근육의 활성화를 야기하며, 여기에는 승모근, 두판상근, 견갑거근, 흉쇄유돌근이 포함된다. 이러한 공동활성화(co-activation)는 씹는 힘의 방향과 상관없이 일어나는데도 불구하고 씹는 방향의 변화는 활성도를 약간 변화시킨다. 씹기 또한 경부 근육 중에서 특히 흉쇄유돌근과 견갑거근의 공동활성화를 야기할 수 있다(Giannakopoulos et al. 2013a, b). 이들 연구의 중요한 발견은 껌 씹기와 같은 낮은 수준의 저작근 활성도가 경부 운동단위[motor unit(s)]에서 오래 지속되는 활동전위를 시작하게 하고 이는 저작근 기능 너머 30분까지 과다지속(overlast)되게 한다는 것이다. 따라서 취약한 환자에서는 이것이 경부 근육의 과부하와 손상을 야기할 수 있다(Giannakopoulos et al. 2013a, b).

4.2.5.3. 유해성 입력 (Noxious input)

저작근 및 경부근 사이의 기능적 관련성은 구강내에 통증성 전기 자극이나 기계적 자극을 적용함으로써 입증되었다. 인간에서 두 가지 자극 모두가 교근, 흉쇄유돌근, 후방 경부 근육들에서 억제를 야기하였고 특히 경부 근육은 기준치의 80%까지 억제되었다(Browne et al. 1993; Torisu et al. 2014). 반면에 설치류에서 심부 방척주근(paravertebral muscles)에 통증유발 물질 주입 후 저작 및 경부 근육들의 공동활성화가 나타났다(Hu et al. 1993). 이들의 발견은 임상적으로 임상가로 하여금 저작계 및 경부계 모두에서 아픈 부위를 평가하도록 재촉하며, 이를 통해 연관통뿐만 아니라 기능이상의 근원에 도달할 수 있다.

4.2.6. 결론 (Conclusion)

저작 및 경부 근육들의 해부학적, 생리학적, 기능적 중첩과 영향을 고려할 때 전통적인 저작근과 함께 경부근 모두가 '저작근육(muscle of mastication)'이라는 용어하에 묶여야 하고 구강안면통증 평가의 기본적인 부분이 되어야 한다고 주장할 수 있다.

4.3. 기능적 행위들 (Functional behaviors)

각 저작 및 경부 근육들은 앞서 살펴본 바와 같이 각각의 개별적 기능을 가지고 있다. 하지만 인체로 하여금 저작(씹기), 연하(삼킴), 발성(말하기)과 같은 일상에서 필수적이면서도 믿기 어려울 정도로 복잡한 행위가 가능할 수 있게 하는 것은 이들 근육과 구조물들 — 입술, 혀, 인두, 후두 — 의 조화 덕분이다. 이 기능들을 이루기 위한 필요한 조화는 종종 의식하지 않은 상태에서 중추신경에 의해 매개된다. 비록 윤리적인 기준 때문에 인간에서는 상세 연구가 진행될 수 없지만, 동물실험은 피드백 루프(feedback loop)의 증거를 증명하고 있으며 이는 이들 구조물이 조화로운 움직임이 가능하도록 한다. 예를 들면, 세포체가 삼차신경중간뇌핵(trigeminal mesencephalic nucleus)에 자리잡고 있는 저작근 근방추의 구심성과 치근단 치주인대 수용체가 뇌간에서 전운동뉴런세포 집단(premotor neuron pool)으로 여겨지는 파보세포 망상핵(parvocellular reticular nucleus)과 후내방 척수 삼차신경핵(dorsomedial spinal trigeminal nucleus)으로 투사된다. 이들 구조체에 위치한 전운동뉴런들은 삼차운동핵

(trigeminal motor nucleus), 안면운동핵(facial motor nucleus), 설하핵(hypoglossal nucleus), 의문핵(nucleus ambiguus)으로 투사된다. 따라서 다발성 구강안면 운동뉴런들은 씹기, 말하기, 삼키기 동안에 하악 근육의 구심성 근방추로부터 지속적인 입력을 받으며, 또한 이러한 동작을 가능하게끔 턱-입술-얼굴-혀-기도 운동 행위를 적절하게 조화시키도록 반응한다(그림 4-7)(Zhang et al. 2012). 각 기능과 주 근육에 대한 상세한 기술은 다음과 같다.

4.3.1. 씹기 (Chewing)

씹기는 다수의 머리, 목 근육들의 조화와 관련되고 이들은 복잡한 개폐구, 전후방, 측방 운동을 통해 삼키기에 적합하도록 음식을 조각낸다. 평균 저작 주기는 약 0.7초, 절치간 간격은 17~20mm이다(Hannan et al. 2008). 근육의 활성과 저작의 양상은 그림 4-8의 A~D와 같이 음식의 굳기(consistency)에 따라 달라지고, 전형적으로 비저작측으로 개구되고 저작측으로 폐구된다. 하악의 동작은 삼차원적이지만, 이러한 동작은 이차원적으로 개념화하는 것이 가장 쉽다. 관상면에서 눈물방울 모양의 절치와 구치 동작 양상이 (작업측을 향해서) 발생한다. 이 모양은 개구 시엔 작은 측방 움직임이 있는 데 반해 폐구 시엔 약 5mm의 측방 운동이 일어나고 뒤이어 음식물이 치아와 맞닿을 때까지 내방 운동이 정중을 향해서 일어난다. 이러한 동작들을 통해 치아 사이에서 음식물이 부서지고 갈리게 된다. 측방 운동은 양쪽 외측익돌근의 비동기(asynchronous)적인 활성에 의해 일어난다(Commisson et al. 2015; Hannam et al. 2008). 시상면에선 바나나 모양으로 나타나며 하악은 개구 시 하후방으로, 폐구 시 상전방으로 일어난다(Koolstra et al. 2001).

저작 시 근육에 의해 생성되는 힘 또한 음식의 굳기에 따라 결정된다. 일반적으로 전측두근과 표층 교근은 작업측에서 더 큰 활성도를 보인다. 질긴 음식의 경우 작업측과 비작업측에서 거의 동일한 힘을 필요로 하는 반면 측두

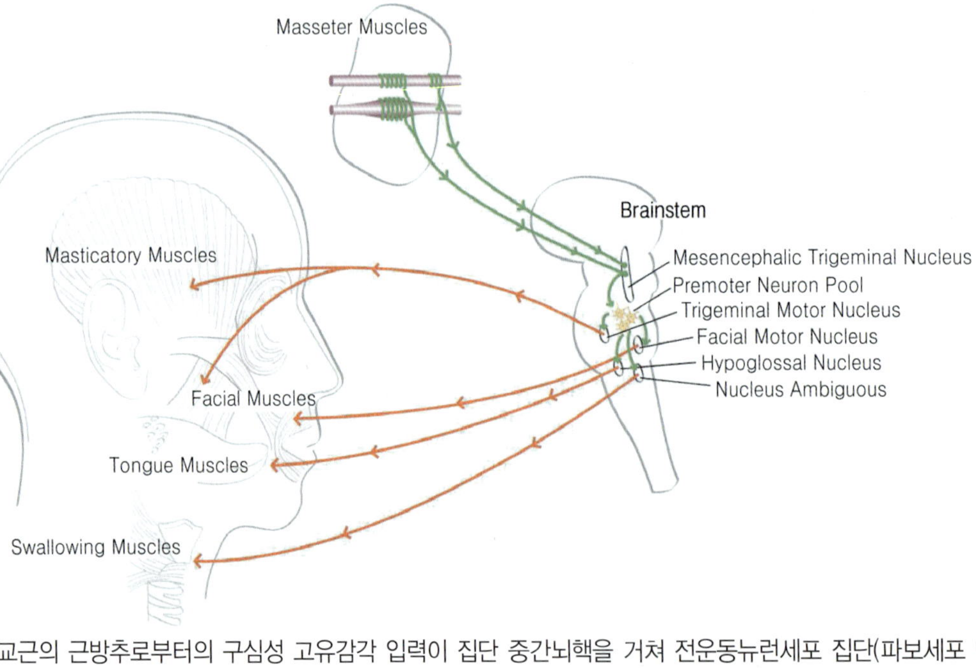

그림 4-7. 교근의 근방추로부터의 구심성 고유감각 입력이 집단 중간뇌핵을 거쳐 전운동뉴런세포 집단(파보세포 망상핵과 후내방 척수 삼차신경핵)으로 전달된다. 이들 연합뉴런(interneuron)은 삼차운동핵, 안면운동핵, 설하핵, 의문핵으로 투사되어서 저작근, 얼굴, 혀, 기도 운동 행위를 적절하게 조화로운 반응과 반사작용이 가능하도록 한다.

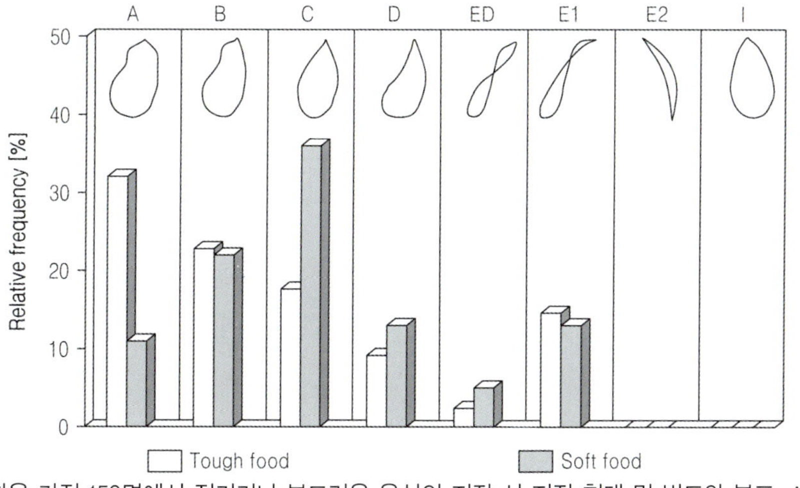

그림 4-8. 정상 교합을 가진 159명에서 질기거나 부드러운 음식의 저작 시 저작 형태 및 빈도와 분포. A~D는 정상적인 저작 양태의 범주 안에 드는 것으로 여겨지고 질기거나 부드러운 음식 저작 시에 가장 흔히 나타난다. 개구는 비작업측(도해의 좌측)을 향해 일어나나, 폐구는 작업측(도해의 우측)을 향해서 일어난다. ED, E1, E2는 혼재된 저작 양태로 덜 빈번하게 일어난다. I는 역전된 양태로 질기거나 부드러운 음식의 저작 시에는 사용되지 않는다(Proeschel 2006).

근은 오직 작업측에서만 활성화된다. 이것은 교근은 힘의 생성에 보다 적합한 반면, 측두근은 하악의 측방 운동에 보다 관여한다는 것을 제시한다(Blanksma and Van Eijden 1995). 측방에서 전측방으로 씹을 때 반대측 내측, 외측 익돌근이 가장 강하게 활성화한다는 것은 측방저작력 생성에서 이들 근육의 중요성을 나타낸다. 내측익돌근은 모든 방향의 저작에서 가장 강하게 활성화된다(Schindler et al. 2007).

4.3.2. 연하 (Swallowing)

연하는 복잡한 일련의 동작으로서 인간에서 하루 585번 발생한다. 연하는 음식을 먹을 때 가장 빈번하고 자는 동안 가장 덜 발생하는데 자는 동안에는 평균 20분마다 발생한다(Lear et al. 1965). 일련의 동작은 중추적으로 뇌간에서 조화되고 5개의 뇌신경(CN Ⅴ, Ⅶ, Ⅸ, Ⅹ, Ⅻ)과 3개의 말초신경(C1~C3)에 의해 전달된다. 이것을 위해 구강, 인두, 후두, 식도에 있는 약 30개 이상의 근육들에 의한 조화로운 동작이 필요하다.

연하 동작은 크게 구강 준비(oral preparatory), 구강 운반(oral transport), 인두(pharyngeal), 식도기(esophageal)의 4가지 단계로 나눌 수 있다. 구강 준비와 운반기는 수의적 조절하에, 나머지 2단계는 불수의적 조절하에 이루어진다. 각 단계에서의 활성도는 삼키는 물질의 크기와 굳기에 따라 달라진다.

구강 준비기는 저작을 통해 음식물을 잘게 부수고 타액과 이를 반죽해서 식괴를 형성하는 것과 관련된다. 구강 운반기는 식괴가 혀의 배면과 경구개 사이에 있을 때 시작된다. 식괴는 후방으로 이동해서 구강에서 구인두로 이동된다. 이 단계에서 저작과 상설골근육들은 활성화 상태를 유지해서 운반 동안에 턱과 혀를 안정화시킨다. 인두기는 다양한 근육들이 조화롭게 관여하고 약 1초간 지속된다. 이 단계 동안 식괴는 전방 구협편도(anterior faucial pillars) 지역으로 진입한다. 이러한 접촉이 기도를 보호하기 위한 호흡의 중단, 인두의 상승과 혀의 후퇴, 후두괄약 활성화와 같은 불수의적인 반응을 시작시킨다. 괄약의 수축 작용은 마치 물결이 일어나듯 두측에서 미측으로 일어나며, 이를 인두 연동(pharyngeal peristalsis)이라 부른다. 저작근은 여전히 활성화되어서 이 단계에서 턱과 혀를 안정화시킨다. 식도기는 식괴가 상부식도괄약근(upper esophageal sphincter)에 진입할 때 시작된다. 저작근의 활성은 이 단계에선 미미하다. 정상 연하 단계들의 도해가 그림 4-9에 나타나 있다. 보다 상세한 연하 작용은 다른 교제를 참고하기 바란다(Shaw and Martino 2013).

4.3.3. 말하기 (Speaking)

말하기는 인간의 운동 행동 중에서 가장 정교하고 빠른 동작이다. 말하기에 관여하는 운동계는 믿을 수 없을 정도로 복잡하고 조화로운 방식으로 약 100개 이상의 근육들이 말을 하는 데 관여하게 된다. 이들 근육은 빠른 수축 특성을 가진 다채로운 섬유 종류(기본적으로 느린 수축 섬유를 지닌 폐구근을 제외하고)를 가지고 대체로 피로 저항성을 가진다. 말하기에 관여하는 근육들은 5종류의 구조-기능적 그룹으로 묶인다. 첫 번째는 저작근이다. 두 번째는 괄약근으로 입술의 폐쇄에 관여하는 구륜근(orbicularis oris)과 인두괄약근들이다. 세 번째는 혀의 내재근이다. 네 번째는 후두의 내재근으로 진동과 기도의 밸브 작용에 관여한다. 다섯 번째는 호흡근육이다. 보다 상세한 연하 작용은 다른 교제를 참고하기 바란다(Kent 2004).

4.3.4. 하악의 안정위 (Mandibular rest position)

하악의 안정위는 생리적인 하악의 위치로서 인체에서 매우 작은 파동성을 지속적으로 가지고 있다. 이 위치는

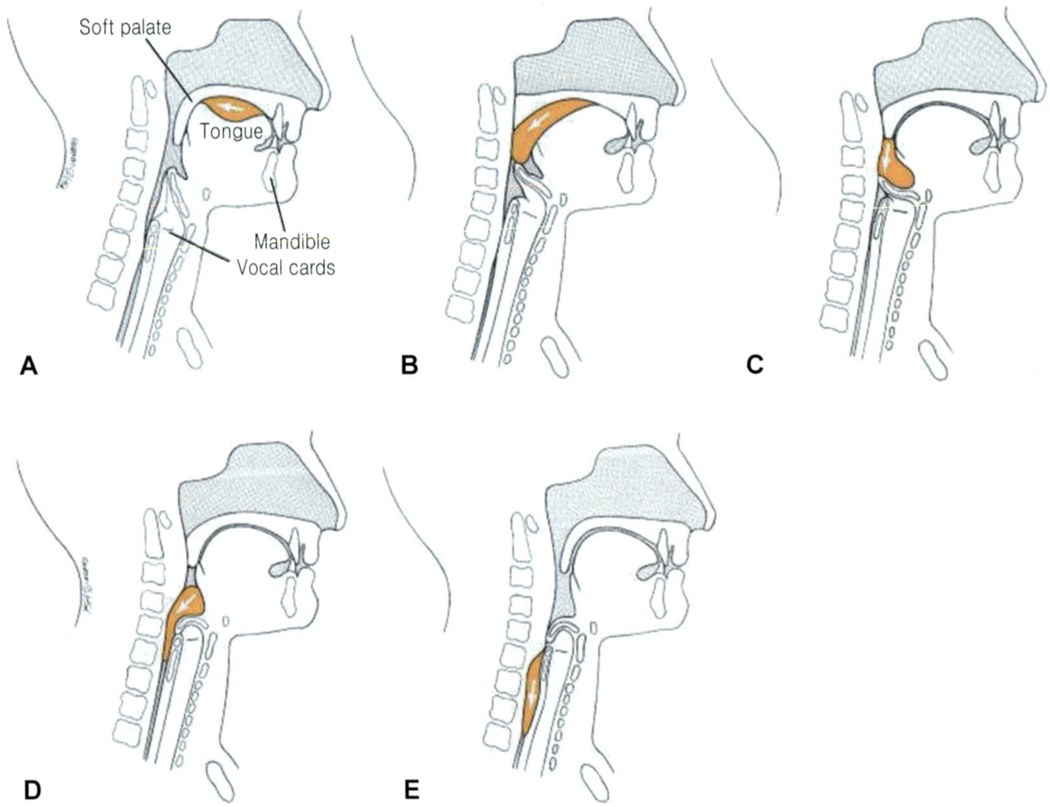

그림 4-9. 정상 연하 과정은 구강 운반기에서 시작해서(A~B), 인두기(C~D), 식도기(E)로 끝난다(Cumming Otolaryngology 6th ed. 2015).

복수의 인자들에 의해 조절되고 이는 사람의 자세(서 있거나, 누워 있거나)와 감정을 포함한다(Tingey et al. 2001; Yilmaz et al. 2015). 이러한 위치를 조절하는 데 있어 2가지 이론이 있는데 점탄성(visco-elastic)과 근긴장(muscle tonus) 이론이다. 점탄성 이론에서는 근육과 결체조직의 수동적인 탄성이 이러한 생리적인 하악 위치를 유지시킨다고 이야기한다(Miles 2007). 근긴장 이론은 폐구근에 있어 낮은 수준의 능동적인 근긴장이 있으며 이것이 안정위를 유지시킨다고 한다. 점탄성 이론을 반박할 증거는 없지만 최근의 연구들은 근긴장 이론을 더욱 지지한다. 한 연구는 전측두근 중에서 최소 3%의 운동단위는 항상 활성화 상태이고 이는 안정위의 유지에 도움을 준다고 하였다. 전측두근은 이러한 기능을 하기에 적합하며 피로 저항성 MyHC-I섬유로 주로 구성되어 있어서 낮은 수준의 지속적 수축에 이상적이다. 추가적으로 측두근은 많은 근방추를 가지고 있는데 이는 하악 위치를 확인해서 이를 유지하는 데 도움이 될 수 있도록 근육의 길이에 관한 지속적인 피드백을 준다. 전신마취 시에 입이 더 넓게 벌어지는데, 이것은 근긴장 이론을 지지하는 일종의 증거이기도 하다(Yilmaz et al. 2015).

또 다른 이전의 생각은 상부 외측익돌근의 전내방으로의 견인을 통해 안정위 동안에 관절원판을 일정하게 당긴다는 것이다. 이러한 활동은 관절원판 변위의 기전이라고 가정되어 왔다. 그러나 최근의 연구들은 외측익돌근이 이 위치에서 거의 혹은 전혀 활성화되지 않으며 이러한 사실은 휴지기 동안에는 관절원판 또는 과두에서 전내방 방향으로 작용하는 힘이 없다는 것을 의미한다(Bhutada et al. 2007; Murray et al. 2004).

4.4. 근육 기능에 있어서의 고려사항들 (Other considerations in muscle function)

저작계를 따로 고려하는 것은 기능이상과 치료를 이해하는 데 보다 쉽기 때문에 시도되었지만, 저작계에서 영향을 미치는 다양한 인자들 간의 복잡한 상호관계를 무시하는 것은 사실상 불가능하다. 이들 영향 중에서 일부를 뒤이어 언급할 것이다.

4.4.1. 근막 (Fascia)

근막은 각 신체 구조를 감싸고 상호작용하는 결합조직으로 이러한 구조는 근육, 신경, 혈관, 내장, 수막, 골을 포함한다. 근육섬유는 다양한 각도로 근막에 부착되며, 근막은 근육의 형태와 기능에 도움이 된다. 근막은 수축성 단위를 가지고 있어 근육의 힘과 운동 조화에 있어 중요한 역할을 한다. 근막계는 무수한 고유감각수용체를 가지고 있으며 이는 근육의 위치와 장력에 대한 피드백을 제공한다. 이는 또한 무수한 대사수용체(metaboreceptor)와 통각수용체를 포함하기 때문에 피로와 통각 정보에 대한 피드백을 제공한다. 근막은 자율교감신경계에 의해 지배를 받으며 이는 아드레날린성 활성에 의해 영향을 받는다. 근육에 대한 근막의 밀접한 관련성과 다양한 정보에 대한 감응성을 감안한다면, 근육의 기능은 안면계에 대한 근육의 과도한 사용, 통증, 정신적인 스트레스와 같은 부적응적 정보에 의해 영향을 받을 수 있다(Bordoni and Zanier 2014; Klingler et al. 2014).

4.4.2. 혀 (Tongue)

혀는 강하면서도 유연한 근육으로서 저작계 근육과 함께 씹기, 삼키기, 말하기를 포함하는 다양한 기능적 행동을 수행한다. 혀는 저작근육들과 전운동뉴런을 공유하고 이를 통해 조화로운 기능을 돕는다. 예를 들어, 혀를 후돌하는 근육과 하악을 폐구하는 근육은 전운동뉴런을 공유하는 데 반해, 혀를 전돌하는 근육과 하악을 개구하는 근육은 또 다른 전운동뉴런을 서로 공유한다. 이것은 근육들 간의 조화를 이루어서 혀 깨물기와 같은 손상의 가능성을 최소화시킨다(Morquette and Kolta 2014). 혀에 있는 섬유의 형태 분포는 이질적이고 전방부는 MyHC-IIA를, 후방부는 MyHC-I섬유를 가지고 있다. 이것은 말하거나 씹고 삼키는 동안에 필요한 빠르고 유연한 동작이 가능하게 한다(Kent 2004).

혀의 위치는 다른 저작근들의 활성도에 영향을 미칠 수 있다. 혀가 구개부에 있을 때 치아가 떨어져 있든지 최대 수의적 수축 시 모두에서 교근, 측두근, 상설골근에서의 근전도 활성도의 증가가 관찰되었다(Schmidt et al. 2009; Valdes et al. 2014). 부가적으로 혀를 입천장에 대고 있을 때가 입 바닥 부위에 혀를 두고 있을 때보다 자율신경계 활성 정도를 나타내는 심박동수 또한 유의하게 감소하였다(Schmidt et al. 2009).

4.4.3. 대사수용체: 근육피로에서 근육통으로 (Metaboreception: from muscle fatigue to muscle pain)

골격근은 무수한 구심성 뉴런으로부터 신경지배를 받고, 이는 중추신경계에 근육의 상태에 대한 정보를 제공한다. 각각 얇은 유수 및 무수 신경에 해당하는 Ⅲ과 Ⅳ그룹 뉴런이 이러한 신경지배의 한 부분을 차지한다. 이들 뉴런은 피부조직을 신경지배하는 A-delta와 C 섬유의 신경전달 속도에 상응한다. Ⅲ과 Ⅳ그룹 뉴런은 통각수용체와 함께 대사수용체도 포함하고 있다. 대사수용체는 근육에서 의해 생성된 대사물질들을 감지하고 근육사용의 피드백을 제공하는데, 대사수용체가 더 많이 활성화될수록 근육 피로도의 감지가 증가한다. 근육대사물질을 감지하는 주된 3가지 수용체는 acid-sensing ion channel(ASIC), purinergic(PX2), transient receptor potential cation channel subfamily V member 1(TRPV1) 수용체이다. 이들 수용체는 근막 하방에 위치한 혈관 주위에서 밀집해서 존재하는데, 근육에 의해 대사된 양성자(protons), 아데노신 3인산(adenosin triphosphate; ATP), 젖산(lactate) 등을 주로 감지한다. 단일 대사물은 심지어 생리적 수준 이상이더라도 피로도와 통증을 야기하지 않으며 이들 3가지 물질의 조합이 휴지기 수준일 때도 야기하지 않는다. 이들 대사물질의 농도가 중등도의 지구력 운동 시에 나타나는 정도로 상승하게 될 때, 3가지 물질의 조합은 유의한 근육 피로를 야기한다. 격렬한 운동에서와 같이 농도가 지속적으로 상승할 때, 더 큰 피로도와 근육통을 야기하게 된다(Pollak et al. 2014).

저작근 피로는 측두하악장애 환자에서 흔한 증상이다. 앞에 언급된 발견들은 엄지손가락 근육(단수무지외전근, abductor pollicis brevis)에서 실시된 최근의 혁신적인 연구로부터 기인하였다(Pollak et al. 2014). 연구상의 발견을 임상으로 옮기는 데는 주의를 요하지만, 이 연구는 저작근의 과도한 사용(중등도의 지구력 운동과 유사할 정도의)이 피로를 유발하고, 결국에는 취약한 개인에게 통증을 야기하는 데 있어 위에 언급된 3가지 대사물질들이 관여할 수 있음을 시사한다. 따라서 근육의 과도한 사용을 조절하는 것이 임상가의 역할이다.

4.4.4. 대뇌피질 가소성 (Cortical plasticity)

오랫동안 중추신경계가 근육의 기능을 조절한다고 알려져 왔으나 최근의 연구들은 근육의 기능이 역으로 중추신경계에서 신경가소성(neuroplasticity)을 야기할 수 있다고 제시하였다. 저작계에서 두 연구가 저작근과 혀에서의 반복적인 표준화된 동작이 많은 피질운동 영역에서 신경가소성을 촉발할 수 있음을 증명하였다. 이들 연구는 반복적인 이악물기가 폐구근의 피질운동 조절영역에 대한 흥분도를 증가시킴을(Iida et al. 2014), 또한 반복적인 혀의 들어올림은 혀와 폐구근 모두의 피질운동 조절영역에서 흥분도를 증가시킨다는 것을 보여주었다(Komoda et al. 2015). 향후의 연구에 있어 이러한 과정에 대한 추가적인 이해와 함께 이를 임상적으로 어떻게 적용할지에 대한 이해가 더해질 필요가 있으나, 이러한 변화들은 이악물기 기전에 대한 이해를 더해 주었다(Iida et al. 2014).

4.5. 요약

씹기, 삼키기, 말하기는 중요한 기능적 행위로 몸에는 생리적, 마음에는 지적인 항상성을 제공한다. 이러한 행위들은 생각이나 노력이 거의 없음에도 대부분의 개인에서 일상적으로 행해질 수 있는 동작이긴 하나, 이는 근육들의 복잡한 조화를 필요로 한다. 이들 복잡한 동작에 대한 규명은 이들 근육의 해부 및 생리적, 기초적 이해와 함께 저작근의 조성에 대한 기초적 발견에서부터 개별 저작근의 복잡한 기능으로 이어져야 가능하다. 이러한 이해는 임상가로 하여금 정상적인 기능에 대한 지견뿐만 아니라 기능이상에 대한 가능한 원인에 대해 해석할 수 있게 만든다.

고지. 여기에서의 견해는 저자들의 견해이며 미국 국방부, 해군의 공식적인 견해나 입장을 반드시 반영하는 것은 아니다.

참고문헌

Abbink JH, Van der Bilt A, Bosman F, Van Der Glas HW. A comparison of jaw-opener and jaw-closer muscle activity in humans to overcome an external force counteracting jaw movement. Exp Brain Res. 1998;118:269-78.

Alomar X, Medrano J, Cabratosa J, Clavero JA, Lorente M, Serra I, Monill JM, Salvador A. Anatomy of the temporomandibular joint. Semin Ultrasound CT MR. 2007;28:170-83.

Antonopoulou M, Iatrou I, Paraschos A, Anagnostopoulou S. Variations of the attachment of the superior head of human lateral pterygoid muscle. J Craniomaxillofac Surg. 2013;41:E91-7.

Arima T, Takeuchi T, Honda K, Tomonaga A, Tanosoto T, Ohata N, Svensson P. Effects of interocclusal distance on bite force and masseter emg in healthy participants. J Oral Rehabil. 2013;40:900-8.

Ballenberger N, Von Piekartz H, Paris-Alemany A, La Touche R, Angulo-Diaz-Parreno S. Influence of different upper cervical positions on electromyography activity of the masticatory muscles. J Manip Physiol Ther. 2012;35:308-18.

Benninger B, Lee BI. Clinical importance of morphology and nomenclature of distal attachment of temporalis tendon. J Oral Maxillofac Surg. 2012;70:557-61.

Bhutada MK, Phanachet I, Whittle T, Peck CC, Murray GM. Regional properties of the superior head of human lateral pterygoid muscle. Eur J Oral sci. 2008;116:518-24.

Bhutada MK, Phanachet I, Whittle T, Wanigaratne K, Peck CC, Murray GM. Threshold properties of single motor units in superior head of human lateral pterygoid muscle. Arch Oral Biol. 2007;52:552-61.

Blanksma NG, Van Eijden TM. Electromyographic heterogeneity in the human temporalis muscle. J Dent Res. 1990;69:1686-90.

Blanksma NG, Van Eijden TM. Electromyographic heterogeneity in the human temporalis and masseter muscles during static

biting, open/close excursions, and chewing. J Dent Res. 1995;74:1318-27.
Blanksma NG, Van Eijden TM, Weijs WA. Electromyographic heterogeneity in the human masseter muscle. J Dent Res. 1992;71:47-52.
Bordoni B, Zanier E. Clinical and symptomatological reflections: the fascial system. J Multidiscip Healthc. 2014;7:401-11.
Bottinelli R, Betto R, Schiaffino S, Reggiani C. Unloaded shortening velocity and myosin heavy chain and alkali Light chain isoform composition in rat skeletal muscle fibres. J Physiol. 1994;478(Pt 2):341-9.
Browne PA, Clark GT, Yang Q, Nakano M. Sternocleidomastoid muscle inhibition induced by trigeminal stimulation. J Dent Res. 1993;72:1503-8.
Brunel G, El-Haddioui A, Bravetti P, Zouaoui A, Gaudy JF. General organization of the human intra-masseteric aponeuroses: changes with ageing. Surg Radiol Anat. 2003;25:270-83.
Cao R, Huang F, Wang P, Chen C, Zhu G, Chen L, Wu G. Chronic sleep deprivation alters the myosin heavy chain isoforms in the masseter muscle in rats. Br J Oral Maxillofac Surg. 2015;53(5):430.
Cioffi I, Gallo LM, Palla S, Erni S, Farella M. Macroscopic Analysis of human masseter compartments assessed by magnetic resonance imaging. Cells Tissues Organs. 2012;195:465-72.
Ciuffolo F, Manzoli L, Ferritto AL, Tecco S, D' attilio M, Festa F. Surface electromyographic response of the neck muscles to maximal voluntary clenching of the teeth. J Oral Rehabil. 2005;32:79-84.
Clark GT, Browne PA, Nakano M, Yang Q. Co-activation of sternocleidomastoid muscles during maximum clenching. J Dent Res. 1993;72:1499-502.
Commisso MS, Martinez-Reina J, Ojeda J, Mayo J. Finite element Analysis of the human mastication cycle. J Mech Behav Biomed Mater. 2015;41:23-35.
Cvetko E, Karen P, Erzen I. Myosin heavy chain composition of the human sternocleidomastoid muscle. Ann Anat. 2012;194:467-72.
Davies JC, Charles M, Cantelmi D, Liebgott B, Ravichandiran M, Ravichandiran K, Agur AM. Lateral pterygoid muscle: a three-dimensional Analysis of neuromuscular partitioning. Clin Anat. 2012;25:576-83.
Ehrlich R, Garlick D, Ninio M. The effect of jaw clenching on the Electromyographic activities of 2 neck and 2 trunk muscles. J Orofac Pain. 1999;13:115-20.
El Haddioui A, Bravetti P, Gaudy JF. Anatomical study of the arrangement and attachments of the human medial pterygoid muscle. Surg Radiol Anat. 2007;29:115-24.
El Haddioui A, Laison F, Zouaoui A, Bravetti P, Gaudy JF. Functional anatomy of the human lateral pterygoid muscle. Surg Radiol Anat. 2005;27:271-86.
Eriksson PO, Haggman-Henrikson B, Nordh E, Zafar H. Co-ordinated mandibular and head-neck movements during rhythmic jaw activities in man. J Dent Res. 2000;79:1378-84.
Farella M, De Oliveira ME, Gallo LM, Laubli T, Tomatis L, Muller C, Obrenovic R, Palla S. Firing duration of masseter motor units during prolonged low-level contractions. Clin Neurophysiol. 2011;122:2433-40.
Farella M, Palumbo A, Milani S, Avecone S, Gallo LM, Michelotti A. Synergist coactivation and substitution pattern of the human masseter and temporalis muscles during sustained static contractions. Clin Neurophysiol. 2009;120:190-7.
Forsberg CM, Hellsing E, Linder-Aronson S, Sheikholeslam A. Emg activity in neck and masticatory muscles in relation to extension and flexion of the head. Eur J Orthod. 1985;7:177-84.
Foucart JM, Girin JP, Carpentier P. Innervation of the human lateral pterygoid muscle. Surg Radiol Anat. 1998;20:185-9.
Gaudy JF, Zouaoui A, Bravetti P, Charrier JL, Guettaf A. Functional organization of the human masseter muscle. Surg Radiol Anat. 2000;22:181-90.
Giannakopoulos NN, Hellmann D, Schmitter M, Kruger B, Hauser T, Schindler HJ. Neuromuscular interaction of jaw and neck muscles during jaw clenching. J Orofac Pain. 2013a;27:61-71.
Giannakopoulos NN, Schindler HJ, Rammelsberg P, Eberhard L, Schmitter M, Hellmann D. Co-activation of jaw and neck muscles during submaximum clenching in the supine position. Arch Oral Biol. 2013b;58:1751-60.
Grunheid T, Langenbach GE, Korfage JA, Zentner A, Van Eijden TM. The adaptive response of jaw muscles to varying functional demands. Eur J Orthod. 2009;31:596-612.
Guzman-Venegas RA, Biotti Picand JL, De La Rosa FJ. Functional compartmentalization of the human superficial masseter muscle. PLoS One. 2015;10:E0116923.

Hannam AG, Mcmillan AS. Internal organization in the human jaw muscles. Crit Rev Oral Biol Med. 1994;5:55-89.

Hannam AG, Stavness I, Lloyd JE, Fels S. A dynamic model of jaw and hyoid biomechanics during chewing. J Biomech. 2008;41:1069-76.

Haralur S, Al-Gadhaan S, Al-Qahtani A, Mossa A, Al-Shehri W, Addas M. Influence of functional head postures on the dynamic functional occlusal parameters. Ann Med Health Sci Res. 2014;4:562-6.

He ZH, Bottinelli R, Pellegrino MA, Ferenczi MA, Reggiani C. Atp consumption and efficiency of human single muscle fibers with different myosin isoform composition. Biophys J. 2000;79:945-61.

Herring SW, Grimm AF, Grimm BR. Functional heterogeneity in a multipinnate muscle. Am J Anat. 1979;154:563-76.

Hsu CW, Shiau YY, Chen CM, Chen KC, Liu HM. Measurement of the size and orientation of human masseter and medial pterygoid muscles. Proc Natl sci Counc Repub China B. 2001;25:45-9.

Hu JW, Yu XM, Vernon H, Sessle BJ. Excitatory effects on neck and jaw muscle activity of inflammatory irritant applied to cervical paraspinal tissues. Pain. 1993;55:243-50.

Iida T, Komiyama O, Obara R, Baad-Hansen L, Kawara M, Svensson P. Repeated clenching causes plasticity in corticomotor control of jaw muscles. Eur J Oral sci. 2014;122:42-8.

Johansson AS, Westberg KG, Edin BB. Task-dependent control of the jaw during food splitting in humans. J Neurophysiol. 2014;111:2614-23.

Kent RD. The uniqueness of speech among motor systems. Clin Linguist Phon. 2004;18:495-505.

Klingler W, Velders M, Hoppe K, Pedro M, Schleip R. Clinical relevance of fascial tissue and dysfunctions. Curr Pain Headache Rep. 2014;18:439.

Komoda Y, Iida T, Kothari M, Komiyama O, Baad-Hansen L, Kawara M, Sessle B, Svensson P. Repeated tongue lift movement induces neuroplasticity in corticomotor control of tongue and jaw muscles in humans. Brain Res. 2015;1627:70-9.

Koolstra JH, Naeije M, Van Eijden TM. The three-dimensional active envelope of jaw border movement and its determinants. J Dent Res. 2001;80:1908-12.

Koolstra JH, Van Eijden TM. Dynamics of the human masticatory muscles during a jaw open-close movement. J Biomech. 1997;30(9):883.

Korfage JA, Koolstra JH, Langenbach GE, Van Eijden TM. Fiber-type composition of the human jaw muscles--(part 1) origin and functional significance of fiber-type diversity. J Dent res. 2005a;84:774-83.

Korfage JA, Koolstra JH, Langenbach GE, Van Eijden TM. Fiber-type composition of the human jaw muscles--(part 2) role of hybrid fibers and factors responsible for inter-individual variation. J Dent Res. 2005b;84:784-93.

Lear CS, Flanagan JB Jr, Moorrees CF. The frequency of deglutition in man. Arch Oral Biol. 1965;10:83-100.

Lee JY, Kim JN, Kim SH, Choi HG, Hu KS, Kim HJ, Song WC, Koh KS. Anatomical verification and designation of the superficial layer of the temporalis muscle. Clin Anat. 2012;25:176-81.

Lindman R, Eriksson A, Thornell LE. Fiber type composition of the human male trapezius muscle: enzyme-histochemical characteristics. Am J Anat. 1990;189:236-44.

Miles TS. Postural control of the human mandible. Arch Oral Biol. 2007;52:347-52.

Minami I, Akhter R, Albersen I, Burger C, Whittle T, Lobbezoo F, Peck CC, Murray GM. Masseter motor unit recruitment is altered in experimental jaw muscle pain. J Dent Res. 2013;92:143-8.

Minowa K, Inoue N, Ashikaga Y, Yoshida S, Totsuka Y, Nakamura M. Comparison of magnetic resonance imaging and gross findings regarding masseter muscle aponeuroses in cadavers. Oral Surg Oral med Oral Pathol Oral Radiol Endod. 1998;86:275-9.

Morquette P, Kolta A. How do we walk and chew gum at the same time? Elife. 2014;3:E03235. Murray GM, Bhutada M, Peck CC, Phanachet I, Sae-Lee D, Whittle T. The human lateral pterygoid muscle. Arch Oral Biol. 2007;52:377-80.

Murray GM, Phanachet I, Uchida S, Whittle T. The role of the human lateral pterygoid muscle in the control of horizontal jaw movements. J Orofac Pain. 2001;15:279-92. Discussion 292-305.

Murray GM, Phanachet I, Uchida S, Whittle T. The human lateral pterygoid muscle: a review of some experimental aspects and possible clinical relevance. Aust Dent J. 2004;49:2-8.

Naidoo LC, Juniper RP. Morphometric Analysis of the insertion of the upper head of the lateral pterygoid muscle. Oral Surg Oral Med Oral Pathol Oral Radiol Endod. 1997;83:441-6.

Neunhauserer D, Zebedin M, Obermoser M, Moser G, Tauber M, Niebauer J, Resch H, Galler S. Human skeletal muscle:

transition between fast and slow fibre types. Pflugers Arch. 2011;461:537-43.

Ogawa T, Kawata T, Tsuboi A, Hattori Y, Watanabe M, Sasaki K. Functional properties and regional differences of human masseter motor units related to three-dimensional bite force. J Oral Rehabil. 2006;33:729-40.

Phanachet I, Whittle T, Wanigaratne K, Murray GM. Functional properties of single motor units in the inferior head of human lateral pterygoid muscle: task firing rates. J Neurophysiol. 2002;88:751-60.

Pollak KA, Swenson JD, Vanhaitsma TA, Hughen RW, Jo D, White AT, Light KC, Schweinhardt P, AmannM, Light AR. Exogenously applied muscle metabolites synergistically evoke sensations of muscle fatigue and pain in human subjects. Exp Physiol. 2014;99:368-80.

Salame TH, Peck CC, Murray GM. A new method for lateral pterygoid Electromyographic electrode placement. J Prosthet Dent. 2007;98:224-31.

Saverino D, De Santanna A, Simone R, Cervioni S, Cattrysse E, Testa M. Observational study on the occurrence of muscle spindles in human digastric and mylohyoideus muscles. Biomed Res Int. 2014;2014:294263. Schindler HJ, Hellmann D, Giannakopoulos NN, Eiglsperger U, Van Dijk JP, Lapatki BG. Localised task-dependent motor-unit recruitment in the masseter. J Oral Rehabil. 2014;41:477-85.

Schindler HJ, Rues S, Turp JC, Lenz J. Heterogeneous activation of the medial pterygoid muscle during simulated clenching. Arch Oral Biol. 2006;51:498-504.

Schindler HJ, Rues S, Turp JC, Schweizerhof K, Lenz J. Jaw clenching: muscle and joint forces, optimization strategies. J Dent Res. 2007;86:843-7.

Schmidt JE, Carlson CR, Usery AR, Quevedo AS. Effects of tongue position on mandibular muscle activity and heart rate function. Oral Surg Oral Med Oral Pathol Oral Radiol Endod. 2009;108:881-8.

Sedlmayr JC, Kirsch CF, Wisco JJ. The human temporalis muscle: superficial, deep, and zygomatic parts comprise one structural unit. Clin Anat. 2009;22:655-64.

Shaw SM, Martino R. The normal swallow: muscular and neurophysiological control. Otolaryngol Clin North Am. 2013;46:937-56.

Stienen GJ, Kiers JL, Bottinelli R, Reggiani C. Myofibrillar atpase activity in skinned human skeletal muscle fibres: fibre type and temperature dependence. J Physiol. 1996;493(Pt 2):299-307.

Tingey EM, Buschang PH, Throckmorton GS. Mandibular rest position: a reliable position influenced by head support and body posture. Am J Orthod Dentofac Orthop. 2001;120:614-22.

Torisu T, Tanaka M, Murata H, Wang K, Arendt-Nielsen L, De Laat A, Svensson P. Modulation of neck muscle activity induced by intra-oral stimulation in humans. Clin Neurophysiol. 2014;125:1006-11.

Turker KS. Reflex control of human jaw muscles. Crit Rev Oral Biol Med. 2002;13:85-104.

Valdes C, Astaburuaga F, Falace D, Ramirez V, Manns A. Effect of tongue position on masseter and temporalis Electromyographic activity during swallowing and maximal voluntary clenching: a cross-sectional study. J Oral Rehabil. 2014;41:881-9.

Van Eijden TM, Koolstra JH, Brugman P. Architecture of the human pterygoid muscles. J Dent Res. 1995;74:1489-95.

Van Eijden TM, Korfage JA, Brugman P. Architecture of the human jaw-closing and jaw-opening muscles. Anat Rec. 1997;248:464-74.

Van Eijden TM, Turkawski SJ. Morphology and physiology of masticatory muscle motor units. Crit Rev Oral Biol Med. 2001;12:76-91.

Widmer CG, English AW, Morris-Wiman J. Developmental and functional considerations of masseter muscle partitioning. Arch Oral Biol. 2007;52:305-8.

Yilmaz G, Ugincius P, Sebik O, Turker KS. Tonic activity of the human temporalis muscle at mandibular rest position. Arch Oral Biol. 2015;60:1645-9.

Zhang J, Luo P, Ro JY, Xiong H. Jaw muscle spindle afferents coordinate multiple orofacial motoneurons via common premotor neurons in rats: an electrophysiological and anatomical study. Brain Res. 2012;1489:37-47.

제 5 장

측두하악관절
(The Temporomandibular Joint)

Istvan A. Hargitai, James M. Hawkins and A. Dale Ehrlich

초록

관절은 두 뼈 사이의 부위 또는 접합부로서 신체 구조의 움직임과 유연성을 제공하는 기능을 한다. 치과영역에서 가장 큰 관심을 받는 관절은 측두하악관절이다. 이것은 치아를 포함하고 있는 상악골과 하악골 간의 융합(union)을 나타낸다. 이것의 기능은 수복, 재건, 교정 술식에 의해 영향을 받는다. 건강하거나 병적인 상태에서의 이 관절의 해부, 조직, 생리적인 이해는 통증과 기능을 성공적으로 회복시키는 데 있어 가장 중요하다.

5.1. 서론 (Introduction)

측두하악관절은 활액관절(synovial joint)로서 씹기, 말하기, 삼키기에 관여한다. 측두하악관절은 신체의 다른 관절에 비해 고유한 특성이 많다. 이 관절은 경첩활주관절(ginglymoarthrodial joint)로 분류된다. 이것은 경첩(ginglymus)관절의 접히는 동작과 함께 활주(arthrodial)관절의 이동하는 동작 모두를 가지고 있다. 이 관절은 또한 이축성(biaxial) 관절로, 이것은 좌·우 측두하악관절에 해당하는 두 개의 운동축을 가지고 있음을 의미한다. 측두하악관절은 또한 가동(diarthrodial)관절이다. 가동관절은 어깨와 무릎처럼 최대의 움직임이 가능한 관절이다. 관절의 종류는 관절면을 이장하고 있는 연골의 섬유성 혹은 초자성 여부에 따라 특성화된다. 가동성 관절은 관절내 활액이 있는데, 이는 윤활과 영양 및 대사물질 수송에 있어 근원적인 작용을 한다.

I.A. Hargitai (✉)
Naval Postgraduate Dental School, Bethesda, MD, USA
e-mail: Istvan.a.hargitai.mil@mail.mil

J.M. Hawkins
Naval Medical Center San Diego, San Diego, CA, USA
e-mail: James.m.hawkins77.mil@mail.mil

A. Dale Ehrlich
Louisiana State University School of Dentistry, New Orleans, LA, USA
e-mail: aehrli@lsuhsc.edu

H.A. Gremillion, G.D. Klasser (eds.), *Temporomandibular Disorders*, https://doi.org/10.1007/978-3-319-57247-5_5

5.2. 관절면 (Articulating surfaces)

측두하악관절은 상악골과 하악골 사이의 관절이다. 하악은 머리뼈 중에서 유일하게 움직이는 관절이다. 하악은 원심 말단에서 과두돌기를 형성한다. 과두돌기는 하악의 상행지 위로 올라갈수록 가늘어지다가 최상단에서 구근(bulbous) 형태의 과두를 형성한다. 과두는 측두골의 인상(squamous) 부분인 관절와(glenoid fossa)와 연접된다(그림 5-1). 관절와는 최전상방에서 두께가 수 밀리미터 정도로 얇다. 관절와 상방은 중두개와로서 대뇌의 측두엽이 위치한다. 두 와(fossa)를 분리하는 뼈가 얇다는 것은 임상적인 의미를 가진다. 즉, 타격에 의한 외상이 하악을 통해 상방으로 갈 때 과두가 대뇌 안으로 함입될 수 있으며, 관절와와 관절융기 부근에서의 골성형술과 같은 외과적인 술식 중에 만약 골천공이 발생하는 경우에 뇌척수액의 유출이 발생할 수 있다.

관절와는 전후방보다는 내외측으로 더 넓고 이는 전후방보다는 내외측으로 더 넓은 하악과두의 크기와 잘 맞는다. 과두는 전후방으로 약 10mm 정도의 볼록한 형태인 반면 내외측으로는 약 20mm 정도이다(Piette 1993).

이 장에서 언급될 해부학적 부위는 관절연골, 관절원판, 활액, 원판후조직, 측두하악관절과 관련된 인대이다. 하악과두와 관절와의 섬유연골 조성과 관절원판에서의 섬유성 결합조직 간에 유사성이 있지만 몇몇 차이가 있으므로 이들은 따로 언급될 것이다.

5.2.1. 관절연골 (Articular cartilage)

신체의 대부분의 활액관절은 초자연골을 가지고 있는 반면에 관절와와 과두의 상방면은 섬유연골로 이장되어 있다. 인체에서 섬유연골로 이장된 다른 부위는 흉쇄관절(sternoclavicular joint)과 추간판(intervertebral disc)이다(Ross and Romrell 1989). 이러한 차이는 측두하악관절로 하여금 독특한 특성과 함께 태생적인 약점을 부여한다.

미세구조. 연골 하방의 골면은 하부에 해면골을 가진 피질판(cortical plate)으로 구성되어 있다. 과두의 섬유연골

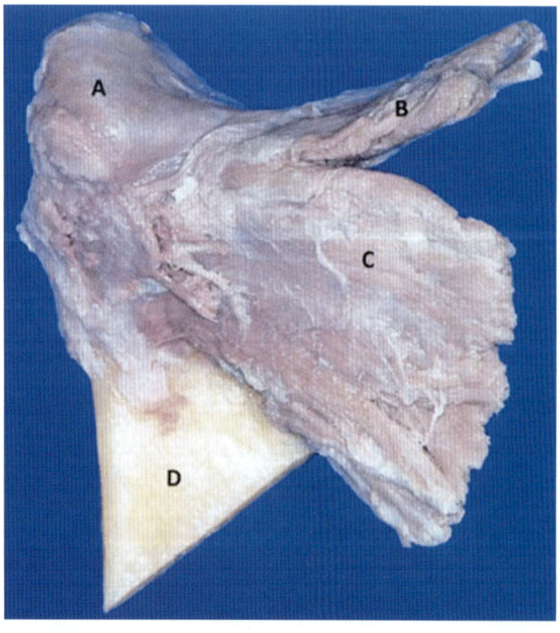

그림 5-1. 측두하악관절 복합체에서의 육안해부학 시상면. 방향을 보다 명확하게 하기 위해 전방부는 우측, 상방부는 그림의 상단이다. A: 하악과두를 덮고 있는 측두하악관절원판, B: 외측익돌근의 상두, C: 외측익돌근의 하두, D: 하악의 상행지.

은 연골하골 위로 4개의 조직층으로 구성되어 있다. 표층에서 내부로 가면서 섬유층, 증식층, 성숙층, 비대층 순이다(그림 5-2). 섬유연골은 Ⅰ형 교원섬유, 다양한 단백질다당(proteoglycan), 물로 구성되어 있다(Haskin et al. 1995). 교원섬유들은 전·후 방향으로 주행하는데 이는 다른 방향에 비해 전·후 방향으로 더 큰 견고함(stiffness)을 부여한다(Singh and Detamore 2009). 그러나 무수한 층과 함께 구조적인 이질성을 보이는데 이는 형태적, 기능적인 관점에서 보다 쉬운 적응이 가능하도록 한다. 관절연골은 무혈관성이며 무신경성이다. 세포외 기질(extracellular matrix; ECM)은 간질액(interstitial fluid)과 다른 구성요소들로 이루어져 있다. 과두연골은 부위에 따라 두께가 다르고 0.15에서 0.5mm에 이른다(Singh and Detamore 2009).

세포성 구성요소. 섬유연골의 세포성 구성요소는 섬유모세포(fibroblast), 섬유아세포(fibrocyte), 섬유연골세포(fibrochondrocyte)이다(Haskin et al. 1995). 섬유연골세포는 연골기질을 합성하고 분해하는 반면, 섬유모세포는 연골의 관절층에서 발견되고 교원섬유를 합성한다(Dijkgraaf et al. 1995).

수분 구성요소. 세포외 기질은 측두하악관절의 관절연골에서의 비세포성 구성요소로서, 이들 중 대부분은 물이다. 세포외 기질의 다른 구성요소는 교원섬유, 단백다당, 탄력소(elastin)이다. 세포외 기질의 구성요소는 섬유모세포와 섬유연골세포에 의해 생성된다. 비교해 볼 때 초자연골의 수분 함량은 60~80%인 반면, 측두하악관절의 섬유연골에서는 다소 적다(Dijkgraaf et al. 1995).

교원섬유. 측두하악관절의 관절연골은 주로 Ⅰ형 교원섬유이다. 관절연골은 과두와 관절와의 부하 수용면을 이장하고 있으며 교원섬유가 연골 건조 중량의 최소 60%를 차지한다(Dijkgraaf et al. 1995). 교원섬유의 전후방 주행은 과두-원판 복합체의 전후방 움직임 시에 발생되는 전단력(shear force)에 대한 저항성을 증가시킨다(Singh and Detamore 2009). 교원섬유의 주행 방향은 관절연골과 비교했을 때 관절원판 변연에서 더 동심원상(concentric)이 된다. 교원섬유의 주행 방향 덕분에 관절원판과 관절연골 모두가 지속적인 압력보다는 간헐적인 압력을 더 잘 견딘다. 더 나아가 기능적인 관점에서 측두하악관절은 압축력보다는 견인력을 더 잘 견딘다.

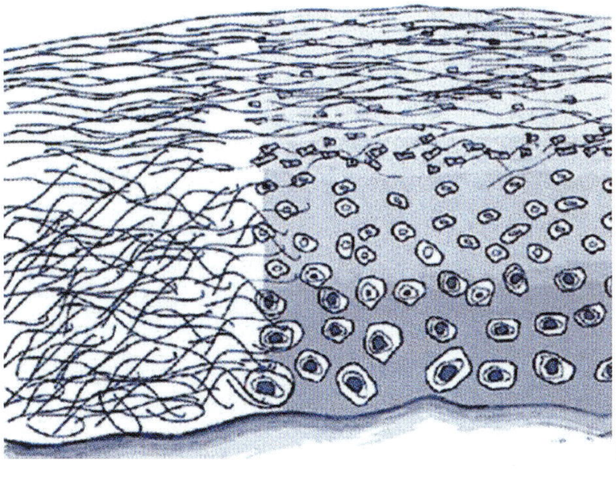

그림 5-2. 측두하악관절 연골에서 조직학적인 구성에 대한 도해. 섬유층은 관절면과 인접한 가장 외곽층이다. 이 그림은 이들 층에서의 섬유 배열과 세포의 조성도 강조한다(Singh and Detamore 2009).

단백다당질. 측두하악관관절 관절연골의 세포외 기질 중에 존재하는 또 다른 성분은 단백다당질이다. 단백다당질은 당단백질(glycoprotein)로서 긴 단백질 세사(filament) 코어와 단백질 코어에 부착되어 있는 짧은 당단백당(glycosaminoglycan; GAG) 측쇄(side chain)로 구성되어 있다(그림 5-3). 단백다당질은 시험관 솔(test-tube brush)과 같은 모습을 가지고 있다. 당단백당의 측쇄 분자들은 다양한 형태로 구성되어 있다. 가장 중요한 것들로는 황산콘드로이틴(chondroitin sulfate; CS), 더마탄황산염(dermatan sulfate; DS), 히알루론산(hyaluronic acid; HA 혹은 hyaluronan)이 있다. 다른 당단백당과는 달리 히알루론산은 황산이 포함되어 있지 않고 아주 큰 복합체를 구성할 수 있다. 단백질 코어와 단일 혹은 여러 종류의 당단백당 측쇄의 조합은 다양한 단백다당질을 만들 수 있다. 일반적인 단백다당질은 다음과 같다.

단백다당질=단백질 코어+당단백당

큰 단백다당질들은 다음과 같이 나타난다.

애그리칸(aggrecan)=단백질 코어+CSGAG+KSGAG

퍼레칸(perlecan)=단백질 코어+CSGAG+HSGAG

버시칸(versican)=단백질 코어+CSGAG+DSGAG

작은 단백다당질은 매우 소수의 측쇄를 가진다. 예를 들면, 바이글리칸(biglycan)은 CS나 DS 같은 2개의 당단백당 측쇄만을 가지고 있다(Schaefer and Iozzo 2008). 그 예는 다음과 같다.

바이글리칸(biglycan)=단백질 코어+2개의 단백다당질(CS 또는 DS)

데코린(decorin)=단백질 코어+1개의 단백다당질(CS 또는 DS)

루미칸(lumican)=단백질 코어+오직 KSGAG만

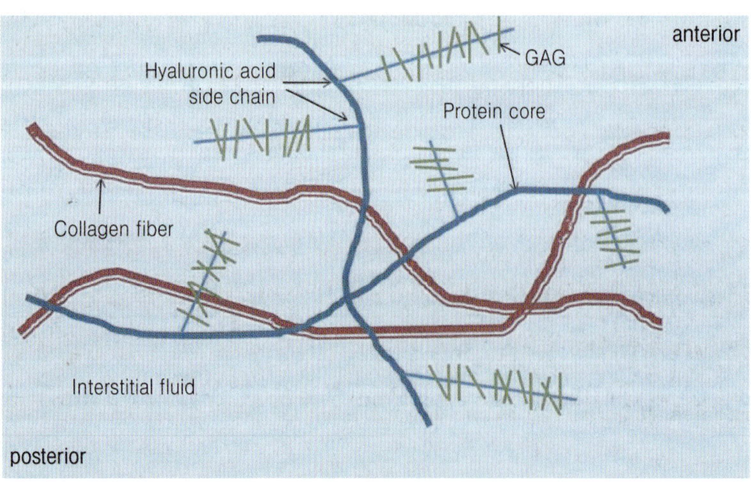

그림 5-3. 측두하악관절 섬유연골에서의 기질. I 형 교원섬유 망(red)은 단백질다당과 엮여 있다. 당단백당 측쇄(green)가 단백질 코어(blue)가 가지 친 엉겅퀴(thistle) 모양임을 주목하라. 그리고 교원섬유가 주기적인 꺾임이 있으면서도 상대적으로 전·후 방향성을 가지고 있다(Dr. Istvan Hargitai).

단백다당질은 히알루론산을 통해 서로서로 연결된다. 단백다당질은 교원섬유의 인장력(tensil properties)을 강화시킨다. 단백다당질은 교원섬유와 엮이면서 서로 평행하게 주행할 때, 이것은 교원섬유의 직경을 증가시킨다. 단백다당질 응집체(aggregate)는 친수성이며 교원섬유 내로 서로 엮여 있는데, 이는 연골의 무게를 증가시킨다. 교원섬유는 약간 소수성을 띄고 있어서 단백다당질의 친수성 팽창을 상쇄시킨다. 단백다당질은 연골 무게의 20~40%에 달한다(Dijkgraaf et al. 1995).

다른 구성요소. 연골을 분해할 수 있는 효소가 존재하는데 이를 단백분해효소(protease)라고 부른다. 단백분해효소는 연골세포, 활막세포, 염증세포에 의해 분비된다. 단백분해효소는 (1) 아스팔틱(aspartic) 단백분해효소, (2) 시스테인(cysteine) 단백분해효소, (3) 세린(serine) 단백분해효소, (4) 기질 단백분해효소(matrix metalloproteinases)의 4가지가 있다. 아스팔틱과 시스테인 단백분해효소들은 대부분 산성 환경에서 작동하는 반면 세린과 기질 단백분해효소(즉, MMP-1, MMP-2, MMP-3)는 중성 환경에서 작동한다. 이들 단백분해효소는 다른 분자들에 의해 또한 유도될 수 있다. 일반적으로 인터루킨(interleukin), 종양괴사인자(tumor necrosis factor), 인터페론(interferon)과 같은 사이토카인(cytokines)은 세포외 기질을 분해시킬 수 있는 단백분해효소를 활성화시킨다. 역으로 인슐린유사(insulin-like) 성장인자, 섬유아세포 성장인자, 혈소판 유래(platelet-derived) 성장인자와 같은 성장인자는 연골을 생성한다(Dijkgraaf et al. 1995).

기계적 특성. 측두하악관절 내에 과두와 관절와를 이장하는 관절연골의 기계적 특성을 이해하는 것은 관절의 기능을 이해하고 임상에서 각 특성의 중요성을 이해하는 데 도움을 준다. 압축강도는 물질의 체적을 오그라뜨리는 압축력에 저항하는 물질의 능력이다. 인장강도는 늘리는 힘에 대해 저항하는 능력이다. 전단강도는 물질의 표면과 평행하게 미끄러지는 힘에 대해 견디는 물질의 능력이다. 강성(stiffness)은 힘이 가해졌을 때 변형에 견디는 물질의 능력으로 탄성계수(modulus of elasticity)로 표시된다.

과두연골은 내외측보다 전후방으로 강성이 더 크다(Singh and Detamore 2009). 관절원판은 지속적인 압력에서 변형될 것이다. 더 큰 부하를 받으면 관절원판은 과두의 전내방 영역과 부분적으로 더 두꺼운 부위에서 특히 더 큰 강성을 가지고 반응할 것이다(Singh and Detamore 2009). 연골 더 깊은 층, 즉 연골하골에 가까운 부위에서의 애그리칸(aggrecan)의 존재는 압축력에 대해 저항하는 능력을 나타낸다(Singh and Detamore 2009).

측두하악관절에서의 부하에 관해서는 연구가 여전히 진행 중으로 논란이 있는 영역이다. 임상적 의사결정은 관절 부하에 대한 정상반응에 대한 이해를 바탕으로 해야 한다. 정상의 변이라는 일부 발견들은 과도한 부하에 대한 적응이거나 노화 과정의 한 부분일 수 있다. 일부 환자군에서의 과도한 부하는 이악물기(각성 또는 수면 시), 거친 음식, 약제-유발 이갈이뿐만 아니라 껌 씹기, 연필이나 손톱 깨물기 등의 다른 비기능적 습관을 포함할 수 있다(Fujisaw et al. 2013; Chen et al. 2007; Bostwick and Jaffee 1999). 부하는 관절의 발육과 항상성 유지에 있어 유익하다. 재형성(remodeling)은 정상적인 기능적 요구에 대한 정상적이고 적응적인 반응이다(Tanaka and Koolstra 2008). 관절의 과기능(hyperfunction)은 관절의 온전성(intergrity)과 두께에 위해한 작용을 할 뿐만 아니라 저기능(hypofunction) 역시도 그럴 수 있다(Ikeda et al. 2014). 노화의 과정에 대해서는 전신적인 질환과

호르몬의 영향이 관련 인자(cofactor)일 수 있다(Tanaka and Koolstra 2008; Westesson and Rohlin 1984). 이러한 관점에서 부하의 힘과 관련된 정상수치에 대한 합의가 아직 없는 상태이다.

섬유연골은 압축력보다는 전단력에 보다 큰 저항성을 가지고 있으며 초자연골에서는 그 반대이다(Milam 2005). 섬유연골은 물리적인 충격에 대한 회복력을 요하는 곳에서 발견된다. 따라서 측두하악관절은 부하를 견디기에 적합하다. 섬유연골에서의 우세한 교원섬유의 종류는 I 형인 데 반해 초자연골에서는 II 형이다. I 형 교원섬유는 더 두꺼운 다발과 더 촘촘한 골격구조(framework)를 가지고 있다(Ross and Romrell 1989). 따라서 누군가 인공 매식체를 이용해서 인공 측두하악관절을 개발하고자 한다면, 강한 부하에도 견뎌낼 수 있는 물질로 제작해야 한다.

5.2.2. 관절(측두하악) 원판 [Articular(TMJ) disc]

하악과두와 관절와는 관절원판에 의해 분리된다. 측두하악관절의 관절원판은 과거에는 반월상(meniscus)이라고 잘못 불렸다. 측두하악관절에서 관절원판은 관절원판 주변에 부착물을 가지고 있으며 관절강을 상관절강과 하관절강으로 나눈다. 관절원판은 실질적인 관절면으로 작용하므로 측두하악관절의 움직임에 있어 적극적인 요인이 된다. 반면에 반월상은 반달 모양의 연골 조각으로서 관절낭의 한 면에만 부착되고 관절면을 나누지도 않는다(Okeson 2008). 예를 들면, 반월상은 무릎 관절에서 발견된다. 과두의 형태와 마찬가지로 측두하악관절의 원판은 전후방보다 내외측으로 더 넓으며 약 19×13mm 정도의 너비를 가지고 있다(Rees 1954). 관절원판의 변연부는 혈관과 신경을 가지고 있으나 부하를 받는 넓은 부위에서는 무혈관성, 무신경성이다(Rees 1954; Piette 1993). 관절원판은 골과 골 간의 접촉을 방지하고 일종의 '완충기(shock absorber)' 또는 '하중 분산 장치(load dispenser)' 처럼 작동해서 저작, 외상, 이악물기나 이갈이와 같은 비기능적 행동 동안에 발생하는 힘을 분산시켜서 관절 기능을 원활하게 한다.

관절원판은 대략 나비넥타이(bow tie) 모양으로 생겨서 중앙부가 가늘고 가장자리가 두껍다. 얇은 부위를 중간대(intermediate zone; IZ)라고 부른다. 시상면에서 봤을 때 중간대와 비교하면 전방대(anterior band)가 두껍고, 후방대는 더욱 두껍다. 원판의 교원질은 원판의 측면에서 직경이 더 두껍고 이는 형태와 연관된다. 측두하악관절의 원판은 과두와 관절와의 관절면 사이에 위치한다. 관절원판의 더 두꺼운 후방대는 과두의 최상방에 위치한다. 시상면에서 봤을 때 과두를 시계에 비유한다면 관절원판의 중간대는 우측 하악과두에선 1시 방향에, 좌측 하악과두에선 11시 방향에 위치할 것이다. 위에 언급된 위치일 때 '정상' 위치라 여길 수 있다. 그러나 이러한 정상 위치에서 벗어나는 경우가 종종 관찰된다. 무통성 일반인들을 대상으로 한 많은 해부 및 영상연구에서 약 30~33%는 관절원판이 전방으로 변위되어 있음이 반복적으로 발견되었다. 동일한 발견이 측두하악장애의 통증군에서도 존재하며 이 군에서는 약 37~40%에서 관찰된다(Emshoff et al. 2003; Katzberg et al. 1996). 결론적으로 임상가는 병력청취와 임상적 검사를 통해, 기능이상이 동반되든지 아니든지 간에, 측두하악관절의 통증을 호소하는 환자에서 관절원판의 위치가 연관되어 있는지에 관한 섬세한 분별이 필요하다.

관절원판이 대부분 무혈관성이기 때문에 관절원판에서의 영양과 대사물질 교환은 농도 기울기에 따른 수동적 확산(passive diffusion)을 통해 일어난다. 상호교환은 활액을 통해서, 원판후조직 및 활막층의 기저막 근처에 있는 모세혈관을 통해서도 일어난다. 영양소의 소비와 원판 세포의 대사에 의한 노폐물이 형성되면 비록 작지만, 이는 농도 기울기를 야기하고 뒤이어 확산이 일어나게 된다. 용해물의 교환에는 산소와 당을 포함한다. 대사교환에서의 이상은 부정적인 영향을 야기한다. 관절원판에서의 증가한 기계적인 응력은 이온의 확산을 방해하고 이는 관절의 기능이상을 초래할 수 있다(Wright et al. 2013).

관절원판의 두께는 가장 얇은 곳은 0.5mm이며 가장 두꺼운 곳은 3mm이다(Nickel et al. 2001). 얇은 원판일수록 마찰력(friction)이 더 빠르게 증가하는데 이는 낙루성(weeping) 윤활의 감소에서 기인할 수 있다(Nickel et al. 2001). 활액 및 윤활과 관련된 상세정보는 이 장의 후반에 언급될 것이다(5.4항 참조).

미세구조. 측두하악관절의 원판은 세포성 구성요소와 비세포성 구성요소로 분류될 수 있다(표 5-1). 비세포성 구성요소는 기본적으로 세포외 기질이다. 간질액은 주로 물로 구성되어 있으며 세포외 기질의 대부분이 이에 해당한다. 관절원판의 주요 비세포성, 비수분성, 분자성 요소들은 기본적으로 산재한 단백질다당과 일부 탄력소 섬유들을 가진 I형 교원섬유로 구성되어 있다(Detamore and Athanasiou 2003). 세포외 기질 안에서 이러한 교원섬유와 단백질다당의 네트워크는 하악의 기능 동안 부하의 힘을 분산(disperse)시키는 것을 돕고 더 넓은 부위로 이러한 힘들을 분배(distribute)시킨다. 이러한 방식으로 인해 전체 부하를 감당하는 데 있어 관절원판 또는 관절연골의 특정한 지점이 과도하게 압박되거나 손상되지 않도록 한다.

세포성 구성요소. 관절원판은 섬유연골 대신에 밀집된 섬유성 결합조직으로 구성되어 있는데 성숙된 연골세포는 없다. 세포성 구성요소는 섬유아세포, 섬유모세포, 섬유연골세포나 연골유사세포(chondrocyte-like cell)를 닮은 세포들이다(Stankovic et al. 2013; Detamore and Athanasiou 2003). 이러한 세포성 구성요소 중 연골세포 유사세포들의 군집이 관절원판 전체에 걸쳐 나타나며 전방대, 중간대, 후방대의 중앙부에서 더 높은 밀도를 가진다. 연골세포 유사세포들은 적긴 하지만 전·후로 주행하는 교원섬유와 평행하게 발견된다(Mills et al. 1994). 이들 세포와 관련된 특정한 중간 세사(intermediate filament) 단백질의 존재는 세포의 특성에 대한 힌트를 제공한다. 네스틴(nestin)은 중간 세사 단백질로서 그것의 존재는 원판 손상에 대한 적응적인 반응의 한 부분으로서 한 세포가 다른 세포로 분화했다는 것을 제시한다(Stankovic et al. 2013). 신경교섬유질 산성 단백질(glial fibrillary

표 5-1. 섬유연골의 세포 구성과 관절원판의 섬유성 결합조직

구성		기능
세포	섬유연골세포	교원섬유와 단백질다당으로 구성된 연골기질을 분비
	섬유모세포	세포외 기질과 교원섬유를 합성
	섬유아세포	중간엽세포(mesenchymal cell)가 활성화되었을 때 섬유모세포를 낳도록 함
중간 섬유	네스틴	다른 세포로 분화할 수 있는 세포의 능력을 가리킴
단백실	신경교섬유질 산성 단백질	관절원판의 성숙된 세포에 존재

acidic protein; GFAP)은 원판 내에 존재할 때 치아의 발생 동안 관절의 부하를 야기하는 교합 부하에 대한 반응으로, 원판이 성숙해지는 것을 나타낸다(Miyako et al. 2011).

수분. 수분은 측두하악관절원판의 무게 중 66~80%를 차지한다(Detamore and Athanasiou 2003). 돼지의 관절원판 모델에서 수분은 시편마다 69~72% 범위로 다양하다(Willard et al. 2012). 한편 수분은 노화 진행과 함께 감소한다(Nakano and Scott 1989). 수분은 원판으로 하여금 형태를 만들게 하고 수분을 관절강으로 분비하게 하는 점에서 중요하다. 과두와 관절 섬유연골과 비교했을 때 윤활작용에 기여하는 원판의 능력은 의문시된다(Zimmerman et al. 2015).

교원섬유. 원판의 세포외 기질의 주성분은 Ⅰ형 교원섬유이다. Ⅱ형 교원섬유는 오직 미량 원소 수준으로만 존재한다(Detamore et al. 2005). Ⅱ형 교원섬유는 연골세포 근처에서 발견되는 데 반해, Ⅰ형 교원섬유는 원판 전체에 걸쳐 발견된다. Ⅰ형 교원섬유는 더 두껍고 매우 빽빽하게 다져져 있으며 이는 임상적으로 측두하악관절이 강한 힘을 간헐적으로 견뎌낼 수 있게 한다. 교원섬유는 일반적으로 중간대에서 물결치듯 전후방으로 주행하다가 섬유가 변연부에 도달하였을 때 다른 방향으로 갑자기 방향을 바꾼다(Detamore and Athanasiou 2003). 이러한 방향의 변경은 주로 전·후 방향에서 내측 혹은 외측으로 일어나고, 상·하 방향으로는 거의 없다(Mills et al. 1994). 교원섬유는 10~30마이크론마다 주기적으로 주름(crimp)이 있다(Berkovitz 2000). 이러한 주름은 교원섬유 네트워크가 힘을 받을 때 스프링처럼 눌렸다가 다시 튀어오르는 능력을 제공한다. 변연에서 교원섬유의 주행은 반지 모양 형태를 가질 수 있다(Shi et al. 2013; Detamore et al. 2005). 부가적으로 교원섬유의 직경은 중간대에서 더 얇아 보이고 변연에서 더 두꺼워 보이는데, 이는 대부분의 하중이 중간대에 가해지기 때문이다. 교원섬유의 직경은 18±9마이크론이다(Detamore et al. 2005). 건조 중량을 측정하였을 때 교원섬유는 원판 무게의 74~87%에 달하고 원판의 중간대는 그 범주 중에서 낮은 영역에 속한다(Willard et al. 2012). 다른 연구에서 교원섬유의 건조 중량을 60~62%로 좀 더 낮게 보고한 바 있다(Dijkgraaf et al. 1995; Stankovic et al. 2013).

단백질다당. 앞서 관절연골에 대한 항에서 언급된 것과 같이, 단백질다당은 당단백질로서 단백질 세사 코어에 짧은 당단백당 측쇄가 붙은 구조를 가지고 있다. 단백질다당은 또한 관절원판에 풍부하고 연골세포 유사세포에 의해 분비된다(Mills et al. 1994). 관절원판 내의 당단백당 성분은 어떤 연구에서 건조 세포외 기질의 대략 1%에 해당된다고 보고하였으나(Fazaeli et al. 2016) 다른 연구에서는 5.3±2%로 더 높은 것으로 보고하였다(Detamore et al. 2005). 측쇄에서는 특정한 화학적 조성을 기반으로 한 다양한 종류의 당단백당이 존재한다. 가장 풍부한 당단백당은 황산콘드로이틴으로서 전체 당단백당의 74%를 차지한다(Detamore et al. 2005). 다음으로 많은 것은 더마탄황산염이다. 합쳐서 황산콘드로이틴과 더마탄황산염이 원판의 세포외 기질 내 전체 당단백당의 84~90%를 차지한다. 이들 황산기 당단백당 단백다당은 원판 중에서 전후방대, 특히 전방대보다는 후방대로 갈수록 약간 더 많다(Mills et al. 1994). 히알루론산은 적은 양이 발견되는데 전체 당단백당의 5~20%인 것으로 보고되었다. 케라탄황산염(keratan sulfate)과 헤파란황산염(heparin sulfate)은 미량 원소 수준으로 존재한다(Detamore and

Athanasiou 2003).

황산콘드로이틴 단백질다당(CSPG)은 크고(>10^6Da), 그중에서도 chondroiti-6-sulfate 형태가 많고 특히 변연부에서 풍부하다. 더마탄황산염 단백질다당(DSPG)은 작고, 바이글리칸(DS-PG I)과 데코린(DS-PG II)을 포함하고 있다. 바이글리칸은 연하게 원판 전체에 걸쳐 염색된다. 데코린은 원판의 전후방 결합부와 변연부에서 보다 진하다. 원판의 세포외 기질에서 발견되는 다른 단백질다당은 애그리칸, 파이브로모듈린(fibromodulin), 루미칸이 포함된다(Stankovic et al. 2013). 루미칸은 염증 과정 중에 더 많이 발현하고 특히 인터루킨-1 베타(interleukin-1 beta)의 존재하에 그렇다(Kiga et al. 2011).

탄력소. 탄력섬유(elastin fiber)는 교원섬유와 평행하게 주행하고 측두하악관절의 후방 부착부에서 더욱 저명하게 발견되긴 하지만 원판 전체에 걸쳐 발견된다(Mills et al. 1994). 그것은 중앙부보다는 원판 변연부에서, 하방부보다는 상층부에서 더 많은 숫자가 발견된다(Gross et al. 1999). 탄력소는 관절원판에 신장에 대한 저항 혹은 증가된 인장력을 부여하는 것으로 여겨진다. 탄력소는 세포외 기질의 단백질다당 성분과 함께 관절원판에서 삼투압 팽화(osmotic swelling)를 부여해서, 부하를 견딜 수 있는 능력을 증가시킨다(Mills et al. 1994).

기계적 특성. 서로 다른 방향에서 분석되었을 때, 어떤 물질이 상이한 물리적 특성을 가지면 비등방성(antisotropy)을 가졌다고 이야기한다. 관절원판은 비등방성 물질 중 하나이다. 원판에서 한 방향에서 측정된 값은 다른 위치에서 달라질 수 있다. 예를 들면, 원판의 후방부에서 확산경사(diffusion gradient)를 측정할 때 내외측 방향으로의 확산 경사가 전후방과 상하방보다 유의하게 빠르다(Shi et al. 2013).

원판 중의 단백질다당 성분은 강성을 증가시킨다. 또한 단백질다당은 관절원판에서 물에 대한 투과성을 증가시킨다. 원판의 탄성률(modulus)은 1.5~3.5MPa로 보고되며, 중앙부에서, 외측보다는 내측에서 더 크다. 탄성률은 변연부보다는 원판의 중앙부가 2~3배 더 크다. 신선한 사체 표본의 관절원판 연구에 따르면 빠른 부하속도가 원판의 강성을 증가시켰다(Chin et al. 1996). 하지만 돼지의 관절원판면에서 전·후, 내외측으로 가해진 경운 속도(plowing speed)가 빨라져도 마찰을 변경시키지는 않지만, 마찰력은 경운 부하(plowing load)가 증가할수록 낮아진다(Zimmerman et al. 2015).

원판 내 내부 마찰력에 관해서는 전단 탄성률은 압축 변형(compressive strain)과 부하 빈도에 따라 증가하는 반면 전단 변형(shear strain)에서는 다소 감소한다(Tanaka et al. 2004). 앞에서 나온 정보를 바탕으로 하여 임상적 관련성을 보면 측두하악관절은 음식을 처음 씹기 위해 더 큰 부하가 가해질 때나 질긴 음식을 씹을 때 마찰을 감소시키기에 매우 적합하다는 것을 알 수 있다. 하부의 골 구조뿐만 아니라, 관절원판의 교원섬유성 조성 또한 압축력에 저항하는 데 매우 중요하다. 실험적으로 교원섬유 분해효소를 가지고 측두하악관절의 원판에서의 교원섬유 망(network)을 파괴하면 압축강도가 50~90%까지 감소한다(Fazaeli et al. 2016). 이것은 압축력에 대해 저항하는 교원섬유의 중요성을 나타낸다.

하나의 단위로서 교원섬유의 진후방 주행은 과두-원판 복합체에서 전후방 동작에서의 전단 저항성을 증가시킨다. 결과적으로 원판과 관절연골은 지속적인 압력보다는 간헐적인 압력에 더 적합하다. 관절의 영양은 기능 동안 분비되는 활액의 확산에 의해 유지되고, 과두의 활주와 안정과 관련된 상·하 관절강 내에서의 양압 및 음압에 의존한다. 논리적으로는 지속적인 관절 부하를 중단시키는 임상적인 전략이 관절내 통증과 기능이상이 있을 때 유익한 효과가 있을 수 있다.

다양함에 대한 또 다른 영역들은 환자 반응의 다양성이라는 관점에서도 나타난다. 우리는 정상적인 부하력이 관절내에서의 미세구조가 유지될 수 있도록 돕는다는 것을 알고 있다. 그리고 측두하악관절이 정상적, 기능적 요구에 매우 잘 적응한다는 것 또한 잘 알고 있다. 관절은 건전성을 유지하기 위해 그것의 모양과 미세구조를 변형함으로써 적응하고 대부분의 경우에서는 통증이나 기능이상을 동반하지 않는다. 최소 부하, 생리적 부하, 과도한 부하 또는 악습관과 관련된 기능, 기능과다, 기능저하의 연속성(continuum)이 측두하악관절의 동역학을 분석할 때 고려되어야 한다(Ikeda et al. 2014). 노화의 과정에 걸쳐 관절의 재형성과 다른 변화들이 생기는 것은 자연스러운 현상이다(Tanaka and Koolstra 2008; Westesson and Rohlin 1984).

토끼와 돼지의 측두하악관절 구조물과 관련된 동물실험은 인간의 측두하악관절을 위한 실험 모델로 자주 사용되었다. 돼지 실험은 관절원판의 마찰계수가 과두보다 크다는 것을 증명하였다. 동적 부하의 속도가 증가할 때 과두의 마찰이 감소하는 데 반해, 마찰은 부하의 크기와 독립적이었다. 속도가 원판 마찰에는 아무런 영향이 없었으나 더 큰 부하가 가해질 때 마찰은 감소하였다. 양쪽 조직 모두에서 마찰력은 전·후 방향에서 내외방향보다 작았다. 관절원판 변위에서 과두는 관절원판과 정렬되지 않을 수 있다. 따라서 개구와 뒤이은 원판정복(원판이 정복될 수 있는 환자에서) 동안에, 과두는 전후방과 다른 방향으로 관절원판에 접촉할 수 있다. 방사선학적 연구에서 과두의 위치가 골성 변화 유·무와는 관련되지 않았다고 보고하였다(Ren et al. 1995). 동물실험에서는 기계적 방향성에서 더 나은 결과가 있음을 나타내지만, 반드시 임상적으로 연관이 있는 것은 아니다.

흥미롭게도 측두하악장애는 젊거나 중년 성인에서 호발하는 데 반해, 노령층은 측두하악장애 통증에 잘 이환되지 않는 것으로 보인다. 측두하악장애는 일단 진행적인 특성을 가졌다고 여겨졌지만, 30년 장기 추적연구에서는 이러한 추정과 일치하진 않았다(De Leeuw et al. 1995a, b, c). 짝지은 대조군(matched control)과 비교 시, 관절원판 변위와 골관절증을 가진 환자는 방사선상 퇴행성 관절질환의 진행양상을 보였다. 하지만 통증은 진행되지 않았다. 오히려 통증은 매우 경감되었고 대다수는 저작기능에서 큰 이상이 없는 것으로 보고하였다. 정복성 관절원판을 가진 군 중에서는 대다수의 경우 시간이 경과해도 유지되고 최소한의 퇴행성 진행을 보여주었다. 비정복성 관절원판을 가진 군 중에서는 보다 광범위한 방사선상의 변화를 보여주었으나 이 또한 시간의 경과와 함께 안정화되었다. 방사선학적인 변화는 주로 과두의 평탄화와 경화의 양상으로 나타나는데 이는 치유과정이나 관절 부하에 대한 적응성 반응으로 여겨진다. 이에 반해 침식적 양상은 퇴행성 변화의 진행을 가리킨다.

5.2.3. 운동 (Movement)

하악골은 관절와 및 측두골의 관절융기로 이어진다. 앞서 언급한 바와 같이 관절원판은 과두와 관절와 각각의 하중지지면 사이에 위치한다.

운동은 저작근육의 활성에 의해 이루어진다. 이들 근육은 전통적으로 양측 교근, 측두근, 외측익돌근, 내측익돌근을 포함한다. 다른 근육들 또한 이를 돕는데 전방 악이복근을 포함하며 경부 근육의 활성은 머리를 안정화시킨다. 저작근은 삼차신경의 3번째 분지로부터 운동 지배를 받는다. 중추신경계 내에서 운동기능의 유출을 담당하는 핵은 삼차신경운동핵(trigeminal motor nucleus)으로서 삼차신경 뇌간 복합체(trigeminal brain stem complex) 안에서 삼차신경 주감각핵(trigeminal main sensory nucleus)에 인접해 있다.

개구의 시작은 전 악이복근과 함께 외측익돌근 하두의 동시적 수축과 함께 시작하고 이는 하악을 하방으로 내린다. 개구의 초기 과정에서 과두는 원판의 하방면을 따라 회전한다(회전축). 대략 15~20mm 정도 개구 시에 하악은 계속 회전하나 이제 활주운동이 뒤따른다. 다른 말로는 외측익돌근 하두의 수축 덕분에 과두-원판 복합체는 관절융기를 따라 전하방으로 움직인다고 할 수 있다. 기준점으로서 최대 개구량은 정상인 중에서도 매우 다양하고 이것은 대략 35~55mm 정도이다(Scrivani et al. 2008). 일반적인 원칙으로서 회전은 과두의 관절면과 원판의 하방면 사이인 하관절강에서 발생한다. 활주운동은 관절융기의 경사와 원판의 상방면 사이인 상관절강에서 발생한다.

거의 최대 개구 시에 원판이 최종 운동지점에 도달했을 때에도, 하악은 활주와 회전을 지속할 것이다. 개구 동안 관절와에서 안착된 과두-원판 복합체가 가지는 그 시작 지점과 비교했을 때 원판은 과두-원판 복합체에 비해 상대적으로 후방으로 이동한다. 개구 동안에 과두는 안착된 지점을 벗어났을 때 원판후조직은 혈액으로 충혈되고 활주운동 동안 과두가 전방으로 이동한 결과로 인해 생겨난 공간을 채운다. 폐구위에서 과두-원판 복합체는 처음에는 과두의 전상방-내방 위치에서 이어진다. 최대 개구 시점에서 과두는 원판과 과두의 상-후-외측에서 이어진다(Helms et al. 1983).

저항 없이 폐구할 때 하방근육(depressor muscle)은 이완되고, 혈액은 원판후조직으로부터 떠나고 과두와 원판은 그들의 원래 위치로 돌아간다. 저항에 대해 폐구할 때 거상근이 수축하고 이는 교근, 측두근, 내측익돌근이 포함된다. 치아 사이에 음식물이 존재할 때 외측익돌근의 상두가 수축하고 이른바 저작의 출력(power stroke)을 제공한다. 이악물기와 씹기 동작은 추가적으로 흉쇄유돌근과 같은 경부 근육들도 활성화시킨다(Giannakopoulos et al. 2013; Clark et al. 1993). 근육의 활성을 야기하는 또 다른 활동은 말하기, 삼키기, 이악물기, 손톱과 연필 물기와 같은 다양한 이상기능성 습관을 포함한다. 구강하악 근긴장이상증(oromandibular dystonia)과 같은 병적인 상태에서는 그 운동은 불수의적이다.

일반적으로 대부분의 사람(70~80%)이 관절융기의 정점을 지나서 개구할 수 있다고 알려져 있다(Obwegeser et al. 1987). 이는 정상 변이로서, 일부는 극히 넓게 개구하고 과두는 융기의 전방면 너머로 이동할 수 있게 된다. 임상적으로는 과두의 측방면이 융기를 넘어갈 때 표층 조직이 융기되고 전이부에서 최대 개구 시에 함입되기 때문에 명확하게 보이며, '쿵(thud-like)' 하는 소리가 수반될 수 있다. 이것이 순간적으로 발생한 후 과두가 융기의 하방으로 이동해서 자유롭게 관절와로 다시 돌아갈 수 있다면, 이때 이것을 아탈구(subluxation)라고 부른다. 아탈구가 일어나는 많은 사람에서 이것은 무증상적인 현상이다. 하지만 과두가 스스로 정복하지 못하고 융기 전방에서 계속 위치되어야 한다면, 이것은 탈구(dislocation, open lock)라고 불린다. 측두하악관절의 정상운동 범위를 평가하기 위한 해부학적 연구에서 개구 동안 측면에서 바라보았을 때 폐구위를 기준으로 과두는 15mm 전방으로 이동하는 동안, 원판은 7mm만 전방으로 이동한다(Rees 1954).

5.3. 후방 부착부 (Posterior attachment)

원판후조직이라고 알려진 후방 부착부는 그 이름이 암시하듯 관절원판의 후방에 위치한다. 과거에 이것은 종종 이층판부(bilaminar zone)로 불리기도 했다. 원판과 관절연골과는 대조적으로, 후방 부착부는 혈관이 풍부하고 신경이 풍부하며 많은 탄력섬유조직으로 이루어져 있다(Wilkinson and Crowley 1994). 후방 부착부에서 일어나는 혈관 침투는 원판과 관절연골의 세포와 세포외 기질 간에 일어나는 대사교환의 수단이 된다. 강성을 측정하는 탄성계수는 정상적 과두 위치에선 1.54MPa인데 이는 휴식기의 0.21MPa과 비교된다(Tanaka et al. 2002). 또한 인장력에 저항하는 후방 부착부의 능력이 잘 알려져 있다(Tanaka et al. 2003). 그러나 후방 부착부와 같이 풍부하게 신경지배를 받고 혈관화된 구조에 대한 직접적인 부하에 대해서는 통증이나 염증을 야기할 수 있으므로 바람직하지 않다.

후방 부착부의 상방 그리고 하방 경계는 원판후조직 상층과 하층으로 명명된다. 원판후조직 상층은 폐구 시에 느슨하고 나선처럼 되어 있다. 원판후조직 상층과 하층은 유도철선(guidewire)처럼 작용하고 개구 동안 원판의 전방 운동을 제한한다. 개구는 과두가 원판의 하방면을 따라 미끄러지는 한 지속되나 원판 그 자체는 결국 더 이상 앞으로 움직이지 못할 것이다. 이들 층(lamina)은 그 자체는 비록 신장(stretch)되지 않지만, 원판변위의 경우에선 길어질(elongate) 수 있다. 일단 늘어나면 그것들은 원래의 길이로 돌아가지 않는다. 폐구위에서 이들은 나선처럼 되어 있다. 하지만 과두의 활주에 의해 크게 개구된 상태에서는 나선처럼 되었던 층이 펴지게 된다. 하악의 개구운동과 함께 과두는 전방으로 활주한다. 뒤에 남겨진 빈 공간은 그들 안에 있던 혈관 속으로 혈액이 채워짐에 따라 후방 부착부가 팽창하고, 폐구 시에 비해 4~5배 많은 혈액량으로 채워지게 된다(Wilkinson and Crowley 1994). 이것을 체적 보상(volumetric compensation)이라 부른다. 원판후조직의 기능은 관절낭 안에서 체적 보상을 하는 것으로, 관절와에선 전방으로 활주하는 동안 과두에 의해 동공화된 공간을 다시 채우게 된다(Wilkinson and Crowley 1994).

후방 부착부와 원판은 자기공명영상에 의해 볼 수 있는 연조직이다. 폐구 시와 개구 시에 후방 부착부의 체적을 비교했을 때, 후방 부착부의 체적이 개구 동안 증가하는 것이 확연하다. 간혹 후방 부착부가 손상을 입었을 때는 측두하악관절 부종 혹은 삼출액이 발생하는 부위가 될 수 있고, 이는 일부 환자에서 보이는 염증성 반응에 의해 유발되며 자기공명영상에서 관찰된다(Lee and Yoon 2009).

Pereira와 동료들에 의해 1996년에 행해진 한 연구에서 무증상의 원판변위를 가진 사람과 낭의 통증을 호소하는 원판변위 환자의 원판후조직을 서로 비교하였다. 무증상 관절은 느슨하고 치밀한, 탄성섬유를 가진 결합조직을 보여주었다. 반면 통증성 관절은 결합조직에서의 초자화를 나타내었고 세동맥의 직경이 좁아지고 치밀하게 싸여진 교원섬유 망을 보여주었다. 염증세포와 연골세포의 존재라는 측면에서 두 군 간에 통계적으로 유의미한 차이가 있다(Pereira et al. 1996). 이 연구는 원판의 위치가 항상 통증과 연관되지 않는다고 강조하였다. 그러나 두

군 간에 조직학적인 차이는 있었다. 변위된 관절원판이 어떤 관절에서는 통증을 야기하는 데 반해 어떤 관절에선 적응성 재형성을 야기하는지에 관한 지속인자(perpetuating factor)에 대한 이해가 통증조절에 대한 더 나은 치료적 표적이 될 수 있다.

5.4. 활액 (Synovial fluid)

활액을 만드는 활막이 측두하악관절을 이장하고 있는데, 과두와 관절융기에서의 부하를 받는 부위는 예외이다. 활맥은 림프계의 연장이고 이는 측두하악관절과 그 부근의 배출(drainage)을 담당한다. 활막은 2개의 층으로 구성된다. 관절의 내면을 이장하는 층은 활막 내층(synovial intima)이라 불리고 그 아래에 있는 활액막하 조직(subsynovial tissue)이라 불리는 층으로 이장된다(Dijkgraaf et al. 1996). 활막은 활액을 만들고 이 활액은 산소를 관절에 공급하고 무혈관성 원판, 관절연골, 활막에서의 통로를 통해 관절 변연에서의 혈관계 사이에서 대사성 교환의 수단을 제공한다. 활막의 미세순환계(microcirculation)는 활막 내층 내에 존재하고 관절강 가까이에 존재한다. 활막 표층으로부터 35㎛에서 미세순환계를 확인하였고 이는 외상 시에 혈관절증(hemarthrosis)의 높은 발생률을 설명한다(Levick 1995).

활막은 관절면 근처에서의 대식세포 유사 A형 세포와 섬유모세포 유사 B형 세포로 구성된다. A형 세포는 세포조각과 항원을 탐식하고 분해한다. 이 세포는 측두하악관절의 면역반응과 연관되는 것으로 알려져 있다. B형 세포는 세포질 내에 수많은 조면소포체(rough endoplasmic reticulum)로 특징화되어 있다. 이 세포는 섬유결합소(fibronectin), 당단백당, 교원섬유, 히알루론산을 생성한다(Nozawa-Inoue et al. 2003). 히알루론산은 활액에 점도를 유지시키고 과두 운동을 활성화시킨다. 활막이 진성 기저막을 가지고 있는지에 대해서는 논란이 있다. 쥐의 측두하악관절에서 면역조직화학적인 연구에서 B형 세포가 라미닌(laminin) 표시자에 면역반응성을 나타낸 데 반해, A형 세포는 없었다(Nozawa-Inoue et al. 1999). 이것은 B형 세포가 기저막처럼 작용한다는 것을 알 수 있다. 또한 A형 세포의 기능을 강조한다. 이 세포가 가지는 대식세포 유사 작용으로 인해, 이 세포는 이동하는 능력을 가지고 있다. 따라서 라미닌을 이용한 세포-세포 부착(cell-to-cell anchoring)은 예상되지 않는다.

활액은 (1) 대사성 교환과 (2) 윤활의 2가지 주요 작용을 가진다. 대사성 교환은 농도경사(concentration gradient)를 따라 이동하는데 영양의 교환을 포함한다. 대사 부산물은 활막에 있는 틈(slip), 개창(fenestration)을 향해 확산되고 활막 림프계 또는 혈관계를 통해 이동한다. 윤활과 관련해서 활액은 측두하악관절 내에서 보다 쉽게 미끄러질 수 있도록 만들고, 기능 시에는 관절면의 건전성을 유지하는 보호기능을 가지고 있다.

무릎이나 측두하악관절과 같은 윤활관절 내에서의 마찰력은 활액의 존재로 인해 감소한다. 윤활에는 계면(boundary) 윤활과 낙루성(weeping) 윤활의 2가지 종류가 있다. 계면 윤활은 측두하악관절 주변의 활막조직으로부터 생성된 액체를 가리키고 이것은 관절면의 표면에 들러붙어 있다. 계면 윤활은 삼키거나 말하기와 같은 비유해성 동작과 함께 일어난다. 활액에서 발견되는 점액성 당단백질은 루브리신, 알부민, 히알루론산을 포함한다. 루브리신은 계면 윤활을 활성화시키고 마찰을 감소시켜서 최종적으론 관절의 움직임을 최적화시킨다. 루브리신의 다른 기능으로는 활액세포의 비대를 억제하고 관절면에 다양한 물질들이 부착하는 것을 방지한다. 건강한 대조군과 비교한 측두하악장애 환자에 대한 연구에서, 측두하악 골관절염군의 상관절강에서 채취된 활액 중 루브리신이 감소되어 있음을 확인하였다(Wei et al. 2010). 하지만 마찰계수가 정복성 관절원판 변위, 비정복성 관절원판 변위, 골관절염군 모두에서 증가되었기 때문에 루브리신 혼자만으로 측두하악장애 환자에서의 증가된 마찰계수를 설명할 수는 없다.

낙루성 윤활은 식괴를 부수거나 이물기 등을 할 때 부하에 의해 수화된(hydrated) 관절연골로부터 압착되어 나온 액체이다. 관절 부하가 증가함에 따라 조직액은 평형을 이룰 때까지 과두와 관절융기의 섬유연골에서부터 외부로 유출된다(Zimmerman et al. 2015). 부하가 감소되면 앞에서 언급된 섬유연골과 섬유성 결합조직에 있는 세포외 기질로 다시 재흡수된다. 이악물기 동안의 모세혈관의 관류압(perfusion pressure) 이상으로 관절내압(intracapsular pressure)이 증가하면 정맥 환류(venous return)에 이상을 야기하고, 대사교환이 부적절하게 됨으로써 관절에 유해한 작용이 발생할 수 있다. 휴식기에서 관절내압은 거의 0mmHg이다. 최대 개구 시에 관절내압은 −53.8±34.4mmHg이고 최대 이물기 시엔 63.9±52.2mmHg이다(Nitzan 1994). 이러한 관절내압은 상관절강의 관절와의 전외측에서 측정되었다. 이 연구에서 여성이 남성보다 더 큰 관절내압을 야기하였다. 이것은 아마 치열에서 과두축까지의 거리가 적어서 더 짧은 지렛대팔(lever arm)을 가지기 때문인 것으로 여겨지나, 보다 상세한 내용은 연구되지 않았다. 이 연구에서 구강장치물의 사용은 관절내압을 81%나 낮추는 효과가 있었다(Nitzan 1994).

활액 내에서 히알루론산은 관절 윤활의 핵심 매개물질이다. 이것은 관절표면에 있는 표면활성 인지질층(surface-active phospolipid layer; SAPL)에 붙어서 그 자체로 얇은 층을 형성한다. 히알루론산은 표면활성 인지질층을 퇴행성 효소(degradative enzyme)인 포스포리파아제 A2(phospholipase A2; PLA2)로부터 보호하고 또한 항산화제로도 작용한다. 활성 산소종(reactive oxidative species)과 그와 관련된 유리 라디칼은 과도한 관절 부하 동안에 생성되며 이것은 히알루론산층을 분해시켜서 그 결과 표면활성 인지질층이 포스포리파아제 A2에 노출되게 한다. 또한 하류 효과(downstream effect)로 인해 과두-원판-관절와 복합체에서의 마찰력이 증가될 수 있으며, 아마도 이것이 측두하악관절 내장증에 대한 전조(precusor)로서 작용할 수 있다(Nitzan 2001; Milam 2005; Milam et al. 1998; Milam and Schmitz 1995; Zardeneta et al. 2000).

많은 연구들이 측두하악장애 환자의 활액을 흡인하고 이를 대조군과 비교해서 관절, 즉 골이나 그 위에 있는 연골에서 퇴행성 변화를 촉발시키거나 강화시키는 분자 성분들을 발견하기를 바랐다. 예를 들어, 골을 사용한다면 골 기질은 파골세포의 퇴행성 작용에 의해 주기적으로 교체되고, 조골세포의 작용을 통해 재건된다. 항상성의 상태에서 신생골은 퇴행과 신생이 서로 간에 균형을 이룬다. 너무 큰 파골 작용이나 너무 작은 조골 작용이 있을 때 골은 비로소 퇴행되고 병리적 상태가 된다. 활액에서 기질 단백분해효소(MMP)는 이화(catabolic) 효소로서 연골의 세포외 기질을 분해하는 작용을 한다. 기질 단백분해효소는 그 억제인자(tissue inhibitors of metal-loproteinases; TIMP)의 존재에 의해 조절된다. 조골 및 파골 세포의 조절처럼 기질 단백 MMP/TIMP 비율이 적절한 관절의 건강과 기능을 위해서는 균형을 이루어야 한다. 골관절염 환자에서 활액의 흡인 시 대조군과 비교했을 때 MMP-1, 2, 3, 9에서는 증가가, 비율에선 감소가 관찰되는데, 이는 비록 원인라고는 할 수 없어도 적어도 연관성이 있음을 보여주는 것이다(Kanyama et al. 2000).

다른 연구는 골관절염에서의 측두하악관절의 활액이 인터루킨(interleukins; IL)과 사이토카인의 증가를, 특히 IL-12, IL-1B, IL-6, TNF-α, MCP-1(monocyte chemoattractant protein, 단핵구화학주성단백질), PGE-2가 더욱 그렇다. 과도한 기계적인 스트레스는 플라스미노겐 활성계(plasminogen activator system)를 활성화시키고 세포외 기질의 단백질 분해를 야기한다. TGF-1B(transforming growth factor, 전환성장인자)가 연골의 사멸을 유도하고, MMP-9, MMP-13, VEGF(vascular endothelial growth factor, 혈관내피성장인자)를 또한 유도해서 비정상적인 연골하골 재형성(remodeling)을 야기한다(Wang et al. 2015; Kamelchuk and Major 1995; Haskin et al. 1995).

앞에서 언급한 것과 같이 단백분해효소는 세포외 기질을 분해할 수 있는 효소로서 (1) 아스팔틱(aspartic) 단백분해효소, (2) 산성 pH에서 주로 작동하는 시스테인(cysteine) 단백분해효소, (3) 세린(serine) 단백분해효소, (4) 중성 pH에서 작동하는 기질 단백분해효소(matrix metalloproteinases, MMP-1, 2, 3)의 4가지 종류가 있다. 단백분해효소는 연골세포, 활액세포, 염증세포들에 의해 생성된다. 일반적으로 사이토카인(IL Ⅰ-Ⅻ, TNF, interferon)은 세포외 기질을 분해하는 단백분해효소를 유도하는 반면, 인슐린유사(insulin-like) 성장인자, 섬유아세포 성장인자, 혈소판 유래(platelet-derived) 성장인자와 같은 성장인자는 세포외 기질의 생성을 돕는다. 아라키돈산(arachidonic acid)과 그의 대사물인 류코트리엔(leukotriene)과 트롬복산(thromboxane)은 사이토카인, 특히 IL-1을 통해 유도되는 PGE-2에 의해 활막세포로부터 유래된다(Dijkgraaf et al. 1995).

활액의 흡인을 통해 실험한 연구(Milam and Schmitz 1995)는 관절 손상을 야기하는 3가지 기전을 제시하였다. (1) 직접 기계적 손상: 과도한 부하는 분자의 붕괴와 유리 라디칼의 형성을 야기한다. 아라키돈산은 유리 라디칼의 존재하에서 더 많은 수준으로 생성된다. 정수압(hydrostatic pressure)은 열충격단백질(heat shock protein)을 활성화시키고 세포골격(cellular cytoskeleton)을 붕괴시킨다. (2) 허혈 재관류 손상(hypoxia reperfusion injury): 압박을 받은 관절에서 감소한 혈류량과 뒤이은 산소의 감소는 허혈-영양 결핍을 야기한다. 압력이 해소될 때 슈퍼옥사이드 음이온(superoxide anion)과 같은 유리 라디칼이 형성되고, 이것은 반응성 종인 하이드록실 음이온(hydroxyl ion)으로 전환시키기 위해 헤모글로빈 속의 금속을 사용한다. (3) 신경성 염증(neurogenic inflammation): substance P와 CGRP(calcitonin gene-related peptide, 칼시토닌 유전자 관련 펩티드)가 측두하악관절의 C 섬유 자유신경말단에서 발견된다. 이 두 성분은 통증의 매개체로서 통각수용체에 작용하는 것으로 알려져 있다.

측두하악장애는 여성에서 더 자주 나타나기 때문에 에스트로겐 수용체가 측두하악관절에 위치함에 따라 호르몬의 말초성 또는 중추성인 영향이 통각과정에 영향을 미치는 것으로 제안되었다(Bartley and Fillingim 2013; LeResche et al. 2003). 성호르몬은 중추신경계 내에서 아편, 노르아드레날린, 세로토닌 조절 활성도를 변경시킨다(Manson 2010). 낮은 에스트로겐 상태에서 내재성 아편이 변연계(limbic system)의 한 부분으로서 통증 불쾌감과 통증의 정동적인 측면을 지배하는 시상, 측좌핵(Nucleus accumbens), 편도핵(amygdala)에서 낮은 정도로 존재한다(Smith et al. 2006). 이러한 상태가 여성의 통각과민과 관련된다. 측두하악관절에서 호르몬의 영향은 광범위하게 연구되었다. 에스트로겐과 프로락틴(prolactin)은 일부 모델에서 골분해(bone degradation)라는 순효과(net effect)를 가지는 것으로 보인다(Milam and Schmitz 1995). 에스트로겐은 연골세포의 기질에서 분해효과를 가지면서 과두의 연골세포의 분화를 억제하는 것으로 제안되었다. 대조적으로 에스트로겐은 산화질소(nitric oxide)에 의해 야기된 연골세포에서의 해로운 효과 또한 억제한다(Wang et al. 2015).

요약하면 활막과 활막이 생산하는 활액은 측두하악관절에서의 정상적인 기능과 항상성에 있어 필수적이다. 활막의 정교함과 일정함을 파괴하는 질환 상태와 비기능적인 부하는 구조적, 기계적으로 파괴적인 효과를 가진다.

5.5. 인대 (Ligaments)

인대는 치밀한 섬유성 결합조직의 띠로서 관절의 기계적인 강화에 기여한다. 인대는 골이나 연골에서 시작하여 더 멀리 떨어져 있는 다른 골에 부착한다. 더 나아가 인대는 일종의 유도 철사(guidewire)처럼 작용해서 방향성을 제공하고 관절의 건전성에 해로울 수 있는 극단적인 움직임을 방지한다. 인대는 매우 제한적인 탄성계수를 가지고 있어서 근본적으로는 늘어나지(stretch) 않는다. 응력의 조건에서 그것들이 신장(elongate)될 수는 있지만 원래의 길이로는 결코 돌아갈 수 없다. 관절원판의 전방변위의 경우 관절원판 후방의 인대가 신장된다. 원판을 재위치시키고자 하는 측두하악관절의 외과적인 술식의 경우 빈번하게 재발되는데, 이는 인대가 이미 신장되었기 때문으로 이러한 술식 이전과 같은 방식으로는 움직임을 더 이상 제한할 수 없기 때문이다.

5.5.1. 관절낭과 측두하악관절인대 (Articular capsule and temporomandibular joint ligament)

섬유성 관절낭은 측두하악관절의 골성 부분을 일차적으로 감싸는 역할을 한다. 전방 측두하악관절의 내측 절반은 낭이 없다. 외측익돌근의 상두가 원판의 전내방 부위에 근섬유의 일부를 보낸다. 대부분의 외측익돌근 상두 섬유는 관절원판 하방으로 가서 과두의 경부(익돌소와, pterygoid fovea)로 부착한다. 원판으로의 근육이 부착된 외측에는 결합조직이 느슨한 유륜(areola) 부착조직의 모양을 가진 낭과 유사한 구조를 가진다.

관절의 내외측 벽에서의 낭은 잘 구조화된 교원섬유로 구성되어 있지만 폐구위에서 그들은 긴장하고 있지 않다. 이들 섬유의 이완은 관절을 너무 단단하게 지지하기보다는 과두의 내외측 극이 낭의 염좌나 열상 없이도 전방으로 이동이 가능하게 한다. 인대는 안정화, 운동의 유도, 운동의 제한이라는 일차적인 기능을 가진다. 대부분의 경우처럼 저작계와 관련된 인대들은 과두 운동 각도를 제한하는 기본적인 기능을 가진다(Osborn 1985).

내외측 벽은 내외측 측두하악관절인대들에 의해 강화된다(Hylande 2006). 외측 측두하악관절인대는 관절 결절(articular tubercle)에서 기시해서 과두의 경부에 부착한다. 그것은 표층, 심층 구성물로 구성된다. 표층 섬유는 수평으로 기시하는데 과두의 후방 운동을 제한해서 원판후조직을 보호하는 것으로 여겨진다(Hylander 2006). 심층 섬유는 수직으로 기시하고 개구량의 제한과 관련되는 것으로 여겨진다(Osborn 1989; Hesse and Hansson 1988). 내측 측두하악관절인대는 내측 낭에서 기능적으로 두꺼워진 형태로 수평으로 기시한다(Loughner et al. 1997). 관절의 후방 벽에는 잘 조직화된 낭이 결손되어 있다. 대신 이 부위에선 느슨한 혈관조직(모세혈관계

capillary bed)이 결합조직의 망을 구성하고 이는 교원섬유, 레티쿨린(reticulin), 탄성섬유(elastin)로 구성되어서 개폐구 동안에 생리적인 기능을 촉진한다.

5.5.1.1. 측부인대 (Collateral ligament)

원판은 내외측이 외측 원판인대(lateral discal ligament; LDL)와 내측 원판인대(medial discal ligament; MDL)에 의해 내외측 양측 모두에서 보강되어 있다. 이들 두 인대는 측부인대(collateral ligaments)로 불린다. 외측 원판인대는 원판의 외측면에서 과두의 외측극으로 주행하는 반면, 내측 원판인대는 원판의 내측면에서 과두의 내측극으로 주행한다. 내측 및 외측 원판인대는 하악의 내외측 운동을 제한한다. 이로써 하악의 전후방 운동이 가능하게 된다. 이들은 하관절강의 경계를 강화함으로써 회전운동을 돕는다.

5.5.2. 기타 인대들 (Accessory ligaments)

측두하악관절과는 떨어져 있지만 언급할 만한 다른 인대들이 있다. 경돌하악인대는 하악의 과도한 전방 운동을 방지한다. 이 인대는 경돌 돌기에서 시작해서, 전하방으로 주행한 후 하악각의 내측에 부착된다. 접형하악인대는 하악의 기능에 주요한 역할을 하는 것으로는 보이지 않으나 두드러진 크기로 인해 육안해부학(gross anatomy) 단락에서 쉽게 눈에 띈다. 이 인대는 접형골의 극(spine)에서 기시해서, 전하방으로 주행한 후 설돌기극(the spine of the lingula)에 부착하며 이는 하악상행돌기의 내측면에서 발견된다.

5.6. 요약

의학적으로 연구되는 어떤 질환이나 상태에 대한 다양한 결과물들이 있다. 측두하악장애 연구에서는 임상적 결과물의 결정요인으로 환자 인자와 부하 인자를 생각해 보는 것은 유익할 수 있다. 통증과 같은 증상과 관절잡음과 소견, 영상 검사상의 관절의 형태가 이러한 결과물들에 있어 의미 있는 기여 인자일지를 결정하고 평가해야 한다. 건강한 활액관절의 형태와 기능을 이해하는 것은 병리적인 상태를 이해하는 능력을 강화할 것이다. 이것은 증례 특이적(case-specific)으로 최적화된 치료 결과를 낳게 될 것이다.

고지. 여기에서의 견해는 저자들의 견해이며 미국 국방부, 해군의 공식적인 견해나 입장을 반드시 반영하는 것은 아니다.

참고문헌

Bartley EJ, Fillingim RB. Sex differences in pain: a brief review of clinical and experimental findings. Br J Anaesth. 2013;111:52-8.

Berkovitz BK. Crimping of collagen in the intra-articular disc of the temporomandibular joint: a comparative study. J Oral Rehabil. 2000;27:608-13.

Bostwick JM, Jaffee MS. Buspirone as an antidote to SSRI-induced bruxism in 4 cases. J Clin Psychiatry. 1999;60:857-60.

Chen CY, Palla S, Erni S, Sieber M, Gallo LM. Nonfunctional tooth contact in healthy controls and patients with myogenous facial pain. J Orofac Pain. 2007;21:185-93.

Chin LP, Aker FD, Zarrinnia K. The viscoelastic properties of the human temporomandibular joint disc. J Oral Maxillofac Surg. 1996;54:315-8; discussion 318-9.

Clark GT, Browne PA, Nakano M, Yang Q. Co-activation of sternocleidomastoid muscles during maximum clenching. J Dent Res. 1993;72:1499-502.

De Leeuw R, Boering G, Stegenga B, De Bont LG. TMJ articular disc position and configuration 30 years after initial diagnosis of internal derangement. J Oral Maxillofac Surg. 1995a;53:234-41; discussion 241-2

De Leeuw R, Boering G, Stegenga B, De Bont LG. Symptoms of temporomandibular joint osteoarthrosis and internal derangement 30 years after non-surgical treatment. Cranio. 1995b;13:81-8.

De Leeuw R, Boering G, Stegenga B, De Bont LG. Radiographic signs of temporomandibular joint osteoarthrosis and internal derangement 30 years after nonsurgical treatment. Oral Surg Oral Med Oral Pathol Oral Radiol Endod. 1995c;79:382-92.

Detamore MS, Athanasiou KA. Structure and function of the temporomandibular joint disc: implications for tissue engineering. J Oral Maxillofac Surg. 2003;61:494-506.

Detamore MS, Orfanos JG, Almarza AJ, French MM, Wong ME, Athanasiou KA. Quantitative analysis and comparative regional investigation of the extracellular matrix of the porcine temporomandibular joint disc. Matrix Biol. 2005;24:45-57.

Dijkgraaf LC, DE Bont LG, Boering G, Liem RS. The structure, biochemistry, and metabolism of osteoarthritic cartilage: a review of the literature. J Oral Maxillofac Surg. 1995;53:1182-92.

Dijkgraaf LC, De Bont LG, Boering G, Liem RS. Structure of the normal synovial membrane of the temporomandibular joint: a review of the literature. J Oral Maxillofac Surg. 1996;54:332-8.

Emshoff R, Brandlmaier I, Gerhard S, Strobl H, Bertram S, Rudisch A. Magnetic resonance imaging predictors of temporomandibular joint pain. J Am Dent Assoc. 2003;134:705-14.

Fazaeli S, Ghazanfari S, Everts V, Smit TH, Koolstra JH. The contribution of collagen fibers to the mechanical compressive properties of the temporomandibular joint disc. Osteoarthritis Cartilage. 2016;24:1292-301.

Fujisawa M, Kanemura K, Tanabe N, Gohdo Y, Watanabe A, Iizuka T, Sato M, Ishibashi K. Determination of daytime clenching events in subjects with and without self-reported clenching. J Oral Rehabil. 2013;40:731-6.

Giannakopoulos NN, Schindler HJ, Rammelsberg P, Eberhard L, Schmitter M, Hellmann D. Co-activation of jaw and neck muscles during submaximum clenching in the supine position. Arch Oral Biol. 2013;58:1751-60.

Gross A, Bumann A, Hoffmeister B. Elastic fibers in the human temporo-mandibular joint disc. Int J Oral Maxillofac Surg. 1999;28:464-8.

Haskin CL, Milam SB, Cameron IL. Pathogenesis of degenerative joint disease in the human temporomandibular joint. Crit Rev Oral Biol Med. 1995;6:248-77.

Helms CA, Katzberg RW, Morrish R, Dolwick MF. Computed tomography of the temporomandibular joint meniscus. J Oral Maxillofac Surg. 1983;41:512-7.

Hesse JR, Hansson TL. Factors influencing joint mobility in general and in particular respect of the craniomandibular articulation: a literature review. J Craniomandib Disord. 1988;2:19-28.

Hylander WL. TMDs - an evidence-based approach to diagnosis and treatment. Chicago, IL: Quintessence Publishing; 2006.

Ikeda Y, Yonemitsu I, Takei M, Shibata S, Ono T. Mechanical loading leads to osteoarthritis-like changes in the hypofunctional temporomandibular joint in rats. Arch Oral Biol. 2014;59:1368-76.

Kamelchuk LS, Major PW. Degenerative disease of the temporomandibular joint. J Orofac Pain. 1995;9:168-80.

Kanyama M, Kuboki T, Kojima S, Fujisawa T, Hattori T, Takigawa M, Yamashita A. Matrix metalloproteinases and tissue inhibitors of metalloproteinases in synovial fluids of patients with temporomandibular joint osteoarthritis. J Orofac Pain. 2000;14:20-30.

Katzberg RW, Westesson PL, Tallents RH, Drake CM. Anatomic disorders of the temporomandibular joint disc in asymptomatic subjects. J Oral Maxillofac Surg. 1996;54:147-53; discussion 153-5.

Kiga N, Tojyo I, Matsumoto T, Hiraishi Y, Shinohara Y, Makino S, Fujita S. Expression of lumican and fibromodulin following interleukin-1 beta stimulation of disc cells of the human temporomandibular joint. Eur J Histochem. 2011;55:e11.

Lee SH, Yoon HJ. The relationship between MRI findings and the relative signal intensity of retrodiscal tissue in patients with temporomandibular joint disorders. Oral Surg Oral Med Oral Pathol Oral Radiol Endod. 2009;107:113-5.

Leresche L, Mancl L, Sherman JJ, Gandara B, Dworkin SF. Changes in temporomandibular pain and other symptoms across the menstrual cycle. Pain. 2003;106:253-61.

Levick JR. Microvascular architecture and exchange in synovial joints. Microcirculation. 1995;2:217-33.

Loughner BA, Gremillion HA, Mahan PE, Watson RE. The medial capsule of the human temporomandibular joint. J Oral Maxillofac Surg. 1997;55:363-9; discussion 369-70

Manson JE. Pain: sex differences and implications for treatment. Metabolism. 2010;59(Suppl 1):S16-20.

Milam SB. Pathogenesis of degenerative temporomandibular joint arthritides. Odontology. 2005;93:7-15.

Milam SB, Schmitz JP. Molecular biology of temporomandibular joint disorders: proposed mechanisms of disease. J Oral Maxillofac Surg. 1995;53:1448-54.

Milam SB, Zardeneta G, Schmitz JP. Oxidative stress and degenerative temporomandibular joint disease: a proposed hypothesis. J Oral Maxillofac Surg. 1998;56:214-23.

Mills DK, Fiandaca DJ, Scapino RP. Morphologic, microscopic, and immunohistochemical investigations into the function of the primate TMJ disc. J Orofac Pain. 1994;8:136-54.

Miyako H, Suzuki A, Nozawa-Inoue K, Magara J, Kawano Y, Ono K, Maeda T. Phenotypes of articular disc cells in the rat temporomandibular joint as demonstrated by immunohistochemistry for nestin and GFAP. J Anat. 2011;219:472-80.

Nakano T, Scott PG. Proteoglycans of the articular disc of the bovine temporomandibular joint. I. High molecular weight chondroitin sulphate proteoglycan. Matrix. 1989;9:277-83.

Nickel JC, Iwasaki LR, Feely DE, Stormberg KD, Beatty MW. The effect of disc thickness and trauma on disc surface friction in the porcine temporomandibular joint. Arch Oral Biol. 2001;46:155-62.

Nitzan DW. Intraarticular pressure in the functioning human temporomandibular joint and its alteration by uniform elevation of the occlusal plane. J Oral Maxillofac Surg. 1994;52:671-9; discussion 679-80

Nitzan DW. The process of lubrication impairment and its involvement in temporomandibular joint disc displacement: a theoretical concept. J Oral Maxillofac Surg. 2001;59:36-45.

Nozawa-Inoue K, Ajima H, Takagi R, Maeda T. Immunocytochemical demonstration of laminin in the synovial lining layer of the rat temporomandibular joint. Arch Oral Biol. 1999;44:531-4.

Nozawa-Inoue K, Amizuka N, Ikeda N, Suzuki A, Kawano Y, Maeda T. Synovial membrane in the temporomandibular joint--its morphology, function and development. Arch Histol Cytol. 2003;66:289-306.

Obwegeser HL, Farmand M, Al-Majali F, Engelke W. Findings of mandibular movement and the position of the mandibular condyles during maximal mouth opening. Oral Surg Oral Med Oral Pathol. 1987;63:517-25.

Okeson J. Management of temporomandibular disorders and occlusion. Mosby Elsevier: St Louis, MO; 2008. Osborn JW. The disc of the human temporomandibular joint: design, function and failure. J Oral Rehabil. 1985;12:279-93.

Osborn JW. The temporomandibular ligament and the articular eminence as constraints during jaw opening. J Oral Rehabil. 1989;16:323-33.

Pereira FJ, Lundh H, Eriksson L, Westesson PL. Microscopic changes in the retrodiscal tissues of painful temporomandibular joints. J Oral Maxillofac Surg. 1996;54:461-8; discussion 469

Piette E. Anatomy of the human temporomandibular joint. An updated comprehensive review. Acta Stomatol Belg. 1993;90:103-27.

Rees L. The structure and function of the mandibular joint. Br Dent J. 1954;96:125-33.

Ren YF, Isberg A, Westesson PL. Condyle position in the temporomandibular joint. Comparison between asymptomatic volunteers with normal disk position and patients with disk displacement. Oral Surg Oral Med Oral Pathol Oral Radiol Endod. 1995;80:101-7.

Ross M, Romrell L. Histology. Baltimore, MD: Williams & Wilkins; 1989.

Schaefer L, Iozzo RV. Biological functions of the small leucine-rich proteoglycans: from genetics to signal transduction. J Biol Chem. 2008;283:21305-9.

Scrivani SJ, Keith DA, Kaban LB. Temporomandibular disorders. N Engl J Med. 2008;359:2693-705.

Shi C, Wright GJ, Ex-Lubeskie CL, Bradshaw AD, Yao H. Relationship between anisotropic diffusion properties and tissue morphology in porcine TMJ disc. Osteoarthritis Cartilage. 2013;21:625-33.

Singh M, Detamore MS. Biomechanical properties of the mandibular condylar cartilage and their relevance to the TMJ disc. J Biomech. 2009;42:405-17.

Smith YR, Stohler CS, Nichols TE, Bueller JA, Koeppe RA, Zubieta JK. Pronociceptive and antinociceptive effects of estradiol through endogenous opioid neurotransmission in women. J Neurosci. 2006;26:5777-85.

Stankovic S, Vlajkovic S, Boskovic M, Radenkovic G, Antic V, Jevremovic D. Morphological and biomechanical features of the temporomandibular joint disc: an overview of recent findings. Arch Oral Biol. 2013;58:1475-82.

Tanaka E, Del Pozo R, Sugiyama M, Tanne K. Biomechanical response of retrodiscal tissue in the temporomandibular joint under compression. J Oral Maxillofac Surg. 2002;60:546-51.

Tanaka E, Hanaoka K, Tanaka M, Van Eijden T, Iwabe T, Ishino Y, Sasaki A, Tanne K. Viscoelastic properties of bovine retrodiscal tissue under tensile stress-relaxation. Eur J Oral Sci. 2003;111:518-22.

Tanaka E, Kawai N, Hanaoka K, Van Eijden T, Sasaki A, Aoyama J, Tanaka M, Tanne K. Shear properties of the temporomandibular joint disc in relation to compressive and shear strain. J Dent Res. 2004;83:476-9.

Tanaka E, Koolstra JH. Biomechanics of the temporomandibular joint. J Dent Res. 2008;87:989-91.

Wang XD, Zhang JN, Gan YH, Zhou YH. Current understanding of pathogenesis and treatment of TMJ osteoarthritis. J Dent Res. 2015;94:666-73.

Wei L, Xiong H, Li B, Cheng Y, Long X. Boundary-lubricating ability and lubricin in synovial fluid of patients with temporomandibular joint disorders. J Oral Maxillofac Surg. 2010;68:2478-83.

Westesson PL, Rohlin M. Internal derangement related to osteoarthrosis in temporomandibular joint autopsy specimens. Oral Surg Oral Med Oral Pathol. 1984;57:17-22.

Wilkinson TM, Crowley CM. A histologic study of retrodiscal tissues of the human temporomandibular joint in the open and closed position. J Orofac Pain. 1994;8:7-17.

Willard V, Arzi B, Athanasiou K. The attachements of the temporomandibular joint disc: a biochemical and histological investigation. Arch Oral Biol. 2012;57:599-606.

Wright GJ, Kuo J, Shi C, Bacro TR, Slate EH, Yao H. Effect of mechanical strain on solute diffusion in human TMJ discs: an electrical conductivity study. Ann Biomed Eng. 2013;41:2349-57.

Zardeneta G, Milam SB, Schmitz JP. Iron-dependent generation of free radicals: plausible mechanisms in the progressive deterioration of the temporomandibular joint. J Oral Maxillofac Surg. 2000;58:302-8; discussion 309

Zimmerman BK, Bonnevie ED, Park M, Zhou Y, Wang L, Burris DL, Lu XL. Role of interstitial fluid pressurization in TMJ lubrication. J Dent Res. 2015;94:85-92.

제 3 부

저작계의 기능장애

(Dysfunction of the Masticatory System)

제 6 장

근육성 장애

(Myogenous Disorders)

Heidi Crow, Yoly Gonzalez and Shehryar N. Khawaja

초록

근육에 이환된 측두하악장애는 측두하악장애 중에 가장 흔한 형태이다. 다양한 이론들이 왜 저작근들에서 통증이 생길 수 있는지, 그리고 측두하악장애를 유발하고 심지어 급성이 만성으로 전환되는지에 관해 다양한 제안을 해 왔다. 어떤 단일 원인 인자로 규정될 수 없기에 근육통은 '다인성(multifactorial)'이라 분류되어 왔고, 따라서 질병의 경로 중에서 위험인자와 그 각각의 고유한 기여 인자를 찾아내는 것이 보다 어렵다고 할 수 있다. 이러한 상태의 다중영역 특성화(multidomain characterization)는 이들 개념들을 잠재적 예방(potential prevention)이나 조기개입과 같은 임상적인 의료에 적용하는 것을 더욱 어렵게 만든다. 그러나 새로 검증된 (new validated) 진단기준은 어떤 이상이 진단적으로 조사되어야 하는지 명확하게 가리킬 수 있는 잠재력과 함께 명확한 치료 결과의 측정을 이용해서 최적화된 치료적 해법으로 이끌 수 있는 가능성을 가지고 있다.

6.1. 서론 (Introduction)

구강안면통증 영역, 특히 측두하악장애에서 근육성 이상은 가장 흔한 양상으로서 측두하악장애 진단 중에서 약 50% 이상을 차지한다. 특히 구강안면통증은 미국에서만 약 3,900만 명의 성인에게 이환된다는 사실을 감안한다면 이러한 사실은 결코 미미한 수치가 아니다(Renton et al. 2012). 전인구기반(population-based) 연구는 측두하악장애의 유병률이 2.8~10.5%에 달한다고 추정하였다. 이러한 추정은 성별, 연령, 인종, 사회경제적인 상에 의해서 가감된다(Isong et al. 2008; Janal et al. 2008).

H. Crow (✉)
Oral Diagnostic Sciences, University at Buffalo, Buffalo, New York, NY, USA
e-mail: hccrow@buffalo.edu

Y. Gonzalez, DDS, MS, MPH
Oral Diagnostic Sciences, TMD and Orofacial Pain, University at Buffalo, Buffalo, New York, NY, USA
e-mail: ymg@buffalo.edu

S.N. Khawaja, BDS, MS
Graduate, Oral and Maxillofacial Pain, Department of Oral and Maxillofacial Surgery, Massachusetts General Hospital, Boston, MA, USA
e-mail: Khawaja_Nasir@hsdm.harvard.edu

H.A. Gremillion, G.D. Klasser (eds.), *Temporomandibular Disorders*, https://doi.org/10.1007/978-3-319-57247-5_6

더 나아가 저작근 장애 환자의 증상과 징후 중에서는 통증이 가장 흔한 양상 혹은 주소라고 잘 알려져 있으며 이러한 통증은 의료계에서 가장 흔한 증상이기도 하다. 부가적인 증상과 징후로는 움직임의 제한된 범위와 기능의 제한이 있으며 이는 환자에 의해 보고되거나 임상적으로도 확인될 수 있다.

임상적인 영역에서의 목표는 가장 효율적인 진료를 제공하되 적합한 진단과 아울러 이러한 상태에 개입된 현상학(phenomenology)과 설명모델(explanatory model)에 대한 이해를 기반으로 이루어져야 한다. 따라서 진단은 검증된 방법론적인 원칙들이 증거기반 접근법에 의해 검증된(validated) 기준을 기반으로 내려져야 한다.

이번 장은 근육통의 원인에 대한 가설 모델을 먼저 언급할 것이다. 두 번째로는 근육의 병적 상태에 대한 다양한 원인들, 직접 및 간접 외상, 비기능 습관, 정신사회적 및 유전적 인자들을 탐구할 것이다. 마지막으로 저작근 상태에 대한 최신 진단분류법이 제시될 것이다. 진단 및 치료적인 관점에서, 저작근육에서 통증과 운동기능 간의 관련성에 대한 특성을 이해하는 것이 중요하다. 다양한 설명 모델들은 본문 중에 언급될 것이다. 그것은 통증의 악순환 모델(Vicious Cycle of Pain Model; VCPM), 통증적응 모델(the Pain Adaptation Model), 통합 통증적응 모델(the Integrated Pain Adaptation Model), 통증에 대한 운동적응 모델(the Motor Adaptation to Pain Model)이다.

6.2. 통증의 악순환 모델 (Vicious Cycle of Pain Model)

통증의 악순환 모델은 1942년 Travell 등에 의해 제시되었는데, 그들은 근육의 과활성과 통증 간의 순환이 자가 영속적(self-perpetuating)이라고 주장하였다. 이것은 비정상적인 자세, 과도한 운동, 스트레스 같은 시작인자가 근육통을 유발한다고 제시하였다. 더 나아가 근육통을 다시 근육의 과활성이나 피로를 유발하고 이는 근육통과 기능이상을 더욱 야기하고 최종적으로 이러한 순환을 영속화시킨다고 주장하였다(Murray and Peck 2007; Peck et al. 2008).

제안된 기전은 근육내 통각수용체의 활성이 감마 운동뉴런의 직접적인 흥분을 통해 근방추의 구심성 뉴런의 발화(firing)를 증가시킨다는 것이다(Johanasson and Sojka 1991). 이러한 뉴런의 흥분이 임상적으로 근활성 증가로 연결될 수 있다. 그러나 근방추의 구심성 전도에 있어서 이것이 기능적 장애, 고유감각기능의 정확성 소실, 근육 간의 불량한 조화, 염증성 물질의 축적 증가를 야기하고 결국 근육통이나 피로를 야기할 수 있다(Peck et al. 2008; Johansson and Sojka 1991).

근육통과 근육과활성의 연관성을 지지하는 연구들은 대체로 혼재되거나 제한된 양상이다. 더 나아가 연구상의 발견들이 일관되지 않는데, 이것은 근육 활성의 특징과 관련된 방법론적인 문제 때문일 수 있다. 이들 과거 연구들의 대부분은 근육 활성의 대리적인 형태로 구강 비기능적인 행동을 대신 사용하였다. 무엇보다도 이들은 구강 비기능적인 행동들을 확인하기 위해 검증되지 않았거나 표준화되지 않은 설문지 또는 임상적인 검사법을 사용하였을 뿐만 아니라 주로 이악물기나 이갈이에 한정하여 연구하였다(Manfredini and Lobbezoo 2009; Manfredini and Lobbezoo 2010). 반면 고장성 식염수의 근육내 주사 등과 같은 통증의 외인 모델(exogenous model)을 적용하여 시행한 연구에선 근육활성도에 있어 변화가 없었다(Svensson et al. 1998; Matre et al. 1998).

근전도를 이용한 임상연구는 근육활성도와 통증 간의 관련성을 규명하는 데 일부 성공적인 발견을 보여주었다(Glaros and Burton 2004; Raphael et al. 2013). 이러한 발견들에 있어 저작근 표면 근전도 측정 시 표정근에서의 활성도로 인해 결과에 오류(contamination)가 발생했을 가능성이 제기되었다(Cecere et al. 1996). 그러나 표면 전근은 가는 전선 전극(wire electrode) 사용 너머의 장점, 즉 하나의 운동단위가 아닌 '전체 근육'의 특징을 파악할 수 있다. 그럼에도 불구하고 표면 근전도와 함께 표준화되고 검증된 설문지와 다변량(multivariate) 통계 모델을 적용한 최근의 연구들에서는 심리적인 특성과 근육활성도 간의 관련성은 제안한 반면 근육통증과 활성도 간에는 관련성이 없었다(Khawaja et al. 2015a, b).

통증의 악순환 모델은 근육통증과 활성도 간에 복잡한 관련성을 지나치게 단순화시켰다. 통증의 다면적인 특징과 만성 통증에서 나타나는 신경가소성, 통증에 척수상위 수준(supraspinal level)의 영향을 고려하지 않았다.

6.3. 통증적응 모델 (Pain Adaptation Model)

통증적응 모델은 Lund 등에 의해 1991년 기술되었으며, 근육활성도의 변화는 통증 존재의 결과라고 주장하였다. 이 모델은 측두하악장애, 만성 요통, 섬유근통, 운동후 근육통(post-exercise muscle soreness)과 같은 만성 근골격계 통증 상태에 대한 문헌들을 기반으로 했다(Murray and Peck 2007; Peck et al. 2008; Johansson and Sojka 1991).

이 모델의 제안자들은 통증의 존재가 근육의 작용기(agonist phase) 동안에는 알파 운동뉴런(alpha-motor neuron)의 억제를 야기하고, 근육 운동의 대항기(antagonist phase) 동안에는 통증의 작용이 역전된다고 가정하였다. 이러한 변화는 최대 근육수축, 운동량, 운동속도 등에서의 감소로 나타난다. 이들 저자는 이러한 변화들이 '적응적'이고 결과적으로 잠재적인 위험으로부터 근육을 보호한다고 가정하였다(Lund et al. 1991). 통증적응 모델(PAM)이 타당하다면 악물기 및 이갈이와 같은 일부의 부기능적 행동(parafunctional behaviors)이 저작근 통증을 지속시키는 지속인자(perpetuating factor)로 간주되지 않을 수 있다.

근골격계에서 실험적으로 유도된 통증에 대해 이차적으로 발생한 저작근 기능의 변화에 관한 다수의 임상, 동물실험들은 이러한 모델을 지지하였다. 이들 저자는 하악 폐구 시에 교근 활성도의 감소와 하악 개구 시에 교근 활성도의 증가를 보고하였다(Lund et al. 1991; Svensson et al. 1996; Falla et al. 2007; Farina et al. 2005).

하지만 이 모델을 지지하지 않는 몇몇 연구들도 있다. 일부 연구자들은 근육의 활성이나 수축력에 있어 통증이 아무런 영향이 없다고 보고하였다(Khawaja et al. 2015c; Kumar et al. 2015; Roet et al. 2002). 유사한 결과가 부척추근과 전완(forelimb)에서도 보고되었다(van Dieen et al. 2003; Ervilha et al. 2004).

이 모델은 신체적 항상성 유지와 신경생리학적인 원리와 조화를 이루고 있다. 그러나 통증의 정신사회적인 측면, 신경가소성, 유전, 통증행동에서의 개인 간 또는 개인 내 변이에 대한 고려를 하지 않는다. 또한 구강안면 영역에서 통각 또는 통증의 시작과 지속에 관한 유용한 정보를 제공하지 못했다. 이를 대신해서 통합 통증적응 모델이라 불리는 확장적인 모델이 받아들여져 왔으며 이는 기존의 모델을 하나의 부분 집합(subset)으로서 포괄하고 있다(Murray and Peck 2007; Peck et al. 2008).

6.4. 통합 통증적응 모델 (Integrated Pain Adaptation Model)

이 모델은 운동 활성에 있어 통증의 효과가 각 개인의 감각-운동 시스템의 해부학적, 기능적 복잡성뿐만 아니라 생물심리사회(biopsychosocial)적 특성의 복잡한 상호작용에 의존한다고 제시하였다(Murray and Peck 2007; Peck et al. 2008). 이 모델에서 저작계는 다수의 근육 동원(muscle recruitment) 경로를 통해 적응할 수 있고 요구받은 역할을 수행할 수 있다.

이 모델에서는 비통증적인 환경하에서 대뇌는 특정한 움직임을 만드는 데 요구되는 적합한 운동단위를 활성화시킬 것이다. 하지만 통증의 존재하에서 통증은 감각운동 시스템과 상호작용하여 고유하고 특징적인 근육 활성화 양상을 만들게 될 것이다. 이런 특징적인 양상의 방식은 턱의 감각운동 시스템에 있어서 해부학저, 기능적인 복잡성, 통증의 감각식별(sensory-discriminative), 동기정서적(motivational-affective), 인지적 평가(cognitive evaluation) 측면에 달려 있다.

일차운동 대뇌피질(primary motor cerebral cortex)에서의 활성도 변화는 이 모델에서 저작근 동원 경로에서 수정이 가능하게 하는 기전으로 제시되었다(Murray and Peck 2007; Peck et al. 2008). 이러한 추정은 일차운동 대뇌피질의 흥분 저하를 보여준 다수의 실험적 통증 모델 연구를 기반으로 한다(Farina et al. 2001; Falla 2004). 그러나 안면부 운동피질 기능에서의 통각 활성의 억제적 효과는 아직 인간에서는 증명되지 못했다(Murray and Peck 2007; Peck et al. 2008).

이 모델은 부분적으로 통증의 악순환 모델과 통증적응 모델에서의 내용을 일부 포괄하였다. 통합 통증적응 모델은 독특한 운동반응이 통증을 최소화시키고자 하는 의도와 그것과 연관된 어려움으로 인해 함께 발생한다고 하는데, 이는 통증적응 모델과 유사한 측면이다. 하지만 때로는 통증이 오히려 가중되고 연관된 기능이상을 야기할 수 있다고 하는데, 이는 통증의 악순환 모델과 유사한 점이다. 다만 개인별 반응 종류를 결정하는 요소들이 아직 확정되지 않았다. 통합 통증적응 모델은 다양한 요인들을 고려하고 있기 때문에 이것은 아마 쉽지 않을 수 있으며 각각의 요인들이 복잡한 방식으로 서로 상호작용을 하는 것으로 추정된다.

6.5. 통증에 대한 운동적응 모델 (Motor Adaptation to Pain Model)

이 모델은 통합 통증적응 모델을 강화한 형태로서, 한 부위에서의 통증성 자극은 근육내와 근육 간에 활성도의 재분포를 야기한다는 것이다. 더 나아가 대뇌 중 상위 센터(예를 들면, 심리사회적 측면)에서의 변화는 재분포된 운동활성의 최종 모습을 결정하는 데 중요한 측면이다(Hodges and Tucker 2011).

통증에 대한 운동적응 모델은 미시 수준(운동뉴런의 탈분극)뿐만 아니라 거시 수준(전체 근육 행동)에서의 데이터들을 기반으로 한다. 이 이론은 통증에 대한 적응의 목적은 통증을 줄이고 통증 부위를 보호하기 위함이라는 전제조건 아래 5가지 핵심 요소를 통합하였으나, 통증의 악순환 모델과 통증적응 모델보다는 더 유연한 해결책을 제공하고 통합 통증적응 모델보다는 작은 범위이다. 핵심 요소는 다음의 원칙으로 구성되어 있다.

1. 통증 및 손상 또는 위협은 근육내와 근육 간 활성도의 재분산에 관여한다.
2. 이것은 근육에 있어 기계적 행위의 변화, 예를 들면 변경된 움직임(방향 및 부하 분산)과 경직도에 있어 변화를 가져온다.
3. 이것은 추가적인 통증이나 손상, 위협적인 통증이나 손상으로부터 보호한다.
4. 이러한 적응은 흥분도에서의 단순한 변화에 의해서는 설명될 수 없지만, 운동 시스템에 있어 여러 수준에서의 변화들이 관여하고 이러한 변화는 보완적(complementary), 정기적(additive), 또는 경쟁적(competitive)이다.
5. 통증에 대한 적응은 단기적으로는 유익하나 장기적으로 다양한 결과(consequences)들이 야기될 가능성이 있으며 이는 증가된 부하, 감소된 운동, 감소한 다양성과 같은 인자들로부터 기인한다.

통증에 대한 운동적응에 대한 새로운 모델은 임상적, 실험적 관찰에 보다 부합되고 분석할 수 있는 범위의 가설을 부여해 주지만, 추가적인 검증과 함께 적응에 의해 해소되지 않을 때 장기적으로는 어떤 결과를 야기할 것인지 확증하기 위한 종적(longitudinal) 연구가 필요하다.

요약하면, 대부분의 근육 환경에서 통증을 유발하는 핵심 기전(core mechanism)은 아직 완전히는 설명되지 않았다. 구조적 기전으로서 말초 및 중추적 과다흥분의 역할에 집중해 왔지만, 생물심리사회적 영역의 영향은 부정할 수 없으며 통합적인 모델은 원인뿐만 아니라 진행과 예후 결과에 대해서도 더 잘 설명할 것이다(표 6-1).

6.6. 원인 (Etiologies)

근육성 측두하악장애의 발생에 한 가지 원인이 있다는 생각은 벌써 오래전에 폐기되었다. 측두하악장애의 다

표 6-1. 근육통을 설명하는 모델들

이론	저자, 연도	주개념
통증의 악순환 모델	Travell et al.(1942)	운동의 제한이 구조적인 병소에 대한 결과라기보다는 통증에 대한 기본적인 반응이다. 자가 영속적인 통증의 악순환 모델로서 근경련은 통증을 야기하고 통증은 반사적으로 근경련을 만든다.
통증적응 모델	Lund et al.(1991)	추가적인 손상을 막고 치유를 촉진하기 위해 만성 근골격성 통증 양태의 특징인 기능이상은 정상적인 보호 적응 양태이고 통증의 원인이 아니다.
통합 통증적응 모델	Murray and Peck (2007)	통증으로 인해 운동단위는 새롭고 최적화된 동원전략을 세우게 되는데 이는 통증의 감각식별, 동정적, 인지적 평가 측면에 대한 각 개인의 통합적인 운동반응을 나타낸다. 이러한 동원전략은 통증을 최소화하고 항상성을 유지하기 위함이다.
통증에 대한 운동적응 모델	Hodges and Tucker (2011)	운동은 통증의 존재하에 다음과 같은 방식으로 변화한다. 근육의 억제와 흥분이라는 틀에 박힌 반응이라기보다는 근육 간 활성의 재분산; 추가적인 통증이나 손상, 통증이나 손상의 위협으로부터 조직을 '보호'하기 위해 다양한 방식으로 기계적인 행위 수정; 운동 시스템의 다양한 단위에서의 변화는 보완적, 정기적 또는 경쟁적; 단기적으로는 유익하나 장기적으로 일련의 결과를 낳기도 한다.

인적 특성은 수많은 이론과 함께 잠재적 위험인자를 규명하기 위한 시도로 이어졌는데, 그중 어떤 것도 특정 개인의 저작계 및 경부계 근육통을 발생시키는지를 명확하게 설명할 수 없었다. 많은 문헌이 후향적인 고찰을 바탕으로 했는데, 이는 흔히 적합한 자료나 표준화가 부족하거나 결여되어서 근본적으로 방법론적인 한계를 가지고 있다(Scott et al. 1997). 현존하는 문헌들의 부가적인 한계는 측두하악장애 진단기준(Diagnostic Criteria for Temporomandibular Disorders; DC/TMD)과 같은 표준화되고 검증된 임상적 검사를 하는 대신에 근육질환의 진단을 위해 허락되지 않은 설문지를 종종 사용했다는 것이다(Schiffman et al. 2014). 그러나 최근 문헌에 추가된 것은 TMD 시초 발병 발생률에 관한 전향적이고 종적인 연구 — the OPPERA(Orofacial Pain: Prospective Evaluation and Risk Assessment) study(Bair et al. 2013) — 를 제공함으로써 이러한 한계를 극복하려는 시도이다. 측두하악장애의 유병률이 성인에서 10% 정도(Janal et al. 2008)이고 발생률은 3.7% 정도(Slade et al. 2013)임을 감안한다면, 동반한 다른 통증 조건의 존재와 함께 그 발병위험은 증가한다(Sanders et al. 2013).

다양한 위험요인이 원인 인자로 제안되었지만 이 장은 환자-대조군 연구방법(case-control methods), 특히 OPPERA 기반 환자-대조군 연구를 통해 확인된 특성에 그 초점을 맞출 것이다(Maixner et al. 2011). 확인된 위험인자들은 직접 외상, 간접 외상, 비기능 또는 미세외상, 심리적, 유전적 요인들이다(표 6-2).

직접 외상은 근육성 측두하악장애를 발생시키는 위험인자인 것으로 보이며, 급성 시기에서는 근염 또는 일시적인 근통의 발생과 관련된다. 그러나 만성적인 측두하악장애는 직접 외상과 명확한 관련성을 가지고 있지 않은 것으로 보인다. 전문적인 무술 수련자에 대한 연구에서, 비수련자에 비해 종합무술 수련자에서 근육성 측두하악장애의 높은 유병률을 보여주었다(Bonotto et al. 2016). 그러나 하악 골절을 가진 개인에 대한 후향적인 연구에서는 골절 중에서 특정 형태에서만 측두하악장애의 유병률 증가를 나타내었다(Tabrizi et al. 2014). 측두하악장애가 처음 발생하는 발생률을 감안했을 때, 직접 외상은 측두하악장애 발생과는 관련성이 없다(Ohrbach et al. 2013).

구강안면 영역에서 간접 외상은 신전-굴곡(extension-flexion) 손상과 관련된다(Smith et al. 2011). 문헌상에 신전-굴곡 손상과 관련되거나 관련되지 않은 광범위한 보고가 있다. 이들 보고 중에 하나의 논란은 이들이 근육성 측두하악장애와 관련된 합리적인 시간적 연속성 없이 단순히 신전-굴곡 또는 경부 손상의 병력에 근거했다는 점이다(Häggman-Henrikson et al. 2016). 급성 신전-굴곡 손상과 관련된 2가지 전향적 연구가 상충된 결과를 보였는데 설문지를 이용한 연구들에서 하나는 근육성 측두하악장애의 발생률을 증가시키지 않는다고 하였고, 다른 연구는 증가시킨다고 보고하였다(Kasch et al. 2002; Häggman-Henrikson et al. 2016).

부가적인 증거가 필요하되 표준화된 검사법을 활용하고 간접 외상에서부터 근육성 측두하악장애의 발생으로의 시간적인 경과(timeframe)를 기록할 필요가 있다.

비기능 또는 미세외상은 근육성 측두하악장애의 원인과 연관될 수 있는 많은 직접 외상 없이도 근육성 측두하악장애에 영향을 미칠 수 있다고 의심받아 왔다. 그러나 OPPERA 연구로부터의 최근의 평가에서, 빈번한 다수의 비기능적 활동은 근육성 측두하악장애가 처음 발생했다고 보고하는 사람 수를 증가시킨다고 보고하였다(Ohrbach et al. 2013).

환자-대조군 연구들은 정신적인 요소들과 만성 근육성 측두하악장애를 포함하는 만성적인 통증 간의 관련성에

표 6-2. 근육통의 원인

	주개념	지지하는 발견	지지하지 않은 발견	연구 디자인
직접 외상	외부의 외상이 측두하악장애의 발생을 야기함	골절을 포함하는 경·연조직 손상의 특정 형태는 증가된 측두하악장애의 증상과 징후와 연관될 수 있음(Tabrizi et al. 2014)	외부 외상 병력이 측두하악장애의 처음 발생과 연관되지 않음(Ohrbach et al. 2013)	• Ohrbach et al.(2013) 전향적 코호트 연구 • Tabrizi et al.(2014) 후향적 코호트 연구
간접 외상	간접 외상의 한 형태로서 굴곡-신전손상(편타)이 측두하악장애의 발생과 연관됨	• 최근의 체계적 문헌고찰은 측두하악장애 환자의 굴곡-신전손상의 유병률이 정상인보다 높음(Häggman-Henrikson et al. 2014). • 환자-대조군 연구에서 굴곡-신전손상(손상 후 6개월 이상 지속되는 증상) 환자에서 원판변위와 근막통증의 유병률이 더 높음(Marini et al. 2013). • 최근의 체계적 문헌고찰에서도 측두하악장애의 발생률은 굴곡-신전손상 환자에서 더 높음(Häggman-Henrikson et al. 2013)	표준화된 실험을 사용한 조절된 전향적 연구에서 측두하악관절의 발생률 증가가 증명되지 않음(Kasch et al. 2002)	• Kasch et al.(2002) 전향적 코호트 연구 • Häggman-Henrikson et al.(2014) 체계적 문헌고찰 • Marini et al.(2013) 환자-대조군 연구 • Häggman-Henrikson et al.(2013) 체계적 문헌고찰
이상기능과 미세외상	반복적인 구강 행위는 근육의 과사용 및 관절 과부하를 야기	빈번하고 다양한 기능이상에 대한 자가 보고는 처음 발생한 측두하악장애와 관련됨(Ohrbach et al. 2013)		Ohrbach et al.(2013) 전향적 코호트 연구
정신적인 인자	특정한 심리적인 요소는 측두하악장애의 시작에 기여	신체 증상이 측두하악장애의 처음 발생과 가장 강하게 관련됨(Kasch et al. 2002)		Kasch et al.(2002) 전향적인 코호트 연구
유전	특정한 유전적 영역은 측두하악장애 발병에 취약함	COMT 다형성을 가진 개인에서 근막통증의 위험 증가(Fillingim et al. 2013)	OPPERA는 측두하악장애가 발생하거나 발생하지 않는 개인 간에 유전자 패널에 유의한 차이가 없음(Mladenovic et al. 2016)	• Mladenovic et al.(2016) 전향적 코호트 연구 • Fillingim et al.(2013) 단면조사환자-대조군 연구

COMT, catechol-O-methyl-tranferase; OPPERA, Orofacial Pain: Prospective Evaluation and Risk Assessment

대해 강조하였다. 다만 이들 연구는 측두하악장애의 위험인자들을 파악하는 데 있어서는 그 가치가 제한되는데, 그 이유는 심리적인 요소가 만성 근육성 측두하악장애 통증 때문에 발생하였는지 아니면 통증성 근육성 측두하악장애를 발생시키는 위험요소인지에 대한 의문이 지속되기 때문이다. 근육성 측두하악장애를 수반하지 않은 대규모 집단에서의 많은 심리적인 인자를 파악하고 평균 약 3년간 추적조사함으로써, OPPERA 연구는 근육성 측두하악장애의 처음 발생과 관련되는 다양한 요소들을 확정하였다(Fillingim et al. 2013). 증가된 신체 증상(somatic symptom)들은 강력한 위험인자로서, 전신적인 증상의 증가(광범위한 신체 증상들) 또는 신체자각(body awareness)의 증가와 증상에 대한 잠재적인 몰두(potential preoccupation)에 주목해야 한다. 일변량분석(univariate analysis)에서 주목을 받은 또 다른 인자는 부정적인 정서, 스트레스, 다른 일반적인 심리적 증상들이다(Fillingim et al. 2013).

DNA 추출을 이용한 유전적인 변수는 OPPERA 기반 환자-대조군 연구에서 분석되었고 측두하악장애와 특정 유전자 간의 다양한 관련성이 결정되었다(Smith et al. 2011). 더 나아가 다른 단면조사연구(cross-sectional study)(Mladenovic et al. 2016)에서 COMT(catechol-O-methyl-tranferase) 다형성(polymorphism)과 RDC/TMD 기준을 이용한 근막통증 간에 관련성이 보고된 바 있다. 선택된 유전적 패널 중에 어떤 것이 근육성 측두하악장애의 발생과 관련되는지를 평가한 전향적 OPPERA 연구의 결과는 그리 긍정적이지 못했다(Smith et al. 2013). 이들 패널 중에 어떠한 것도 직접적인 관련성은 없었지만 근육성 측두하악장애의 간헐적 예측 인자와의 관련성은 있었다. 따라서 OPPERA 연구에서와 같이 근육성 측두하악장애의 초기 시작은 유전적인 위험인자가 없을 수 있지만, 급성에서 만성 근육성 측두하악장애로의 전환에는 일부 유전적인 영향을 가질 수 있다.

6.7. 진단적인 분류 (Diagnostic classification)

역사적으로 문헌에서 제시된 무수한 분류시스템 중에서 임상가들의 강한 지지를 받고 있는 미국 구강안면통증학회(American Academy of Orofacial Pain 2013)에 의한 RDC/TMD 기준이 최근 검증되었고 DC/TMD로 새로 진화되었다(Dworkin and LeResche 1992; Schiffman et al. 2014). 이러한 새로운 분류시스템과 관련하여 크게 향상된 것 중 하나는 그것이 특정한 대상이 아니라 임상가와 연구자 모두를 위해 마련되었다는 것이다. 그것은 내용 타당도(content validity)에서 데이터 중심적 기준(data-driven criterion)으로의 이동을 허락하는 가장 강한 내외적 타당도(internal and external validity)를 제공하였다. 이 진단기준은 이전 기준과 유사하게 이중 축 시스템(dual Axis system)을 유지하고 있다. Axis Ⅰ은 신체적 진단으로 알려져 있고 Axis Ⅱ는 심리사회적, 행동적 요소로 알려져 있다.

특히 표 6-3에서 나타난 것처럼 통증 관련 분류에 대해서, DC/TMD는 민감도와 특이도에 의해 뒷받침되는 수용할 만한 타당성을 제공하였다. 이들 분류군은 측두하악장애 중에서도 가장 흔한 상태이다. 이들의 확정적 진단은 자가보고 항목들을 기반으로 하고, 표준화된 임상검사의 구조를 가지고 통증 병력을 규명한다. 구조화된 임상검사

표 6-3. 검증된 근육 진단

근육 진단	기준		
기준 검증: 적절한 기준과 표준 진단을 이용한 추정 민감도와 특이도를 바탕으로 함			
	병력	임상	민감도/특이도
근육통(Schiffman et al. 2014)	저작근에 나타난 통증으로 기능 또는 이상기능 시에 변화됨	해당 부위 통증 존재의 확인. 수직운동 또는 근육 촉진 시에 익숙한 통증[a]	90%/99%
연관통을 가진 근막통증(Schiffman et al. 2014)	상기와 동일	해당 부위 통증 존재의 확인. 근육 촉진 시에 그 근육 너머 익숙한 통증	86%/98%
측두하악장애에 기인한 두통(Schiffman et al. 2014)	측두부에서 국소적으로 존재하는 두통은 기능과 이상기능에 의해 변화됨. 통증성 측두하악장애의 선·공존의 조건	측두부 두통의 확인. 익숙한 두통이 수직 또는 수평적 방향으로 이동 혹은 측두근 촉진 시에 발생	89%/87%

[a] 익숙한 통증: 30일 이내에 경험한 통증과 유사하거나 동일한 통증으로 정의됨

동안에 임상가는 환자와의 이해와 소통을 효율적으로 확립하기 위해서 임상적 요구를 명확하게 표현해야 할 뿐만 아니라 일관되고 신뢰할 만한 방법으로 정보를 모아야 한다. 임상검사 기술에 관해서 임상가는 자신의 임상검사 기량을 유지하기 위해서 교정(calibration) 개념을 도입해야 하는데, 예를 들면 교근과 측두근을 촉진할 때 몇 군데 부위에 1kg의 목표압력을 5초 동안 유지하는 것이다. Axis Ⅱ 평가는 진단분류에는 영향을 미치지 않지만 측두하악장애의 시작과 유지에 영향을 미친다는 것을 인지하는 것은 중요하다(Schiffman and Ohrbach 2016).

근통과 연관을 가진 근막통증은 근육 기원 통증으로 정의되고 이러한 통증은 기능과 이상기능에 의해 변화된다. 저작계에 위치된 통증 주소에 관한 정보는 병력청취로부터 얻을 수 있다. 특별히 DC/TMD에서 시간적 경과는 30일 이내로 설정되어 있다. 추가 관련 질문이 기능과 이상기능에 의한 변화라는 개념을 담당하고 있는데 이 역시 30일이라는 기간 내에 평가된다(Schiffman et al. 2014).

임상에서의 흔한 질문은 기상 시 통증의 존재에 관한 것이다. 심지어 기상 관련 통증은 지속적인 통증을 가진 환자 중에서 30%에서 발생하며 이는 통증 강도와 관련되어 있다고 제시되었고, 이 특별한 문항은 종종 수면 관련 이상기능활동을 나타내는 것으로도 인식되나 기준 중에서 두드러지진 않는다(Benoliel et al. 2009). 그러나 이것은 측두하악장애 통증 선별도구(screening instrument)에는 포함된 질문이다(Gonzalez et al. 2011). 이러한 선별도구는 DC/TMD의 한 요소이며 각각 99%의 민감도와 97%의 특이도를 제공한다(Schiffman et al. 2014; Gonzalez et al. 2011).

이전에도 언급된 바 있는 익숙한 통증(familiar pain)이라는 개념이 진단기준인 DC/TMD에서도 나타난다. 이와 같이 익숙한 통증 또한 유사한 통증은 촉진 시에 유발되며 이는 개념화 기계적 통증 모델(conceptualized mechanical pain model)을 나타내는데, 이 모델은 압력자극을 적용했을 때 근육, 막, 건막(aponeurosis)과 같은 심부체성 조직의 통각수용체의 반응으로서 깊은 조직에서부터 통증이 유발되는 것과 연관된다(Graven-Nielsen and Arendt-Nielsen 2010).

심지어 근육성 장애에 대한 DC/TMD가 하악의 움직임이나 교근 및 측두근의 촉진 동안에 발생하는 유사한 통증의 재현을 국한시켰지만, 그 의도는 관련 가능한 다른 근육을 누락시키고자 하는 것은 아니다. 다른 근육들도 하악의 움직임과 촉진 동안에 유사한 통증이 발생하는지 검사될 수 있지만 임상가는 외측익돌근, 측두근의 건, 후방, 악하 부위와 같은 영역에서는 재현성이 낮다는 것을 인지하여야 한다(Schiffman et al. 2010). 진단에서 검증된 군 중에 마지막은 두통이 측두하악장애 때문에 발생했는지에 관한 것이다. 이러한 진단을 위한 기준은 근육통의 기준과 유사하다. 따라서 과거 병력에는 최근 30일 이내에 측두부 두통의 존재와 기능 및 이상기능에 의해 두통이 변화하는지를 포함한다. 임상적인 측면에서는 두통이 측두부에 확정적으로 위치하는지의 여부와, 하악의 움직임이나 측두근의 촉진 시에 두통이 재현되는지의 여부로 이루어진다. 국제두통학회(International Headache Society; IHS)는 그들의 가장 최신 두통장애분류(국제두통학회 두통분류위원회 2013)에서 이러한 검증된 기준의 포함을 시도하였으며 DC/TMD의 사용을 권장했다(Schiffman et al. 2014). 하지만 IHS는 관절의 구조적 변화가 통증과 연관되지 않을 수 있다는 증거가 있음에도 불구하고, 측두하악관절 병변의 임상적 혹은 영상학적 증거의 필요성을 유지하는 오류를 범하였다. 또한 진단기준에 매우 중추적인 통증유발시험에 의한 통증의 재현이나 유사한 통증을 무시하였다.

표 6-4에 제시된 진단군은 민감도와 특이도에 대한 추정치가 없지만 구성 및 내용 타당도(construct and content validity)를 가진다. 이것은 흔하지 않으나 임상적으로 여전히 의미 있다. 이러한 조건들은 DC/TMD의 확장된 분류(taxonomy) 중에서 Peck과 그 동료들에 의해 제시되었다(Peck et al. 2014). 그것들은 건염, 신생물, 운동장애, 저작근 통증으로 전신적, 중추적 통증장애에 기인한다. 이러한 기준은 전문가 의견과 AAOP 분류를 사용하는 문헌고찰 유래의 합의를 기반(consensus based)으로 이루어졌다(The American Academy of Orofacial Pain 2013).

제안된 통증 진단은 국소화된 근통과 같은 국소환된 근육통증 조건에서 근막통증 또는 연관이 있는 근막통증으

표 6-4. 검증되지 않은 근육 진단

근육 진단	기준		
구성 및 내용 타당성: 전문가 의견 및 문헌 검토에 기반			이러한 진단에는 민감도 및 특이도 값이 없음
	병력	임상	민감도/특이도
국소 근육통(Schiffman et al. 2014)	근육통	• 측두근 및 교근에서 통증 위치 확인 • 촉진 시에 익숙한 통증 유발 • 촉진하는 손가락 바로 밑에 국한된 촉진 시 통증	N.A.[a]
근막통(Schiffman et al. 2014)	근육통	교근 또는 측두근 촉진 시 촉진 부위를 넘어 근육 경계 내로 퍼지는 익숙한 통증	N.A.
근염(Peck et al. 2014)	• 염증성 특징이 있는 근육 기원의 통증 • 급성 외상 또는 만성 자가면역 질환에 대해 이차적(근육의 석회화가 일어날 수 있음)	• 국소통증, 부종, 홍반, 체온 상승 • 제한된 운동 범위 • 크레아틴 키나아제(creatine kinase) 및 염증 마커와 같은 비특이적 혈청 검사	N.A.
경련(Peck et al. 2014)	• 근육통의 갑작스런 발병 • 운동제한의 즉각적인 보고	• 어느 저작근에서도 나타나는 위와 같은 근육통 • 이환된 근육의 신장 방향으로 제한된 운동 범위 • 실험실 검사: 반대쪽의 비이환 측과 비교할 때 근육내 EMG 활동의 증가	N.A.
경축(Peck et al. 2014)	• 섬유증으로 인한 근육 단축 • 운동 범위의 점진적 손실	• 비보조 및 보조 개구량이 40mm 미만으로 제한 • 보조 운동에 대한 확고한 저항	N.A.
비대(Peck et al. 2014)	• 대개 무통성 근육 비대이며 과다 사용, 가족 또는 유전적 기원 등과 관련되어 있음 • 사진이나 이전 기록으로 확인되는 비대의 증거	사진으로 보는 확대의 증거 및 검사에 의한 확인	N.A.

[a] N.A.: 민감도/특이도가 평가되지 않음

로의 진행을 평가하는 데 체계(framework)를 제공한다. 이들은 서로 다른 정도의 통증 강도를 나타내며 고유한 치료접근법, 예후 특징, 국소적 현상에서 중추매개 조건에 이르는 기전을 필요로 한다(Peck et al. 2014).

요약하면 다양한 이론들이 근육통증의 발생과 원인 너머에 있는 기전을 설명하기 위해 제시되었다. 통합 통증적응 모델과 뒤이은 통증에 대한 운동적응 모델이 만성 통증의 발생 기전을 설명하는 데 가장 적합한 모델로서 감각-운동 시스템과 통증의 다면적인 특성을 통합하였다.

측두하악장애는 다인성을 가지고 있으며 특성한 하나의 상황에 대한 노출만으로는 원인을 설명할 수 없다. 하지만 DC/TMD의 개발과 함께 환자와 질환의 경과를 적절하게 특징화할 수 있는 능력은 임상가로 하여금 근육성 측두하악장애에 있어서 개별화된 치료 방향을 목표로 설정할 수 있게 한다.

참고문헌

American Academy of Orofacial Pain. Diagnosis and management of TMDs. In: de Leeuw R, Klasser GD, editors. Orofacial pain guidelines for assessment, diagnosis, and management. Illinois: Quintessence; 2013. p. 127-86.

Bair E, Brownstein NC, Ohrbach R et al. Study protocol, sample characteristics, and loss to follow-up: the OPPERA prospective cohort study. J Pain. 2013;14(12 Suppl):T2-19.

Benoliel R, Eliav E, Sharav Y. Self-reports of pain-related awakenings in persistent orofacial pain patients. J Orofac Pain. 2009;23(4):330-8.

Bonotto D, Namba EL, Veiga DM, et al. Professional karate-do and mixed martial arts fighters present with a high prevalence of temporomandibular disorders. Dent Traumatol. 2016;32(4):281-5.

Cecere F, Ruf S, Pancherz H. Is quantitative electromyograpphy reliable? J Orofac Pain. 1996;10:38-47.

Dworkin SF, LeResche L. Research diagnostic criteria for temporomandibular disorders: review, criteria, examinations and specifications critique. J Craniomandib Disord. 1992;6(4):301-55.

Ervilha UF, Arendt-Nielsen L, Duarte M, et al. The effect of muscle pain on elbow flexion and coactivation tasks. Exp Brain res. 2004;156:174-82.

Falla D. Unravelling the complexity of muscle impairment in chronic neck pain. Man Ther. 2004;9:125-33.

Falla D, Farina D, Dahl MK, et al. Muscle pain induces task-dependent changes in cervical agonist/antagonist activity. J Appl Physiol. 2007;102(2):601-9.

Farina S, Valeriani M, Rosso T, et al. Transient inhibition of the human motor cortex by capsaicin-induced pain. A study with transcranial magnetic stimulation. Neurosci Lett. 2001;314:97-101.

Farina D, Arendt-Nielsen L, Graven-Nielsen T. Experimental muscle pain reduces initial motor unit discharge rates during sustained submaximal contractions. J Appl Physiol. 2005;98:999-1005.

Fillingim RB, Ohrbach R, Greenspan JD, et al. Psychological factors associated with development of TMD: the OPPERA prospective cohort study. J Pain. 2013;14(12 Suppl):T75-90.

Glaros AG, Burton E. Parafunctional clenching, pain, and effort in temporomandibular disorders. J Behav med. 2004;27:91-100.

Gonzalez YM, Mohl ND. Masticatory muscle pain and dysfunction. In: Laskin DM, Greene CS, Hylander WL, editors. TMDs: an evidence-based approach to diagnosis and treatment. 1st ed. Illinois: Quintessence; 2006. p. 255-69.

Gonzalez YM, Schiffman E, Gordon S, et al. Development of a brief and effective temporomandibular disorder pain screener questionnaire: reliability and validity. J Am Dent Assoc. 2011;142(10):1183-91.

Graven-Nielsen T, Arendt-Nielsen L. Assessment of mechanisms in localized and widespread musculoskeletal pain. Nat Rev Rheumatol. 2010;6:599-606.

Häggman-Henrikson B, List T, Westergren HT, et al. Temporomandibular disorder pain after whiplash trauma: a systematic review. J Orofac Pain. 2013;27(3):217-26.

Häggman-Henrikson B, Rezvani M, List T. Prevalence of whiplash trauma in TMD patients: a systematic review. J Oral

Rehabil. 2014;41(1):59-68.
Häggman-Henrikson B, Lampa E, Marklund S, et al. Pain and disability in the jaw and neck region following whiplash trauma. J Dent Res. 2016;95(10):1155-60.
Headache Classification Committee of the International Headache Society (IHS). The international classification of headache disorders, 3rd edition (beta version). Cephalalgia. 2013;33(9):629-808.
Hodges PW, Tucker KJ. Moving differently in pain: a new theory to explain the adaptation to pain. Pain. 2011;152:S90-8.
Isong U, Gansky SA, Plesh O. Temporomandibular joint and muscle disorder-type pain in the U.S. adults: the National Health Interview Survey. J Orofac Pain. 2008;22(4):317-22.
Janal MN, Raphael KG, Nayak S, Klausner J. Prevalence of myofascial temporomandibular disorder in US community women. J Oral Rehabil. 2008;35(11):801-9.
Johansson H, Sojka P. Pathophysiological mechanisms involved in genesis and spread of muscular tension in occupational muscle pain and in chronic musculoskeletal pain syndromes: a hypothesis. Med Hypotheses. 1991;35:196-203.
Kasch H, Hjorth T, Svensson P, et al. Temporomandibular disorders after whiplash injury: a controlled, prospective study. J Orofac Pain. 2002;16(2):118-28.
Khawaja SN, Nickel JC, Iwasaki LR, et al. Association between waking-state oral parafunctional behaviours and bio-psychosocial characteristics. J Oral Rehabil. 2015a;42(9):651-6.
Khawaja SN, Iwasaki LR, Dunford R, et al. Association of masseter muscle activities during awake and sleep periods with self-reported anxiety, depression, and somatic symptoms. J Dent Health Oral Disord Ther. 2015b;2(1)
Khawaja SN, McCall W Jr, Dunford R, et al. Infield masticatory muscle activity in subjects with pain-related temporomandibular disorders diagnoses. Orthod Craniofac Res. 2015c;18(Suppl 1):137-45.
Kumar A, Castrillon E, Svensson KG, et al. Effects of experimental craniofacial pain on fine jaw motor control: a placebo-controlled double-blinded study. Exp Brain Res. 2015;233:1745-59.
Lund JP, Donga R, Widmer CG, et al. The pain-adaptation model: a discussion of the relationship between chronic musculoskeletal pain and motor activity. Can J Physiol Pharmacol. 1991;69:683-94.
Manfredini D, Lobbezoo F. Role of psychosocial factors in the etiology of bruxism. J Orofac Pain. 2009;23:153-66.
Manfredini D, Lobbezoo F. Relationship between bruxism and temporomandibular disorders: a systematic review of literature from 1998 to 2008. Oral Surg Oral Med Oral Pathol Oral Radiol Endod. 2010;109:e26-50.
Marini I, Paduano S, Bartolucci ML, et al. The prevalence of temporomandibular disorders in patients with late whiplash syndrome who experience orofacial pain: a case-control series study. J Am Dent Assoc. 2013;144(5):486-90.
Matre DA, Sinkjaer T, Svensson P, Arendt-Nielsen L. Experimental muscle pain increases the human stretch reflex. Pain. 1998;75:331-9.
Maixner W, Diatchenko L, Dubner R, et al. Orofacial pain prospective evaluation and risk assessment study - the OPPERA study. J Pain. 2011;12(11 Suppl):T4-11.
Mladenovic I, Supic G, Kozomara R, et al. Genetic polymorphisms of catechol-O- methyltransferase: association with temporomandibular disorders and postoperative pain. J Oral Facial Pain Headache. 2016;30(4):30210.
Murray GM, Peck CC. Orofacial pain and jaw muscle activity: a new model. J Orofac Pain. 2007;21:263-78.
Ohrbach R, Bair E, Fillingim RB, et al. Clinical orofacial characteristics associated with risk of first-onset TMD: the OPPERA prospective cohort study. J Pain. 2013;14(12 Suppl):T33-50.
Peck CC, Murray GM, Gerzina TM. How does pain affect jaw muscle activity? The integrated pain adaptation model. Aust Dent J. 2008;53:201-7.
Peck CC, Goulet JP, Lobbezoo F, et al. Expanding the taxonomy of the diagnostic criteria for temporomandibular disorders (DC/TMD). J Oral Rehabil. 2014;41(1):2-23.
Raphael KG, Janal MN, Sirois DA, et al. Masticatory muscle sleep background electromyographic activity is elevated in myofascial temporomandibular disorder patients. J Oral Rehabil. 2013;40:883-91.
Renton T, Durham J, Aggarwal VR. The classification and differential diagnosis of orofacial pain. Exp Rev Neurother. 2012;12(5):569-76.
Ro JY, Svensson P, Capra N. Effects of experimental muscle pain on electromyographic activity of masticatory muscles in the rat. Muscle Nerve. 2002;25:576-84.
Sanders AE, Slade GD, Bair E, et al. General health status and incidence of first- onset temporomandibular disorder: the

OPPERA prospective cohort study. J Pain. 2013;14(12 Suppl):T51-62.

Scott BA, Clark GM, Al HJP e. Comparing prospective and retrospective evaluations of temporomandibular disorders after orthognathic surgery. J Am Dent Assoc. 1997;128(7):999-1003.

Schiffman EL, Ohrbach R, Trulove EL, et al. The research diagnostic criteria for temporomandibular disorders V: methods used to establish and validate revised Axis I diagnostic algorithms. J Orofac Pain. 2010;24(1):63-78.

Schiffman E, Ohrbach R, Trulove E, et al. Diagnostic criteria for temporomandibular disorder (DC/TMD) for clinical and research applications: recommendations of the international RDC/TMD consortium network and orofacial pain special interest group. J Oral Facial Pain Headache. 2014;28(1):6-27.

Schiffman E, Ohrbach R. Executive summary of the diagnostic criteria for temporomandibular disorders for clinical and research applications. J Am Dent Assoc. 2016;147(6):438-45.

Slade GD, Fillingim RB, Sanders AE, et al. Summary of findings from the OPPERA prospective cohort study of incidence of first-onset temporomandibular disorder: implications and future directions. J Pain. 2013;14(12 Suppl):T116-24.

Smith SB, Maixner DW, Greenspan JD, et al. Potential genetic risk factors for chronic TMD: genetic associations from the OPPERA case control study. J Pain. 2011;12(11 Suppl):T92-101.

Smith SB, Mir E, Bair E, et al. Genetic variants associated with development of TMD and its intermediate phenotypes: the genetic architecture of TMD in the OPPERA prospective cohort study. J Pain. 2013;14(12 Suppl):T91-101.

Svensson P, Arendt-Nielsen L, Houe L. Sensorymotor interactions of human experimental unilateral jaw muscle pain: a quantitative analysis. Pain. 1996;64:241-9.

Svensson P, De Laat A, Graven-Nielsen T, Arendt-Nielsen L. Experimental jaw-muscle pain does not change heteronymous H-reflexes in the human temporalis muscle. Exp Brain Res. 1998;121:311-8.

Tabrizi R, Bahramnejad E, Mohaghegh M, et al. Is the frequency of temporomandibular dysfunction different in various mandibular fractures? J Oral Maxillofac Surg. 2014;72(4):755-61.

Travell J, Rinzler S, Herman M. Pain and disability of the shoulder and arm treatment by intramuscular infiltration with procaine hydrochloride. J Am Med Assoc. 1942;120(6):417-22.

van Dieen JH, Selen LP, Cholewicki J. Trunk muscle activation in low-back pain patients, an analysis of the literature. J Electromyog Kinesiol. 2003;13:333-51.

제 7 장

관절성 장애
(Arthrogenous Disorders)

John H. Campbell, Yoly Gonzalez and Heidi Crow

초록

측두하악관절에 이환되는 질환은 통증성(관절통)일 수 있으며 관절에서 원판장애나 골파괴와 연관될 수 있다. 관절장애의 진행, 즉 정복성 관절원판 변위에서 비정복성 관절원판 변위 또는 퇴행성 관절질환으로의 진행에 관해서는 여러 이론들이 제안되었지만 종적 연구에서는 잘 지지받지 못하고 있다. 이번 장은 이상기능을 초래하는 것으로 제시된 기계적, 호르몬 및 염증성 모델을 소개하고 최근 검증된 진단적인 방안들(diagnostic schemes)에 대한 토의를 통해 궁극적으로는 보다 집중화된 연구 계획(more focused research protocol)에 대해 논의할 것이다.

7.1. 서론 (Introduction)

측두하악관절에 이환된 측두하악장애는 통증과 하악의 움직임과 관련된 기능적 장애의 2가지 영역으로 나뉜다. 이들은 서로 배타적이지 않고, 불편감의 정도는 미미한 불편 정도에서 기능의 심각한 제한에까지 이를 수 있다. 이 장은 측두하악장애에 연관된 구조적인 인자들, 통증 발생과 지속 그 너머의 이론들, 임상적 분류들, 장애 발생의 위험인자들에 대해 고찰할 것이다.

7.2. 관절내 고려사항 (Intra-articular considerations)

흔히 내장증이라고도 불리는 측두하악관절의 원판장애는 측두하악기능의 이상을 가진 환자에서 통증과 기능적

J.H. Campbell, DDS, MS, FACS
Oral and Maxillofacial Surgery, University at Buffalo, Buffalo, NY, USA
e-mail: jc294@buffalo.edu

Y. Gonzalez, DDS, MS, MPH
Oral Diagnostic Sciences, TMD and Orofacial Pain, University at Buffalo, Buffalo, NY, USA
e-mail: ymg@buffalo.edu

H. Crow, DMD, MS (✉)
Oral Diagnostic Sciences, University at Buffalo, Buffalo, NY, USA
e-mail: hccrow@buffalo.edu

H.A. Gremillion, G.D. Klasser (eds.), *Temporomandibular Disorders*, https://doi.org/10.1007/978-3-319-57247-5_7

관절이상의 근본적인 원인 인자로 여겨지고 있다. 가장 흔하게는 외상과 같은 일부 촉진적인 사건(precipitating event)이 관절원판의 전방변위를 야기할 것이다. 이것은 처음에는 종종 무통증성으로 개구 시에 정복(딸깍 소리, clicking)되는 변위된 원판으로서 나타나며 이는 비정복성 원판으로 진행(딸깍 소리가 없어짐)된다. 그러면 원판은 개구 시에 기계적인 차단체로 작용하고 신경지배가 많은 후방 부착부(원판후조직) 위에서 기능하는 하악과두에 의해 통증이 발생한다. 퇴행성 관절질환은 궁극적으로 염발음, 골 침식과 증식(osteophyte), 심지어 원판 부착에서의 천공으로 나타난다(Wilkes 1989). 말기에 통증은 비록 해소될 수 있으나 기능적 이상이 지속될 수 있다(Rasmussen 1981). 이 이론은 간단하다는 점에서 매력적으로 보일 수는 있지만, 통증이나 개구제한의 병력이 없는 많은 개인에서도 원판변위가 발견된다는 사실은 설명할 수 없다(Katzberg et al. 1986). 또한 원판변위의 증거가 없음에도 통증을 가진 많은 환자들을 설명할 수도 없다. 부가적으로 최근의 증거는 이러한 전통적인 시나리오대로 진행될 수도 있지만, 비정복성 관절원판 변위가 퇴행성 관절질환 발생의 필수적인 전제조건은 아니다. 사실 장기 관찰 시에 관절원판 변위와 퇴행성 관절질환은 시간의 경과에도 질환의 약화 가능성을 가지긴 하지만, 안정적으로 유지된다(Schiffman and Ohrbach 2016).

분명 원판의 위치는 관절통증과 기능이상의 유일한 원인은 아니다. 지난 20년간 의미 있는 진전은, 일련의 과정을 시작하는 분자 기전의 모식이 만들어진 것으로서 이는 관절 구조의 퇴행을 야기하는 것으로 생각된다(Milam 2005; Haskin et al. 1995). 제시된 분자적인 일련의 과정은 파괴적인 과정에 대한 타당한 기전을 제공하고, 이는 기능이상과 통증을 야기한다. 이들 기전은 이 장의 다른 곳에서 언급될 것이고 이 항에서는 관절에 있는 원판과 그것의 기능, 관련된 퇴행성 변화에 있어서의 그들의 가능한 영향에 대해 집중할 것이다.

대부분의 활액성 관절과 달리 측두하악관절은 초자연골 대신에 섬유연골로 덮여 있다. 따라서 다른 관절에서 제안된 질환의 기전을 측두하악관절에도 그대로 적용할 수는 없다. 정상적으로는 관절을 두 구획으로 나누는 관절원판은 섬유연골이 아닌 치밀한 섬유성 결합조직으로 구성되어 있다.

측두하악관절은 활액관절이고 정상 상태에서는 활막이 윤활액을 생성해서 관절의 움직임과 기능을 돕는다. 취약한 개인에서 운동 저하와 최종적으로는 관절원판 변위를 야기하는 것은 윤활계의 파괴 때문이라는 가설이 있다(Nitzan 2003; Nitzan et al. 2004).

원판변위와 관련되어 관절의 운동 저하를 설명하는 두 가지 제안된 기전이 있다. 첫 번째는 앞서 기술된 바와 같이 개구 시에 정복되지 않는 전방 원판변위이다. 두 번째는 Nitzan에 의해 기술된, '고정된 원판 현상[anchored disc phenomenon(ADP)]'으로서 정상 위치의 원판이 과기능의 결과로서 과도한 관절내압이 발생[흡착 컵 현상(suction cup phenomenon)]하거나 산화 스트레스의 결과로 관절면에 들러붙게(stuck) 되는 것이다(Nitzan and Marmary 1997; Nitzan and Etsion 2002). 고정된 원판 현상은 전방 원판변위와 구별되는데, 고정된 원판은 관절세정술에 의해 해소되나 비정복성 변위원판은 이러한 술식에 덜 반응한다(Nitzan et al. 2002).

앞의 시나리오(원판변위 혹은 고정된 원판) 모두에서 변화된 관절 윤활은 원판 기능이상과 관련되어서 제시된 기전이다. 직접적인 기계적 스트레스는 활성산소를 만들고, 이는 활액 성분, 특히 히알루론산(hyaluronic acid)의 분해를 야기한다. 히알루론산은 관절면을 덮고 있는 표면활성 인지질층을 포스포리파아제(phospholipases)로부터 보호하는 것으로 생각되기 때문에, 이것의 분해는 리파아제에 의한 파괴에 표면활성 인지질을 노출시키고, 관절의 매끈한 윤활작용을 감소시킨다(Nitzan 2001). 이것이 ADP(anchored disc phenomenon)의 원인이 될 수 있으며, ADP 관절이 산화 스트레스(oxidative stress)에 대한 대처 능력이 떨어진다는 증거가 있다(Nitzan et al. 2002). 개구와 함께 과두는 원판 너머로까지 이동되고, 증가된 마찰력은 원판 부착부까지 신장되어서 최종적으로는 원판변위를 초래한다(Nitzan 2001). 동물 모델에서의 만성 염증은 관절원판의 기계적 특성의 파괴와 표면 형태의 변화를 증명하였다(Wang et al. 2014). 유한요소분석은 이악물기 동안의 원판변위가 반대측(비이환측)의 관절낭과 원판후조직에서의 증가된 스트레스와 관련되고, 이들이 이론적으론 정상 위치로 원판을 지지해 주는 조직의 약화를 통해 원판변위에 기여한다고 여겨진다(Hattori-Hara et al. 2014).

관절 기능장애의 또 다른 분자학적 모델은 원판의 기능이상과 관련이 있다. 이것은 직접적인 기계적 손상, 허혈 재관류 손상, 신경성 염증을 포함한다. 이들의 공통적 경로는 산화 스트레스(oxidative stress)로서, 많은 기전을 통해 관절의 구조와 기능을 손상시키는 유리 라디칼의 생성과 관련된다(Milam et al. 1998; Milam and Schmitz 1995). 실제로 실험용 쥐의 활막 모델에서, 유리 라디칼 전구체를 주사했을 때 유리 라디칼 손상과 일치하는 조직의 변화가 인간의 측두하악관절질환에서 보이는 것과 유사한 유착(adhesion) 등의 양상으로서 관찰되었다(Sheets et al. 2006). 이러한 증거들은 유리 라디칼이 측두하악관절의 퇴행성 질환에 특정한 역할을 한다는 개념을 지지한다. 예를 들어, 상관절강의 세정 동안 채취된 액체는 변성된 헤모글로빈의 존재가 증명되었는데, 이는 유리 라디칼 형성을 유도하는 촉매 작용에 있어 충분한 철분 이온을 제공한다(Zardeneta et al. 1997, 2000). 증상이 있는 환자의 세정액에서 변성되고 쪼개진 단백질들의 존재는 적어도 그들이 산화 스트레스를 겪었다는 것을 부분적으로나마 제시한다. 더 나아가 높은 산화 스트레스 수준은 교차결합(cross-linked) 단백질의 형성에 기여하고 관절 유착의 비계(scaffold)와 같은 역할을 한다(Dijkgraaf et al. 2003).

퇴행성 측두하악질환의 직접 기계적 외상 모델은 관절에서의 기계적인 힘이 취약한 개인에서 유리 라디칼을 만들기에 충분하다면 진행적인 관절의 파괴를 야기할 수 있다고 가정한다(Haskin et al. 1995; Milam 2005). 관절내 전단력(예: 기계적 스트레스)은 골에서의 유기질과 무기질 성분에서 라디칼을 생성할 수 있다(Symons 1988). 관절 부하의 변화는 관절원판의 조직학적, 생화학적 또는 기계적인 특성에서의 변화보다 과두 섬유연골의 퇴행성 변화와 먼저 연관되어 발생하며, 이는 관절에서 골성 구성물에 미치는 분자적인 사건들이 원판의 퇴행보다 선행한다는 것을 제시한다(Henderson et al. 2015).

허혈-재관류 모델(hypoxia-reperfusion model)은 과도한 부하는 관절조직에서의 혈관 중에서 말초혈관의 관류압을 초과한다고 가정하였다. 만성 이악물기처럼 만약 지속적이라면 조직의 허혈이 초래될 수 있다. 하악의 개구 또는 이완 동안 혈류량이 복귀되면서 상당량의 활성 산소종이 생성된다. 이것들은 원판조직을 손상할 뿐만 아니라 세포와 다른 세포외 구성체에도 손상적 효과를 미친다. 사실 이악물기 동안에 관절내압이 모세혈관의 관류압력보다 더 커진다는 것이 증명되었다. 비록 상충되는 데이터도 있지만 상관절강의 압력이 남성에 비해 여성에서 유의하게 더 높다는 것이 증명되었다(Nitzan 1994; Casares et al. 2014). 이것이 사실이라면 내장증의 유병률이 여성에서 더 높다는 것을 설명하는 데 부분적으로나마 도움이 된다. 추가적으로 구강장치물을 이용했을 때 관절내압이 유의하게 감소되었으며 이는 일부 환자에서 장치물의 완화적인 효과에 대해 적용할 수 있는 설명을 제공한다(Nitzan 1994).

신경성 염증 모델은 원판후조직과 관절의 다른 부분에 포함된 염증 유발 신경펩타이드(neuropeptides)들이 기계적인 자극에 의해 분비될 수 있고 간접적으로 염증성 반응을 촉진한다고 가정한다. 최종 공통 경로는 역시 유리라디칼의 생성이며 이는 취약한 개인에서 퇴행성 변화를 촉진한다. 칼시토닌 유전자 관련 펩티드, 서브스탠스 P, 혈관 활동성 장관 폴리펩타이드(vasoactive intestinal polypeptide), 신경펩타이드 Y와 같은 신경펩타이드들이 관절염과 같은 변화가 없는 인간 원판의 시편에서도 발현되었다(Haeuchi et al. 1999). 그 중요성이 비록 불분명하지만 이들 물질은 혈류량과 통각수용 모두를 조절하는 데 관여할 수 있다. 흥미롭게도 이런 신경펩타이드들이 류마티스 관절염과 다른 관절질환 환자의 측두하악관절에서 추출되었음에도 신경펩타이드의 농도와 임상적 징후와 증상 또는 관절경 소견 간에는 관련성이 없었다(Appelgren et al. 1991; Holmlund et al. 1991).

에스트로겐 수용체에서 보고된 성적 이형성(sexual dimorphism)은 에스트로겐에 대한 반응이 관절 손상의 발생에 있어 부가적인 요소이며 원판과 관절의 기능이상을 야기한다고 제안하였다. 에스트로겐은 기질 금속단백분해효소(matrix metalloproteinase)를 자극하는 릴랙신(relaxin)에 대한 세포반응을 증가시켜서 간접적으로 관절의 유연성과 연골 퇴행에 관여한다(Milam 2005). 측두하악장애에서 염증성 통증은 특정한 나트륨 채널에서의 에스트로겐 작용에 의해 증가되며 이는 측두하악장애 유병률에서의 성별 차에 기여하게 된다(Bi et al. 2015).

측두하악관절염에 관여하는 또 다른 기여 인자는 골로 가는 혈관 공급(vascular supply)에 있어서의 변화이다. 관절을 이장하고 있는 섬유연골이 적어도 부분적으로는 하방 골로부터 영양분을 공급받기 때문에 골로의 혈관폐쇄는 상부의 연골의 구조적, 기능적 건전성을 변화시킨다. 이러한 개념에 대한 지지는 실험용 쥐에서 화학적으로 용혈과 함께 산재적 혈전을 유발했을 때 골관절염과 유사한 조직학적, 방사선학적인 소견이 나타났다. 향후 연구에서는 혈관폐쇄의 어떠한 효과가 측두하악골관절염의 병적 변화를 야기했는지 더 잘 설명할 것이다(Amir et al. 2011).

앞의 기전들을 종합했을 때 이들 기전이 원판변위를 포함한 측두하악관절질환에 대한 가능한 설명을 제공하긴 하지만 확정적으로 검증되진 않았다. 데이터 대부분이 영장류가 아닌 동물연구에서 나왔으며, 인간으로부터의 데이터들은 환자에게서 추출된 관절액이나 조직의 분석자료를 기반으로 하였다. 심지어 일부 연구에서의 대조군(control)은 관절이상은 일부 가지고 있었거나 히스테리성 기능이상(정신적인 스트레스가 신체적인 증상으로 발현되는 전환장애)을 가진 환자의 관절을 정상 관절로 사용하였다(Nitzan et al. 2002; Nitzan 1994). 따라서 정상 상태에 대한 보다 나은 분석을 얻을 때까지는 질환에 대한 현재의 이해는 아직 불안전한 것으로 여겨진다. 그럼에도 불구하고 현재까지의 증거들은 관절에서의 윤활과 함께 연골, 골, 활막에 부정적인 영향을 미치는 분자학적인 일련의 과정들이 원판변위에 선행함을 제시한다. 따라서 원판변위는 측두하악관절에 있어서 유일하지도 않고 심지어 주된 이상기능의 과정도 아니다.

7.3. 통증 발생의 염증 모델 (Inflammatory models of pain development)

흔히 관절통으로 불리는 관절에서의 통증은 활막 이장층에서의 염증과 관련된다(Gynther et al. 1998). 그러나 관절통은 필수적으로 염증 과정일 필요는 없다. 자유신경종말(free nerve ending)과 감각신경종말기관(sensory nerve ending organ)이 원판에서 발견되나 이들의 활성 기전은 알려지지 않았다(Asaki et al. 2006). 측두하악관절의 통증에 관한 대부분의 동물 모델은 통증성 반응을 야기하는 염증물질을 이용하여 설치류에서 행해졌다(표 7-1). 골관절염 모델은 또한 외상과 함께 시작하기도 하며 이는 관절 복합체에서 통증과 염증성 붕괴를 야기하는 신경조절성 일련의 과정들을 촉발시켰다. 하지만 이러한 동물 모델을 사람에게 그대로 적용할 수는 없는데 이는 동물에서 증명된 염증성 진행 모델이 인간의 종적 연구에서 나타나는 현상과 유사하지 않기 때문이다. 측두하악관절의 자기공명영상을 이용한 연구에서 관절 중 14%는 약 8년 동안 질환의 진행을 보이는 반면에, 86%는 변화가 없거나 개선되었다. 측두하악관절의 퇴행성 질환을 위해 경조직의 평가는 유사한 소견을 보였는데 15%의 관절에선 진행을, 85%의 관절에선 변화가 없거나 개선된 소견을 보였다(Schiffman and Ohrbach 2016).

다양한 염증성 사이토카인에 관한 관절 흡입액 분석실험은 풍부한 정보를 양산했지만, 이러한 정보를 해석하는 것은 여전히 어렵다. 최근의 체계적 문헌고찰(Kellesarian et al. 2016)은 다양한 사이토카인의 비교를 위해 대조군이 사용된 15편의 연구를 고찰하였다(표 7-2, 7-3). 이 연구들은 골관절염 환자를 관절내장증 또는 대조군과 비교하였다. 그러나 일부 연구에선 내장증 피험자를 골관절염 피험자로부터 분리하였고, 일부에선 이 둘을 한 군으로 묶기도 하였다. 부가적으로 환자군을 결정하는 데 사용된 포함기준의 상이성은 이들 연구가 서로 균일한 환자군을 사용했는지에 대한 확신을 어렵게 한다.

표 7-1. 골관절증과 사이토카인 분비에 대한 설치류 모델

저자	동물 모델	방법	결과
Wang et al.(2012)	72마리 암컷 rat	측두하악 상관절강 내로 monosodium iodoacetate 주사	골관절염의 진행과 통각 반응은 염증성 변화에 상응함
Oliveira-Fusaro et al.(2012)	124마리 수컷 rat	측두하악관절 내로 5-Hydroxytryptamine(5-HT) 주사	5-HT에 대한 직접적인 통각 반응, 또한 5-HT는 prostaglandin과 norepinephrine 분비 유도
Hawkins and Durham (2016)	50마리 수컷 rat	긴 시간의 개구	14일까지 증가된 통각 반응 침해방어적(nocifensive) 행동 중단 후 삼차신경절, 상부 경척수에서의 사이토카인 증가

표 7-2. 슬관절 대 측두하악관절의 사이토카인 연구

저자	개체적 특성	방법	관절	염증 표시 인자
Bigoni et al.(2013)	급성 ACL 열상을 가진 48명의 남성	활액의 분석	슬관절	증가된 IL-1β, IL-6, IL-8; 감소된 IL-1ra; 차이 없는 TNF-α
Bigoni et al.(2017)	46명의 남성; 23명의 여성; 만성적인 반원판 열상을 가진 30~72세	활액의 분석	슬관절	증가된 IL-6, IL-8, IL-10, TNF-α; 감소된 IL-1ra
Kellesarian et al.(2016)		15개 연구에 대한 체계적 고찰	측두하악과절	80%(15개 연구 중 12개)는 사이토카인 수준과 측두하악관절장애 간에 양의 상관관계를 보임

염증유도 인터루킨(IL): IL-1β, IL-6, IL-8; tumor necrosis factor(TNF)-α; 항염증 인터루킨 IL-1ra와 IL-10; 측두하악관절장애(TMJD)

표 7-3. 환자군과 정상군 간에 관절 흡인물을 비교한 연구들(Kellesarian et al. 2016)

사이토카인	환자군과 정상군 간에 차이를 보고한 문헌들	환자군과 정상군 간에 차이 없음을 보고한 문헌들	비고
IL-1β	환자군에서 증가 Takahashi et al.(1998) Kubota et al.(1998) Kaneyama et al.(2002) Kaneyama et al.(2005) Vernal et al.(2008)	Shinoda and Tanaku(2000) Kaneyama et al.(2003)	Takahashi 등(1998)과 Kaneyama 등(2002)은 4군: ID with clicking, ID with locking, OA, 대조군. Kubota는 ID와 OA를 한 군으로 합침. Kaneyama 등(2003, 2005)은 3군: ID, OA, 대조군. Shinoda는 4군: 대조군, 골변화 없는 TMJD, 골변화 있는 TMJD, 골변화와 원판손상이 있는 TMJD
IL-2	골관절염 환자군에서 증가 Vernal et al.(2008)	Wake et al.(2013)	Wake: 대조군을 연골종증에 비교
IL-6	환자군에서 증가 Fu et al.(1995) Takahashi et al.(1998) Kubota et al.(1998) Shinoda and Takaku(2000) Kaneyama et al.(2002) Kaneyama et al.(2004) Kaneyama et al.(2005) Wake et al.(2013)	Vernal et al.(2008) Lee et al.(2010)	Fu: 근육장애 환자보다 퇴행성 관절질환에서 더 높음. 하지만 내장증과 비교 시에 퇴행성 관절질환에서 차이 없음
IL-8	환자군에서 증가 Takahashi et al.(1998) Kaneyama et al.(2002)	Wake et al.(2013)	
IL-10		Fang et al.(1999)	Fang: 골관절염, 내장증, 대조군 모두에서 검출되지 않음
IL-11	환자군에서 증가 Kaneyama et al.(2004)		골성 변화를 가진 관절에서 더 높음
IL-12	대조군에서 발현 증가 Vernal et al.(2008)		
IL-17	환자군에서 증가 Vernal et al.(2008)	Kaneyama et al. (2004)	
TNF-α	환자군에서 증가 Takahashi et al.(1998) Fu et al.(1995) Kaneyama et al.(2002) Kaneyama et al.(2005) Lee et al.(2010) Vernal et al.(2008)	Kaneyama et al.(2003) Wake et al.(2013) Lee et al.(2010)	Fu: 내장증보다는 골관절염에서 Lee: 대조군, 통증군, 개구제한군, 관절잡음군으로 분류
TNF-β	환자군에서 증가 Vernal et al.(2008)	Fang et al.(1999) Wake et al.(2013) (두 군 모두에서 유의하게 검출되지 않음)	
IFN-γ	환자군에서 증가 Takahashi et al.(1998) Vernal et al.(2008)	Wake et al.(2013) (두 군 모두에서 유의하게 검출되지 않음)	

(계속)

사이토카인	환자군과 정상군 간에 차이를 보고한 문헌들	환자군과 정상군 간에 차이 없음을 보고한 문헌들	비고
TGF-β1	환자군에서 증가 Fang et al.(1999)		내장증보다는 골관절에서 보다 높은 수준
EG-VEGF	대조군에서 증가 Herr et al.(2011)		대조군에서 높은 수준
OCIF/OPG	환자군에서 증가 Kaneyama et al.(2003)		

사이토카인 측정 연구의 또 다른 우려는 통계적으로 유의한 정량적 차이가 설사 있다 하더라도, 과연 임상적 중요성이 있을지가 알려지지 않았다는 점이다. 체계적 문헌고찰에서 오직 한 연구만이 환자를 통증에 따라 분류하였으며 이는 염증과 연관시킬 수 있다(Lee et al. 2010). 이 군에서 IL-6와 TNF-α가 보다 높은 수준이었지만 통계적으로 유의하진 않았다. 부가적으로 이러한 상대적인 값(relative value)이 질환의 진행이나 건강 여부를 판단하는 진단적 기준을 제공할 수가 없으며 이는 흡입액 분석 연구의 한계라 할 수 있다. 현재에도 측두하악관절 흡입 시의 생화학적 인자들은 여전히 흥미로운 영역이긴 하나, 질환의 진행에 있어 관련성은 아직 충분히 알려지진 않았다.

7.4. 진단학적 분류 (Diagnostic classification)

측두하악장애의 연구는 복잡한데 이는 측두하악장애라는 포괄적인 용어 아래에 다양한 상황들이 있기 때문이다. 이들 상황 중에서 일부는 통증과 관련되고 일부는 기계적인 특성을 가지고 있음을 파악할 수 있다. 추가적으로 발생학적, 선천적인 조건도 언급될 수도 있다. 따라서 원인, 병력, 진단적인 과정을 평가하는 것은 연구자뿐만 아니라 임상가에게도 여전히 도전이다.

더 나아가 진단학적인 기준, 설명 모델, 이론, 임상가들 사이에서의 일반적 믿음들에 대한 검증은 여전히 의문을 던진다. 따라서 이해력을 높이기 위해 신뢰할 수 있고 유효한 분류 체계와 진단기준을 가져야 한다는 것이 전 세계적으로 인정되고 있다.

비록 관절연골의 변화나 파괴, 뒤이은 경조직의 변화는 이차적으로 염증성 변화가 뒤따르긴 하지만, 측두하악관절에 영향을 미치는 다양한 조건 중에서 가장 흔한 것이 비염증성 조건이다(Tanaka et al. 2008). 이러한 퇴행성 변화는 숙주의 적응능력의 한계로 인해 이상기능적 재형성의 결과일 수 있다(Tanaka et al. 2008).

측두하악관절에 영향을 미치는 가장 흔한 조건 중 하나는 퇴행성 관절질환으로, 최근에는 퇴행성 이상으로 정의되며 과두와 관절융기의 골성 변화를 포함하는 관절조직들의 파괴가 특징적이다(Schiffman et al. 2014). 이러한 조건은 이전 문헌에서는 골관절증과 골관절염으로 표기되어 왔는데, 최근 연구에서 골관절증과 골관절염의 유병률은 각각 14%와 32%이었다. 특히 정복성 관절원판 변위는 31%였다. 개구제한이 없는 비정복성 관절원판 변위는 33%이고 개구제한이 있는 경우는 10%였다(Schiffman et al. 2010).

몇몇 분류에서는 징후와 증상을 바탕으로 정복성 원판변위에서부터 골관절염까지를 연속체(continuum)라고 기술하고 있다. 이들 징후와 증상은 관절잡음, 통증, 운동제한, 그리고 영상학적 소견을 포함한다. 이것들은 측두하악장애의 중요한 이정표(milestone)로서 자기공명영상과 단층화영상촬영과 같은 영상학적인 평가를 위한 표준화된 기준이 될 수 있다. 포괄적인 영상 기준과 영상학자의 신뢰도의 확립(Ahmad et al. 2009)은 통증 관련 및 관절내 조건들에 대한 진단학적인 기준들의 타당도를 검사할 수 있게 했다(Schiffman et al. 2014). 특히 연조직 진단에 있어 자기공명영상은 원판의 위치에 대한 탁월한 신뢰도를, 단층화영상촬영은 경조직 진단에 있어서 비슷한 특성을 가진다(Ahmad et al. 2009).

이것이 임상검사와 자가보고 부분들로 이루어진 임상적 진단이라는 것을 인지하는 것이 중요하다. 이들 임상진단에 대한 타당성은 관절내 상태에 대한 '참조표준(reference standards)'으로서 영상학적 특징과 통증 관련 상태에 대한 합의(consensus)를 사용하여 평가되었다(Ahmad et al. 2009; Schiffman et al. 2014).

7.5. 관절통 (Arthralgia)

측두하악장애의 통증과 관련된 증상 중에서 측두하악장애 진단기준(DC/TMD)에서는 측두하악관절에서 기인한 통증을 관절통으로 표기하였으며 이는 기능이나 이상기능에 의한 결과이다. 측두하악장애 진단기준에 의해 표현된 것처럼 관절통은 명확한 기준을 가진 진단적인 범주로서 단순히 관절의 통증을 표현하진 않는다. 임상검사 동안에 자가보고된 병력뿐만 아니라, 측두하악관절에서 통증 위치의 확증과 이러한 통증의 재현이 필요하다. 통증 재현은 개구, 폐구, 측방 운동, 전돌과 같은 하악의 움직임 동안, 또는 외측극과 그 주변의 촉진에 의해 야기될 수 있다. 외측극 위에서 정적 촉진, 외측근 주위의 동적 촉진은 각각 1kg 및 2kg의 압력을 가지고 행해진다. 민감도와 특이도는 각각 89%과 98%인데 이 수치는 진단적 타당성을 지지하며 임상가로 하여금 실제로 관절통을 가진 피험자를 구분하는 데 있어 확실성을 제공한다. 기준의 요약은 표 7-4에 나와 있다.

7.6. 원판변위 (Disc displacements)

관절내 상태 중에서는 원판변위와 퇴행성 관절질환이 있다. 하나의 군으로서, 원판변위는 관절원판 복합체에 이환된 관절내 생화학적 장애로서 기술된다. 비록 내측, 외측 원판변위도 있을 수 있지만 4가지 범주는 시상면에

표 7-4. 관절통의 기준

관절통		
하악의 움직임, 기능 또는 이상기능에 영향을 받는 관절 기원의 통증 및 이 통증의 반복은 측두하악관절에서의 유발검사(provocation test) 시에 재현됨		
기준	병력	• 환자는 턱, 관자놀이, 귀, 귀 앞쪽에서의 통증 보고 • 환자는 턱의 움직임, 기능 또는 이상기능에 의해 변화하는 통증 보고
	검사	• 통증의 위치판정 시에 측두하악관절 부위임을 확증함 • 다음의 유발검사 중 적어도 하나 이상에서 측두하악관절에서의 익숙한 통증이 보고됨: 외측근 또는 그 주변에서의 촉진, 최대 비보조 개구, 측방 및 전방 운동
	타당도	민감도 0.89; 특이도 0.98
비고		통증은 다른 통증의 진단에 부합되지 않음

서 이루어진다. 이들 임상적 진단은 명확한 진단적 기준과 함께 표현되고 타당성은 참조표준으로 자기공명영상 판독결과를 사용해서 이루어진다(Schiffman et al. 2014). 해부학적 표지자(landmarks)와 기준위치(reference position)의 도해가 그림 7-1, 7-2의 개구와 폐구 위치에서 각각 표시되어 있다.

정복성 관절원판 변위는 자가보고된 관절잡음 병력, 검사 동안 환자에 의해 보고된 관절잡음, 검사자에 의해 확인된 특히 딸깍거리는 관절잡음까지 포함시켜야 한다. 표 7-5에서 제시된 것처럼, 2가지 하악운동(개구, 폐구) 동안에 관절잡음의 발생이 세 번 반복 중에 적어도 한번에서 발생할 필요가 있다. 간헐적 과두걸림을 가진 정복성

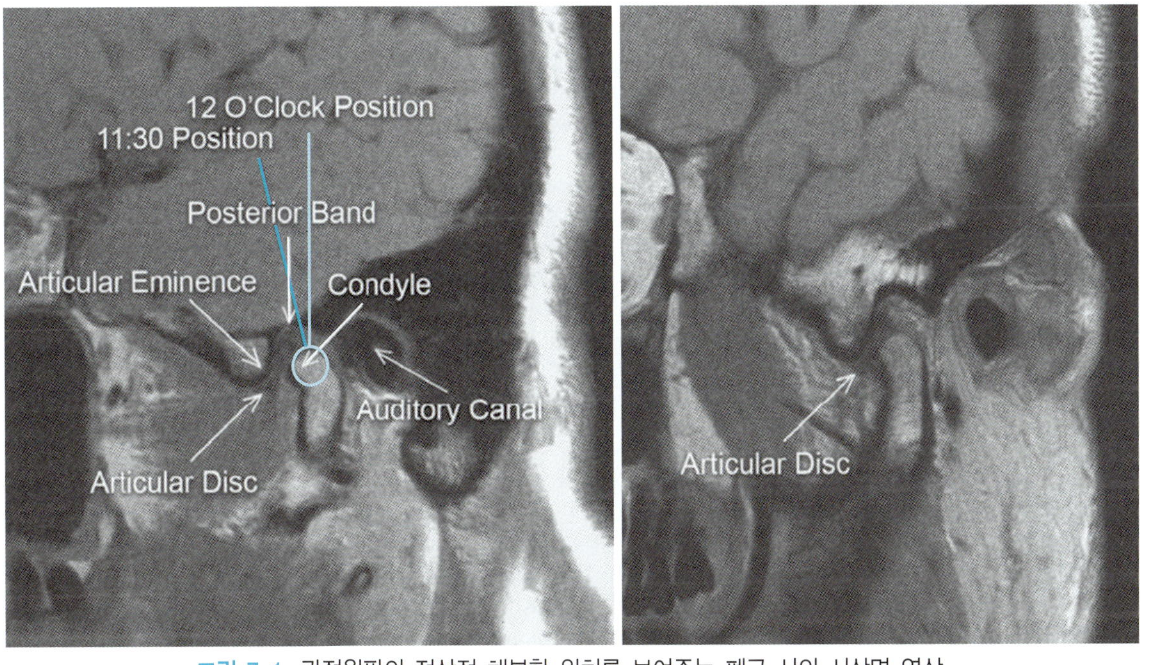

그림 7-1. 관절원판의 정상적 해부학 위치를 보여주는 폐구 시의 시상면 영상.

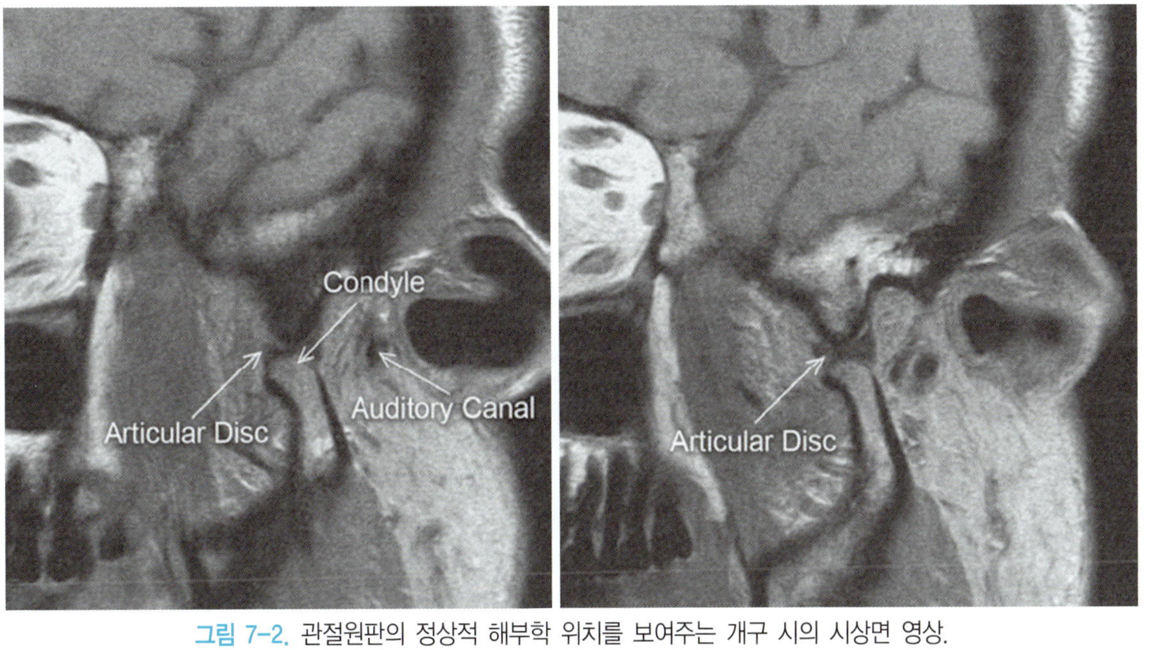

그림 7-2. 관절원판의 정상적 해부학 위치를 보여주는 개구 시의 시상면 영상.

표 7-5. 정복성 관절원판 변위

정복성 관절원판 변위		
폐구위에서 관절원판이 과두에 비해 전방에 위치하고 개구 시에 정복됨. 딸깍(clicking)거리거나, 펑(popping) 하거나 찰칵(snapping) 하는 잡음이 날 수 있음		
기준	병력	환자는 30일 이내에 하악의 움직임이나 기능 시에 관절잡음을 보고함 또는 환자는 검사 동안에 관절잡음을 보고함
	검사	개폐구 모두에서 딸깍, 펑, 찰칵하는 잡음이 3회 중 최소 1회에서 발생(2회의 수직적인 딸깍거리는 잡음) 또는 수직적 운동과 측방 또는 전방 운동 동안에 발생(수직에서 1회, 측방에서 1회의 딸깍거리는 잡음)
	타당도	민감도 0.34; 특이도 0.92
참조 표준	영상	최대 교두감합위에서 원판의 후방대가 11시 30분 위치보다 전방에, 중간대가 과두의 전방에 위치함. 그리고 최대 개구 시에 중간대가 과두와 과두융기 사이에 위치함

표 7-6. 간헐적 과두걸림을 가진 정복성 관절원판 변위

간헐적 과두걸림을 가진 정복성 관절원판 변위		
폐구위에서 원판이 과두에 비해 전방에 위치하고 간헐적으로 개구 시에 정복됨. 원판이 개구와 함께 정복되지 않을 때, 간헐적으로 개구제한이 발생함. 딸깍, 펑, 찰칵하는 잡음이 발생할 수 있음		
기준	병력	관절잡음이 30일 이내에 하악의 움직임이나 기능과 함께 나타난다고 함 또는 검사 중에 어떤 형태로든 관절잡음이 들린다고 함 그리고 30일 이내에 제한된 개구량을 가진 과두걸림이 일시적으로 나타났다가 풀림
	검사	개구 혹은 폐구 시에 딸깍, 펑, 찰칵하는 잡음이 적어도 3회 중 1회에서 발생(2회의 수직적인 딸깍거리는 잡음) 또는 수직적 운동과 측방 또는 전방 운동 동안에 발생(수직에서 1회, 측방에서 1회의 딸깍거리는 잡음)
	타당도	민감도 0.38; 특이도 0.98
참조 표준	영상	정복성 관절원판 변위와 동일함. 영상검사 중에서 과두걸림이 발생하면 비정복성 관절원판으로 판독되고 간헐적인 과두걸림이라는 임상적인 확증이 필요함
비고		반드시 요구되지는 않지만, 장애가 임상적으로 존재할 때 비록 일시적이더라도 과두걸림을 정복하기 위한 조작술 없이는 개구를 정상까지 할 수 없는 순간이 관찰됨

관절원판 변위는 부가적인 매개변수(parameters)를 가지는데, 순간적으로 개구가 불가능했던 병력으로 간혹 임상검사상에서도 나타날 수 있다(표 7-6). 자기공명영상검사가 개폐구 시의 원판의 위치를 평가하기 위한 참조표준으로 이용된다. 폐구 시에 해부학적 기준(anatomical reference)은 원판의 후방대가 11시 30분 위치보다 전방에 위치하고, 중간대가 과두나 관절융기의 전방에 위치한다. 이러한 특징은 그림 7-3에 제시되어 있다. 개구 시에 중간대는 정상 위치로 회복되어서 그림 7-4에 보이는 것과 같이 과두와 관절융기 사이에 위치한다(Schiffman et al. 2014).

비정복성 관절원판 변위는 그림 7-5에 제시된 바와 같이, 개폐구위 모두에서 변위되어 있다. 이 군은 개구제한을 가지거나 혹은 없는 군으로 다시 세분된다. 이들은 이전의 최대 개구량까지 벌릴 수 없었던 병력을 공통적인 특성으로 가지고 있으며 이는 과두걸림과 심한 기능적 이상을 의미한다. 개구제한의 유·무에 대한 구분은 최소 40mm를 개구할 수 있는지에 달렸다(표 7-7과 7-8에 요약된 정보가 있음). 정복성 관절원판 변위의 민감도와 특

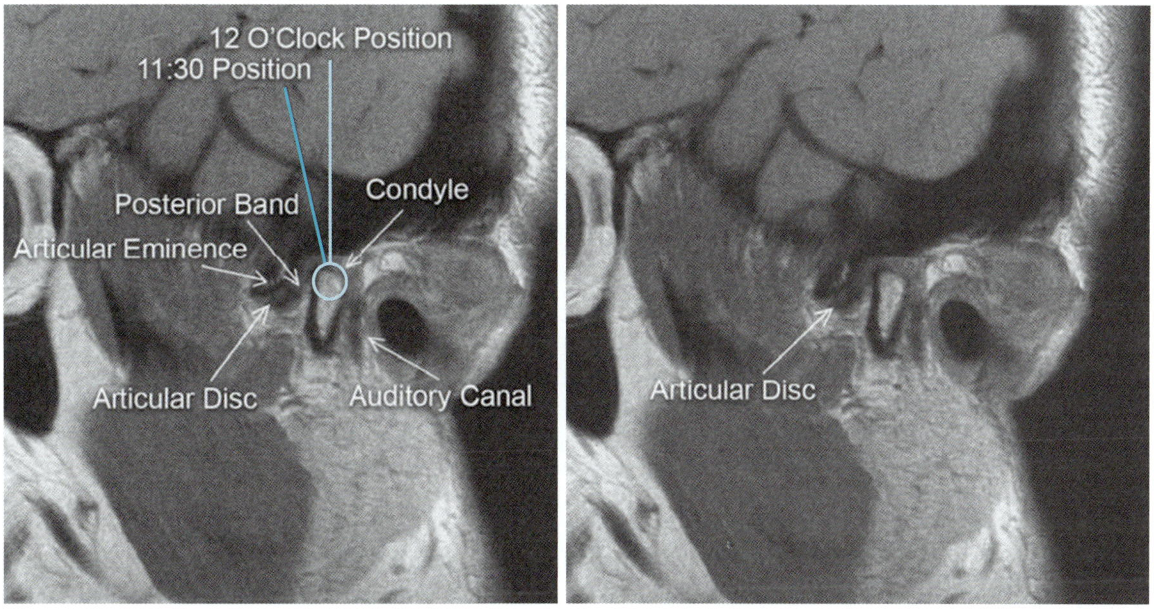

그림 7-3. 전방변위된 관절원판의 정상적 해부학 위치를 보여주는 폐구 시의 시상면 영상.

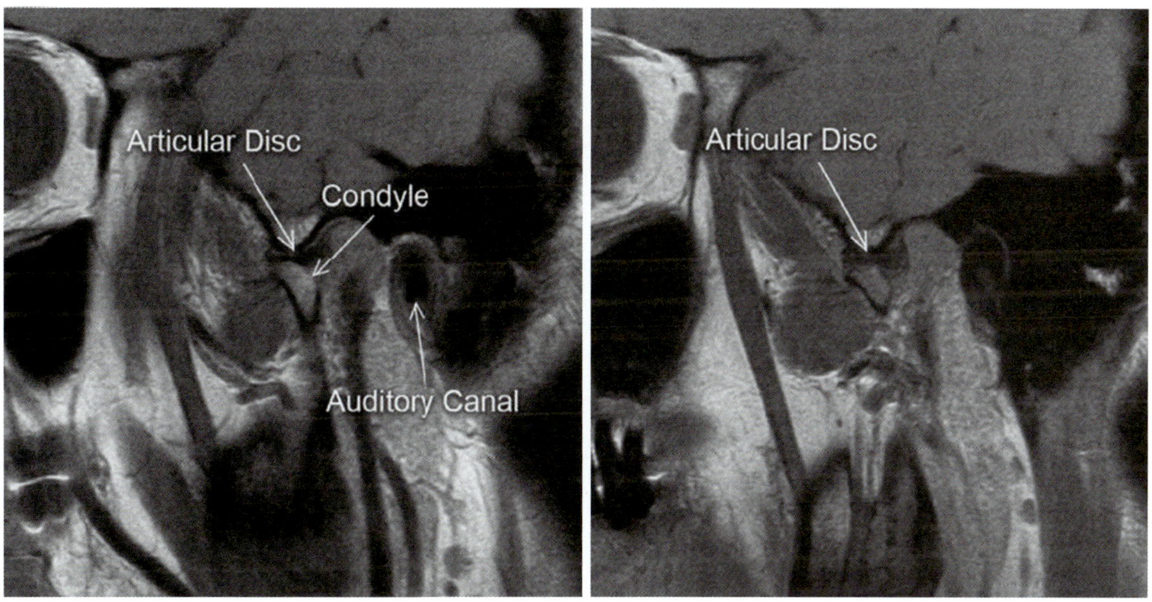

그림 7-4. 정복된 관절원판의 정상적 해부학 위치를 보여주는 개구 시의 시상면 영상.

이도는 각각 34%와 92%이며, 간헐적인 과두걸림을 가진 관절원판 변위에서는 38%와 98%, 개구제한을 가진 비정복성 관절원판 변위는 80%와 97%, 개구제한이 없는 비정복성 관절원판 변위는 54%와 79%이다. 충분한 타당도를 가지고 있는 개구제한을 가진 비정복성 관절원판을 제외하고는 다른 모든 관절원판 변위들은 빈약한 진단적 타당도를 가지므로 해석에 주의를 요한다. 따라서 유의한 기계적, 기능적 문제들이 존재하거나 치료를 해도 증상이 해소되지 않는다면, 영상검사가 필요하다(Schiffman and Ohrbach 2016).

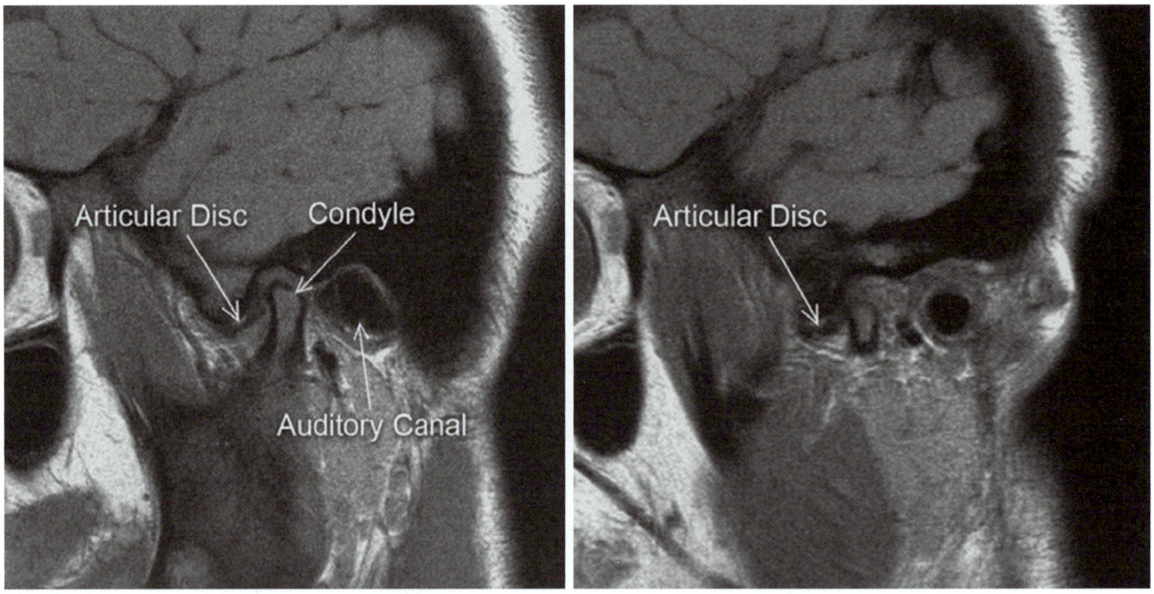

그림 7-5. 전방변위된 관절원판을 보여주는 개, 폐구 시의 시상면 영상.

표 7-7. 제한된 개구량을 가진 비정복성 관절원판 변위

제한된 개구량을 가진 비정복성 관절원판 변위		
폐구위에서 원판이 과두에 비해 전방에 위치하고 간헐적으로 개구 시에 정복됨. 원판이 개구와 함께 정복되지 않음. '폐구 걸림'은 환자나 임상가의 수조작술에 의해서 정복되지 않는 지속적인 하악 개구제한과 연관됨		
기준	병력	하악은 걸려서 입이 최대로 개구되지 않음 개구제한은 개구량을 제한시키고 식사를 방해할 수 있음
	검사	절치 수직 피개량을 포함해서 최대 보조 개구운동(수동적 개구)이 40mm 미만임
	타당도	민감도 0.80; 특이도 0.97
참조 표준	영상	최대 절치간 위치에서 관절원판의 후방대가 11시 30분 위치보다 전방에 위치되고 중간대는 과두의 전방에 위치함. 최대 개구 위치에서 원판의 중간대는 과두의 전방에서 위치함
비고		관절잡음의 존재가 이 진단을 배제하지 않음

표 7-8. 제한된 개구량을 가지지 않는 비정복성 관절원판 변위

제한된 개구량을 가지지 않는 비정복성 관절원판 변위		
폐구위에서 원판이 과두에 비해 전방에 위치하고 간헐적으로 개구 시에 정복됨. 원판이 개구와 함께 정복되지 않음. 이 장애는 최근의 제한된 개구와 관련되지 않음		
기준	병력	하악은 걸려서 입이 최대로 개구되지 않음 개구제한은 개구량을 제한시키고 식사를 방해할 수 있음
	검사	절치 수직 피개량을 포함해서 최대 보조 개구운동(수동적 개구)이 40mm 이상임
	타당도	민감도 0.54; 특이도 0.79
참조 표준	영상	최대 절치 간 위치에서 관절원판의 후방대가 11시 30분 위치보다 전방에 위치되고 중간대는 과두의 전방에 위치함. 최대 개구 위치에서 원판의 중간대는 과두의 전방에서 위치함
비고		관절잡음의 존재가 이 진단을 배제하지 않음

7.7. 퇴행성 관절질환 (Degenerative joint disease)

측두하악장애 진단기준을 바탕으로 했을 때, 퇴행성 관절질환은 과두 및 관절융기에서의 골성 변화를 수반한 관절조직의 파괴로 기술된다. 환자에 의해 보고된 관절잡음 병력 또는 검사 중에 기술된 관절잡음은 진단기준 중에서 병력 영역이고, 검사자에 의한 염발음의 확인은 임상 영역이다(표 7-9). 부가적으로 퇴행성 관절질환의 평가에 있어 참조표준은 전산화단층촬영이다. 퇴행성 관절질환 평가에 있어 파노라마 영상과 자기공명영상은 이보다 뒤떨어지는데, 골성 매개변수(osseous parameters)들을 찾아내는 데 있어 이들 방법은 나쁘거나(poor) 그저 그런(fair) 정도의 신뢰도와 낮은 변연 민감도를 가지고 있다(Ahmad et al. 2009). 임상적 기준은 민감도와 특이도가 각각 55%와 61%이고, 참조표준이 방사선학적 진단이므로 임상에서는 선별의 수단으로의 진단적인 적용을 하도록 권고받고 있다(Schiffman and Ohrbach 2016).

퇴행성 관절질환의 진단에 있어 방사선학적 매개변수(radiographic parameters)는 전반적인 경화, 침식, 연골하 낭종, 증식을 포함한다(그림 7-6, 7-7)(Ahmad et al. 2009; Ahmad and Schiffman 2016). 이들 매개변수는 다음과 같이 정의된다. 경화는 부하를 받는 부위에서 관절내 증가된 부하 혹은 관절원판이 변위된 경우 정상 부하

표 7-9. 퇴행성 관절질환

퇴행성 관절질환		
과두와 관절융기에서 골성 변화와 일치하는 관절조직의 파괴 양상으로 특징화됨		
기준	병력	관절잡음이 30일 이내에 관절 움직임과 기능과 함께 나타난다고 보고함 또는 관절잡음의 임상검사 동안 관절잡음을 보고함
	검사	관절잡음의 평가 시 개구, 폐구, 측방, 전돌과 같은 하악운동 중 하나에서 염발음이 나타남
	타당도	민감도 0.55; 특이도 0.61
참조 표준	영상	전반적인 경화, 연골하 낭종, 침식, 증식 중 하나가 양성임
비고		관절잡음의 존재가 이 진단을 배제하지 않음

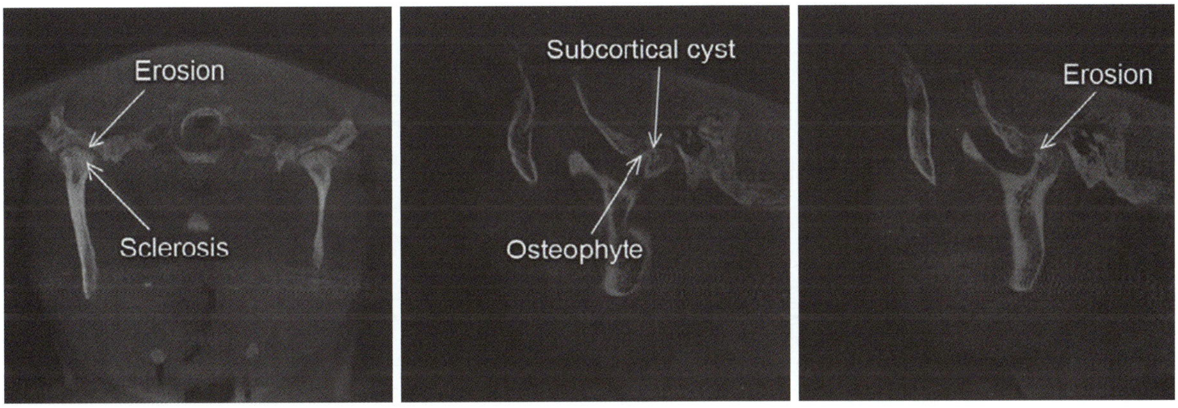

그림 7-6. 동일한 환자에서의 관상면, 시상면에서의 콘빔단층화전산촬영에서 퇴행성 관절질환의 매개변수인 침식과 전반적인 경화와 일치하는 구조적인 변화를 보여주고 있다.

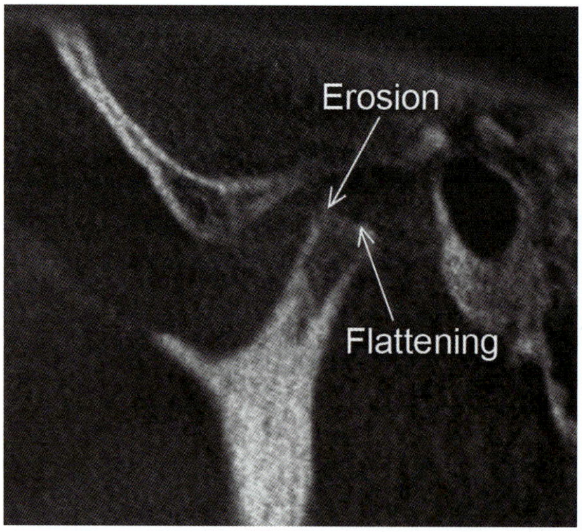

그림 7-7. 퇴행성 관절질환의 매개변수인 침식과 평탄화와 일치하는 구조적인 변화를 보여주는 시상면의 콘빔단층화전산촬영.

에 의해서 피질판의 두께가 증가하는 것이다. 변연 경화는 불확정적인 것으로 여겨지며 노화나 기능적 재형성으로 나타낼 수 있다. 침식은 과두나 관절와에서 관절 피질골의 연속성이 소실된 것이다. 연골하 낭종은 관절면 하방의 빈 공간으로서 골소주(trabeculation)의 소실을 가리킨다. 증식은 뾰족한 외향성 골 형성을 의미한다(Ahmad and Schiffman 2016). 이들 매개변수는 퇴행성 관절질환의 심도 정도를 확립하는 데 사용되며, 이는 표 7-10에 기술되어 있다.

측두하악장애 진단기준에서는 염발음이 촉진 시 존재한다고 표현하였지만, 관절에 압력을 가하지 않고 행한 임상검사에서 관절잡음이 확인되는지의 여부가 관건이다.

흔한 관절 상태의 진단에 있어서 검증된 기준의 유용성은 임상가와 연구자를 위해 많은 정보를 제공한다. 임상가에게 이들 최신 정보들은 관절잡음이 유용하다는 이전의 믿음이 현재 임상적으로는 불확실하다는 것을 증명하였

표 7-10. 퇴행성 관절질환의 분류를 위한 제안된 기준

퇴행성 관절질환	매개변수	1등급	2등급
	증식	시상면에서 첨부와 과두외연의 2mm 미만	시상면에서 첨부와 과두외연의 2mm 이상
		혹은	
	침식	깊이와 폭에서 최대 직경이 2mm 미만이면서 하나만 존재할 때	하나만 존재하면서 깊이와 폭에서 최대 직경이 2mm 이상이거나 어떤 크기든 2개 이상이 존재할 때
		혹은	
	연골하 낭종	깊이와 폭에서 최대 직경이 2mm 미만이면서 하나만 존재할 때	하나만 존재하면서 깊이와 폭에서 최대 직경이 2mm 이상이거나 어떤 크기든 2개 이상의 위낭종(pseudocyt)이 존재할 때
		혹은	
			1등급에 해당하는 영상 소견이 2개 이상일 때

다. 타당도 검사(Schiffman et al. 2010)에서 촉진뿐만 아니라 다수의 반복과 하악운동 동안 청진기(stethoscope)를 이용해 관절잡음에 대한 특성을 파악하려는 부단한 평가가 시행되었다는 것이 강조되었다. 그럼에도 불구하고 이들 임상적 특징은 선별을 위한 수준 정도로 해석되어야 하고 임상에서는 불확실성을 줄이기 위해, 그리고 치료 방향에 영향을 주기 위해 영상검사가 필요할지를 결정하는 데 필요하다.

연구자에게 있어 검증된 진단기준을 가진다는 것은 이전 연구들의 방법론적 한계가 분명한 조작화(operationalization) 또는 조건화의 결여와 연관되어 발생했다는 것을 감안한다면 나름의 중요성을 가진다고 할 수 있다. 연구 그룹 간의 동질성(homogeneity)은 각각의 이환된 조건이나 기전과 관련된 요인들의 평가가 가능할 수 있도록 한다. 가장 최근의 한 예는 Schiffman과 Ohrbach(2016)에 의해 제시된 데이터이며, 이는 대부분의 관절 증상 중 70%는 7년간 지속된다고 하였다. 이것은 측두하악관절질환이 선형적(linear)으로 진행한다는 이전의 생의학적 모델과 상반된다.

7.8. 요약

측두하악관절의 상태는 시간이 지남에 따라 대부분 안정되게 유지된다. 관절질환이 진행할 것인지 아니면 완화될 것인지 예측할 수 있게 하는 표현형 특성(phenotypic characteristics), 즉 생의학적, 기능적, 생물심리사회적 특성은 과연 무엇일까? 현재까지는 임상적인 영역에 도입할 수 있는 확실한 답은 없다. 그러나 궁극적인 목표는 임상연구와 진료 간의 부단한 상호교류를 통해 이 영역에 대한 지견을 풍부하게 하는 것이고, 가장 중요하게는 환자에게 최상의 진료를 제공하는 것이다.

참고문헌

Ahmad M, Hollender L, Anderson Q, et al. Research diagnostic criteria for temporomandibular disorders (RDC/TMD): development of image analysis criteria and examiner reliability for image analysis. Oral Surg Oral Med Oral Pathol Oral Radiol Endod. 2009;107(6):844-60.

Ahmad M, Schiffman EL. Temporomandibular joint disorders and orofacial pain. Dent Clin North Am. 2016;60(1):105-24.

Amir G, Goldfarb AW, Nyska M, et al. 2-Butoxyethanol model of haemolysis and disseminated thrombosis in female rats: a preliminary study of the vascular mechanism of osteoarthritis in the temporomandibular joint. Br J Oral Maxillofac Surg. 2011;49:21-5.

Appelgren A, Appelgren B, Eriksson S, et al. Neuropeptides in temporomandibular joints with rheumatoid arthritis: a clinical study. Scand J Dent Res. 1991;99:519-21.

Asaki S, Sekikawa M, Kim YT. Sensory innervation of the temporomandibular joint disk. J Orthop Surg. 2006;14(1):3-8.

Bi RY, Ding Y, Gan YH. A new hypothesis of sex-differences in temporomandibular disorders: estrogen enhances hyperalgesia of inflamed TMJ through modulating voltage-gated sodium channel 1.7 in trigeminal ganglion? Med Hypotheses. 2015;84:100-3.

Bigoni M, Sacerdote P, Turati M, et al. Acute and late changes in intraarticular cytokine levels following anterior cruciate ligament injury. J Orthop Res. 2013;31(2):315-21.

Bigoni M, Turati M, Sacerdote P, et al. Characterization of synovial fluid cytokine profiles in chronic meniscal tear of the knee. J Orthop Res. 2017;35(2):340-6.

Casares G, Thomas A, Carmona J, et al. Influence of oral stabilization appliances in intra-articular pressure of the temporomandibular joint. Cranio. 2014;32:219-23.

Dijkgraaf LC, Zardeneta G, Cordewener FW, et al. Crosslinking of fibrinogen and fibronectin by free radicals: a possible initial step in adhesion formation in osteoarthritis of the temporomandibular joint. J Oral Maxillofac Surg. 2003;61:101-11.
Fang PK, Ma XC, Ma DL, KY F. Determination of interleukin-1 receptor antagonist, interleukin-10, and transforming growth factor-beta1 in synovial fluid aspirates of patients with temporomandibular disorders. J Oral Maxillofac Surg. 1999;57(8):922-8.
Fu K, Ma X, Zhang Z, Chen W. Tumor necrosis factor in synovial fluid of patients with temporomandibular disorders. J Oral Maxillofac Surg. 1995;53(4):424-6.
Gynther GW, Dijkgraaf LC, Reinholt FP, et al. Synovial inflammation in arthroscopically obtained biopsy specimens from the temporomandibular joint: a review of the literature and a proposed histologic grading system. J Oral Maxillofac Surg. 1998;56(11):1281-6.
Haeuchi Y, Matsumoto K, Ichikawa H, Maeda S. Immunohistochemical demonstration of neuropeptides in the articular disk of the human temporomandibular joint. Cells Tissues Organs. 1999;164:205-11.
Haskin CL, Milam SB, Cameron IL. Pathogenesis of degenerative joint disease in the human temporomandibular joint. Crit Rev Oral Biol Med. 1995;6:248-77.
Hattori-Hara E, Mitsui SN, Mori H, et al. The influence of unilateral disc displacement on stress in the contralateral joint with a normally positioned disc in a human temporomandibular joint: An analytic approach using the finite element method. J Craniomaxillofac Surg. 2014;42:2018-24.
Hawkins JL, Durham PL. Prolonged jaw opening promotes nociception and enhanced cytokine expression. J Oral Facial Pain Headache. 2016;30(1):34-41.
Henderson SE, Lowe JR, Tudares MA, et al. Temporomandibular joint fibrocartilage degeneration from unilateral dental splints. Arch Oral Biol. 2015;60:1-11.
Herr MM, Fries KM, Upton LG, Edsberg LE. Potential biomarkers of temporomandibular joint disorders. J Oral Maxillofac Surg. 2011;69(1):41-7.
Holmlund A, Ekblom A, Hansson P, et al. Concentrations of neuropeptides substance P, neurokinin A, calcitonin gene-related peptide, neuropeptide Y, and vasoactive intestinal polypeptide in synovial fluid of the human temporomandibular joint: a correlation with symptoms, signs, and arthroscopic findings. Int J Oral Maxillofac Surg. 1991;20:228-31.
Kaneyama K, Segami N, Nishimura M, et al. Importance of proinflammatory cytokines in synovial fluid from 121 joints with temporomandibular disorders. Br J Oral Maxillofac Surg. 2002;40(5):418-23.
Kaneyama K, Segami N, Nishimura M, et al. Osteoclastogenesis inhibitory factor/osteoprotegerin in synovial fluid from patients with temporomandibular disorders. Int J Oral Maxillofac Surg. 2003;32(4):404-7.
Kaneyama K, Segami N, Sato J, et al. Interleukin-6 family of cytokines as biochemical markers of osseous changes in the temporomandibular joint disorders. Br J Oral Maxillofac Surg. 2004;42(3):246-50.
Kaneyama K, Segami N, Sun W, et al. Analysis of tumor necrosis factor-a, interleukin-6, interleukin-1b, soluble tumor necrosis factor receptors I and II, interleukin-6 soluble receptor, interleukin-1 soluble receptor type II, interleukin-1 receptor antagonist, and protein in the synovial fluid of patients with temporomandibular joint disorders. Oral Surg Oral Med Oral Pathol Oral Radiol Endod. 2005;99(3):276-84.
Katzberg RW, Westesson P-L, Tallens RH, et al. Anatomic disorders of the temporomandibular joint disc in asymptomatic subjects. J Oral Maxillofac. 1986;54:147-53.
Kellesarian SV, Al-Kheraif AA, Vohra F, et al. Cytokine profile in the synovial fluid of patients with temporomandibular joint disorders: a systematic review. Cytokine. 2016;77:98-106.
Kubota E, Kubota T, Matsumoto J, et al. Synovial fluid cytokines and proteinases as markers of temporomandibular joint disease. J Oral Maxillofac Surg. 1998;56(2):192-8.
Lee JK, Cho YS, Song SI. Relationship of synovial tumor necrosis factor alpha and interleukin 6 to temporomandibular disorder. J Oral Maxillofac Surg. 2010;68(5):1064-8.
Milam SB, Schmitz JP. Molecular biology of temporomandibular joint disorders: proposed mechanisms of disease. J Oral Maxillofac Surg. 1995;53:1448-54.
Milam SB, Zardeneta G, Schmitz JP. Oxidative stress and degenerative temporomandibular joint disease: a proposed hypothesis. J Oral Maxillofac Surg. 1998;56:214-23.
Milam SB. Pathogenesis of degenerative temporomandibular joint arthritides. Odontology. 2005;93:7-15.
Nitzan DW. Intraarticular pressure in the functioning human temporomandibular joint and its alteration by uniform

elevation of the occlusal plane. J Oral Maxillofac Surg. 1994;52:671-9.

Nitzan DW, Marmary Y. The "anchored disc phenomenon": a proposed etiology for sudden-onset, severe, and persistent closed lock of the temporomandibular joint. J Oral Maxillofac Surg. 1997;55:797-802.

Nitzan DW. The process of lubrication impairment and its involvement in temporomandibular joint disc displacement: a theoretical concept. J Oral Maxillofac Surg. 2001;59:36-45.

Nitzan DW, Etsion I. Adhesive force: the underlying cause of the disc anchorage to the fossa and/or eminence in the temporomandibular joint-a new concept. Int J Oral Maxillofac Surg. 2002;31:94-9.

Nitzan DW, Goldfarb A, Gati I, Kohen R. Changes in the reducing power of synovial fluid from temporomandibular joints with "anchored disc phenomenon". J Oral Maxillofac Surg. 2002;60:735-40.

Nitzan DW. "Friction and adhesive forces" possible underlying causes for temporomandibular joint internal derangement. Cells Tissues Organs. 2003;174:6-16.

Nitzan DW, Kreiner B, Zeltser R. TMJ lubrication system: its effect on the joint function, dysfunction, and treatment approach. Compendium. 2004;25:437-48.

Oliveira-Fusaro MC, Clemente-Napimoga JT, Teixeira JM, et al. 5-HT induces temporomandibular joint nociception in rats through the local release of inflammatory mediators and activation of local β adrenoceptors. Pharmacol Biochem Behav. 2012;102(3):458-64.

Rasmussen OC. Description of population and progress of symptoms in a longitudinal study of temporomandibular arthropathy. Scand J Dent Res. 1981;89:196-203.

Schiffman EL, Truelove EL, Ohrbach R, et al. The research diagnostic criteria for temporomandibular disorders I: overview and methodology for assessment of validity. J Orofac Pain. 2010;24(1):7-24.

Schiffman E, Ohrbach R, Trulove E, et al. Diagnostic Criteria for Temporomandibular Disorders (DC/TMD) for clinical and research applications: recommendations of the International RDC/TMD consortium network and orofacial pain special interest group. J Oral Facial Pain Headache. 2014;28(1):6-27.

Schiffman E, Ohrbach R. Executive summary of the diagnostic criteria for temporomandibular disorders for clinical and research applications. J Am Dent Assoc. 2016;147(6):438-45.

Sheets Jr DW, Okamoto T, Dijkgraaf LC, et al. Free radical damage in facsimile synovium: Correlation with adhesion formation in osteoarthritic TMJs. J Prosthodont. 2006;15:9-19.

Shinoda C, Takaku S. Interleukin-1beta, interleukin-6, and tissue inhibitor of metalloproteinase-1 in the synovial fluid of the temporomandibular joint with respect to cartilage destruction. Oral Dis. 2000;6(6):383-90.

Symons MC. Formation of radicals by mechanical processes. Free Radic Res Commun. 1988;5:131-9.

Takahashi T, Kondoh T, Fukuda M. Proinflammatory cytokines detectable in synovial fluids from patients with temporomandibular disorders. Oral Surg Oral Med Oral Pathol Oral Radiol Endod. 1998;85(2):135-41.

Tanaka E, Detamore MS, Mercuri LG. Degenerative disorders of the temporomandibular joint: etiology, diagnosis and treatment. J Dent Res. 2008;87:296-307.

Vernal R, Velásquez E, Gamonal J, et al. Expression of proinflammatory cytokines in osteoarthritis of the temporomandibular joint. Arch Oral Biol. 2008;53(10):910-5.

Wake M, Hamada Y, Kumagai K, et al. Up-regulation of interleukin-6 and vascular endothelial growth factor-A in the synovial fluid of temporomandibular joints affected by synovial chondromatosis. Br J Oral Maxillofac Surg. 2013;51(2):164-9.

Wang XD, Kou XX, He DQ. Progression of cartilage degradation, bone resorption and pain in rat temporomandibular joint osteoarthritis induced by injection of iodoacetate. PLoS One. 2012;7(9):e45036.

Wang XD, Cui SJ, Liu Y, et al. Deterioration of mechanical properties of discs in chronically inflamed TMJ. J Dent Res. 2014;93:1170-6.

Wilkes CH. Internal derangements of the temporomandibular joint: pathological variations. Arch Otolaryngol Head Neck Surg. 1989;115:469-77.

Zardeneta G, Milam SB, Schmitz JP. Presence of denatured hemoglobin deposits in diseased temporomandibular joints. J Oral Maxillofac Surg. 1997;55:1242-8.

Zardeneta G, Milam SB, Schmitz JP. Iron-dependent generation of free radicals: plausible mechanisms in the progressive deterioration of the temporomandibular joint. J Oral Maxillofac Surg. 2000;58:302-8.

제 4 부

치료 원칙

(Management Principles)

제 8 장

근육-기반 질환
(Muscle-Based Conditions)

Steven L. Kraus, Steven D. Bender and Janey Prodoehl

초록

통증과 관련된 측두하악장애 중 가장 호발하는 것은 근육의 문제로부터 비롯된다. 단지 하나의 원인요소로만 발생하는 것이 아니므로, 측두하악장애와 근막통증의 치료는 환자가 느끼는 통증의 근본적 원인을 확인하고 치료하는 것으로 수렴한다. 만성 측두하악장애의 성공적 관리를 위해서는 각 환자에 맞는 전문가 그룹이 팀을 구성해 다각적인 접근을 시도해야 한다. 이번 장에서는 측두하악장애 중에서도 특히 근막통증의 증상과 징후를 감소시키기 위한 근거 중심의 보존적 치료법이 소개될 예정이다. 환자교육 및 생물-행동적 전략, 치료적 운동요법, 수조작술, 발통점 주사요법과 물리치료사에 의한 치료법, 약물치료, 치과의사에 의해 행해지는 근거 중심의 구강장치가 바로 그것이며, 아울러 교합과 교합 치료의 역할에 대해서도 언급될 것이다.

8.1. 서론 (Introduction)

가장 주된 통증 관련 측두하악장애는 대부분 근육 문제에서 기원한다. 근통은 일반적으로 근육으로부터 기인한 통증을 통칭하는 용어이다. 근통, 근육통증, 근막통증, 연관 근막통증, 근막발통점이란 용어는 유사용어로 취급되지만, 이번 장에서는 근막통증이라는 용어로 통일해 지칭하도록 한다. 턱의 기능 또는 부기능으로 인해 양상이 변하는 저작근 근막통증 관련 증상은 통증, 긴장, 불편감, 조임과 같은 두통의 형태로 하나 혹은 그 이상의 저작근이 관계되어 발생하며, 개구제한이 동반될 수 있다. 측두하악장애와 마찬가지로 근막통증은 교근, 측두근, 내측 및 외측 익돌근과 같은 곳에서 발생할 수 있다(Simons et al. 1999). 저작근성 근막통증의 발생과 관련된 근육의

S.L. Kraus, PT, OCS, MTC, CCTT, CODN
Physiotherapy Associates, Atlanta, GA, USA
e-mail: Steve@TMDstevekraus.com

S.D. Bender, DDS
Center for Facial Pain and Sleep Medicine, Texas, A&M College of Dentistry, Dallas, TX, USA
e-mail: bender@tamhsc.edu

J. Prodoehl, PT, PhD (✉)
Physical Therapy Program, Midwestern University, Downers Grove, IL, USA
e-mail: JProdo@midwestern.edu

H.A. Gremillion, G.D. Klasser (eds.), *Temporomandibular Disorders*, https://doi.org/10.1007/978-3-319-57247-5_8

수축조절 실패를 야기하는 다양한 변수에 대한 이해는 근막통증을 가진 환자의 최적 치료를 위해 임상가와 연구자 모두에게 필수적이다. 관절낭내 문제인지 근육 기원의 문제인지와 관계없이 특정 치료에 대한 확실한 적응증이 아니라면 측두하악장애의 초기치료에 있어서 가급적 비수술적이고 가역적이며 근거 중심의 치료법이 고려되어야 한다(American Academy of Orofacial Pain et al. 2013; American Association of Dental Research Adopted 1996, revised 2010). 하지만 성공적인 만성 측두하악장애의 치료를 위해서는 치과의사, 내과 의사, 물리치료사, 약사, 정신과 의사와 같은 다양한 전문가 그룹이 포함된 팀이 다각적인 접근을 시도하여야 한다. 근막통증을 비롯한 측두하악장애의 증상과 징후를 해결하기 위한 조건을 충족시키는 치료법들이 이번 장에서 다뤄질 것이다.

8.2. 원인론 (Etiology)

근막통증의 원인을 알면 증례별 맞춤 치료를 개발하고 실행하는 데 많은 도움이 된다. 하지만 측두하악장애와 근막통증의 원인요소는 다양하다. 어떤 경우는 외상, 저작습관 또는 치과 치료와 같이 비교적 명확한 원인요소가 존재하기도 하지만(Carlsson 2001), 상대적으로 불명확하고 지금까지 잘 알려지지 않은 원인요소들도 존재한다. 1934년, 코스텐은 측두하악장애의 원인으로 부정교합을 제시하였고 이런 부정교합이 다양하게 머리, 안면, 턱, 목의 증상을 유발한다고 발표하였지만(Costen 1934), 오늘날까지 연구자들은 교합 부조화가 측두하악장애와 직접적으로 관련되어 있다는 견해에는 이르지 못했다. 측두하악장애 및 근막통증과 교합의 관련성에 관한 최신 임상적 견해는 이 장의 후반부에서 다루도록 한다. 코스텐 박사가 측두하악장애의 원인요소로 부정교합을 지목했기 때문에 유전, 형태학, 하악 비대칭, 두개와 경추 사이의 구조적 부조화 같은 것들로 논의가 확장되었다(Greene 2001; Klasser and Greene 2009). 하지만 이런 요인들은 측두하악장애나 구강안면 근막통증의 원인을 완벽하게 설명할 수 없다.

만성 측두하악장애와 근막통증에서 보이는 과도한 근육 긴장을 유발하는 원인요소로 주목받는 것으로 통증의 생물심리사회 모델을 들 수 있다(Klasser and Greene 2009). 생물심리사회 모델은 환자가 느끼는 통증의 물리적 원인뿐만 아니라 심리사회적 스트레스까지 고려한다. 심리사회적 스트레스는 구강 악습관과 저작근 근막통증과 연관되어 있으며 근육수축, 통증 지속 및 치료 반응성에 있어 잠재적 영향 인자가 될 수 있다(Restrepo et al. 2008; Kotiranta et al. 2015; Tosato Jde et al. 2015). 하지만 전체 측두하악장애 환자의 12% 정도에서만 우울, 신체화, 야간 이상기능활동, 통증매개 걱정, 파괴적인 생각과 같은 수치가 높게 나타나기 때문에 그 자체만 가지고 모든 측두하악장애와 구강안면 근막통증을 설명할 수는 없다(Kotiranta et al. 2015). 하지만 실제 임상에서 측두하악장애와 저작근 근막통증을 호소하는 환자들의 대다수에서 심리사회적 스트레스가 관찰되기 때문에 환자의 심리사회적 스트레스가 결코 간과되어서는 안 된다(8.4.1항).

비록 이전에 제시된 많은 인자가 근막통증의 발병에 영향을 주지만, 어느 하나도 측두하악장애의 원인을 절대적으로 설명할 수 없다. 하지만 근막통증의 원인론과 관련이 없이 동측, 반대측 또는 양측성 수축은 허혈성 통증과 같은 근막통증을 유발하는 병태생리학적 과정을 보일 수 있다(Newham et al. 1994). 근육수축의 종류와 관계없이 근막통증은 수축이 지속되거나 반복적이거나 너무 강하면 발생할 수 있다.

8.3. 일반적 치료전략 (General management strategies)

단일 원인으로는 설명되지 않기 때문에 측두하악장애와 근막통증은 환자가 가진 통증의 근원을 찾아내고 치료하는 방향으로 이루어진다. 측두하악장애의 다양한 유형 중에서 근막통증이 가장 많고(Schiffman et al. 2014), 이어서 관절통을 들 수 있다(Manfredini et al. 2012; Kraus 2014). 근막통증은 관절통이 없는 상태에서도 빈번하게 진단될 수 있으며, 또한 관절통 역시 근막통증이 동반되지 않는 경우가 있고 두 가지가 동시에 나타나는 경우도 있다(Kraus 2014). 측두하악관절의 복잡성은 경첩활주관절이라는 점과 함께 양측 관절에서의 역동적인 움직임과 일상생활에서 끊임없이 반복되는 하중에 견뎌야 하는 데 있다. 그렇기 때문에 근막통증의 치료에 있어 과도한 움직임을 제한하고 관절의 하중을 줄이는 것이 종종 관절낭내 장애의 증상을 완화시키는 데 도움이 된다.

8.4. 구체적 치료전략 (Specific management strategies)

8.4.1. 환자교육과 자기관리 및 생물행동 전략 (Patient education/self-management and biobehavioral strategies)

저작성 근막통증 환자에게서 가장 보존적이고 때로는 효과적인 치료법은 환자교육이다(Aggarwal et al. 2010). 환자교육은 일반적으로 환자로 하여금 진단명, 치료에 있어 환자의 역할, 치료 옵션, 기대효과 등을 알게 하는 것을 말한다. 근막통증 환자의 교육에 있어 가장 핵심적인 요소는 구강 악습관을 제거하는 행동조절이다. 구강 악습관은 저작성 근막통증을 유발하고 강화시키는 역할을 한다. 따라서 행동조절을 통해 환자의 구강 악습관을 제거하거나 줄이도록 하는 환자교육은 저작성 근막통증 치료의 핵심이다.

행동을 바꾸는 것은 악습관을 바꾸고자 하는 환자의 의지와 환자교육에 달려 있다. 환자교육은 단순히 환자로 하여금 단순히 '해야 할 것과 하지 말아야 할 것'을 알려주는 데 그치지 않는다. 임상가는 환자들에게 왜 이런 변화가 중요한지에 대해서 이해하기 쉽게 알려주기 위해 적절한 시간을 투자해야만 한다. 임상가는 환자들이 자신의 행동 변화를 가로막는 문제점을 발견하도록 도와주는 동시에 이를 해결하기 위한 다양한 전략들을 제공해야 한다. 치료의 일차적 목적은 구강 이상기능활동의 완화와 제거에 초점이 맞춰져야 한다.

구강 이상기능활동은 먹기, 마시기, 하품하기, 말하기와 같은 필수활동을 제외한 다른 모든 구강활동을 의미한다. 근막통증과 관련이 높은 구강 이상기능활동으로는 이를 악물거나 치아를 가는 활동을 총칭하는 이갈이와 하악을 내밀거나 버티는 동작들을 들 수 있다. 이갈이는 주간과 야간 모두에서 발생할 수 있으며, 특히 수면 중에 발생하는 것을 수면 이갈이라고 부른다. 비록 중추신경계 외 자율신경계가 비정상적인 구강 하악활동의 발생에 영향을 줄 수 있을 것으로 보고되고 있으나, 아직까지 수면 이갈이의 원인이 명확히 밝혀지지 않아서 수면 이갈이를 정확하게 설명하는 것은 다소 어려움이 있다(Klasser et al. 2015). 아직까지는 수면 이갈이를 없애는 효과적인 방법은 없다. 그나마 소개된 관리 전략으로는 바이오피드백, 최면치료, 인지행동요법, 약물치료, 교합장치치료가 있다

(Klasser et al. 2015). 이런 치료방법은 비용도 많이 발생할 뿐 아니라 대부분이 문헌적 근거가 부족하고 효과도 일시적인 것에 그친다. 수면 이갈이에 대한 대안 치료로는 환자교육이 있다. 수면 자세와 관련된 환자교육이 수면 이갈이를 줄이는 가성비가 좋은 방법이라는 사례 보고가 있다.

수면 자세를 변화시킨다는 것은 환자가 하악에 과도한 힘을 유발할 수 있는 자세와 두경부의 이완을 막는 행동을 하지 않도록 하는 것을 의미한다. 엎드려 자거나 손을 하악 사이에 두고 옆으로 누운 자세나 베개는 하악에 과도한 압력을 가할 수 있다는 보고가 있다. 하지만 이런 경험적 증거들은 수면 자세와 수면 이갈이의 발생과의 연관성을 설명하기에는 다소 부족하다. 환자에게 자신의 체형에 맞는 베개를 사용하도록 교육하는 것은 이득이 될 수 있다. 베개는 부드러운 것이 좋고, 반듯하게 눕거나 옆으로 누운 자세에서도 경추의 자연 곡선을 유지할 수 있어야 한다. 옆으로 누운 자세에서 베개는 하악을 효과적으로 지지해야 한다. 수면 자세에 관한 인체공학적 접근과 분석은 복합치료계획 수립과정에서 물리치료사에 의해 수행된다.

저작근 통증을 호소하는 사람은 그렇지 않은 사람에 비해 주간 이악물기 빈도가 증가되어 있다(Cioffi et al. 2016). 주간 이갈이, 야간 이갈이, 구강 악습관을 모두 가진 환자는 그렇지 않은 사람에 비해 턱 통증이 발생할 가능성이 높았다(Fernandes et al. 2016). 주간 및 야간 이갈이를 가진 사람이 구강 악습관까지 가지고 있을 경우, 근활성 기간을 증가시키고 저작근의 휴식시간을 줄여 결과적으로 근막통증의 만성화에 영향을 줄 수 있다. 야간 이갈이는 의지로 막을 수가 없기에 결국은 주간 이갈이를 완화하거나 없애는 방식으로 접근할 수밖에 없다. 하지만 아직까지 이를 뒷받침할 수 있는 경험적인 증거나 주간 이갈이를 줄이는 것이 수면 이갈이를 완화시킨다는 근거는 없다. 그럼에도 불구하고 임상가는 이갈이를 촉진할 수 있는 흡연, 음주, 카페인 섭취를 환자가 자제하도록 교육해야 한다(Feu et al. 2013; van Selms et al. 2013). 주간 이갈이를 조절하는 효과적인 방법은 환자들로 하여금 저작이나 연하와 같은 동작을 제외하고는 치아가 서로 접촉하는 것을 피하도록 하는 것이다. 증가된 근육 활성이 교합 및 턱관절의 하중 증가를 야기한다(Santana-Mora et al. 2014). 주간에는 심지어 숨을 쉬는 동안에도 혀가 이완되면서 치아가 떨어진 상태를 유지하는 것이 중요함을 환자에게 인식시켜야 한다(Kraus 1994). 턱의 안정위를 유지하는 것은 저작근의 활성을 방지하고 휴식을 촉진하며, 환자들은 저작근의 뭉침이나 근막통증이 증가하는 느낌이 발생할 때마다 이런 휴식 위치를 연습하도록 안내받아야 한다.

주간 이갈이의 또 다른 측면은 턱을 긴장시키거나 앞으로 내미는 동작들이다. 이를 효과적으로 자각할 수 있는 간단한 운동법은 턱을 좌·우로 움직이는 'wiggle at will'이다(Kraus 1994). 환자는 이러한 운동의 목적이 작은 율동을 통해 턱관절의 통증이나 소리와 같은 증상을 유발할 수 있는 과도한 턱의 운동을 제한하는 데 있음을 알아야 한다. 만약 환자가 이런 작은 움직임을 조절할 수 없다면 당장 중단해야 한다.

환자들은 턱의 안정위를 인지하고, 턱의 긴장을 완화함으로써 주간 이갈이를 막을 수 있도록 노력해야 한다. 일상 스트레스에 직면할 때 혀의 안정 위치와 턱의 긴장 완화를 시도하도록 환자를 교육하는 것은 주간 이갈이와 이어지는 근막통증을 줄일 수 있다는 증례가 보고되었다. 일상 스트레스에 직면했을 때 저작근 활성을 최소화하는 것이 중요함을 환자는 알아야 한다. 문제가 될 수 있는 일상 스트레스에는 컴퓨터 작업이나 운전, 문자 보내기, 읽기나 쓰기 업무에 집중하는 시간, 웨이트 트레이닝과 같은 물리적 운동, 심리사회적 스트레스 등을 들 수 있다.

심리사회적 스트레스에는 두려움, 걱정, 분노, 우울과 같은 것이 있으며 이는 이갈이와 저작근 통증과 연관된다(Kotiranta et al. 2015). 다음의 권고는 경도 통증장애를 가진 환자뿐만 아니라 고도의 통증장애를 가진 환자의 심리사회적 스트레스를 줄이는 데 도움이 될 수 있다.

1. 통증의 근원을 치료하라: 환자의 두려움, 걱정, 분노, 우울이 통증을 유발할 수도 있고, 통증이 환자로 하여금 두려움, 걱정, 분노, 우울에 취약하게 만들 수도 있다(Giesecke et al. 2005). 통증의 근원을 찾아 없앰으로써 통증을 야기할 수 있는 불필요한 심리사회적 스트레스를 줄이게 되는 의학적 통증조절 모델이 적용될 수 있다. 만성 측두하악장애 관련 통증으로의 진행을 막고 심리사회적 스트레스가 강화되는 것을 막을 수 있는 최적의 예방법은 급성기일 때 환자의 통증 기원을 진단하고 치료하는 것이다.
2. 통증 완화법을 찾는 환자의 여정을 이해하자: 환자의 두려움, 걱정, 분노, 우울은 환자가 자신의 급성 또는 만성 통증의 의미를 찾고 걱정하는 과정과 밀접한 관련이 있다(Bonathan et al. 2014). 근막통증을 가진 환자는 내과 의사, 신경과 의사, 물리치료사, 이비인후과 의사, 치과의사, 지압사 또는 측두하악장애를 전문으로 하는 치과의사 등 다양한 임상 전문가에게 의뢰하게 된다(Fricton and Heir 2006; Kraus 2014). 하지만 여전히 정확한 진단을 받지 못하고 진단 및 치료에 있어 혼란스러운 상황에 놓인 환자들이 많다. 어떤 환자들은 조기에 치료를 받지 못할 경우 두려움, 걱정, 분노, 우울이 증가할 수 있기에 주의해야 한다. 불행하게도 두려움, 걱정, 분노, 우울은 다른 의료종사자를 만난 환자의 경험에 의해 유발되거나 가중될 수 있다. 이런 상황은 특히 측두하악장애에 대한 지식이 부족해 이를 정확히 진단하지 못하는 의료종사자나 근거가 부족한 치료적 접근을 하는 의료종사자를 만날 경우 특히 문제가 된다(Klasser and Greene 2007). 두려움, 걱정, 분노, 우울에 의해 가중되는 근육통은 환자가 가진 문제를 명확하게 찾아내고, 이를 환자에게 쉽게 설명할 수 있는 잘 훈련된 의료전문가를 만나면 최소화될 수 있다(Bonathan et al. 2014). 만성 측두하악장애를 가진 환자를 관리하는 데 있어 전문가 간 상호협력은 두려움, 걱정, 분노, 우울을 최소화하는 데 매우 중요한 요소이다.
3. 변화에 대한 환자의 의지를 평가하고 환자가 스트레스원에 대응하는 방식을 고려하라: 스트레스원은 직장과 가정에서의 인간관계, 경제적 문제, 건강 관련 문제 등의 형태로 표현될 수 있다. 스트레스원은 근육 기원성 측두하악장애와 관련이 있을 수 있고, 측두하악장애의 증상은 타액 내 코티솔 수준과 교근 및 측두근 전연의 전기근육성 수준과 관련되며, 이는 저작근 활성과 신체적 스트레스원의 현상과의 관련성을 보여준다(Tosato Jde et al. 2015). 환자에게 스트레스원이 가지는 노화 촉진, 심혈관 문제 야기와 같은 부정적 신체 효과를 교육함으로써 환자에게 스트레스원이 신체 파괴적 효과를 가짐을 명확히 인식시키는 데 도움을 줄 수 있다. 하지만 일상생활에서 이런 스트레스원이 완전히 없어질 수 없으므로 스트레스원을 적당히 조절할 수 있는 긍정적인 방식을 찾는 것이 중요하다는 것을 환자들이 알게 해 주어야 한다.

8.4.2. 물리치료 (Physical therapy)

물리치료는 측두하악장애와 관련된 증상을 관리하는 대표적인 보존적 방법이다(Sturdivant and Fricton 1991; Kraus 2000; McNeely et al. 2006). 물리치료는 운동기능이상을 완화하고 교정하며 예방하는 것을 목적으로 한다. 저작근성 근막통증을 호소하는 사람들은 일반적으로 개구제한, 변위나 편위, 하악의 자세이상, 기능 시 통증을 경험하며 아울러 두부 자세 부조화와 수면 방해가 나타난다. 이 장의 초반부에서 언급된 환자교육과 자가관리법은 근막통증에 적용되는 물리치료의 핵심이다. 부가적으로 물리치료사에 의해 시행되는 운동요법과 근신경계 재교육, 수조작술, 주사침요법, 근육 관련 기능이상에 관계된 경추 및 자세 문제 교정술 등을 들 수 있다. 물리치료사들이 학사과정에서 근골격 평가와 치료법에 대해 교육을 받기는 하지만 측두하악장애와 관련된 부분은 다소 부족하다. 따라서 급성 및 만성 구강안면통증 및 측두하악장애를 가진 환자를 치료하는 데 있어서는 전문훈련을 받은 물리치료사가 요구된다(The Physical Therapy Board of Craniofacial & Cervical Therapeutics from www.ptbcct.org).

8.4.2.1. 치료적 운동법 및 근신경계 재교육 (Therapeutic exercise and neuromuscular reeducation)

물리치료사는 측두하악장애를 가진 환자의 근육 활성과 통증을 줄이기 위해 다양한 운동요법과 근신경계 재교육을 활용한다. 스트레칭 및 강화와 같은 운동요법은 만성 통증 조건을 가진 환자나 근막성 측두하악장애 환자의 통증을 줄이고 기능개선을 담보할 수 있다(Karlsson et al. 2015; Nicolakis et al. 2002). 운동요법 및 근신경계 재교육은 저작근성 근막통증 환자를 관리하는 데 사용될 수 있다. 측두하악장애 환자들은 구강안면 운동기능이상을 호소하며(De Felicio et al. 2012; Ferreira et al. 2014), 운동요법 및 근신경계 재교육은 하악운동을 개선하고 하악운동 시 조화로운 운동을 촉진하며 근긴장을 완화시키고 근육을 강화시키며 저작근육 내의 순환을 개선한다(Simons et al. 1999; Wirianski et al. 2014). 실제로 측두하악장애를 치료하는 데 있어 운동요법의 효과가 여러 문헌을 통해 보고되었다(McNeely et al. 2006; Medlicott and Harris 2006; Armijo-Olivo et al. 2016).

통증 및 기능개선에 대한 운동요법의 생리적 효과는 압력통증 역치의 변화와 근육조직의 탈감작화와 관련된다. 운동요법은 만성 통증을 호소하는 환자들의 글루타메이트, 물질 P, 베타 엔돌핀, 코티솔의 농도를 변화시킨다(Karlsson et al. 2015). 또한 특정 형태의 스트레칭은 상호적 억제를 통해 휴식 시 근육의 긴장도를 떨어뜨린다. 근신경 조절에 초점을 맞춘 치료는 저작근의 고유수용과 운동조절능력을 향상시켜 결과적으로 부기능 활동의 감소를 가져온다(Wong et al. 2011). 근육인지이완훈련은 하악신장근의 휴지기 근활성을 감소시키고, 개구와 측두하악관절의 하중을 개선할 수 있다(Treacy 1999).

8.4.2.2. 수조작술 (Manual therapy)

수조작술은 관절내 또는 관절외 수조작술을 통칭하는 용어이다. 비전진성 가동술은 관절원판 변위나 점착과 같은 관절낭내 장애에 사용될 수 있다(그림 8-1). 연조직가동술과 같은 관절외 수조작술은 저작근육에 적용할 수 있다(그림 8-2). 근골격성 통증에 대한 수조작술의 효과기전은 복잡하나, 간단하게 통증을 줄이고 임상증상을 개선하는 데 있어 말초 및 중추신경계의 신경생리적 반응을 개선시킨다고 설명할 수 있다(Korr 1978; Bialosky et al. 2009). 근막통증을 치료하기 위한 다양한 수조작술이 소개되었고 근막 이완, 근신경 마사지, 긴장억제성 긴장, 연조직가동술, 관절가동술, 자연 곡선 활주 유지술, 상지 신경긴장 가동술, 그라스톤 기법(Graston Techniques)® 과 같은 다양한 용어들이 사용되었다. 어떤 것이 더 효과적이라고 이야기할 수는 없다.

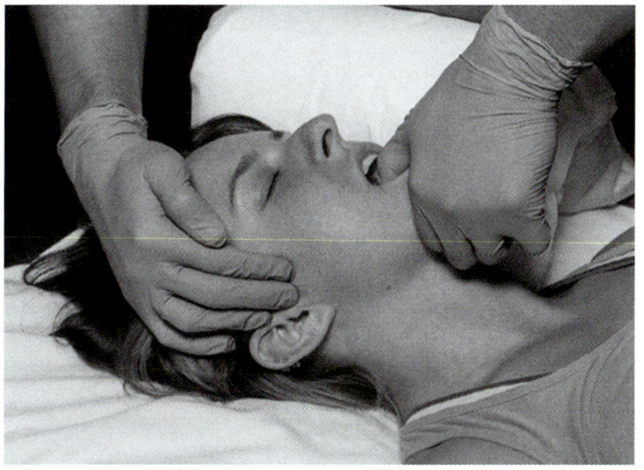

그림 8-1. 턱관절을 가동시키는 수조작술의 예.

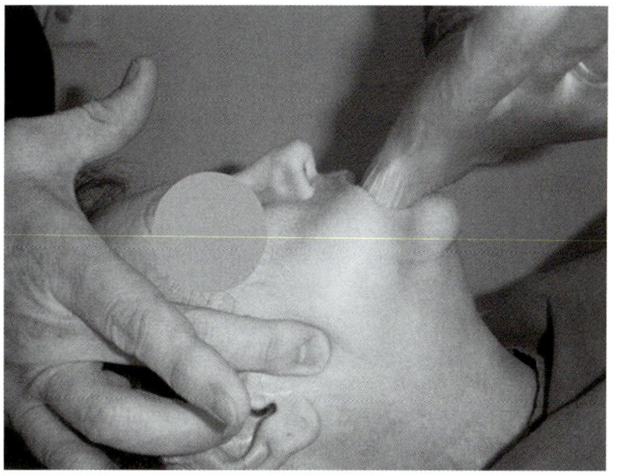

그림 8-2. 교근의 구강내 연조직가동술.

측두하악장애의 종류와 관계없이 수조작술은 다른 보존적 치료와 비교해서도 하악의 운동 범위를 증가시키고 통증을 완화시킨다는 것이 입증되었다(Calixtre et al. 2015; Martins et al. 2015). 이전에 설명했던 대로 근막기원 측두하악장애에 있어 환자교육과 행동조절은 지속되어야 한다(De Laat et al. 2003). 또한 물리치료는 근막통증의 원인에 접근한다. 국소근 유해수용기의 말초성 흥분 효과는 국소적 허혈에 의한 급성 근육통을 야기한다. 급성 근육통은 저절로 해소되지만 치료를 통해 회복을 촉진할 수 있다(Andersen et al. 2013). 하지만 지속되는 근육수축은 일련의 분자생물학적 활동에 의해 저작근육 내에 근막발통점을 야기할 수 있다. 근막발통점의 존재에 대한 논란은 분분하지만(Dommerholt and Gerwin 2015; Quintner et al. 2015), 다양한 기법에 의해 그 존재가 확인되어 가고 있다. 자기공명탄성조영술을 통해 근육의 단단한 밴드를 확인하였고(Chen et al. 2007; Chen et al. 2016), 초음파탄성조영술과 진단초음파를 통해 근막발통점이 시각화되었다(Sikdar et al. 2009). 근막발통점 주변의 산소농도 감소가 도플러 초음파에 의해 확인되었고(Sikdar et al. 2010), 통증과 염증반응과 관련된 화학적 변화가 발통점 미세투석술을 통해 확인되었다(Shah et al. 2005).

근막발통점은 경부 근육에서와 마찬가지로 저작근에서도 간과되는 경향이 있다(International Association for the Study of Pain 1986). 활동성 근막발통점의 발전은 측두하악장애의 만성 근막통증의 원인이 될 수 있다(6장 참조). 간단히 설명하면 근육수축이 지속되면 근막발통점이 만성 구강안면통증이나 두통의 원인이 될 수 있다. 비정상적 탈분극은 국소적 ATP의 고갈을 유발해 비정상적 근육섬유의 수축을 야기한다. 그 결과 세포내 칼슘의 흡수에 문제가 생기고, 이는 신경연접에서 칼슘 농도를 증가시킴으로써 지속적인 국소적 근섬유 수축을 야기한다. 근섬유의 수축은 혈관의 압박과 근육의 허혈을 유발하고 궁극적으로 유해수용기의 흥분을 초래하여 만성 통증 상태를 만든다(Simons and Mense 1998; Simons et al. 1999; Jafri 2014). 비록 근막발통점의 존재에 대한 보고는 있지만, 이것이 근막통증과 직접적으로 연관이 있는지는 더 연구되어야 한다.

근막통증과 발통점 치료는 정확한 진단에서부터 비롯된다. 근막발통점은 과민한 결절 형태로 촉진된다(Simons et al. 1999). 교근과 측두근은 근막발통점이 가장 호발하는 저작근육으로, 국소적으로 통증이 예측 가능하거나 예측 불가능한 형태로 얼굴 및 두부 주변부로 퍼져나가게 된다(Simons et al. 1999). 예를 들면, 교근의 천부에 발생한 근막발통점은 근육 자체뿐만 아니라 하악과 구치부 및 구치부 치은, 상악 또는 눈썹 주변부까지 통증을 유발할 수 있다. 반대로 교근 심부에 발생한 근막발통점은 이명이나 협부, 측두하악관절, 귀 안쪽에 통증을 유발한다(Simons et al. 1999). 근막발통점은 활동성과 잠재성으로 나뉜다. 활동성 발통점은 촉진되고 통증을 유발할 수 있으며, 특히 촉진될 경우 특징적인 국소 경련 반응이 발생할 수 있다. 근막발통점은 근육의 최대 신장을 방해하고 근육의 약화를 가져온다. 반대로 잠복성 근막발통점은 근육의 약화 및 최대 신장을 어렵게 할 수 있지만 근막발통점이 자극되었을 때 발생하는 통증은 나타나지 않는다(Simons et al. 1999). 잠재성 근막발통점은 반복적 근육 수축에 의해 활동성을 바꿀 수 있으며(Celik and Mutlu 2013), 근육내 전기근활성을 증가시킬 수도 있고, 주동근이 수축되는 과정에서 동시에 길항근을 활성화시킬 수 있다(Ge et al. 2014). 잠재성 근막발통점은 개구 시 뻣뻣함, 피로감, 제한을 유발할 수 있다(Manolopoulos et al. 2008). 지속된 기계적 자극이 잠재성 근막발통점에 가해질 경우 중추성 흥분 효과까지 야기할 수 있다(Xu et al. 2010). 중추성 흥분 효과는 측두하악장애와 두통과 같은 만성 근골격성 통증의 발달에 있어 중요한 요소이다(Sessle 2011; Coppola et al. 2013; Quartana et al. 2015). 2014년 측두하악장애 진단기준에서는 잠재성 발통점을 다루지 않았다(Schiffman et al. 2014). 하지만 잠재성 발통점과 중추성 흥분 효과 사이의 연관성을 고려할 때 구강안면 영역에 발생한 잠재성 및 활동성 발통점 모두 치료의 고려사항이 되어야 한다.

저작근의 근막발통점 치료는 환자교육과 행동조절에서부터 시작한다. 과도한 신경전달물질의 분비로 인해 흥분 효과가 발생하는데 연조직가동술은 이런 비정상적 흥분을 줄여준다(Fricton et al. 1985; Hong and Simons 1998). 연조직가동술은 근육의 길이 증가와 이완을 촉진하며, 휘발성 냉매제는 수동적 신장을 도와준다(Kostopoulos and Rizopoulos 2008). 연조직가동술은 환자가 누워 있는 자세에서 시행되며 구강내와 구강외에서 접근해 턱관절의 신전과 개구 촉진, 통증 완화 등의 효과를 유발하고(Pierson 2011), 측두하악장애 환자에게서 관찰되는 교근의 비정상적 두께를 줄여줄 수 있다(Ariji et al. 2010).

8.4.2.3. 침 치료 (Dry needling)

침 치료는 주사용 카트리지가 장착되지 않은 단순한 뾰족한 바늘로 피부를 관통해 하부의 근막발통점, 근육, 결합조직을 자극함으로써 근신경골격성 통증 및 운동기능이상을 관리하기 위한 방법이다(American Physical Therapy Association 2013). 근막발통점 침 치료의 목적은 통증을 줄이기 위해 발통점을 완화시키거나 불활성화시키는 데 있다(그림 8-3). 침 치료가 근막발통점을 불활성화시키며(Hong 1994), 근막통증을 가진 환자의 통증 완화와 삶의 질 개선에 효과적인 방법이 될 수 있다(Tekin et al. 2013). 경부통증의 감소와 운동 범위 개선의 측면에서 근막발통점 주사요법과 단순 침 치료를 비교한 결과, 단순 침 치료만으로도 충분한 치료효과를 확인할 수 있었다(Ay et al. 2010).

측두하악장애 환자의 교근 근막발통점에 시행된 침 치료는 통증 역치를 증가시키고 최대 개구량을 증가시켰다(Fernandez-Carnero et al. 2010). 또한 교근, 측두근, 경부 근육에 시행된 근막발통점 침 치료는 근막통증과

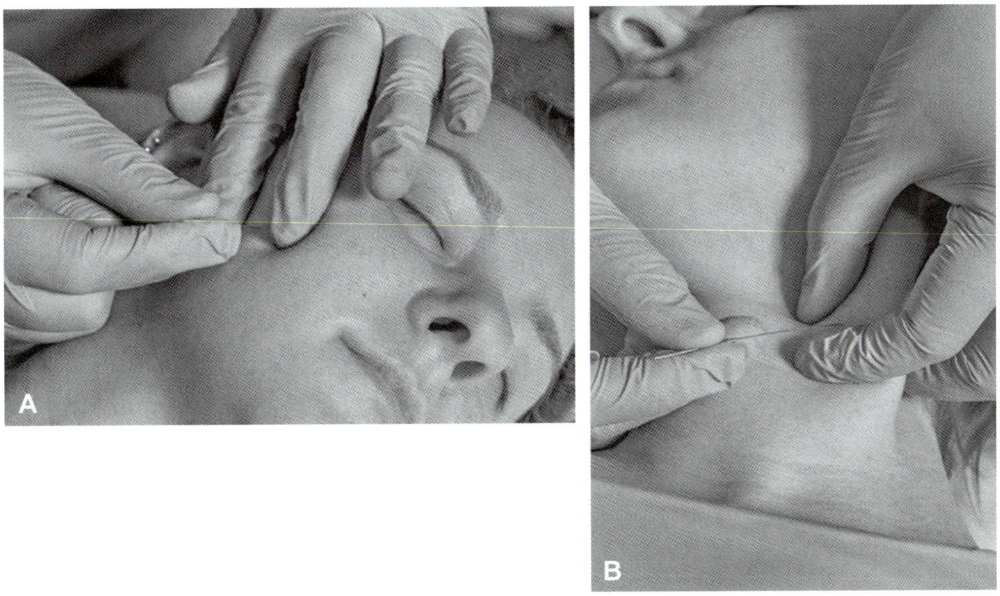

그림 8-3. 교근(A)과 흉쇄유돌근(B)에 대한 발통점 침 치료의 예.

두통과 같은 증상의 심도를 줄여주었다(Venancio Rde et al. 2009). 발통점에 리도카인이나 보툴리늄 독소를 주사하는 것과 비교해서 침 치료는 주사 부위 자입 시와 술후 불편감 증가가 관찰되었다(Venancio Rde et al. 2009). 스트레칭운동, 수조작술 등과 같은 것들이 침 치료 후유증을 최소화하는 데 활용된다(8.4.2.5항).

8.4.2.4. 경추와 자세에 대한 고려 (Cervical spine and postural considerations)

측두하악장애의 증상과 다른 두부 및 구강안면통증은 종종 경추와 관련된 증상과 중첩된다. 실제 70%가량의 측두하악장애 환자가 경부통증을 호소한다(Ciancaglini et al. 1999; Kraus 2014). 전체 인구의 17.8%에서 경추가 두통의 일차적 원인인 것으로 조사되었으며, 이 수치는 편두통과 맞먹는다(Nilsson 1995). 경추가 두통 및 구강안면통증의 원인요소가 될 수 있다는 것은 각각에서 들어오는 감각전달이 삼차경부신경절과 상경 유해수용신경에서 서로 연접한다는 사실에 기반한다(Biondi 2000; Piovesan et al. 2003; Bogduk 2004). 만성 경부통을 호소하는 환자들에게서 삼차신경 감각 부위의 압통 과민증상이 나타나는 것은 흥분 효과의 확산으로 설명될 수 있다(La Touche et al. 2010). 측두하악장애가 편두통과 만성피로의 높은 유병률과 관련이 있으며(Dahan et al. 2016) 실제 편두통이 경부통과 관련이 있기 때문에 경추가 다양한 구강안면통증과 두통의 원인요소가 될 수 있다는 사실에 주목해야 한다. 측두하악장애와 두통, 구강안면통증을 다루는 임상가는 반드시 경추가 다양한 통증 현상의 일차적 원인요소가 될 수 있다는 것을 인지해야 한다.

경부통과 측두하악장애의 증상은 서로 관련성이 높고(Ciancaglini et al. 1999), 실제 경추의 기능이상이나 손상이 측두하악장애의 발병과 관련이 있는 경우가 있다. 15년간 전향적 연구를 시행한 결과 두경부에 직접적 외상이 없더라도 경추의 굴신 후방충돌을 경험했던 사람들은 그렇지 않은 사람들에 비해 측두하악장애 증상을 더 많이 호소하였다(Sale et al. 2014). 측두하악장애는 편두통 및 만성피로의 높은 유병률과 관련이 있으며(Dahan et al.

2016) 편두통은 경부통과 관련이 있기 때문에(Kaniecki 2002; Calhoun et al. 2010), 결과적으로 경부통은 측두하악장애를 다루는 데 있어 중요한 고려요소가 된다. 구강안면통증을 호소하는 환자들에게서 목의 기능장애는 턱의 기능장애와 깊은 상관성을 가진다(Olivo et al. 2010). 경추는 근막발통점을 야기하는 저작근의 과활성화의 원인이 된다. 경추의 가동성과 위치는 하악의 운동역학에 영향을 준다(Visscher et al. 2000). 생물기계학적 관점에서 보면 악구강계와 경추와의 관련성은 정상 개구운동 과정이 경추와 두개골 접합부 신전작용으로부터 비롯된다는 것에서 유추해 볼 수 있다(Eriksson et al. 2000). 두부 자세의 변화는 저작근의 활성 변화(Funakoshi et al. 1976; Boyd et al. 1987; Yotsuya et al. 2009), 하악 휴식위(McLean et al. 1973; Solow and Tallgren 1976; Moya et al. 1994; Gonzalez and Manns 1996), 하악와 내에서 하악과두의 움직임과 관련이 있다(Visscher et al. 2000). Urbanowicz(1991)는 하악 자세의 변화, 특히 구강장치로 인한 수직고경의 증가가 어떻게 후두하 압박(suboccipital compression)으로 이어지는 두개척추 신장(craniovertebral extension)에 기여할 수 있는지를 보여주는 생리학적 모델을 제안하였다. 경추 자세의 교정은 하악에 가해지는 상방 및 후방력을 감소시켜, 결과적으로 하악이 개선된 안정위로 수렴하게 된다(Goldstein et al. 1984). 개선된 하악의 안정위는 운동 중 관절 역학을 개선하고 근육의 스트레스를 줄여준다. 비정상적인 두부 자세는 저작, 대화, 연하와 같이 어떤 교합접촉이 발생하는 동안 일어나는 악골의 운동경로에 영향을 준다(Mohl 1976). 긴장성 경부 반사는 두부-신체 각도와 관련되어 사지가 발달하는 과정에 중요한 역할을 한다. 긴장성 경부 반사는 삼차-경부 반사를 통해 저작근의 긴장도에 영향을 주며, 또한 긴장성 경부 반사와 삼차운동신경활성 사이에는 신경생리학적으로 잘 조절되는 기전이 존재한다(Funakoshi et al. 1976).

하악과 후두골, 경추와 긴장성 경부 반사 사이의 운동학적 연관성은 저작근의 활성을 높이는 데 모두 관여한다. 두부 자세와 비정상적 가동성에 따른 부가적 저작근육의 활성은 결과적으로 근막통증이나 근막발통점을 야기하게 된다. 경부통, 긴장, 개구제한, 비정상적인 자세는 경추로부터 유래된 영향으로 인해 저작근의 이상을 초래해 궁극적으로 근막통증이나 근막발통점으로 발전하게 된다. 경추와 저작근과의 관련성은 여러 방식으로 규명되었다. 2% 리도카인을 상부 승모근에 존재하는 근막발통점에 1회 주사함으로써 안면통 환자의 교근 활성도와 통증이 감소함을 확인하였다(Carlson et al. 1993). 또한 실험적으로 유도된 승모근 통증은 통증의 확산과 일시적 개구제한을 유발할 수 있다(Komiyama et al. 2005). 자세 재교육은 개구제한을 가진 측두하악장애 환자의 효과적인 행동조절요법의 하나로 활용되고 있다(Komiyama et al. 1996; Komiyama et al. 1999). 경추에 대한 수조작과 운동요법의 조합은 근막성 측두하악장애를 가진 환자의 통증 강도와 압통 감수성을 개선시킨다(La Touche et al. 2009).

경부 물리치료는 경추 및 저작근 근막통증 기원 두통과 구강안면통증을 완화시킬 수 있다. 물리치료는 수조작술(그림 8-4), 스트레칭을 포함한 치료적 운동법(그림 8-5), 침 치료, 연조직가동술, 자세교정(그림 8-6) 등이 있다. 경부의 가동성을 회복하는 것은 자세성 기능이상을 해결하기 위한 전제가 되기도 한다. 물리치료사가 시행하는 다양한 관절가동술은 경추 가동성, 특히 상부 경추의 가동성 회복을 가져올 수 있다. 이것은 일반적으로 심부경부 굴근의 강도와 지구력을 증가시키는 것을 목적으로 하며(그림 8-7), 적절한 두부와 경부 자세를 유지하는 데 도움을 준다(Jull et al. 2002, 2009).

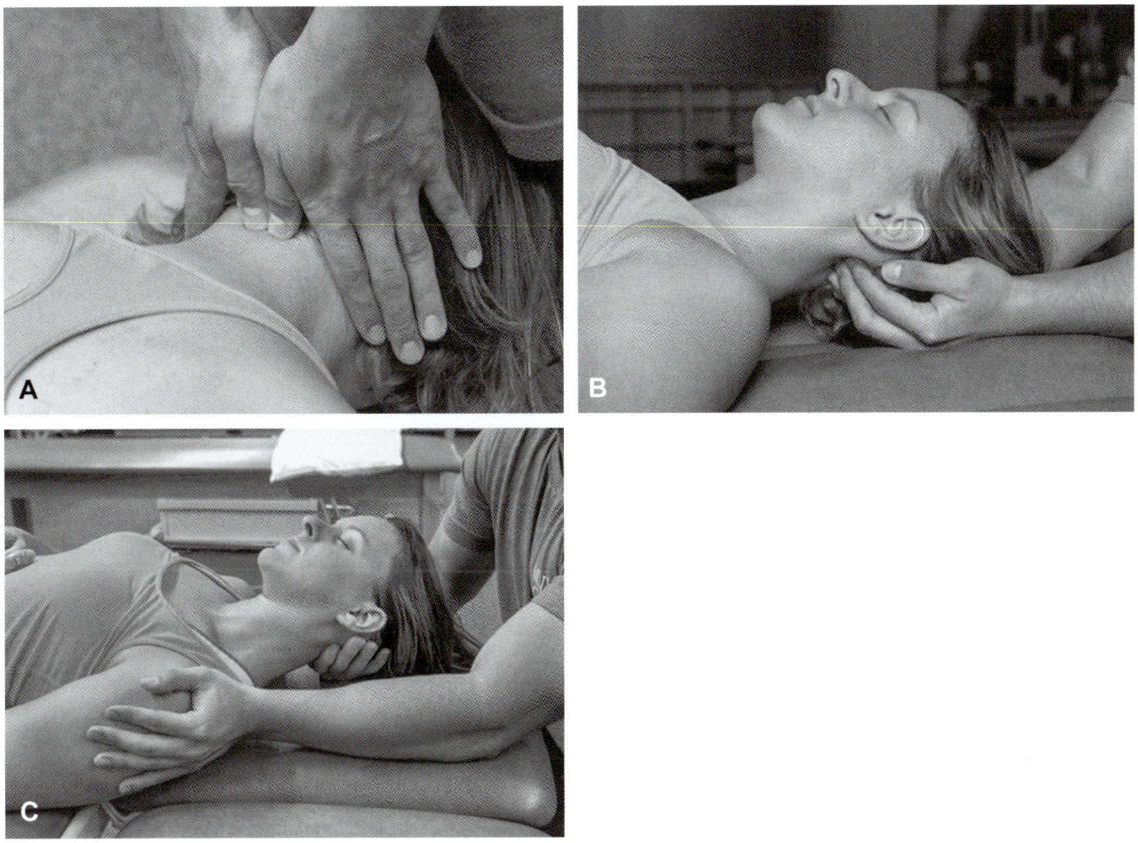

그림 8-4. 경부에 대한 물리치료와 수조작술의 예.

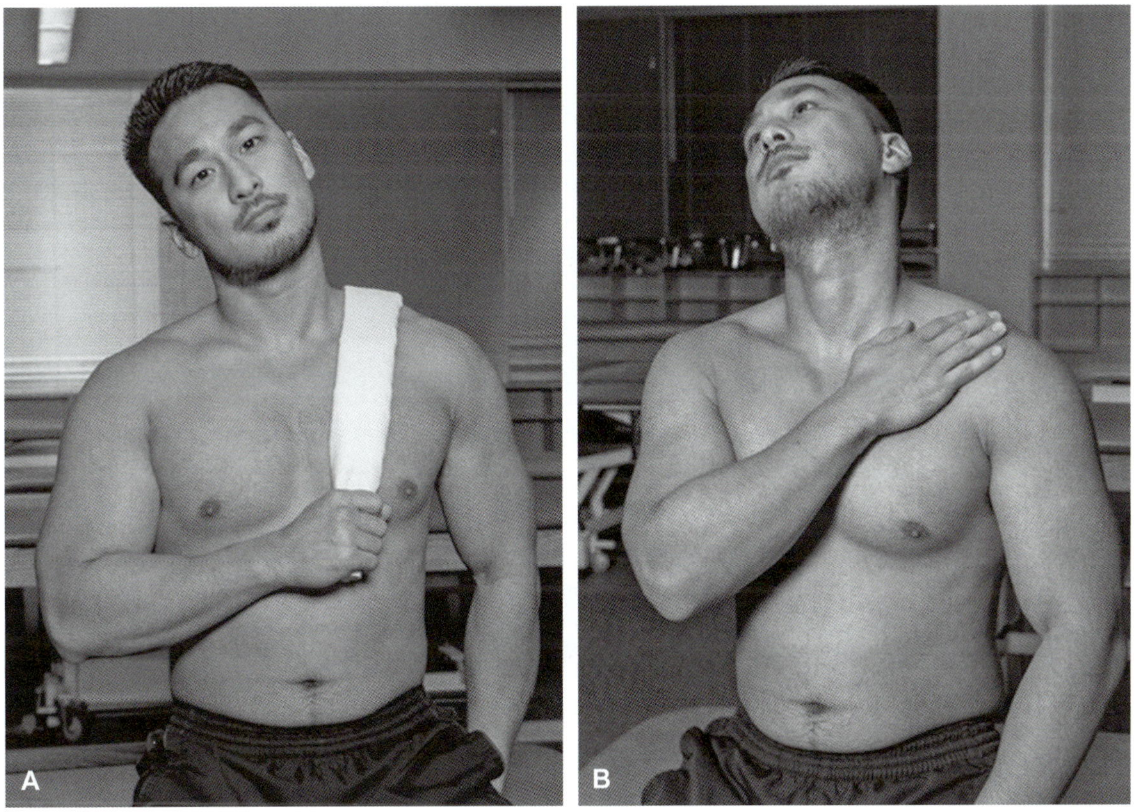

그림 8-5. 경부 스트레칭 운동의 예.

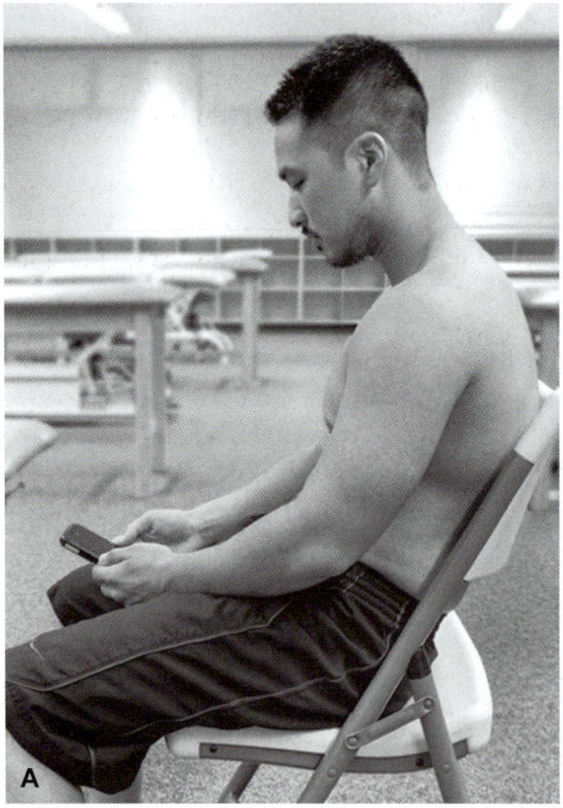

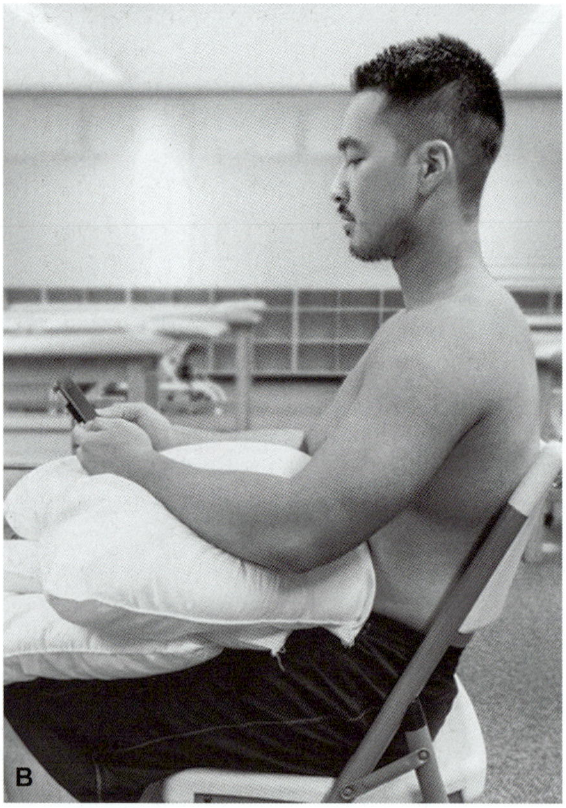

그림 8-6. 지속되는 비정상적 앉은 자세(A)와 환자 교육 및 팔에 대한 지지대의 사용으로 자세를 교정한 모습(B).

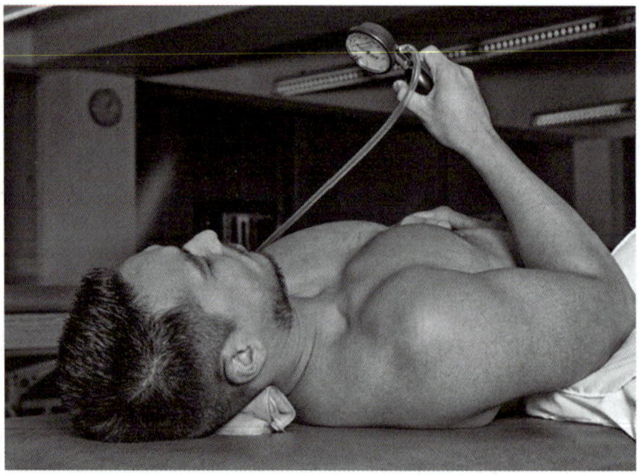

그림 8-7. 바이오피드백을 이용한 심부의 경추굴곡근 활성화 및 지구력 훈련.

8.4.2.5. 치료적 접근법 (Therapeutic modalities)

근막통증을 관리하는 치료적 접근법으로는 온열요법, 냉요법, 초음파, 이온영동법, 저출력레이저, 전기물리요법이 있다. 치료적 접근법은 치료적 운동요법이나 수조작 요법 전 환자를 준비시키거나 치료 후 통증을 완화시키는 데 활용될 수 있다. 예외적으로 환자가 최근 외상으로 인해 급성 통증을 경험하였거나 통각과민이나 이질통을 유발할 수 있는 극심한 통증과 기능이상을 경험한 경우를 제외하고, 치료적 접근법 자체가 단독 치료법으로 활용되는 경우는 거의 없다. 열이나 초음파를 활용하는 온열요법과 이온영동법이나 전기자극을 활용하는 전기물리요법은 근육성 통증을 가진 환자에게서 혈액 순환을 증가시킴으로써 허혈성 근육통증을 개선하는 목적으로 사용된다. 반대로 저출력레이저는 주변조직에 비해 비정상적으로 약화된 피부저항성을 강화함으로써 근활성이 증가된 부위나 근막발통점 부위를 제거하는 목적을 가지고 있다(Snyder-Mackler et al. 1986). 근육조직에 열을 공급하면 피부 열 수용체가 자극되고 연조직의 신장성이 증가되며(Cameron 2013) 결과적으로 근막발통점의 조직 경도가 감소한다(Draper et al. 2010). 열요법은 국소적 혈관 확장을 촉진해 근육내로의 혈행을 개선하는 데 효과적이지만(Bickford and Duff 1953), 경우에 따라서는 근육내 조직에 과도한 열이 공급될 경우 교근의 통증 강도가 증가할 수 있기 때문에 안면부에 열요법을 가할 때는 신중하게 접근해야 한다(Sato et al. 2015). 물리적 제제를 교근이나 측두근 같은 저작근에 적용하는 치료법은 근육의 신장성이나 악골 운동성을 증가시키는 스트레칭과 동반하게 된다. 하지만 급성 근육 손상기에 열요법은 금기이며, 대신 냉요법이나 비열 초음파가 조직치유와 염증 완화를 촉진할 수 있다. 비열 초음파(그림 8-8)는 세포내 칼슘 증가(Mortimer and Dyson 1988), 섬유아세포의 단백질합성 증가(Harvey et al. 1975), 허혈성 근육내로의 혈행 개선(Barzelai et al. 2006)을 촉진한다. 초음파는 인도메타신이나 히드로코티손과 같은 항염증, 통증 완화 물질을 전달하는 음파영동법의 용도로 사용될 수 있다. 아직까지 저작근 기능이상으로 인한 통증 완화에 있어 그 효용성이 검증되지 않았지만, 음파영동법은 측두하악관절의 통증을 완화시키는 데 효과적이라고 보고되었다(Wing 1982; Shin and Choi 1997).

다양한 전기물리요법이 근육 기원성 측두하악장애를 치료하는 데 사용된다. 예를 들어, 경피하전기신경자극(TENS)과 간섭전류(IFC)는 통증을 조절하는 데 일반적으로 사용되며(그림 8-9), 근신경 전기자극(NMES)은 근육수축을 야기하는 데 사용된다. 통증조절에 사용되는 전기물리요법의 기전은 자극에 사용되는 매개변수에 의해 결정된다. 예를 들면, 단속성 고주파 펄스는 척수 수준에서 통증의 전달을 제어한다(Melzack and Wall 1965). 반면 단속성 고진폭 전류는 내인성 오피오이드, 엔돌핀, 엔케팔린 분비를 유도하며(Sabino et al. 2008) 통증을 유발하는 근활성을 감소시킨다. NMES를 활용한 근자극은 조직치유를 촉진하는 혈행의 증가를 야기할 수 있다(Indergand and Morgan 1994).

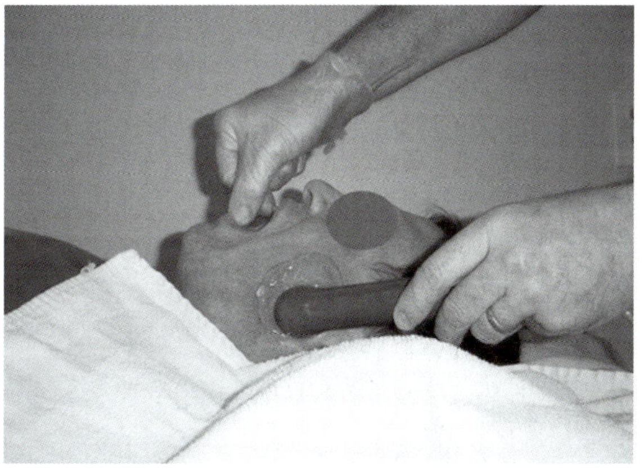

그림 8-8. 개구를 개선하기 위해 수동 스트레칭(manual stretching)을 적용하면서 TMJ와 교근에 초음파 치료를 하고 있다.

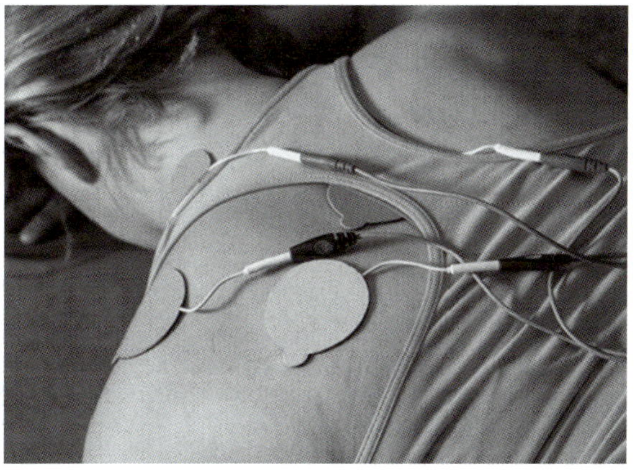

그림 8-9. 승모근에 적용되는 간섭전류 자극(interferential current therapy; ICT).

열성, 비열성, 전기물리치료요법은 측두하악장애 환자의 근육 기원성 통증과 근육 경결감이 처음 발생했을 때에는 효과적이지만(Gray et al. 1994), 단독으로만 사용될 경우에는 그 효과를 담보하긴 어려우며(McNeely et al. 2006), 개구제한을 해결하기 위한 악운동과 이완 및 인지운동이 같이 결합되어야만 효과적이다(그림 8-8).

8.4.3. 약물치료 (Pharmacotherapy)

측두하악장애를 치료하는 데 있어 약물치료는 경우에 따라서는 단독으로만 사용되는 경우도 있지만, 통상은 물리치료, 행동조절치료, 구강장치 치료와 병행해서 활용된다. 측두하악장애 통증조절에 있어 약물치료는 일반적으로 환자가 일상생활을 하는 데 지장이 없도록 환자의 불편감을 완화시키는 데 활용된다. 측두하악장애 통증 범주 전반에 걸쳐 효과적인 약물은 없다. 따라서 치료 전에 반드시 환자가 호소하는 통증의 성격을 이해하고 쓰이는 약제에 대한 폭넓은 이해가 선행되어야만 효과적인 약물치료가 가능하다. 작용기전, 가능한 부작용, 약물 상호작용은 처방하기 전에 반드시 고려되어야 한다. 의사는 환자에 가장 적합한 약제의 종류와 용량, 투여방식에 대해 고민해야 한다. 필요시 사용(PRN)과 같은 처방은 지속적이고 극심한 통증에는 적용되어서는 안 된다(Sutters et al. 2010).

측두하악장애 인구에 대한 약물치료의 효과와 안정성에 대한 근거 중심의 문헌적 고찰은 매우 제한적이다(Cascos-Romero et al. 2009). 특히 근육 기원성 측두하악장애의 치료에 있어 약물치료의 효과에 대한 연구는 드문데, 그나마 있는 임상적 시도 연구에서도 근육 기원성과 관절 기원성을 구분하지 않고 있으며(Goss et al. 1985) 대부분은 무작위 조절 연구(RCTs)가 아닌 단순 관찰연구에 그치고 있다(Dionne 1997). 심지어 무작위 조절 연구라 하더라도 그 수준이 낮은 것이 사실이다(Graham et al. 2013). 이번 항에서는 근육통증을 조절하는 일반적이면서도 더 최신의 약물치료법에 대해 살펴보고자 한다. 진통제, 근육이완제, 항우울제, 항경련제, 벤조디아제핀, 보툴리눔 독소, 카나비노이드와 더불어 국소도포용 제제에 대해 간단하게 살펴보도록 하자.

8.4.3.1. 진통제 (Analgesics)

오피오이드 (Opioids)

오피오이드는 오랫동안 급성과 만성 통증 모두에게서 매우 효과적인 진통제로 인식되어 왔다. 하지만 비암종성 만성 통증에 사용되는 오피오이드는 의존성과 남용, 전환의 문제로 인해 논란이 제기되었다. 장기간 사용되는 오피오이드는 만성 통증 환자에서 흔히 보이는 우울증의 악화와 관련성이 있을 수 있다(Graham et al. 2013). 오피오이드 매개 통각과민 현상도 1870년 이전부터 모르핀 중독 환자에서 보고되었다(Albutt 1870). 오피오이드 매개 통각과민은 역설적으로 통증을 조절하기 위한 목적으로 쓰인 오피오이드가 되려 환자의 통각 역치를 낮추는 부작용을 나타내는 것을 의미한다. 오피오이드 매개 통각과민은 단기간의 사용에도 나타날 수 있다. 오피오이드 매개 통각과민의 병태생리학적 기전은 약물의 내성과는 다르지만(Chu et al. 2008), 오피오이드 내성은 오피오이드 매개 통각과민의 결과일 수 있다(Williams et al. 2013). 지속적으로 오피오이드에 노출되면 전방 복내방 수질 내 콜레시스토키닌이 증가되는데 이는 항오피오이드, 전유해수용 작용을 촉진하는 하행 전방 복내방 수질 통증 촉진 시스템을 활성화한다. 이것이 결국 통증의 전달과 통각과민을 야기하게 된다(Ossipov et al. 2004). Watkins 등은 최근 오피오이드의 유해수용 촉진 기전에 대한 신경아교세포적 기전에 대해 보고하였다. 오피오이드가 신경아교세포의 톨-유사 수용체 4를 비롯한 각종 신경흥분성 수용체를 활성화한다는 것을 밝혔다(Watkins et al. 2009). 결론적으로 근육 기원성 통증에 있어 오피오이드의 사용은 다른 보존적 약물치료가 실패한 매우 제한적인 환자에게만 적용되어야 한다. 오피오이드가 처방된 환자는 약물에 대한 순응도, 안전, 용량에 대한 효과 등을 정밀하게 모니터링해야 한다.

트라마돌 (Tramadol)

트라마돌은 비오피오이드성 진통제로 오피오이드 수용체에 약하게 결합되어 뮤-오피오이드 효현제로 작용한다. 트라마돌은 또한 삼환성 항우울제와 마찬가지로 척수의 등각에서 세로토닌과 노르에피네프린의 흡수를 억제한다(Stoops et al. 2012; Modi et al. 2013). 아직까지 트라마돌을 근막통증에 단일 약품으로 사용한 보고는 없으나, 섬유근통에서 사용한 결과 전반적인 통증의 감소를 보였다는 3개의 연구가 있다(Biasi et al. 1998; Russell et al. 2000; Bennett et al. 2003). Kaneko 등의 최신 연구에 따르면 쥐에서 실험적으로 유도된 신경병증성 통증과 근육 기원 통증이 조절되었다(Kaneko et al. 2014). 다른 연구에서도 만성 광범위 통증, 만성 등 통증, 골관절염에 오피오이드의 효과가 확인되었다(Schnitzer et al. 2000; Wilder-Smith et al. 2001; Kean et al. 2009; Rosenberg 2009). 트라마돌과 아세트아미노펜의 병용투여가 섬유근통에서 효과가 입증되었다(Bennett et al. 2003; Bennett et al. 2005). 아직 미국에서 통제 물질로 고려되고 있지는 않지만, 의존 및 남용의 가능성에 대한 근거가 제시되고는 있다(Senay et al. 2003). 그래도 오피오이드에 비하면 남용의 가능성이 제한적임은 분명하다(Stoops 2014).

비스테로이드성 소염진통제 (NSAIDs)

비스테로이드성 소염진통제(NSAIDs)는 급성 통증, 경우에 따라서는 일부 만성 통증의 조절을 위해 오랫동안 사용되어 왔고, 처방전이 없이도 구입이 가능하다. 구조적으로는 매우 다양하지만 비슷한 효과를 나타내며 일반적으로 안전하나 경우에 따라서는 심혈관, 위장관, 신장계의 위험요인을 가지고 있다. 비스테로이드성 소염진통제의 통증조절은 cyclooxygenase 2(COX 2) 효소의 억제를 통해 이루어지며, 위장관계에 대한 부작용은 cyclooxygenase 1(COX 1) 효소의 억제와 관련된다. 비스테로이드성 소염진통제는 COX 1과 COX 2를 비선택적으로 억제하는 것, 반선택적 COX 2 억제제, 고선택적 COX 2 억제제로 구분된다(Hersh et al. 2005). 현재까지 근육통증에 비스테로이드성 소염진통제를 사용하는 것은 근거가 부족하다. 몇몇 연구에서 비스테로이드성 소염진통제가 만성 통증과 섬유근통에서 다른 약제들과의 혼용을 통해 효과를 보였다고 보고되었지만, 단독요법으로 사용하는 것에 대한 연구는 추가적으로 필요해 보인다(Borg-Stein and Iaccarino 2014). 최근 FDA는 비스테로이드성 소염진통제를 판매하는 회사에 비스테로이드성 소염진통제가 심혈관 문제를 야기시킬 수 있고, 심각한 위험을 초래하는 위장관계 출혈이 발생할 수 있음을 경고하는 알림을 포장에 담도록 요청했다(Health and Services 2015). 비스테로이드성 소염진통제가 근육성 통증을 조절하는 것에 대해서 논란이 있지만 구하기 쉽고 가장 저렴하기 때문에 널리 사용된다(표 8-1). 또한 많은 환자가 의사의 처방 없이 이를 사용하는 것을 선호한다. 비스테로이드성 소염진통제는

표 8-1. 흔히 처방되는 NSAID의 분류 및 비특이적 진통을 위한 일반적인 성인 경구 투여량(Crofford 2013)

Class	Subclass	Generic drug (trade name available in the United States)	Usual adult oral dose for pain
Carboxylic acids	Salicylic acids	Acetylsalicylic acid(Aspirin)	325~650mg PO q4h
		Diflunisal(Dolobid)	500mg PO q12h
		Salsalate(Disalcid)	1500mg PO bid
	Acetic acids		
		Diclofenac sodium(Voltaren-XR)	50mg PO bid-tid
		Diclofenac potassium(Cataflam)	50mg PO tid
		Diclofenac/misoprostol(Arthrotec)	50~75mg PO bid-tid
		Diclofenac(Zorvolex)	18~35mg PO tid
		Etodolac(Lodine)	200~400mg PO q6~8h
		Indomethacin(Indocin, Tivorbex)	25~50mg PO bid-tid
		Sulindac(Clinoril)	150~200mg Po bid
		Tolmetin(Tolectin)	200~600mg PO tid
	Propionic acids	Flurbiprofen(Ansaid)	50~100mg PO bid-tid
		Ketoprofen(Orudis)	50mg PO q4~6h
		Oxaprozin(Daypro)	1,200mg PO qd
		Ibuprofen(Motrin, Advil, etc.)	400mg PO q4~6h
		Naproxen sodium(Anaprox, Aleve, Naprelan, etc.)	220~550mg PO q12h
		Naproxen(Naprosyn)	250~500mg PO q12h
		Fenoprofen(Nalfon)	300~600mg PO tid-qid
	Fenamic acids	Meclofenamate(Meclomen)	50~100mg PO q4~6h
Enolic acids	Oxicams	Piroxicam(Feldene)	20mg PO qd
		Meloxicam(Mobic)	7.5~15mg PO qd
		Meloxicam(Vivlodex)	5~10mg PO qd
Nonacidic		Nabumetone	1,000~2,000mg/day PO divided qd-bid
Cox 2 selective	Sulfonamide	Celecoxib(Celebrex)	200mg PO bid

mg, milligrams; PO(per os) by mouth; q(quaque), every, each; h(hora), hour; bid(bis in die), two times a day; tid(ter in die), three times a day

단독으로도 쓰이지만 오피오이드와 병행해서 사용되기도 한다.

코르티코스테로이드 (Corticosteroids)

코르티코스테로이드는 급성 및 일부 만성 통증에서 강력한 항염증 작용을 보인다. 코르티코스테로이드는 포스포리파아제와 COX 2의 억제를 통해 프로스타글란딘의 합성을 막는데, 이때 COX 1에 대한 효과는 미미하다(Sapolsky et al. 2000; Rhen and Cidlowski 2005). 또한 코르티코스테로이드는 염증성 매개물질인 TNF 알파와 인터루킨 1과 6을 억제한다(Holte and Kehlet 2002). 코르티코스테로이드의 진통효과는 수술적 골관절염 통증 모델을 통해 입증되었으나 근육성 통증에 관해서는 잘 연구되지 않았다(Waldron et al. 2013; Abou-Raya et al. 2014). 이중맹검교차검증연구에서, Clark 등은 섬유근통 환자에서 코르티코스테로이드 투약군에서 위약효과군보다 더 나은 효과를 보이지는 않았다고 보고했다(Clark et al. 1985). 반대로 Ernberg 등은 교근 천부에 국소적인 메틸프리드니솔론 주사를 통해 긍정적인 반응을 얻었다고 보고하였다(Ernberg et al. 1997). 또 다른 최근 연구에서는 국소마취제와 동반한 코르티코스테로이드가 며칠 후 통증조절에 유의한 효과가 있었고, 구강 진통제 복용의 필요성을 줄였다고 하였다(Venancio Rde et al. 2008). 코르티코스테로이드 사용에 있어 가장 중요한 우려는 스트레스 상황에 정상적으로 대처하는 능력을 떨어뜨리는 내인성 부신 억제이다. 코르티코스테로이드 투여는 면역기능의 억제를 초래해 환자들이 이차 감염에 취약하게 만든다. 코르티코스테로이드의 장기간 투여는 골다공증과 무혈관성 괴사와 같은 합병증의 위험을 높이게 된다(Liu et al. 2013). 누적 용량을 제한함으로써 치료과정에서의 부작용을 줄일 수 있다(Curtis et al. 2006). 당뇨가 있는 환자에게는 세심한 주의 또는 사용금지가 필요하다. 외인성 코르티코스테로이드는 당 대사를 감소시킴으로써 혈중 당 농도를 올리는 동시에 당 생성을 증가시키고, 근세포와 지방세포에 대한 인슐린의 영향을 억제하며, 간에서의 당 분비를 촉진한다. Gurwitz 등은 하루 30mg 이상의 프리드니솔론을 투여한 환자는 당뇨에 걸릴 위험이 10.34배 더 높았다고 보고했다(Gurwitz et al. 1994). 감염 위험성이 높은 치료를 앞둔 환자에게서도 역시 주의가 필요하다. 코르티코스테로이드는 여러 기전을 통해 염증성 반응을 억제하기 때문에, 감염에 취약한 상태에서 동시에 사용될 경우 해당 병리학적 과정이 가려져 버릴 수 있다. 앞에 기술된 이유로 코르티코스테로이드의 사용은 일회적으로, 가급적 짧은 기간이 추천된다.

아세트아미노펜 (Acetaminophen)

아세트아미노펜은 비오피오이드 진통제로, NSAIDs와 마찬가지로 단독으로 사용되거나 오피오이드와 같은 다른 제제와 병행해서 사용된다. NSAIDs와는 다르게 아세트아미노펜은 심근경색이나 위장관 출혈과 관련이 없고 통상 관용성이 높다(Graham et al. 2013). 일반적으로 단독으로 사용될 경우 아세트아미노펜은 NSAIDs보다 약한 진통제로 생각되지만, 두 가지가 함께 사용되면 효과가 훨씬 높아진다(Graham et al. 2013). 아세트아미노펜은 항염증 작용이 강하지 않다는 것에서 다른 NSAIDs와 다르다. 아세트아미노펜의 진통작용에 대해서는 완벽히 설명되지는 않았지만, 아마도 중추성 프로스타글란딘의 합성을 억제하고 통증 역치를 증가시키는 것으로 설명된다(Graham et al. 2013). 다른 가능한 기전으로는 세로토닌 매개 하행억제계의 활성과 카나비노이드 수용체의 활성이 제시되었다(Smith 2009). 최대허용량인 하루 4g이 지켜지더라도, 과도한 간독성 문제가 가장 주요한 부작용이다(Gupta and Jakobsson 2014). 최근 FDA 권고사항은 325mg 이상 아세트아미노펜이 함유된 혼합처방을 처방하지 않도록 하는 것이다(Mitka 2014).

국소마취제 (Local anesthetics)

근육성 통증에 있어 국소마취제의 사용은 근육내에 근막발통점이나 확실한 불편 부위가 확인될 때만 고려된다. 일반적으로 주사를 통해 전달되지만, 국소도포 역시 많이 사용되며 이 장의 후반부에 자세하게 다룰 것이다. 발통점 주사요법(TPIs)은 다양한 통증성 근골격질환 및 신경학적 장애를 치료하는 데 이용되어 왔다(Ashkenazi et al. 2010). 1% 리도카인 또는 0.5% 부피바카인이 모든 근육주사에 통상적으로 선택된다(Robbins et al. 2014). 허혈과 조직괴사를 예방하기 위해 통상 혈관수축제가 없는 국소마취제의 사용이 권고된다. 국소마취제의 작용기전은 나트륨 이온 통로의 투과성을 줄이는 것이다. 발통점 주사는 가동술과 스트레칭과 같은 물리치료요법을 촉진하기 위해 통상 사용되지만, 빠르게 통증을 없애는 용도로도 사용된다. 국소마취제를 발통점 주사에 사용하는 것에 대한 논란은 있다. Hameroff 등은 부피바카인이나 에티도카인이 대조군보다 더 효과적이었다고 보고한 반면(Hameroff et al. 1981), 2001년도 리뷰에서 국소마취제를 사용한 발통점 주사가 생리식염수를 주사한 그룹과 주사침 자입만 한 그룹에 비해 월등한 효과를 보이지 않았다고 했다(Cummings and White 2001). 또 다른 12개의 메타분석연구에서도 국소마취제를 이용한 발통점 주사가 다른 주사치료나 약물치료, 물리치료 등에 비해 유의하게 효과적이지 않은 것으로 보고되었다(Mosshammer et al. 2013). 발통점 주사에 있어 단순 침 치료가 국소마취제를 활용한 것 간의 차이가 없었다(Jaeger 1987; Hong 1994). 국소마취제를 사용할 경우 시술 후 불편감을 유의하게 줄였다(Hong 1994). 마지막으로 2008년 메타분석에서는 요추부 통증을 치료하는 데 있어 주사요법 자체가 주는 이점이 없다고도 보고하였다(Staal et al. 2008).

8.4.3.2. 근육이완제 (Muscle relaxants)

근이완제는 중추신경계에서 유해수용 신호전달을 차단하는 작용기전이 매우 다양한 것으로 알려져 있으며, 그 구체적인 작용기전은 여전히 베일에 가려져 있다. 측두하악장애 환자군에서 근육이완제가 야기하는 진정작용은 잠재적인 효용이 있다(Manfredini et al. 2004). 근육이완제는 만성 근육통보다는 급성 근육통에 더 효과적이다(McQuay et al. 1995). 최근 코크래인 리뷰에서는 오직 1개의 연구만 측두하악장애에 있어 근육이완제의 사용에 대해 평가한 것으로 확인되었다(Mujakperuo et al. 2010). 결론은 사이클로벤자프린이 자가관리프로그램과 병용될 경우, 기상 시 턱 통증의 완화에 플라시보보다 효과적이었다(Herman et al. 2002). 사이클로벤자프린은 골격근에 직접적인 효과는 없다. 구체적인 작용기전은 밝혀지지 않았지만, 진정효과에 기인하는 것으로 추정된다(Kruidering-Hall and Campbell 2015). 특히 사이클로벤자프린은 삼환성 아민으로 구조적으로 아미트립틸린과 유사하며, 심실 리듬이상의 부작용을 초래할 수 있다(Hessler 2006).

사이클로벤자프린 외의 다른 것들은 표 8-2에 소개되어 있다. 카리소프로돌은 간에서 대사를 거치면서 하이드로카리소프로돌, 하이드록시메프로바메이트, 메프로바메이트의 3가지 대사체로 변환된다. 메프로바메이트는 심각한 남용과 의존성 문제를 가지고 있다(Toth and Urtis 2004). 메프로바메이트의 장기간 사용 후 중단은 발작이나 코마와 같은 심각한 부작용을 초래할 수 있다. 메타사론의 작용기전은 아직 정확하게 알려져 있지는 않지만, 근육이나 신경섬유에 직접 작용하는 것보다는 중추신경계의 억제를 통해 작용하는 것으로 알려져 있다. 다른 근이완제와 비교할 때 메타사론은 상대적으로 졸음이나 인지장애를 유발하는 확률이 적다(Milanov and Georgiev 1994). 메소카바몰은 구아이페네신 유사체로 중추신경계에 작용하는 것으로 보인다(Kruidering-Hall and Campbell 2015). 메소카바몰의 기전은 거의 알려지지 않았으나 진정효과에 기인한 것으로 보인다. 이 약제의 특

표 8-2. 흔히 처방되는 근이완제(Lo and Alan 2015)

Drug(generic/trade name)	Common dosing
Cyclobenzaprine(Flexeril, Amrix, Fexmid)	5~10mg PO qd/tid
	Maximum 40mg/day
Chlorzoxazone(Lorzone)	250~500mg PO tid/qid
	Maximum 750mg/dose
Carisoprodol(Soma)	250~350mg tid or qhs
Metaxalone(Skelaxin)	800mg PO tid/qid
Methocarbamol(Robaxin)	1,000mg PO qid
	Maximum 8,000mg/day
Orphenadrine citrate	100mg PO bid
Tizanidine(Zanaflex)	2~8mg tid/qid
	Maximum 12mg/dose, 24mg/day
Dantrolene(Dantrium)	100mg PO tid/qid
	Maximum 400mg/day for 3 weeks
Baclofen	20~80mg/day divided tid/qid

mg, milligrams; PO(per os) by mouth; q(quaque), every; d(die), day, each; h(hora), hour; bid (bis in die), two times a day; tid(ter in die), three times a day; qid(quater in die), four times a day

징적 부작용은 갈색 또는 녹색의 뇨 변색이다. 바클로펜은 GABA의 자연 유사체로 GABA B 수용체에 결합한다. 바클로펜은 신경연접 전과 후 신경말단에 모두 작용해 신호전달을 억제한다(Kruidering-Hall and Campbell 2015). 바클로펜은 경구, 직장내 주사나 펌프방식으로 사용된다. 후자의 방식은 주로 발작환자에게 사용된다. 일반적인 부작용은 구강건조와 졸음으로 장기간 사용 시 적응이 된다. 금단증상 역시 보고되었는데(Terrence and Fromm 1981) 환청과 환시, 명정, 섬망, 불안, 열, 떨림, 빈맥과 경우에 따라서는 발작이 나타나기도 한다. 다른 근육이완제와 마찬가지로 티자니딘의 구체적 작용기전은 아직 밝혀지지 않았지만, 중추성 알파 2-아드레날린 수용체 효현제로서 작용할 것으로 추정된다(Kaddar et al. 2012). 따라서 사용 시 심장에 문제가 있는 사람이나 간과 신장에 기능이상이 있는 사람은 주의해야 한다. 티자니딘은 흥분성 신경전달물질이 절전신경에서 분비되는 것을 막고, 절후신경의 알파 운동신경의 흥분성을 억제함으로써 나타난다고 여겨진다. 게다가 상반된 근육의 비정상적 상호수축을 줄이는 것으로 보인다(Milanov and Georgiev 1994).

8.4.3.3. 항우울제 (Antidepressants)

항우울제는 우울증 치료를 목적으로 개발되었으나, 그 기전상 세로토닌과 노르에피네프린의 재흡수를 막기 때문에 항우울제는 많은 통증 조건에 사용될 수 있었다(Verdu et al. 2008). 항우울제는 크게 4개의 카테고리로 구분되는데, 삼환성 항우울제(TCAs), 모노아민 산화효소 억제제(MAOIs), 선택적 세로토닌 재흡수 억제제(SSRIs), 이중 선택적 노르에피네프린 세로토닌 재흡수 억제제(SNRIs)가 그것이다. 이중 선택적 노르에피네프린 세로토닌 재흡수 억제제는 오래된 삼환성 항우울제의 효과와 비슷하다. SNRI와 TCA는 만성 통증 조건에서 가장 효과적인 항우울제이다(Mico et al. 2006). 보통 우울증은 만성 통증과 동반되어 발생하지만 삼환성 항우울제인 이미프라민과 아미트립틸린은 우울증이 있거나 없거나 상관없이 효과를 발휘한다(Alcoff et al. 1982; Watson et al. 1982). 우울증 상황에서의 작용과 통증 조건에서의 특별한 작용기전은 차이가 있을 것으로 생각된다. 게다가 이런 진통작용은 심지어 기분 안정작용보다도 더 빠르게 나타나고, 요구되는 양도 훨씬 적다(Arnold et al. 2005; Goldstein et al. 2005). 근육 기원성 측두하악관절통증에서뿐만 아니라 다양한 측두하악장애에서 아미트립틸린의 효과를 검증하였다. 이 중 2개의 연구에서 임상적으로 대조군에 비해 통증조절이 잘 이루어진 것으로 확인되었다(Plesh et al. 2000; Rizzatti-Barbosa et al. 2003). TCA와 SNRI의 일반적 부작용은 현기증, 졸음, 정신운동 부조화, 구강건조증, 변비가 있다(Plesh et al. 2000). 이 두 가지 제제는 MAOIs나 다른 세로토닌 약제를 복용하는 환자들에게서는 세로토닌 신드롬을 일으킬 수 있기 때문에 피해야 한다(Sporer 1995). 물론 통증조절 용도로 사용 시에는 우울증 치료용보다는 적게 사용해야 한다.

8.4.3.4. 항발작제 (Anticonvulsants)

항발작제는 전통적으로 안면통증 환자군에서 사용될 때 신경병성 통증의 조절을 목적으로 했다. 하지만 측두하악장애 통증이 지속되면, 섬유근통과 같은 만성 통증질환에서 보이는 것과 같은 중추신경계의 감작이 발생한다(Sessle 1995). 카바마제핀, 옥스카바제핀, 가바펜틴, 프리가발린은 구강안면통증군에 가장 빈번하게 처방되는 약제이다. 항발작제의 작용기전은 중심성 삼차신경 활성과 신경원성 염증을 줄이는 동시에 중추신경계 내의 항유해수용 활성도를 높이는 것이다(Soderpalm 2002). 최근 연구에서 가바펜틴을 저작근성 통증에 적용한 결과 가바펜틴을 투여한 그룹에서는 그렇지 않은 위약 그룹에 비해 일상에서 발생하는 통증이 감소할 뿐만 아니라 환자의 주관적 통증과 근육 통각과민을 감소시키는 것으로 보고되었다(Kimos et al. 2007). 가바펜틴과 구조적으로 유사한 프리가발린은 비교적 다른 약제에 비해 안전하고 부작용이 적으며 다양한 만성 통증증후군에 효과적임이 입증되었기 때문에 사용을 고려해 볼 만하다(Pandey et al. 2005; Arnold et al. 2007; Tassone et al. 2007). 2008년 FDA에서 항발작제의 사용이 자살 사고와 행동의 위험을 증가시킨다고 발표한 것은 중요한 고려사항이 된다.

8.4.3.5. 벤조디아제핀 (Benzodiazepines)

벤조디아제핀은 신경정신활성 물질로 불안해소, 진정-최면효과, 근육이완, 항발작제의 특성을 보인다. 벤조디아제핀은 기본적으로 뇌에 존재하는 주요 억제 수용체인 가바 A 수용체에 작용한다. 비록 그 효용성에 대한 근거가 부족하고 남용의 우려가 있지만 벤조디아제핀은 전통적인 근육이완제의 대체재로 고려될 수 있다(Chou et al. 2007). 관절과 근육 모두에 통증을 동반한 측두하악장애 환자 20명을 대상으로 한 연구에서 클로나제팜이 효과가 있었다(Harkins et al. 1991). 섬유근통을 가진 환자를 대상으로 한 대규모 연구에서 알프라졸람과 이부프로펜을 6개월 병용투여한 결과 환자의 주관적 증상 완화가 확인되었다(Russell et al. 1991). 모두가 벤조디아제핀을 짧은 기간에 저용량으로 제한하는 것에 동의하지만, Schenck 등의 연구에 따르면 손상을 초래하는 사건수면 환자에게 장기간, 밤에만 사용된 클로나제팜은 내성, 부작용, 남용의 우려가 적으면서도 그 효과가 유지되는 것을 보고하였다(Schenck and Mahowald 1996). 벤조디아제핀의 사용이 알츠하이머나 다른 치매의 유병률을 높일 수 있다는 보고도 있지만(de Gage et al. 2014), 다른 최근 연구에서는 이에 대한 논란이 있을 수 있음을 보고하였다(Imfeld et al. 2015).

8.4.3.6. 보툴리눔 독소 (Botulinum toxin)

보툴리눔 독소는 근육내 투여되어 근신경 연접부위에서 아세틸콜린의 분비를 억제해 근육의 수축 강도를 일시적으로 떨어뜨리는 신경독소이다. 원래 이 약제는 경련이나 운동이상과 같은 운동기능장애와 다한증이나 타액분비과다와 같은 자율신경계 문제를 해결하기 위해 사용되었다. 측두하악장애 환자에게 보툴리눔 독소를 사용한 이중맹검 무작위 임상연구에서 환자의 객관적 징후와 주관적 증상 모두를 개선하는 효과가 입증되었다(Guarda-Nardini et al. 2008). 보다 최근의 연구에서는 보툴리눔 독소가 다른 전통적인 치료법에 비해 측두하악장애의 근막통증을 치료하는 데 더 효과적이지는 않다고 보고하였다(Dall'Antonia et al. 2013). 최신의 코크래인 리뷰에서는 233명의 환자를 대상으로 한 연구에서 보툴리눔 독소가 근막통증증후군의 치료에 효과적인지에 대해 결론을 내릴 수 없다고 하였으며(Soares et al. 2014), 이는 그들의 이전 연구와 일치하는 결론이었다(Soares et al. 2012). Gerwin 등에 의해 수행된 또 다른 최근 연구에서는 근막통증증후군 치료에 있어 보툴리눔 독소의 적정한 사용량이 규정되어야 한다고 주장하였다(Gerwin 2012). 정확한 사용량과 적용 부위에 대한 표준화 작업은 일단 필요해 보인다. 최근에는 또 보툴리눔 독소가 근육수축과 관련된 작용 이외에도 말초성 삼차신경혈관성 신경의 기계적 유해수용을 억제한다는 보고가 있다(Burstein et al. 2014). 보툴리눔 독소 분자가 세로토닌, 도파민, 노르아드레날린, 글루타메이트, 가바, 엔케팔린, 글라이신, 서브스탄스 P, ATP, CGRP, 소마토스타틴, 신경성 NOS 등과 같은 물질의 방출을 억제하는 것이 확인되었는데, 이를 통해 보툴리눔 독소의 진통효과를 부분적으로 설명할 수 있을 것이다(Pavone and Luvisetto 2010).

보툴리눔 독소가 근수축 방지작용이 있기 때문에, 1회성으로 주사된다고 해도 골 미네랄 밀도의 감소나 골다공증과 같은 변화가 초래될 수 있다(Tsai et al. 2011; Raphael et al. 2014; Matthys et al. 2015). 아직까지 이런 일은 동물실험에서만 반복적으로 확인되었고 사람을 대상으로 한 실험은 소규모 1회성에 불과하기 때문에(Raphael et al. 2014), 추후 보다 많은 대규모 연구가 필요해 보인다. 결론적으로 위와 같은 이유와 더불어 그 효과의 제한성 때문에 보툴리눔 독소는 효과가 보다 명확해질 때까지는 잘 낫지 않는 제한된 증례에서만 사용하는 것이 바람직해 보인다.

8.4.3.7. 카나비노이드 (Cannabinoids)

카나비노이드(Canabinoid; CB)는 의학적 목적을 위해 오랜 기간 사용되어 왔으며, 카나비노이드 수용체는 최근 통상적인 치료법에 반응이 없는 통증의 조절을 위한 표적으로 관심을 받고 있다. 통증의 종류에 따라 CB1과 CB2 수용체가 관여하는 항유해수용 효과가 달라진다. CB1은 주로 중추신경계 내에 고밀도로 존재하며, 척수와 등

뿌리신경절, 말초에 부분적으로 존재한다(Herkenham 1995). CB2 진통제는 명백한 중추성 효과는 없이 말초성 기전과 관련이 있다(Zogopoulos et al. 2013). CB1은 보다 급성 통증에 주로 관여하는 것으로 보이며, 만성 통증으로 넘어가면 CB1과 CB2가 모두 관여하는 것으로 보인다(Cox et al. 2007). 전반적으로 CBs는 만성 통증 쪽에 더 적합한 것으로 보인다(Beaulieu and Ware 2007). 하지만 최근 Bagues 등은 쥐를 이용한 실험적 근육통증 모델을 이용해 카나비노이드의 자연 유도체인 tetrahydrocannabinol이 유해수용 행동을 억제한다고 밝혔다(Bagues et al. 2014). 카나비노이드를 다발성 경화증이나 경련 관련 통증에 사용하는 것을 독려하는 연구들이 있었으나(Svendsen et al. 2004; Wissel et al. 2006), 통상적으로 급성 및 만성 근육 기원성 통증에 카나비노이드를 사용하는 것은 근거가 좀 약해 보인다. 카나비노이드의 활발한 사용은 아마도 법적인 영역의 영향을 받을 것이다.

8.4.3.8. 국소도포제 (Topical applications)

국소치료제는 매우 집중된 전달 부위에 약리학적 작용을 가진 약제를 전달하기 위한 방법이다. 경구복용을 싫어하는 사람들은 도포방법이 더 좋을 수 있다. 특히 국소도포제는 다양한 약을 복용하는 환자에게 있어 약물상호작용이나 다양한 부작용이 우려되는 경우 유리하게 사용된다. 도포용제는 동일한 약제의 전신복용과 함께 사용됨으로써 전신복용의 양을 줄일 수 있고 또한 부작용을 줄일 수 있다. 통상적으로 국소마취제가 도포용으로 사용되지만 다른 약제들도 사용될 수 있다. 도포용 NSAIDs는 부작용이 적으면서도 근육통을 완화시키는 데 효과적이라고 알려져 있다(Derry et al. 2015). 특히 디클로페낙, 이부프로펜, 케토프로펜, 피록시캄, 인도메타신은 환자의 통증 스코어를 50% 이상 감소시키는 것으로 알려져 있다(Derry et al. 2015). 도포제는 일반적으로 크림, 연고, 겔, 패치의 형태로 제공되며 피부를 통과할 수 있어야 한다. 피부 투과성에 영향을 미치는 인자들로는 피부의 견고성, 환자의 나이, 피부질환의 유·무 등이다. 투과성을 증가시킬 수 있는 방법으로는 지용성 캐리어를 이용하는 것이다. 도포용 제제는 피부의 손상이나, 피부병소, 위축이나 과민반응을 가진 환자에게는 사용되지 못한다. 검증된 약사와 같이 협업하면 보다 적합한 약제를 고안하고 선택할 수 있으며, 부작용에 대한 논의를 할 수 있다.

8.4.4. 교합의 역할과 교합에 기반한 치료들 (The role of occlusion and occlusal oriented treatments)

오랜 시간 동안 측두하악장애의 발병과 지속에 관한 교합의 역할에 대해 많은 논란이 있었다. 치과의사가 측두하악장애의 치료와 예방을 위해 교합치료를 한 것은 오래되었다. 그렇지만 최근에는 과거만큼 측두하악장애에 있어 교합의 중요성이 강조되지 않고 있다(Turp and Schindler 2012). 사실상 최근의 리뷰에서는 정적인 교합요인은 측두하악장애와 관련성이 없다고 결론을 내렸다(Cruz et al. 2015). 그래도 같은 논문에서 견치유도의 상실, 외측방 간섭, 2mm 이상의 최대감합위의 변화 같은 동적 요인들은 유의한 영향을 미친다고 했다. 최근 다른 연구에서는 2mm 이상의 최대감합위의 변화와 내측방 간섭은 근육성 측두하악장애를 가진 환자의 10.8%에서 관련이 있다고 보고하였다(Landi et al. 2004). 이어서 교정치료, 교합조정, 구강장치가 가지는 교합요인에 대해 치료적 관점에서 살펴보겠다.

8.4.4.1. 치아교정 (Orthodontics)

치아교정은 청소년기나 성인기에서 교합간섭의 수정을 위한 잘 확립된 방법이다. 교합이 측두하악장애에 미치는 영향이 제한적인 만큼(Turp and Schindler 2012), 측두하악장애만을 치료하기 위해 교정치료를 진행하는 것은 주의가 필요하다. 사실 측두하악장애의 치료를 위한 치아교정은 근거가 없다(Macfarlane et al. 2009). 최근 코크래인 리뷰에서 무작위 연구를 통해 치아교정이 측두하악장애를 예방하거나 치료할 수 있는지에 대해 살펴보았다(Luther et al. 2010). 치아교정을 하는 동안 악구강계의 불안정성이 높아질 수밖에 없음을 기억해야 한다(Greene 1982).

8.4.4.2. 교합치료 (Occlusal therapy)

많은 치과의사는 아직도 교합인자가 측두하악장애의 원인이 되거나 최소한 악화요인이 된다고 믿으며, 반대의 증거가 많음에도 불구하고 교합치료를 측두하악장애의 초기치료법으로 선택한다(Koh and Robinson 2004). 교합치료는 보다 안정한 상태로 상악과 하악의 물림을 개선하기 위해 더하고 빼는 치료이다. 교합치료는 측방 운동 시 비작업측의 불필요한 접촉과 같은 원치 않는 교합접촉을 제거한다. 오랫동안 측방 운동 시 전치부 치아의 접촉을 제외한 구치부 치아의 접촉은 결과적으로 저작근육의 근육 활성을 가져온다고 생각되어 왔다(Williamson and Lundquist 1983). 그렇지만 이런 결과들은 대부분 자연치아가 아닌 교합 스플린트상에서 기록된 것이다. 어떤 연구에서는 측방 운동 시 비작업측 교합접촉이 없는 경우가 보다 안정된 저작근 근육 활성 시그널을 보였다고 한다(Nishigawa et al. 1997). 하지만 이런 근육 활성 패턴이 근육 기원성 측두하악장애와 관련성이 있는지는 확인해 볼 필요가 있다. 치료 결과가 종종 개념의 증거로 사용되지만, 교합조정과 관련된 대부분의 연구가 대조군이 부족하거나 비교를 위한 위약 그룹이 없다. 근거 중심의 치의학 및 의학이 화두인 이 시대에 전문가의 의견이나 임상적 관찰과 같은 연구는 매우 편향될 수 있고, 치료효과에 대한 결론을 지지하지 못할 수 있다(Richards and Lawrence 1995; Raphael and Marbach 1997). 1976년 Goodman 등에 의해 수행된 연구에서 교합치료가 통증을 가진 환자의 증상개선에 효과가 없었다고 보고하였다(Goodman et al. 1976). 또 다른 연구에서 Tsolka 등도 교합치료가 효과가 없음을 보고하였으며(Tsolka et al. 1992), 도출된 긍정적인 효과마저도 주로 위약효과 때문일 것이라고 추론하였다. 교합치료의 비가역적 특성과 근거가 부족하다는 사실로 미루어 근육 기원성 안면통증 치료에 있어 추천되지 않는다(Stohler 2008).

8.4.5. 구강장치 (Oral appliances)

1993년 ADA 조사에 따르면 측두하악장애를 치료하는 데 있어 일반의나 전문의 모두에게 가장 널리 사용되는 것은 구강장치인 것으로 나타났다(Glass et al. 1993). 구강장치는 재질에 따라 연성과 경성으로, 적용 범위에 따라 부분피개와 전체피개로 구분될 수 있다. 근육 기원성 측두하악장애에 어떻게 교합장치가 효과를 보이는지에 대한 가설은 많이 있지만, 아직까지 이런 가설의 타당성에 대해서는 논쟁이 계속되고 있다(Klasser et al. 2010). 이와 관련해 구강장치가 적어도 단기간 동안 수면 저작근 활성을 억제한다는 보고가 있다(Dube et al. 2004). 하지만 최근 리뷰에서 안정장치라 불리는 경성 구강장치가 연성장치, 비교합성 구개장치, 물리치료나 침술과 같은 대체치료에 비해 효과적이지 않았다는 결과가 있다(Turp et al. 2004). 안정장치는 경성 아크릴릭 구강장치로 이상적 교합을 제공하는 것을 목표로 한다(Al-Ani et al. 2005). Turp 등의 연구결과와는 반대로, 10주간 무작위 임상연구를 진행한 결과 안정장치가 근육 기원성 측두하악장애의 치료에 있어 비교합성 구개장치에 비해 효과적임이 보고되었다(Ekberg et al. 2003). 보다 최근의 리뷰와 메타분석에서는 잘 조절된 경성 안정장치는 측두하악장애의 치료에 있어서 '비교합성 장치치료법이나 방치'에 비해 '근거가 있으며, 중간 정도의 치료효과'를 보인다고 하였다(Fricton et al. 2010). 흥미롭게도 몇몇 단기 연구에서 하악 전방유도형 구강장치가 야간 이갈이에 효과가 있었음을 보고하였다(Landry et al. 2006; Landry-Schonbeck et al. 2009). 하지만 수면 이갈이와 근육 기원성 측두하악장애 통증과의 연관성은 확인되지 않았다(Raphael et al. 2012). 구강장치요법에 대한 문헌적 고찰을 해 봤을 때 더 많은 무작위 연구와 장기간 연구가 필요해 보이는 것은 사실이다. 그리고 구강장치의 디자인이나 재료, 사용패턴과 같은 사항을 표준화할 필요가 있다. 반면 구강장치의 부분적인 사용으로도 교합 변화와 같은 원치 않는 현상이 나타날 수 있기에 수면 중이나 부분적인 사용으로 제한되어야 한다(Magdaleno and Ginestal 2010). 어떤 치료법에서나 적응증이 되는 환자의 선택과 치료의 순응도를 면밀히 확인하는 것은 부작용의 발생 가능성을 낮춘다.

참고문헌

Abou-Raya A, Abou-Raya S, Khadrawi T, Helmii M. Effect of low-dose oral prednisolone on symptoms and systemic inflammation in older adults with moderate to severe knee osteoarthritis: a randomized placebo-controlled trial. J Rheumatol. 2014;41(1):53-9.

Aggarwal VR, Tickle M, Javidi H, Peters S. Reviewing the evidence: can cognitive behavioral therapy improve outcomes for patients with chronic orofacial pain? J Orofac Pain. 2010;24(2):163-71.

Al-Ani Z, Gray RJ, Davies SJ, Sloan P, Glenny AM. Stabilization splint therapy for the treatment of temporomandibular myofascial pain: a systematic review. J Dent Edu. 2005;69(11):1242-50.

Albutt C. On the abuse of hypodermic injections of morphia. Practitioner. 1870;3:327-30.

Alcoff J, Jones E, Rust P, Newman R. Controlled trial of imipramine for chronic low back pain. J Fam Pract. 1982;14(5):841-6.

American Academy of Orofacial Pain. In: de Leeuw R, Klasser GD, editors. Orofacial pain guidelines for assessment, diagnosis, and management. Hanover Park, IL: Quintessence Publishing Co, Inc; 2013.

American Association of Dental Research (Adopted 1996, revised 2010). Policy Statement on Tempromandibular Disorders, American Association of Dental Research.

American Physical Therapy Association. Description of Dry Needling In Clinical Practice: An Educational Resource Paper, APTA Public Policy, Practice, and Professional Affairs Unit. 2013.

Andersen LL, Jay K, Andersen CH, Jakobsen MD, Sundstrup E, Topp R, Behm DG. Acute effects of massage or active exercise in relieving muscle soreness: randomized controlled trial. J Strength Cond Res. 2013;27(12):3352-9.

Ariji Y, Katsumata A, Hiraiwa Y, Izumi M, Sakuma S, Shimizu M, Kurita K, Ariji E. Masseter muscle sonographic features as indices for evaluating efficacy of massage treatment. Oral Surg Oral Med Oral Pathol Oral Radiol Endod. 2010;110(4):517-26.

Armijo-Olivo S, Pitance L, Singh V, Neto F, Thie N, Michelotti A. Effectiveness of manual therapy and therapeutic exercise for temporomandibular disorders: systematic review and meta-analysis. Phys Ther. 2016;96(1):9-25.

Arnold LM, Goldenberg DL, Stanford SB, Lalonde JK, Sandhu HS, Keck PE Jr, Welge JA, Bishop F, Stanford KE, Hess EV, Hudson JI. Gabapentin in the treatment of fibromyalgia: a randomized, double-blind, placebo-controlled, multicenter trial. Arthritis Rheum. 2007;56(4):1336-44.

Arnold LM, Rosen A, Pritchett YL, D'Souza DN, Goldstein DJ, Iyengar S, Wernicke JF. A randomized, double-blind, placebo-controlled trial of duloxetine in the treatment of women with fibromyalgia with or without major depressive disorder. Pain. 2005;119(1-3):5-15.

Ashkenazi A, Blumenfeld A, Napchan U, Narouze S, Grosberg B, Nett R, DePalma T, Rosenthal B, Tepper S, Lipton RB, Interventional Procedures Special Interest Section of the American. Peripheral nerve blocks and trigger point injections in headache management – a systematic review and suggestions for future research. Headache. 2010;50(6):943-52.

Ay S, Evcik D, Tur BS. Comparison of injection methods in myofascial pain syndrome: a randomized controlled trial. Clin Rheumatol. 2010;29(1):19-23.

Bagues A, Martin MI, Sanchez-Robles EM. Involvement of central and peripheral cannabinoid receptors on antinociceptive effect of tetrahydrocannabinol in muscle pain. Eur J Pharmacol. 2014;745:69-75.

Barzelai S, Sharabani-Yosef O, Holbova R, Castel D, Walden R, Engelberg S, Scheinowitz M. Low-intensity ultrasound induces angiogenesis in rat hind-limb ischemia. Ultrasound Med Biol. 2006;32(1):139-45.

Beaulieu P, Ware M. Reassessment of the role of cannabinoids in the management of pain. Curr Opin Anaesthesiol. 2007;20(5):473-7.

Bennett RM, Kamin M, Karim R, Rosenthal N. Tramadol and acetaminophen combination tablets in the treatment of fibromyalgia pain: a double-blind, randomized, placebo-controlled study. Am J Med. 2003;114(7):537-45.

Bennett RM, Schein J, Kosinski MR, Hewitt DJ, Jordan DM, Rosenthal NR. Impact of fibromyalgia pain on health-related quality of life before and after treatment with tramadol/acetaminophen. Arthritis Rheum. 2005;53(4):519-27.

Bialosky JE, Bishop MD, Price DD, Robinson ME, George SZ. The mechanisms of manual therapy in the treatment of musculoskeletal pain: a comprehensive model. Man Ther. 2009;14(5):531-8.

Biasi G, Manca S, Manganelli S, Marcolongo R. Tramadol in the fibromyalgia syndrome: a controlled clinical trial versus placebo. Int J Clin Pharmacol res. 1998;18(1):13-9.

Bickford RH, Duff RS. Influence of ultrasonic irradiation on temperature and blood flow in human skeletal muscle. Circ Res. 1953;1(6):534-8.

Biondi DM. Cervicogenic headache: mechanisms, evaluation, and treatment strategies. J Am Osteopath Assoc. 2000;100(9 Suppl):S7-14.

Bogduk N. The neck and headaches. Neurol Clin. 2004;22(1):151-71, vii.

Bonathan CJ, Zakrzewska JM, Love J, Williams AC. Beliefs and distress about orofacial pain: patient journey through a specialist pain consultation. J Oral Facial Pain Headache. 2014;28(3):223-32.

Borg-Stein J, Iaccarino MA. Myofascial pain syndrome treatments. Phys Med Rehabil Clin N Am. 2014;25(2):357-74.

Boyd CH, Slagle WF, Boyd CM, Bryant RW, Wiygul JP. The effect of head position on electromyographic evaluations of representative mandibular positioning muscle groups. Cranio. 1987;5(1):50-4.

Burstein R, Zhang X, Levy D, Aoki KR, Brin MF. Selective inhibition of meningeal nociceptors by botulinum neurotoxin type a: therapeutic implications for migraine and other pains. Cephalalgia. 2014;34(11):853-69.

Calhoun AH, Ford S, Millen C, Finkel AG, Truong Y, Nie Y. The prevalence of neck pain in migraine. Headache. 2010;50(8):1273-7.

Calixtre LB, Moreira RF, Franchini GH, Alburquerque-Sendin F, Oliveira AB. Manual therapy for the management of pain and limited range of motion in subjects with signs and symptoms of temporomandibular disorder: a systematic review of randomised controlled trials. J Oral Rehabil. 2015;42(11):847-61.

Cameron MH. Physical agents in rehabilitation from research to practice. St Louis, MO: Elsevier Saunders; 2013.

Carlson CR, Okeson JP, Falace DA, Nitz AJ, Lindroth JE. Reduction of pain and EMG activity in the masseter region by trapezius trigger point injection. Pain. 1993;55(3):397-400.

Carlsson GE. Critical commentary 1: the etiology of temporomandibular disorders: implications for treatment. J Orofac Pain. 2001;15:106-8.

Cascos-Romero J, Vazquez-Delgado E, Vazquez-Rodriguez E, Gay-Escoda C. The use of tricyclic antidepressants in the treatment of temporomandibular joint disorders: systematic review of the literature of the last 20 years. Med Oral Patol Oral Cir Bucal. 2009;14(1):E3-7.

Celik D, Mutlu EK. Clinical implication of latent myofascial trigger point. Curr Pain Headache Rep. 2013;17(8):353.

Chen Q, Bensamoun S, Basford JR, Thompson JM, An KN. Identification and quantification of myofascial taut bands with magnetic resonance elastography. Arch Phys Med Rehabil. 2007;88(12):1658-61.

Chen Q, Wang HJ, Gay RE, Thompson JM, Manduca A, An KN, Ehman RE, Basford JR. Quantification of myofascial taut bands. Arch Phys Med Rehabil. 2016;97(1):67-73.

Chou R, Qaseem A, Snow V, Casey D, Cross JT Jr, Shekelle P, Owens DK, Clinical Efficacy Assessment Subcommittee of the American College of, Physicians; American College of and Physicians; American Pain Society Low Back Pain Guidelines. Diagnosis and treatment of low back pain: a joint clinical practice guideline from the American College of Physicians and the American Pain Society. Ann Int Med. 2007;147(7):478-91.

Chu LF, Angst MS, Clark D. Opioid-induced hyperalgesia in humans: molecular mechanisms and clinical considerations. Clin J Pain. 2008;24(6):479-96.

Ciancaglini R, Testa M, Radaelli G. Association of neck pain with symptoms of temporomandibular dysfunction in the general adult population. Scand J Rehabil Med. 1999;31(1):17-22.

Cioffi I, Landino D, Donnarumma V, Castroflorio T, Lobbezoo F, Michelotti A. Frequency of daytime tooth clenching episodes in individuals affected by masticatory muscle pain and pain-free controls during standardized ability tasks. Clin Oral Investig. 2016;21(4):1139-48.

Clark S, Tindall E, Bennett RM. A double blind crossover trial of prednisone versus placebo in the treatment of fibrositis. J Rheumatol. 1985;12(5):980-3.

Coppola G, Di Lorenzo C, Schoenen J, Pierelli F. Habituation and sensitization in primary headaches. J Headache Pain. 2013;14:65.

Costen JB. A syndrome of ear and sinus symptoms dependent upon disturbed function of the temporomandibular joint. Ann Otol Rhinol Laryngol. 1934;43:1-15.

Cox ML, Haller VL, Welch SP. The antinociceptive effect of Delta9-tetrahydrocannabinol in the arthritic rat involves the CB(2) cannabinoid receptor. Eur J Pharmacol. 2007;570(1-3):50-6.

Crofford LJ. Use of NSAIDs in treating patients with arthritis. Arthritis Res Ther. 2013;15(Suppl 3):S2.

Cruz CL, Lee KC, Park JH, Zavras A. Malocclusion characteristics as risk factors for temporomandibular disorders: lessons learned from a meta-analysis. J Oral Dis. 2015:1-11.

Cummings TM, White AR. Needling therapies in the management of myofascial trigger point pain: a systematic review. Arch Phys Med Rehabil. 2001;82(7):986-92.

Curtis JR, Westfall AO, Allison J, Bijlsma JW, Freeman A, George V, Kovac SH, Spettell CM, Saag KG. Population-based assessment of adverse events associated with long-term glucocorticoid use. Arthritis Rheum. 2006;55(3):420-6.

Dahan H, Shir Y, Nicolau B, Keith D, Allison P. Self-reported migraine and chronic fatigue syndrome are more prevalent in people with myofascial vs nonmyofascial temporomandibular disorders. J Oral Facial Pain Headache. 2016;30(1):7-13.

Dall'Antonia M, et al. Jaw muscles myofascial pain and botulinum toxin. Revista Dor. 2013;14.1:52-7.

De Felicio CM, Ferreira CL, Medeiros AP, Rodrigues Da Silva MA, Tartaglia GM, Sforza C. Electromyographic indices, orofacial myofunctional status and temporomandibular disorders severity: a correlation study. J Electromyogr Kinesiol. 2012;22(2):266-72.

de Gage SB, et al. Benzodiazepine use and risk of Alzheimer's disease: case-control study. BMJ. 2014;349:g5205.

De Laat A, Stappaerts K, Papy S. Counseling and physical therapy as treatment for myofascial pain of the masticatory system. J Orofac Pain. 2003;17(1):42-9.

Derry S, Moore RA, Gaskell H, McIntyre M, Wiffen PJ. Topical NSAIDs for acute musculoskeletal pain in adults. Cochrane Database Syst rev. 2015;6:CD007402.

Dionne RA. Pharmacologic treatments for temporomandibular disorders. Oral Surg Oral Med Oral Pathol Oral Radiol Endod. 1997;83(1):134-42.

Dommerholt J, Gerwin RD. A critical evaluation of Quintner et al: missing the point. J Bodyw Mov Ther. 2015;19(2):193-204.

Draper DO, Mahaffey C, Kaiser D, Eggett D, Jarmin J. Thermal ultrasound decreases tissue stiffness of trigger points in upper trapezius muscles. Physiother Theory Pract. 2010;26(3):167-72.

Dube C, Rompre PH, Manzini C, Guitard F, de Grandmont P, Lavigne GJ. Quantitative polygraphic controlled study on efficacy and safety of oral splint devices in tooth-grinding subjects. J Dent Res. 2004;83(5):398-403.

Ekberg E, Vallon D, Nilner M. The efficacy of appliance therapy in patients with temporomandibular disorders of mainly myogenous origin. A randomized, controlled, short-term trial. J Orofac Pain. 2003;17(2):133-9.

Eriksson PO, Haggman-Henrikson B, Nordh E, Zafar H. Co-ordinated mandibular and head-neck movements during rhythmic jaw activities in man. J Dent Res. 2000;79(6):1378-84.

Ernberg M, Hedenberg-Magnusson B, Alstergren P, Kopp S. Short-term effect of glucocorticoid injection into the superficial masseter muscle of patients with chronic myalgia: a comparison between fibromyalgia and localized myalgia. J Orofac Pain. 1997;11(3):249-57.

Fernandes G, Franco-Micheloni AL, Siqueira JT, Goncalves DA, Camparis CM. Parafunctional habits are associated cumulatively to painful temporomandibular disorders in adolescents. Braz Oral Res. 2016;30

Fernandez-Carnero J, La Touche R, Ortega-Santiago R, Galan-del-Rio F, Pesquera J, Ge HY, Fernandez-de-Las-Penas C. Short-term effects of dry needling of active myofascial trigger points in the masseter muscle in patients with temporomandibular disorders. J Orofac Pain. 2010;24(1):106-12.

Ferreira CL, Machado BC, Borges CG, Rodrigues Da Silva MA, Sforza C, De Felicio CM. Impaired orofacial motor functions on chronic temporomandibular disorders. J Electromyogr Kinesiol. 2014;24(4):565-71.

Feu D, Catharino F, Quintao CC, Almeida MA. A systematic review of etiological and risk factors associated with bruxism. J Orthod. 2013;40(2):163-71.

Fricton J, Heir GM. History of temporomandibular disorders and orofacial pain in the United States. The past, present and future of temporomandibular disorders and orofacial pain. C. a. Friction, Shinhung International; 2006.

Fricton J, Look JO, Wright E, Alencar FG Jr, Chen H, Lang M, Ouyang W, Velly AM. Systematic review and meta-analysis of randomized controlled trials evaluating intraoral orthopedic appliances for temporomandibular disorders. J Orofac Pain. 2010;24(3):237-54.

Fricton JR, Auvinen MD, Dykstra D, Schiffman E. Myofascial pain syndrome: electromyographic changes associated with local twitch response. Arch Phys Med Rehabil. 1985;66(5):314-7.

Funakoshi M, Fujita N, Takehana S. Relations between occlusal interference and jaw muscle activities in response to changes in head position. J Dent res. 1976;55(4):684-90.

Ge HY, Monterde S, Graven-Nielsen T, Arendt-Nielsen L. Latent myofascial trigger points are associated with an increased intramuscular electromyographic activity during synergistic muscle activation. J Pain. 2014; 15(2):181-7.

Gerwin R. Botulinum toxin treatment of myofascial pain: a critical review of the literature. Curr Pain Headache Rep. 2012:16(5):413-22.

Giesecke T, Gracely RH, Williams DA, Geisser ME, Petzke FW, Clauw DJ. The relationship between depression, clinical pain, and experimental pain in a chronic pain cohort. Arthritis Rheum. 2005;52(5):1577-84.

Glass EG, Glaros AG, McGlynn FD. Myofascial pain dysfunction: treatments used by ADA members. Cranio. 1993;11(1):25-9.

Goldstein DF, Kraus SL, Williams WB, Glasheen-Wray M. Influence of cervical posture on mandibular movement. J Prosthet Dent. 1984;52(3):421-6.

Goldstein DJ, Lu Y, Detke MJ, Lee TC, Iyengar S. Duloxetine vs. placebo in patients with painful diabetic neuropathy. Pain. 2005;116(1-2):109-18.

Gonzalez HE, Manns A. Forward head posture: its structural and functional influence on the stomatognathic system, a conceptual study. Cranio. 1996;14(1):71-80.

Goodman P, Greene CS, Laskin DM. Response of patients with myofascial pain-dysfunction syndrome to mock equilibration. J Am Dent Assoc. 1976;92(4):755-8.

Goss AN, Speculand B, Hallet E. Diagnosis of temporomandibular joint pain in patients seen at a pain clinic. J Oral Maxillofac Surg. 1985;43(2):110-4.

Graham GG, Davies MJ, Day RO, Mohamudally A, Scott KF. The modern pharmacology of paracetamol: therapeutic actions, mechanism of action, metabolism, toxicity and recent pharmacological findings. Inflammopharmacology. 2013;21(3):201-32.

Gray RJ, Quayle AA, Hall CA, Schofield MA. Physiotherapy in the treatment of temporomandibular joint disorders: a comparative study of four treatment methods. Br Dent J. 1994;176(7):257-61.

Greene CS. Orthodontics and the temporomandibular joint. Angle Orthod. 1982;52(2):166-72.

Greene CS. The etiology of temporomandibular disorders: implications for treatment. J Orofac Pain. 2001;15(2):93-105; discussion 106-116.

Guarda-Nardini L, Manfredini D, Salamone M, Salmaso L, Tonello S, Ferronato G. Efficacy of botulinum toxin in treating myofascial pain in bruxers: a controlled placebo pilot study. Cranio. 2008;26(2):126-35.

Gupta A, Jakobsson J. Acetaminophen, nonsteroidal anti-inflammatory drugs, and cyclooxygenase-2 selective inhibitors:

an update. Plast Reconstr Surg. 2014;134(4 Suppl 2):24S-31S.

Gurwitz JH, Field TS, Glynn RJ, Manson JE, Avorn J, Taylor JO, Hennekens CH. Risk factors for non-insulin-dependent diabetes mellitus requiring treatment in the elderly. J Am Geriatr Soc. 1994;42(12):1235-40.

Hameroff SR, Crago BR, Blitt CD, Womble J, Kanel J. Comparison of bupivacaine, etidocaine, and saline for trigger-point therapy. Anesth Analg. 1981;60(10): 752-5.

Harkins S, Linford J, Cohen J, Kramer T, Cueva L. Administration of clonazepam in the treatment of TMD and associated myofascial pain: a double-blind pilot study. J Craniomandib Disord. 1991;5(3):179-86.

Harvey W, Dyson M, Pond JB, Grahame R. The stimulation of protein synthesis in human fibroblasts by therapeutic ultrasound. Rheumatol Rehabil. 1975;14(4):237.

Health and Services. FDA drug safety communication: FDA strengthens warning that non-aspirin nonsteroidal anti-inflammatory drugs (NSAIDs) can cause heart attacks or strokes. 2015. Accessed25 Herkenham M. Localization of cannabinoid receptors in the brain and periphery. In: Pertwee RG, editor. Cannabinoid Receptors. London: Academic Press; 1995. p. 145-66.

Herman CR, Schiffman EL, Look JO, Rindal DB. The effectiveness of adding pharmacologic treatment with clonazepam or cyclobenzaprine to patient education and self-care for the treatment of jaw pain upon awakening: a randomized clinical trial. J Orofac Pain. 2002;16(1):64-70.

Hersh EV, Lally ET, Moore PA. Update on cyclooxygenase inhibitors: has a third COX isoform entered the fray? Curr Med Res Opin. 2005;21(8):1217-26.

Hessler RA. Cardiovascular principles. In: Goldfrank LR, Flomenbaum N, editors. Goldfrank's toxicologic emergencies. New York: McGraw-Hill, Medical Pub; 2006. Division: 364-79.

Holte K, Kehlet H. Perioperative single-dose glucocorticoid administration: pathophysiologic effects and clinical implications. J Am Coll Surg. 2002;195(5):694-712.

Hong CZ. Lidocaine injection versus dry needling to myofascial trigger point. The importance of the local twitch response. Am J Phys Med Rehabil. 1994;73(4):256-63.

Hong CZ, Simons DG. Pathophysiologic and electrophysiologic mechanisms of myofascial trigger points. Arch Phys Med Rehabil. 1998;79(7):863-72.

Imfeld P, Bodmer M, Jick SS, Meier CR. Benzodiazepine use and risk of developing Alzheimer's disease or vascular dementia: a case-control analysis. Drug Saf. 2015;38(10):909-19.

Indergand HJ, Morgan BJ. Effects of high-frequency transcutaneous electrical nerve stimulation on limb blood flow in healthy humans. Phys Ther. 1994;74(4):361-7.

International Association for the Study of Pain. Classification of chronic pain. Descriptions of chronic pain syndromes and definitions of pain terms. Prepared by the International Association for the Study of Pain, subcommittee on taxonomy. Pain Suppl. 1986;3:S1-226.

Jaeger B. Double blind, controlled study of different myofacial trigger point injection techniques. Pain. 1987;4(Suppl):S292.

Jafri MS. Mechanisms of myofascial pain. Int Sch Res Notices. 2014;2014

Jull G, Trott P, Potter H, Zito G, Niere K, Shirley D, Emberson J, Marschner I, Richardson C. A randomized controlled trial of exercise and manipulative therapy for cervicogenic headache. Spine (Phila Pa 1976). 2002;27(17):1835-43; discussion 1843.

Jull GA, Falla D, Vicenzino B, Hodges PW. The effect of therapeutic exercise on activation of the deep cervical flexor muscles in people with chronic neck pain. Man Ther. 2009;14(6):696-701.

Kaddar N, Vigneault P, Pilote S, Patoine D, Simard C, Drolet B. Tizanidine (Zanaflex): a muscle relaxant that may prolong the QT interval by blocking IKr. J Cardiovasc Pharmacol Ther. 2012;17(1):102-9.

Kaneko K, Umehara M, Homan T, Okamoto K, Oka M, Oyama T. The analgesic effect of tramadol in animal models of neuropathic pain and fibromyalgia. Neurosci Lett. 2014;562:28-33.

Kaniecki RG. Migraine and tension-type headache: an assessment of challenges in diagnosis. Neurology. 2002;58(9 Suppl 6):S15-20.

Karlsson L, Gerdle B, Ghafouri B, Backryd E, Olausson P, Ghafouri N, Larsson B. Intramuscular pain modulatory substances before and after exercise in women with chronic neck pain. Eur J Pain. 2015;19(8):1075-85.

Kean WF, Bouchard S, Roderich Gossen E. Women with pain due to osteoarthritis: the efficacy and safety of a once-daily formulation of tramadol. Pain med. 2009;10(6):1001-11.

Kimos P, Biggs C, Mah J, Heo G, Rashiq S, Thie NM, Major PW. Analgesic action of gabapentin on chronic pain in the masticatory muscles: a randomized controlled trial. Pain. 2007;127(1-2):151-60.

Klasser GD, Greene CS. Predoctoral teaching of temporomandibular disorders: a survey of U.S. and Canadian dental schools. J Am Dent Assoc. 2007;138(2):231-7.

Klasser GD, Greene CS. The changing field of temporomandibular disorders: what dentists need to know. J Can Dent Assoc. 2009;75(1):49-53.

Klasser GD, Greene CS, Lavigne GJ. Oral appliances and the management of sleep bruxism in adults: a century of clinical applications and search for mechanisms. Int J Prosthodont. 2010;23(5):453-62.

Klasser GD, Rei N, Lavigne GJ. Sleep bruxism etiology: the evolution of a changing paradigm. J Can Dent Assoc. 2015;81:f2.

Koh H, Robinson PG. Occlusal adjustment for treating and preventing temporomandibular joint disorders. J Oral Rehabil. 2004;31(4):287-92.

Komiyama O, Arai M, Kawara M, Kobayashi K, De Laat A. Pain patterns and mandibular dysfunction following experimental trapezius muscle pain. J Orofac Pain. 2005;19(2):119-26.

Komiyama O, Arai M, Kitamura M, Kawara M, Kobayashi K. Effect of posture correction in patients with painful limited mouth opening. J Dent Res. 1996;75(Special issue):434.

Komiyama O, Kawara M, Arai M, Asano T, Kobayashi K. Posture correction as part of behavioural therapy in treatment of myofascial pain with limited opening. J Oral Rehabil. 1999;26(5):428-35.

Korr IM, editor. The Neurobiologic mechanisms in manipulative therapy. New York: Plunum Press; 1978. Kostopoulos D, Rizopoulos K. Effect of topical aerosol skin refrigerant (spray and stretch technique) on passive and active stretching. J Bodyw Mov Ther. 2008;12(2):96-104.

Kotiranta U, Suvinen T, Kauko T, Le Bell Y, Kemppainen P, Suni J, Forssell H. Subtyping patients with temporomandibular disorders in a primary health care setting on the basis of the research diagnostic criteria for temporomandibular disorders axis II pain-related disability: a step toward tailored treatment planning? J Oral Facial Pain Headache. 2015;29(2):126-34.

Kraus SL, editor. Clinics in physical therapy. Temporomandibualr disorders. New York, NY: Chruchill Livingstone Inc; 1994.

Kraus SL. Physical therapy management of temporomandibular disorders. In: Fonseca RJ, editor. Oral and maxillofacial surgery: temporomandibular disorders, vol. 4: WB Saunders Company; 2000. p. 161-93.

Kraus SL. Characteristics of 511 patients with temporomandibular disorders referred for physical therapy. Oral Surg Oral Med Oral Pathol Oral Radiol. 2014;118(4):432-9.

Kruidering-Hall M, Campbell L. Skeletal muscle relaxants. In: Katzung BG, Trevor AJ, editors. Basic & clinical pharmacology, vol. 13. New York, NY: McGraw-Hill; 2015.

La Touche R, Fernandez-de-Las-Penas C, Fernandez-Carnero J, Diaz-Parreno S, Paris-Alemany A, Arendt-Nielsen L. Bilateral mechanical-pain sensitivity over the trigeminal region in patients with chronic mechanical neck pain. J Pain. 2010;11(3):256-63.

La Touche R, Fernandez-de-las-Penas C, Fernandez-Carnero J, Escalante K, Angulo-Diaz-Parreno S, Paris-Alemany A, Cleland JA. The effects of manual therapy and exercise directed at the cervical spine on pain and pressure pain sensitivity in patients with myofascial temporomandibular disorders. J Oral Rehabil. 2009;36(9):644-52.

Landi N, Manfredini D, Tognini F, Romagnoli M, Bosco M. Quantification of the relative risk of multiple occlusal variables for muscle disorders of the stomatognathic system. J Prosthet Dent. 2004;92(2):190-5.

Landry-Schonbeck A, de Grandmont P, Rompre PH, Lavigne GJ. Effect of an adjustable mandibular advancement appliance on sleep bruxism: a crossover sleep laboratory study. Int J Prosthodont. 2009;22(3):251-9.

Landry ML, Rompre PH, Manzini C, Guitard F, de Grandmont P, Lavigne GJ. Reduction of sleep bruxism using a mandibular advancement device: an experimental controlled study. Int J Prosthodont. 2006;19(6):549-56.

Liu D, Ahmet A, Ward L, Krishnamoorthy P, Mandelcorn ED, Leigh R, Brown JP, Cohen A, Kim H. A practical guide to the monitoring and management of the complications of systemic corticosteroid therapy. Allergy Asthma Clin Immunol. 2013;9(1):30.

Lo JC, Alan DK. Benzodiazepines and muscle relaxants. New York: Springer; 2015. p. 167-78.

Luther F, Layton S, McDonald F. Orthodontics for treating temporomandibular joint (TMJ) disorders. Cochrane Database Syst Rev. 2010;7:CD006541.

Macfarlane TV, Kenealy P, Kingdon HA, Mohlin BO, Pilley JR, Richmond S, Shaw WC. Twenty-year cohort study of health gain from orthodontic treatment: temporomandibular disorders. Am J Orthod Dentofacial Orthop. 2009;135(6.): 692 e691-8; discussion 692-693.

Magdaleno F, Ginestal E. Side effects of stabilization occlusal splints: a report of three cases and literature review. Cranio. 2010:28(2):128-35.

Manfredini D, Arveda N, Guarda-Nardini L, Segu M, Collesano V. Distribution of diagnoses in a population of patients with temporomandibular disorders. Oral Surg Oral Med Oral Pathol Oral Radiol. 2012;114(5):e35-41.

Manfredini D, Landi N, Tognini F, Orlando B, Bosco M. Muscle relaxants in the treatment of myofascial face pain. A literature review. Minerva Stomatol. 2004;53(6):305-13.

Manolopoulos L, Vlastarakos PV, Georgiou L, Giotakis I, Loizos A, Nikolopoulos TP. Myofascial pain syndromes in the maxillofacial area: a common but underdiagnosed cause of head and neck pain. Int J Oral Maxillofac Surg. 2008;37(11):975-84.

Martins WR, Blasczyk JC, Aparecida Furlan de Oliveira M, Lagoa Goncalves KF, Bonini-Rocha AC, Dugailly PM, de Oliveira RJ. Efficacy of musculoskeletal manual approach in the treatment of temporomandibular joint disorder: a systematic review with meta-analysis. Man Ther. 2015;21:10-17.

Matthys T, Ho Dang HA, Rafferty KL, Herring SW. Bone and cartilage changes in rabbit mandibular condyles after 1 injection of botulinum toxin. Am J Orthod Dentofac Orthop. 2015;148(6):999-1009.

McLean LF, Brenman HS, Friedman MG. Effects of changing body position on dental occlusion. J Dent Res. 1973;52(5):1041-5.

McNeely ML, Armijo Olivo S, Magee DJ. A systematic review of the effectiveness of physical therapy interventions for temporomandibular disorders. Phys Ther. 2006;86(5):710-25.

McQuay H, Carroll D, Jadad AR, Wiffen P, Moore A. Anticonvulsant drugs for management of pain: a systematic review. BMJ. 1995;311(7012):1047-52.

Medlicott MS, Harris SR. A systematic review of the effectiveness of exercise, manual therapy, electrotherapy, relaxation training, and biofeedback in the management of temporomandibular disorder. Phys Ther. 2006;86(7):955-73.

Melzack R, Wall PD. Pain mechanisms: a new theory. Science. 1965;150(3699):971-9.

Mico JA, Berrocoso E, Ortega-Alvaro A, Gibert-Rahola J, Rojas-Corrales MO. The role of 5-HT1A receptors in research strategy for extensive pain treatment. Curr Top Med Chem. 2006;6(18):1997-2003.

Milanov I, Georgiev D. Mechanisms of tizanidine action on spasticity. Acta Neurol Scand. 1994;89(4):274-9.

Mitka M. FDA asks physicians to stop prescribing highdose acetaminophen products. JAMA. 2014;311(6):563.

Modi H, Mazumdar B, Bhatt J. Study of interaction of tramadol with amlodipine in mice. Indian J Pharm. 2013;45(1):76-9.

Mohl ND. Head posture and its role in occlusion. N Y State Dent J. 1976;42(1):17-23.

Mortimer AJ, Dyson M. The effect of therapeutic ultrasound on calcium uptake in fibroblasts. Ultrasound Med Biol. 1988;14(6):499-506.

Mosshammer D, Mayer B, Joos S. Local anesthetics injection therapy for musculoskeletal disorders: a systematic review and meta-analysis. Clin J Pain. 2013;29(6):540-50.

Moya H, Miralles R, Zuniga C, Carvajal R, Rocabado M, Santander H. Influence of stabilization occlusal splint on craniocervical relationships. Part I: cephalometric analysis. Cranio. 1994;12(1):47-51.

Mujakperuo HR, Watson M, Morrison R, Macfarlane TV. Pharmacological interventions for pain in patients with temporomandibular disorders. Cochrane Database Syst Rev. 2010;10:CD004715.

Newham DJ, Edwards RHT, Mills KR. Skeletal muscle pain. In: Melzack R, Wall PD, editors. Textbook of pain. Edinburgh: Churchill Livingstone; 1994. p. 423-40.

Nicolakis P, Erdogmus B, Kopf A, Nicolakis M, Piehslinger E, Fialka-Moser V. Effectiveness of exercise therapy in patients with myofascial pain dysfunction syndrome. J Oral Rehabil. 2002;29(4):362-8.

Nilsson N. The prevalence of cervicogenic headache in a random population sample of 20-59 year olds. Spine (Phila Pa 1976). 1995;20(17):1884-8.

Nishigawa K, Nakano M, Bando E. Study of jaw movement and masticatory muscle activity during unilateral chewing with and without balancing side molar contacts. J Oral Rehabil. 1997;24(9):691-6.

Olivo SA, Fuentes J, Major PW, Warren S, Thie NMR, Magee DJ. The association between neck disability and jaw disability. J Oral Rehabil. 2010;37(9):670-9.

Ossipov MH, Lai J, King T, Vanderah TW, Malan TP Jr, Hruby VJ, Porreca F. Antinociceptive and nociceptive actions of opioids. J Neurobiol. 2004;61(1):126-48.

Pandey CK, Raza M, Tripathi M, Navkar DV, Kumar A, Singh UK. The comparative evaluation of gabapentin and carbamazepine for pain management in Guillain-Barre syndrome patients in the intensive care unit. Anesth Analg. 2005;101(1):220-5, table of contents.

Pavone F, Luvisetto S. Botulinum neurotoxin for pain management: insights from animal models. Toxins (Basel). 2010;2(12):2890-913.

Pierson MJ. Changes in temporomandibular joint dysfunction symptoms following massage therapy: a case report. Int J Ther Massage Bodywork. 2011;4(4):37-47.

Piovesan EJ, Kowacs PA, Oshinsky ML. Convergence of cervical and trigeminal sensory afferents. Curr Pain Headache Rep. 2003;7(5):377-83.

Plesh O, Curtis D, Levine J, McCall WD Jr. Amitriptyline treatment of chronic pain in patients with temporomandibular disorders. J Oral Rehabil. 2000;27(10):834-41.

Quartana PJ, Finan PH, Smith MT. Evidence for sustained mechanical pain sensitization in women with chronic temporomandibular disorder versus healthy female participants. J Pain. 2015;16(11):1127-35.

Quintner JL, Bove GM, Cohen ML. A critical evaluation of the trigger point phenomenon. Rheumatology (Oxford). 2015;54(3):392-9.

Raphael K, Marbach JJ. Evidence-based care of musculoskeletal facial pain: implications for the clinical science of dentistry. J Am Dent Assoc. 1997;128(1):73-9.

Raphael KG, Sirois DA, Janal MN, Wigren PE, Dubrovsky B, Nemelivsky LV, Klausner JJ, Krieger AC, Lavigne GJ. Sleep bruxism and myofascial temporomandibular disorders: a laboratory-based polysomnographic investigation. J Am Dent Assoc. 2012;143(11):1223-31.

Raphael KG, Tadinada A, Bradshaw JM, Janal MN, Sirois DA, Chan KC, Lurie AG. Osteopenic consequences of botulinum toxin injections in the masticatory muscles: a pilot study. J Oral Rehabil. 2014;41(8):555-63.

Restrepo CC, Vasquez LM, Alvarez M, Valencia I. Personality traits and temporomandibular disorders in a group of children with bruxing behaviour. J Oral Rehabil. 2008;35(8):585-93.

Rhen T, Cidlowski JA. Antiinflammatory action of glucocorticoids--new mechanisms for old drugs. N Engl J Med. 2005;353(16):1711-23.

Richards D, Lawrence A. Evidence based dentistry. Br Dent J. 1995;179(7):270-3.

Rizzatti-Barbosa CM, Nogueira MT, de Andrade ED, Ambrosano GM, de Barbosa JR. Clinical evaluation of amitriptyline for the control of chronic pain caused by temporomandibular joint disorders. Cranio. 2003;21(3):221-5.

Robbins MS, Kuruvilla D, Blumenfeld A, Charleston L, Sorrell M, Robertson CE, Grosberg BM, Bender SD, Napchan U, Ashkenazi A. Trigger point injections for headache disorders: expert consensus methodology and narrative review. Headache. 2014;54(9):1441-59.

Rosenberg MT. The role of tramadol ER in the treatment of chronic pain. Int J Clin Pract. 2009;63(10):1531-43.

Russell IJ, Fletcher EM, Michalek JE, McBroom PC, Hester GG. Treatment of primary fibrositis/fibromyalgia syndrome with ibuprofen and alprazolam. A double-blind, placebo-controlled study. Arthritis Rheum. 1991;34(5):552-60.

Russell IJ, Kamin M, Bennett RM, Schnitzer TJ, Green JA, Katz WA. Efficacy of tramadol in treatment of pain in fibromyalgia. J Clin Rheumatol. 2000;6(5):250-7.

Sabino GS, Santos CM, Francischi JN, de Resende MA. Release of endogenous opioids following transcutaneous electric nerve stimulation in an experimental model of acute inflammatory pain. J Pain. 2008;9(2):157-63.

Sale H, Bryndahl F, Isberg A. A 15-year follow-up of temporomandibular joint symptoms and magnetic resonance imaging findings in whiplash patients: a prospective, controlled study. Oral Surg Oral Med Oral Pathol Oral Radiol. 2014;117(4):522-32.

Santana-Mora U, Martinez-Insua A, Santana-Penin U, del Palomar AP, Banzo JC, Mora MJ. Muscular activity during isometric incisal biting. J Biomech. 2014;47(16):3891-7.

Sapolsky RM, Romero LM, Munck AU. How do glucocorticoids influence stress responses? Integrating permissive, suppressive, stimulatory, and preparative actions. Endocr Rev. 2000;21(1):55-89.

Sato H, Castrillon EE, Cairns BE, Bendixen KH, Wang K, Nakagawa T, Wajima K, Svensson P. Intramuscular temperature modulates glutamate-evoked masseter muscle pain intensity in humans. J Oral Facial Pain Headache. 2015;29(2):158-67.

Schenck CH, Mahowald MW. Long-term, nightly benzodiazepine treatment of injurious parasomnias and other disorders of disrupted nocturnal sleep in 170 adults. Am J med. 1996;100(3):333-7.

Schiffman E, Ohrbach R, Truelove E, Look J, Anderson G, Goulet JP, List T, Svensson P, Gonzalez Y, Lobbezoo F, Michelotti A, Brooks SL, Ceusters W, Drangsholt M, Ettlin D, Gaul C, Goldberg LJ, Haythornthwaite JA, Hollender L, Jensen R, John MT, De Laat A, de Leeuw R, Maixner W, van der Meulen M, Murray GM, Nixdorf DR, Palla S, Petersson A, Pionchon P, Smith B, Visscher CM, Zakrzewska J, Dworkin SF. Diagnostic criteria for temporomandibular disorders (DC/TMD) for clinical and research applications: recommendations of the international RDC/TMD consortium network* and orofacial pain special interest groupdagger. J Oral Facial Pain Headache. 2014;28(1):6-27.

Schnitzer TJ, Gray WL, Paster RZ, Kamin M. Efficacy of tramadol in treatment of chronic low back pain. J Rheumatol. 2000;27(3):772-8.

Senay EC, Adams EH, Geller A, Inciardi JA, Munoz A, Schnoll SH, Woody GE, Cicero TJ. Physical dependence on Ultram (tramadol hydrochloride): both opioid-like and atypical withdrawal symptoms occur. Drug Alcohol Depend. 2003;69(3):233-41.

Sessle B. Masticatory muscle disorders: a basic science perspective. In: Sessle B, Bryant P, Dionne R, editors. Temporomandibular disorders and related pain conditions, vol. 4. Seattle, WA: IASP Press; 1995.

Sessle BJ. Peripheral and central mechanisms of orofacial inflammatory pain. Int Rev Neurobiol. 2011;97:179-206.

Shah JP, Phillips TM, Danoff JV, Gerber LH. An in vivo microanalytical technique for measuring the local biochemical milieu of human skeletal muscle. J Appl Physiol (1985). 2005;99(5):1977-84.

Shin SM, Choi JK. Effect of indomethacin phonophoresis on the relief of temporomandibular joint pain. Cranio. 1997;15(4):345-8.

Sikdar S, Ortiz R, Gebreab T, Gerber LH, Shah JP. Understanding the vascular environment of myofascial trigger points using ultrasonic imaging and computational modeling. Conf Proc IEEE Eng Med Biol Soc. 2010;2010:5302-5.

Sikdar S, Shah JP, Gebreab T, Yen RH, Gilliams E, Danoff J, Gerber LH. Novel applications of ultrasound technology to visualize and characterize myofascial trigger points and surrounding soft tissue. Arch Phys Med Rehabil. 2009;90(11):1829-38.

Simons DG, Mense S. Understanding and measurement of muscle tone as related to clinical muscle pain. Pain. 1998;75(1):1-17.

Simons DG, Travell JG, Simons LS. Travell and Simons' myofacial pain and dysfunction. The trigger point manual. Volume 1. Upper half of body. Baltimore, MD: Lippincott Williams & Wilkins; 1999.

Smith HS. Potential analgesic mechanisms of acetaminophen. Pain Phys. 2009;12(1):269-80.

Snyder-Mackler L, Bork C, Bourbon B, Trumbore D. Effect of helium-neon laser on musculoskeletal trigger points. Phys Ther. 1986;66(7):1087-90.

Soares A, Andriolo RB, Atallah AN, da Silva EM. Botulinum toxin for myofascial pain syndromes in adults. Cochrane Database Syst Rev. 2012;4:CD007533.

Soares A, Andriolo RB, Atallah AN, da Silva EM. Botulinum toxin for myofascial pain syndromes in adults. Cochrane Database Syst Rev. 2014;7:CD007533.

Soderpalm B. Anticonvulsants: aspects of their mechanisms of action. Eur J Pain. 2002;6(Suppl A):3-9.

Solow B, Tallgren A. Head posture and craniofacial morphology. Am J Phys Anthropol. 1976;44(3):417-35.

Sporer KA. The serotonin syndrome. Implicated drugs, pathophysiology and management. Drug Saf. 1995;13(2):94-104.

Staal JB, de Bie R, de Vet HC, Hildebrandt J, Nelemans P. Injection therapy for subacute and chronic low-back pain. Cochrane Database Syst Rev. 2008;3:CD001824.

Stohler CS. Management of persistent orofacial pain. In: Sessle BJ, Lavigne GJ, Lund JP, Dubner R, editors. Orofacial pain: from basic science to clinical management. Chicago, IL: Quintessence; 2008. p. 153-60.

Stoops WW. Abuse potential of tapentadol compared to tramadol and hydromorphone in recreational opioid users. Drug Alcohol Depend. 2014;140:e217-8.

Stoops WW, Lofwall MR, Nuzzo PA, Craig LB, Siegel AJ, Walsh SL. Pharmacodynamic profile of tramadol in humans: influence of naltrexone pretreatment. Psychopharmacology. 2012;223(4):427-38.

Sturdivant J, Fricton JR. Physical therapy for temporomandibular disorders and orofacial pain. Curr Opin Dent. 1991;1(4):485-96.

Sutters KA, Miaskowski C, Holdridge-Zeuner D, Waite S, Paul SM, Savedra MC, Lanier B, Mahoney K. A randomized clinical trial of the efficacy of scheduled dosing of acetaminophen and hydrocodone for the management of postoperative pain in children after tonsillectomy. Clin J Pain. 2010;26(2):95-103.

Svendsen KB, Jensen TS, Bach FW. Does the cannabinoid dronabinol reduce central pain in multiple sclerosis? Randomised double blind placebo controlled crossover trial. BMJ. 2004;329(7460):253.

Tassone DM, Boyce E, Guyer J, Nuzum D. Pregabalin: a novel gamma-aminobutyric acid analogue in the treatment of neuropathic pain, partial-onset seizures, and anxiety disorders. Clin Ther. 2007;29(1):26-48.

Tekin L, Akarsu S, Durmus O, Cakar E, Dincer U, Kiralp MZ. The effect of dry needling in the treatment of myofascial pain syndrome: a randomized double-blinded placebo-controlled trial. Clin Rheumatol. 2013;32(3):309-15.

Terrence CF, Fromm GH. Complications of baclofen withdrawal. Arch Neurol. 1981;38(9):588-9.

Tosato Jde P, Caria PH, Gomes CA, Berzin F, Politti F, Gonzalez Tde O, Biasotto-Gonzalez DA. Correlation of stress and muscle activity of patients with different degrees of temporomandibular disorder. J Phys Ther Sci. 2015;27(4):1227-31.

Toth PP, Urtis J. Commonly used muscle relaxant therapies for acute low back pain: a review of carisoprodol, cyclobenzaprine hydrochloride, and metaxalone. Clin Ther. 2004;26(9):1355-67.

Treacy K. Awareness/relaxation training and transcutaneous electrical neural stimulation in the treatment of bruxism. J Oral Rehabil. 1999;26(4):280-7.

Tsai CY, Shyr YM, Chiu WC, Lee CM. Bone changes in the mandible following botulinum neurotoxin injections. Eur J Orthod. 2011;33(2):132-8.

Tsolka P, Morris RW, Preiskel HW. Occlusal adjustment therapy for craniomandibular disorders: a clinical assessment by a double-blind method. J Prosthet Dent. 1992;68(6):957-64.

Turp JC, Komine F, Hugger A. Efficacy of stabilization splints for the management of patients with masticatory muscle pain: a qualitative systematic review. Clin Oral Investig. 2004;8(4):179-95.

Turp JC, Schindler H. The dental occlusion as a suspected cause for TMDs: epidemiological and etiological considerations. J Oral Rehabil. 2012;39(7):502-12.

Urbanowicz M. Alteration of vertical dimension and its effect on head and neck posture. Cranio. 1991;9(2):174-9.

van Selms MK, Visscher CM, Naeije M, Lobbezoo F. Bruxism and associated factors among Dutch adolescents. Community Dent Oral Epidemiol. 2013;41(4):353-63.

Venancio Rde A, Alencar FG Jr, Zamperini C. Botulinum toxin, lidocaine, and dry-needling injections in patients with myofascial pain and headaches. Cranio. 2009;27(1):46-53.

Venancio Rde A, Alencar FG, Zamperini C. Different substances and dry-needling injections in patients with myofascial pain and headaches. Cranio. 2008;26(2):96-103.

Verdu B, Decosterd I, Buclin T, Stiefel F, Berney A. Antidepressants for the treatment of chronic pain. Drugs. 2008;68(18):2611-32.

Visscher CM, Huddleston Slater JJ, Lobbezoo F, Naeije M. Kinematics of the human mandible for different head postures. J Oral Rehabil. 2000;27(4):299-305.

Waldron NH, Jones CA, Gan TJ, Allen TK, Habib AS. Impact of perioperative dexamethasone on postoperative analgesia and side-effects: systematic review and meta-analysis. Br J Anaesth. 2013;110(2):191-200.

Watkins LR, Hutchinson MR, Rice KC, Maier SF. The "toll" of opioid-induced glial activation: improving the clinical efficacy of opioids by targeting glia. Trends Pharmacol Sci. 2009;30(11):581-91.

Watson CP, Evans RJ, Reed K, Merskey H, Goldsmith L, Warsh J. Amitriptyline versus placebo in postherpetic neuralgia. Neurology. 1982;32(6):671-3.

Wilder-Smith CH, Hill L, Spargo K, Kalla A. Treatment of severe pain from osteoarthritis with slow-release tramadol or dihydrocodeine in combination with NSAID's: a randomised study comparing analgesia, antinociception and gastrointestinal effects. Pain. 2001;91(1-2):23-31.

Williams JT, Ingram SL, Henderson G, Chavkin C, von Zastrow M, Schulz S, Koch T, Evans CJ, Christie MJ. Regulation of mu-opioid receptors: desensitization, phosphorylation, internalization, and tolerance. Pharmacol Rev. 2013;65(1):223-54.

Williamson EH, Lundquist DO. Anterior guidance: its effect on electromyographic activity of the temporal and masseter muscles. J Prosthet Dent. 1983;49(6):816-23.

Wing M. Phonophoresis with hydrocortisone in the treatment of temporomandibular joint dysfunction. Phys Ther. 1982;62(1):32-3.

Wirianski A, Deall S, Whittle T, Wong M, Murray GM, Peck CC. Isotonic resistance jaw exercise alters jaw muscle coordination during jaw movements. J Oral Rehabil. 2014;41(5):353-66.

Wissel J, Haydn T, Muller J, Brenneis C, Berger T, Poewe W, Schelosky LD. Low dose treatment with the synthetic cannabinoid Nabilone significantly reduces spasticity-related pain: a double-blind placebo-controlled crossover trial. J Neurol. 2006;253(10):1337-41.

Wong D, Dzemidzic M, Talavage TM, Romito LM, Byrd KE. Motor control of jaw movements: an fMRI study of parafunctional clench and grind behavior. Brain Res. 2011;1383:206-17.

Xu YM, Ge HY, Arendt-Nielsen L. Sustained nociceptive mechanical stimulation of latent myofascial trigger point induces central sensitization in healthy subjects. J Pain. 2010;11(12):1348-55.

Yotsuya M, Sato T, Kawamura S, Furuya E, Saito F, Hisanaga R, Onodera K. Electromyographic response in inferior head of human lateral pterygoid muscle to anteroposterior postural change during opening and closing of mouth. Bull Tokyo Dent Coll. 2009;50(4):191-8.

Zogopoulos P, Vasileiou I, Patsouris E, Theocharis SE. The role of endocannabinoids in pain modulation. Fundam Clin Pharmacol. 2013;27(1):64-80.

제 9 장

측두하악관절
(Temporomandibular Joints)

Christopher J. Spencer and John P. Neary

초록

측두하악관절질환의 관리는 1970년대 이후 생리학, 병리학 등 관련 지식의 증가와 더불어 비약적으로 발전했다. 그간 가장 큰 문제는 측두하악장애와 관련된 다양한 진단에 관한 정의가 불분명하다는 것이었다. 가장 최근에 고안된 DC/TMD 가이드라인은 측두하악장애를 다루는 임상가가 검사, 진단, 치료를 하는 데 있어 적용할 수 있는 기준을 마련하였다. 역사적으로 관절원판의 변위와 관련된 문제를 해결하는 것은 외과적으로 원판을 재위치시키거나, 구강장치를 통해 하악을 빠진 원판과 다시 만날 수 있도록 전방으로 위치시켜주는 것이었다. 이러한 초기 접근법은 종종 환자와 의사의 기대와는 달리 환자의 통증이나 기능이상을 감소시키지 못했다. 시간이 흘러 치료법이 보다 덜 침습적이고, 환자 중심의, 다학제적 접근을 통해 이루어짐으로써 측두하악장애의 복잡한 특성을 고려한 근거 중심의 치료로 바뀌어 가고 있다. 이번 장에서는 특정 DC/TMD 진단과 환자 중심의 다양한 근거 중심의 치료전략을 소개하고자 한다. 구강장치, 물리치료, 임상심리학, 약물치료, 수술적 치료와 같은 다양한 치료법들에 대한 고찰이 이루어질 것이다.

9.1. 서론 (Introduction)

이번 장은 근육성, 관절성 통증과 기능이상은 배제하거나 치료되었다고 가정하고 시작한다. 환자의 관심사는 오직 관절낭내에서 기원한 문제에 있다. 이런 문제에 대한 비수술적 치료는 시도와 에러 방식에 의해 수행되었다. 통증증후군의 원인에 대한 가설적 접근에만 집중한 나머지 근거 중심의 치료법이 제시되지 못했다. 역사적인 관점에서 보더라도 측두하악관절이나 주변 구조물에서 비롯되는 통증의 원인에 대한 이해가 부족했다. 많은 경우 비가역적인 교합치료나(Forssell et al. 1999; Kopp 1979) 각기 다른 구강장치가 사용되면서 치료의 성공도가 제각각이었다(Bush 1984; Tsukiyama et al. 2001) 1970년대 측두하악관절 조영술이 개발되었다(Bronstein 1989). 조영술은 측두하악관절의 구조적 변화(Murakami et al. 1986; Murakami and Segami 1993)를 다양한 측두하악장애와 기능이상 증후군과 연계해서 보여주었다(Kurita et al. 1989). 대부분 관절원판의 전방변위는 관절면의 골성 및 연골 변성이 주된 것이었다. 비록 대조군 연구를 통해 이론적으로 정립되지는 않았지만, 당시 조영술을 통한

C.J. Spencer (✉) • J.P. Neary
LSU Health New Orleans School of Dentistry, 1100 Florida Ave, New Orleans, LA 70119, USA
e-mail: cspen4@lsuhsc.edu; jneary@lsuhsc.edu

H.A. Gremillion, G.D. Klasser (eds.), *Temporomandibular Disorders*, https://doi.org/10.1007/978-3-319-57247-5_9

관절원판의 전방이동 변위는 퇴행성 변화와 통증의 원인요소로 생각은 되었다. 그러나 지금의 관절원판의 전방변위는 통증과 관절잡음, 관절걸림을 경험하는 내인성 부조화 환자에 있어 진단을 돕는 보편적 적용기준이 되었다(Dimitroulis 2005). 결과적으로 이런 인식이 관절원판의 수술적 재위치에 대한 공감대를 형성하게 만들었고(Dolwick and Nitzan 1994), 심각하게 손상된 경우에는 원판을 인위적으로 제거하거나(Eriksson and Westesson 1985; Eriksson and Westesson 2001; Bjornland and Larheim 2003; Holmlund et al. 2013) 다양한 이종물질을 활용한 대체술이 시행되었다(Feinerman and Piecuch 1993; Ryan 1989). 비록 목적은 통증과 기능의 개선이었지만, 원래의 전제는 임상증상과는 전혀 상관성이 없었다. 그리하여 관심은 관절원판의 재위치화와 가장 적합한 원판 대체물질을 찾아내는 것에만 쏠리게 되었다. 불행히도, 많은 환자가 부정확하고 불필요한 시술을 받았음에도 불구하고 여전히 통증과 기능이상은 개선되지 않았다(Abramowicz et al. 2008). 또한 관절원판의 위치가 관절의 건강을 나타내는 중요한 지표가 아니라는 사실이 인식되었다. 현재는 최소 침습적 치료들이 주목을 받으면서 이전의 과도한 외과적 처치에 대한 수요는 많이 줄었다(Sanders and Buoncristiani 1993; Hall et al. 2005).

이와 같은 침습적 처치가 쓸모없다는 것은 아니다. 중요한 것은 언제 수술적 처치가 적절한지, 언제 의심스러운 이득이 보다 명확한 근거를 나타낼 수 있을지의 여부이다. 이를 통해 수술의 적응증과 적용할 수술의 종류가 보다 명확해질 수 있을 것이다. 측두하악장애의 치료에 있어 비약적인 발전은 다른 의학 분야의 발전과 밀접한 연관이 있다. 아마도 가장 큰 동력은 전문가의 개별 증례에 기반한 견해가 아닌 근거기반의 외과적 치료의 필요성이 대두된 것이었다고 생각된다. 과학자들이 생각했던 것보다 관절원판 변위의 유병률이 높았고, 또 관절원판이 변위되더라도 증상이 없는 경우가 많았기 때문에 기존 치료적 접근법의 재정립이 필요해졌다(Dolwick 1995). 턱관절의 소리는 매우 흔한 일이고 일반적으로 증상이 없다는 것이 밝혀졌다. 연구에 따르면 미국 인구의 1/3에서 관절원판 변위를 보이며 통증이나 기능이상은 거의 나타나지 않았다(Dolwick 1995). 또한 활액의 특성에 대한 연구가 시작되고(Bouloux 2009), 증상을 동반한 염증성 관절(De Sotillo et al. 2011)의 생화학적 특성(Cai et al. 2006)이 규명되었고, 대부분의 턱관절에서 뛰어난 적응성을 가진다는 사실이 밝혀졌다. 더 이상 관절원판의 변위가 측두하악관절장애의 증상을 악화시킬 수 있는 조건이 될 수는 있지만, 그 자체가 병적 변화의 주된 원인이 아니라는 것은 분명하다. 관절원판의 기능이상에 대한 장기간 예후 조사연구에서 통증으로 인한 행동장애 발생은 상대적으로 적을 것으로 예측되었다(Manfredini et al. 2013).

그럼에도 불구하고 악성 및 양성 종양, 선천성 기형, 유착, 심각한 외상, 류마티스질환과 같은 수술적 치료가 필요한 다양한 질병분류는 분명 존재한다. 수술적 치료가 필요한 또 다른 상황에는 개인의 삶의 질에 영향을 줄 정도의 통증을 동반하는 만성 턱관절 탈구나 외상후 손상과 같은 것들이 있다. 생물기계학적 요인이 포함된 측두하악장애의 치료에 있어서 때로는 수술적 치료까지 고려된 다학제적 접근이 필요하다. 이러한 경우 수술적 치료는, 보존적 치료로는 만족스러운 효과를 보장하기 어렵다는 완벽한 평가가 선행되고 환자에게 수술의 위험성과 이득, 가능한 합병증에 관한 안내가 이루어지고 나서 시행해야만 한다.

9.2. 측두하악관절통증이나 기능이상을 가진 환자의 평가 (Evaluation of a patient with TMJ pain and/or dysfunction)

측두하악장애를 가진 환자들은 비수술적 치료법에 능한 임상가와 능력 있는 수술의사를 포함한 팀에 의해 평가를 받는 것이 바람직하다. 환자의 병력청취, 파노라마 사진을 통한 신생물 병리학적 검사, 관절 촉진과 청진을 통한 저작계의 기능이상에 대한 검사, 환자의 교합에 대한 평가를 통해 일차적으로 기본정보를 얻을 수 있다.

측두하악장애 환자를 평가하는 임상가는 항상 신생물 병소의 가능성을 염두에 두어야 한다. 정확한 진단이 어려운 의심스러운 상황에서는 CT와 MRI 같은 보다 확실한 진단학적 영상이 필요하다(Kaneyama et al. 2010; Kaplan et al. 1987). 연골종, 활액연골종, 연골육종, 치성 종양, 미란성 병소와 같은 것을 찾아낼 수 있는 보다 정밀한 방사선 영상과 임상적 검사가 복잡한 수술적 처치에 있어 필요하다. 비록 측두하악관절의 종양성 병소가 드물지만, 임상가는 항상 환자가 호소하는 측두하악관절의 불편감을 대할 때 이를 간과해서는 안 된다.

외상이나 급성 통증성 관절낭염과 같은 측두하악관절의 문제는 단순 요소에 기인한 급성 염증 상태를 반영한다. 이런 염증은 손상 이후에 발생하는 것으로, 일반적으로 주의사항을 잘 지키면 비교적 짧게 지속되고 시간이 지나면서 점차 좋아지는 특성을 가진다.

9.3. 비특이적 측두하악 기능장애를 보이는 환자의 평가 (Evaluation of the patient with nonspecific TMJ dysfunction)

특이한 종양성, 선천성, 외상성 기형 등이 확인되지 않은 환자라고 해서 질병이 아닌 것은 아니다. 다만 이런 것들과는 다르게 한 가지 원인요소로 설명되지 않는 비특이적인 측두하악장애의 기능이상과 관련된 질병이 존재하는 것으로 봐야 한다. 측두하악장애의 병인은 매우 다양하기 때문에 철저한 평가와 모든 기여 요인을 포함한 감별 진단과 최적의 치료를 제공할 수 있는 다학제적 팀이 구성되어 있어야 한다. 보존적 치료가 실패할 경우 이어지는 다음과 같은 일반적 알고리즘을 적용할 수 있을 것이다. 환자의 병력청취와 신체검사를 통해 추가적인 진단영상의 필요성이 결정된다. 추가적인 진단학적 영상의 필요성을 결정짓는 요소로는 병력, 개구제한, 거대잡음, 류마티스질환에 대한 고려나 의심, 특정한 외상의 병력을 들 수 있다.

만약 MRI가 필요할 경우 3T 이상의 강한 자기장을 이용한 것이 추천된다. 개구 시와 폐구 시에서 각각 시상단면과 관상단면을 볼 수 있어야 하고, 다이내믹 이미지가 있으면 더욱 좋다. 개방 MRI는 일반적으로 환자와 자석의 거리가 멀기 때문에 고해상도의 이미지를 얻기가 힘들다. 강한 자기장, 자석과 환자 간 거리가 가까울수록 영상의 해상도가 올라간다. 임상가는 환자의 진단과 치료에 있어 꼭 필요한 경우에만 MRI를 고려해야 한다.

수술적 접근을 고려하기 이전에 만성 측두하악장애를 다루는 최적화된 방법은 환자로 하여금 질병의 진행 과정과 만성 통증이 불안과 우울, 수면장애, 성욕감퇴와 같은 전반적인 삶의 질에 미치는 복합적인 영향을 이해하도록 하는 것이다. 환자가 질병의 진행 과정에 대한 이해가 높아질수록 질병의 통제를 위해 스스로가 할 수 있는 일이 많아지고 한결 수월해진다. 자가관리전략은 단독으로도 사용될 수 있고, 다양한 협업 과정 중 하나의 전략으로 사용될 수도 있다. 관절강 내 질환과 관련된 치료의 옵션은 운동 범위 연습, 자가행동조절, 스트레스 관리, 이완요법, 영양보충과 같은 보존적인 것에만 국한되어야 한다. 가장 효과적인 비수술적 처치는 구강장치이다. 가장 많이 사용되는 만큼, 전체 치료계획의 틀 안에서 환자 맞춤형 및 진단 맞춤형으로 제작되어야 한다.

9.4. 치료전략 (Management strategies)

9.4.1. 구강장치 (Oral appliances)

9.4.1.1. 구강장치의 사용 (Use of oral appliances)

구강장치는 정복성 또는 비정복성 관절원판 변위에 모두 사용될 수 있다. Chang 등은 상악편평 구강장치를 포함하여 다양한 치료(물리치료, 온습포, NSAIDs, 근이완제)를 받은 집단이 그러한 구강장치를 사용하지 않고 단지 다양한 치료만 받은 집단에 비해, 3개월과 6개월 후에 평가했을 때 더 큰 통증 감소와 개구량 증가를 보였다고 보고하였다. 이어지는 후속 연구에서 구강장치를 사용한 참가자들에게서 1년 뒤 통증이 사라진 빈도가 유의하게 높았다(Chang et al. 2010). 비정복성 관절원판 변위의 진단을 위해 두 가지 종류의 구강장치가 사용된 무작위 임상연구가 진행되었다. 하나는 '중심장치'라 불리는 것으로 측방 운동 시 최후방 구치가 이개되는 형태이고, 다른 하나는 '환기장치'라 불리는 것으로 측방 운동 시 최후방 구치가 이개되지 않는 형태이다. 9개월 추적연구 결과 두 가지 타입의 장치는 모두 통증의 감소와 개구량 증가에 효과가 있었다(Schmitter et al. 2005). 구강장치는 관절원판 변위로 인해 발생한 턱관절통증에 사용될 수 있으며(Niemela et al. 2012), 관절의 퇴행성 질환에도 적용될 수 있다(Dalla-Bona et al. 2015; Ebrahim et al. 2012).

9.4.1.2. 구강장치의 형태 (Types of oral appliances)

문헌상 가장 많이 언급되는 구강장치는 통상 상악에 장착되는 편평한 교합평면을 가진 안정형 스플린트이다(미시간 스플린트). 지금까지 보고된 문헌 중에서 다양한 구강장치 디자인의 장점과 단점에 대한 무작위 연구, 맹검 연구, 환자 연구는 많지 않았다(Truelove et al. 2006). 한 무작위 연구에서는 경성 아크릴릭 수지를 이용한 상악용 편평 평면 스플린트에 대해 보고하면서, 이를 연성 열가소성 비닐 마우스 가드와 비교하였다. 두 가지 장치는 하악 스트레칭운동, 비스테로이드성 소염진통제, 근육이완제, 이상기능활동의 억제, 스트레스 감소, 온열 팩을 포함하는 자기조절법의 일환으로 사용되었다. 그 결과 두 가지 장치에서 측두하악장애의 증상개선이나 통증 완화 효과의 차이가 없었다. 이 연구의 단점은 구강장치의 디자인에 대한 정보가 부족했다는 데 있으므로 그 결과에 대한 접근에 있어 신중을 기할 필요가 있다(Truelove et al. 2006). 체계적 문헌연구에서는 특정 디자인의 구강장치를 지지하지 않았다(Fricton 2006). 그럼에도 불구하고 전방위치장치, 연성장치, 전방교합장치 등과 같은 매우 다양한 구강장치가 논의되어 왔다(Fricton 2006). 의사의 처방 없이도 구입 가능한 구강장치가 있다. 영국의 한 연구에서는 20여 개가 넘는 다양한 구강장치가 판매되고 있다고 보고한 바 있다(Wassell et al. 2014). 구강장치의 디자인에 대한 문헌에서 가장 간과되기 쉬운 것은 대부분의 연구에서 장치의 디자인과 장치의 조절 정도에 대한 정보가 부족하다는 점이다. 흥미롭게도 한 연구에서 안정장치 조절의 평균 시간이 17분이었고, 유해수용 삼차신경

억제장치라 불리는 전방장치는 27분이 걸렸다고 보고하였다. 이를 통해 장치의 종류와 조정하는 데 걸리는 시간과는 상관성이 없는 것으로 생각되었다(Magnusson et al. 2004).

9.4.1.3. 구강장치에 대한 반응 (Response to oral appliances)

2010년 Chang 등의 연구에서 두 그룹의 통증을 수반한 측두하악관절의 잡음을 가진 환자를 대상으로 다양한 치료방법을 비교한 연구가 있었다. A그룹은 온열 팩, 마사지, 1주간 근이완제, 90일간 2주에 1회씩 조정한 상악 구강장치 사용군이었고, B그룹은 상악 구강장치를 제외하고는 앞서 설명한 치료와 동일하게 적용된 군이었다. 90일째 되는 날 B그룹에 비해 A그룹의 환자들에게서 유의한 개구량 증가와 완전한 증상의 소실이 관찰되었다. 1년 후에 A그룹에서는 61.3%가 증상의 개선을 보인 데 반해, B그룹은 20.6%에 그쳤다. 체계적 연구에서 전방위치장치가 편평한 평면형 안정장치에 비해 관절잡음이나 잠금 개선에 있어 더 효과적이지는 못했다(Schmitter et al. 2005). 전방교합형 구강장치는 측두하악장애의 조절에 있어 효과가 충분히 입증되지 못했다. Nitzan은 전악 피개형 구강장치를 사용하면 측두하악관절의 활액에 가해지는 압력을 평균 81.2% 수준으로 감소시킬 수 있다고 보고하였다(Nitzan 1994; Casares et al. 2014).

9.4.1.4. 발생 가능한 부작용 (Potential side effects)

측두하악관절의 문제에 구강장치의 사용은 가역적이고 보존적인 치료법으로 생각된다. 하지만 교합 변화의 위험성이 몇 개의 연구에서 보고됨에 따라 항상 그렇지만은 않아 보인다. 가장 큰 위험요인은 전악을 피개하지 않는 장치의 사용이다. 제2대구치를 피개하지 않은 구강장치의 사용은 해당 제2대구치의 맹출을 유도한다(Chate and Falconer 2011). 특히 후방 구치부를 피개하지 않고 전방부만 피개하도록 디자인된 유해수용 삼차신경 억제장치를 사용한 경우 심각한 부작용이 보고되었다. 전방부 개방교합, 상악 전치의 함입과 예민성 증가, 장치의 연하와 흡인, 전치의 동요도 증가와 같은 부작용이 있을 수 있다(Stapelmann and Turp 2008). 또한 의사의 처방 없이 사용되는 구강장치(OTC appliances)의 심각한 부작용도 보고되었다. 끓여서 악무는 장치의 경우 화상의 위험성이 보고되었고, 점막의 통증을 동반한 치아 및 잇몸의 통증과 같은 증상도 빈번하게 발생하였다. 통상 이런 장치는 적합도가 낮아서 환자가 편안하고 말하기 쉽게 적응하는 것에 제약이 발생한다(Gawlak et al. 2016). 구강장치가 파손되거나, 심지어 파손된 조각을 삼키는 사례도 보고되었다(Wassell et al. 2014). 토끼와 돼지를 이용한 동물실험에서 구강장치는 과두의 골성 및 연골하의 퇴행성 변화를 유도할 수 있다고 보고되었다(Hendersen et al. 2015; Sindelar and Alonzo 2003). 구강장치는 정확하게 진단하고 환자교육 및 주기적인 재내원을 통한 전문가의 감독을 받는다면 매우 안전하고 효과적인 치료법이 될 수 있다.

9.4.2. 물리치료 (Physical therapy)

물리치료는 측두하악장애의 문제를 해결하는 데 일반적으로 사용되는 방법으로, 운동 범위를 증가시키고 통증이 없는 개구량을 증가시키며 통증 강도를 감소시킬 수 있다. 체계적 문헌 보고 연구 및 메타분석에서 측두하악장애를 치료하는 데 있어 수조작술과 자가 물리치료의 효과를 비교한 결과, 불명확하고 편견이 개입될 가능성이 높아서 근거가 매우 빈약하다는 결론을 내렸다. 이 연구에서 가장 믿을 만한 증거는 자가 물리치료와 수조작술이 동시에 진행된 경우였다(Armijo-Olivo et al. 2016). 측두하악장애를 가진 환자를 대상으로 한 무작위 연구에서 자가 물리치료를 동반한 수조작술이 자가 물리치료만 진행한 환자에 비해 더 효과적이었다고 보고되었다(Tuncer et al. 2013). 적용 가능한 물리치료의 형태는 표 9-1에 정리되어 있다(Martins et al. 2016; Kraus 2014; Kraus 2007).

9.4.3. 임상심리학 (Clinical psychology)

측두하악관절의 문제를 가진 환자는 우울, 걱정, 스트레스와 같은 만성 통증의 특징을 보인다(de Leeuw et al. 2005; Reiter et al. 2015). 이런 심리학적 특징이 측두하악장애를 가진 환자들의 검사소견에 영향을 줄 수 있다(Koutris et al. 2013). 만성 통증을 가지고 있거나 심리적 문제를 가진 사람들은 종종 높은 통증 강도와 낮은 통증 역치를 보인다. 이런 이유로 심리적 문제를 가지고 있는 사람들은 저작계에 대한 촉진검사 소견에서 통상보다 더 심한 통증반응을 보일 수 있다. 따라서 이런 환자에게서는 수행된 검사가 위양성으로 나올 가능성이 있으며, 이는 부정확한 진단과 불필요한 처치로 이어지게 될 수 있다. 야기된 통증이 측두하악관절로 인해 발생된 것인지 확인하는 방법의 하나로, 환자에게 통증에 대해 '눌렀을 때 통증이 익숙한 통증이거나 가장 주된 문제와 연관되었는지 여부'를 물어봄으로써 확인할 수 있다(Koutris et al. 2013). 이런 질문을 통해 환자들이 가장 걱정하는 문제에 대해 정확한 정보를 제공해 줄 수 있다.

만성적인 측두하악관절 문제는 '통증 경험'이라는 측면에서 환자 삶의 질에 큰 영향을 줄 수 있다. 심리적으로 문제가 있는 환자들은 그들이 경험하고 있는 측두하악관절장애로 인한 만성 통증의 문제가 그들의 삶에 더 큰 문제를 야기할 수 있다고 생각한다(Turner et al. 2001). 이런 환자들은 통증으로 인해 더 쉽게 기능상의 장애를 경험한

표 9-1. 턱관절 관리와 관련된 물리치료: 양식, 적응증, 설명

물리치료 양식		
제공되는 치료	**적응증**	**구체적 치료방법**
교육	모든 TMJ 진단	진단, 예후, 그리고 관리 옵션의 생리학
자가 물리치료 환자교육	모든 TMJ 진단	• 개구량을 늘리기 위한 가동 범위 운동(Haketa et al. 2010) • 악관절 부하를 줄이기 위한 해로운 습관의 감소
도수치료 (Sault et al. 2016) (Kraus 2014)	• 개구제한을 동반한 정복성 관절원판변위 • 운동 범위의 제한이 있는 부분 섬유성 강직 혹은 유착	• 폐구성 걸림을 해소하기 위한 TMJ 신연(distraction) • 운동 범위를 늘리기 위해서 개구 상태에서 실시하는 측방활주수조작(lateral glide maneuvers)
이온영동법 (Iontophoresis)	악관절 통증	소염과 진통을 위해서 피부를 통해 악관절에 NSAIDs, 국소마취제, 혹은 부신피질호르몬제를 투입하는 것
기여 인자 치료하기	확산통이나 연관통을 동반한 근막통	긴장 근육 풀어주기(mobilization of tight muscles), 스트레칭, 운동 범위를 증가시키기 위한 taught bands의 해소

다. 따라서 심리적 요인이 개입된 환자의 경우는 통증조절을 위해서 다학제적 모델을 통해 접근해야 함을 알아야 한다(Carrió et al. 2004). 우울, 불안, 외상후 스트레스, 정서적 스트레스와 같은 요인이 환자의 주된 관심이라면, 이는 측두하악장애를 가진 환자가 만성적인 통증에 적응하는 데 있어 부정적인 영향을 준다(Velly et al. 2011). 자가 환기의 문제, 절망적인 사고, 파괴적 사고와 같은 기능이상 적응 기전은 환자의 적응능력을 저하시킨다. 이런 특징을 가진 환자는 치료의 반응도 더디고 성공적이지 못하다(Litt and Porto 2013). 10장에서 소개된 임상 심리 관리방안은 환자의 적응력을 높이는 데 도움이 될 수 있다.

9.4.4. 약물치료 (Pharmacological management)

많은 치과의사와 일반의는 장기간의 마약성, 벤조디아제핀, 항경련제, 정신과치료제와 같은 약물의 사용에 익숙하지 못하다. 만성 통증을 위한 약물치료는 다른 관리법과 마찬가지의 요구도와 복잡성을 따른다. 약물치료는 다학제적 접근을 필요로 한다. '만성 통증의 치료에 있어 하나의 약물이 한 가지 형태의 고립된 기전으로 만족스러운 결과를 나타내기는 쉽지 않다'(Dale and Stacey 2016). 여기서 '만족스러운'이란 단어는 '완결된' 통증조절을 의미한다. 다양한 종류의 약제는 타깃으로 하는 것이 각자 다르며, 축적된 효과를 보이게 된다. 약물치료는 의도한 효과를 보이기도 하지만 의도치 않은 부작용 또한 나타낼 수 있다. 각각의 새로운 약제를 적용할 때는 부작용 없이 약효가 나타나면서 환자가 수용할 수 있는 정도를 결정해야 한다. 이런 과정을 '적정'이라고 부르며 점진적인 약물의 용량 증가를 통해서 이루어질 수 있다(Jose et al. 2007). 약물치료는 효과적이기는 하지만 초기용량이 과할 경우 야기되는 부작용으로 인해 환자가 수용할 수 없게 될 수 있다. 가바펜틴을 대상으로 한 무작위 연구에서 다양한 비율의 적정용량이 평가되었다. 가바펜틴의 경우 어지러움이 빈번하게 발생할 수 있으므로 천천히 증량하거나 감량해야 하는 것으로 보고되었다(Fisher et al. 2001).

9.4.4.1. 비스테로이드성 소염제와 진통제 [Nonsteroidal anti-inflammatory drugs and analgesics(NSAIDs)]

대부분의 측두하악관절통증은 염증과 관련이 있기 때문에 NSAIDs는 통증성 측두하악관절의 치료약제로 가장 빈번하게 사용된다(표 9-2). NSAIDs는 통상 1주일 안에 촉진 시 발생하는 측두하악관절 경결감을 감소시키고 저작과 운동 범위 제한과 같은 기능이상을 개선할 수 있다(Mejersjo and Wenneberg 2008). Meloxicam, naproxen과 같은 특정한 NSAIDs가 연골성 구조물의 초기 붕괴를 막아줄 수 있다는 보고도 있지만(Chu et al. 2008), NSAIDs의 사용이 다른 대증적 치료와 비교해서 유의한 효과를 보이지 않았다는 보고도 있다(Minakuchi et al. 2001). 대부분의 NSAIDs는 관절에서 염증의 시작을 야기하는 데 필요한 IL-6, TNF-a와 같은 염증성 활막 단백질성 사이토카인의 발생을 억제한다. 어떤 연구에서는 ibuprofen, diclofenac, celecoxib를 14일간 투여한 결과 염증성 단백질의 감소를 확인할 수 없었다고 보고했다(Gallelli et al. 2013). 한 가지 중요한 사실은 이들 세 가지 NSAIDs를 고농도로 사용할 경우 저농도와 비교해 염증성 단백질의 생성을 막는 치료적 효과가 있었다는 점이다. 예를 들면, 150mg의 diclofenac은 75mg에서보다 확연히 감소한 사이토카인 수준이 관찰되었다(Gallelli et al. 2013). 하지만 고농도로 사용될수록 전신성 출혈의 위험성 역시 높아졌다.

표 9-2. 관절내 장애의 관리에 사용되는 NSAIDs

NSAIDs	용량	근거
Diclofenac sodium	18~35mg three times/day	1주일 만에 턱 운동 및 TMJ 촉진과 관련된 통증 감소(Mejersjo and Wenneberg 2008). 골관절염에 대해 가장 일반적으로 처방되는 NSAID 중 하나이며 다른 NSAID만큼 효과적임(Pavelka 2012)
Meloxicam	7.5~15mg once per day	다른 NSAID에 비해 위장 부작용이 적고 TMJ 통증에 효과적인 것으로 보고됨(Zeidler et al. 2002; Argoff 2011). Meloxicam은 염증이 없는 활막에 비해 염증이 있는 활막에 대해 더 큰 친화력을 나타냄(Lapicque et al. 2000)
Celecoxib	100~200mg twice per day	비선택적 COX억제제에 비해 TMJ 통증의 진통 효과 감소(Ta and Dionne 2004). 위장 부작용이 적음(Gallelli et al. 2013)
Ketoprofen	75mg three times per day orally or as topical transdermal application	• 골관절염에 효능이 있는 국소 젤 제형에 활용. • 연구에 따르면 젤 캐리어 자체가 완화를 제공함. Cochrane review에서는 63%의 피험자가 케토프로펜 젤로 50% 이상의 개선을 받은 반면(케토프로펜 농도는 효능에 영향을 미침), 피험자의 48%는 젤만으로도 동일한 혜택을 받음(Derry et al. 2016)
Ibuprofen	600~800mg three to four times per day	1일 1,800mg은 1일 1,200mg에 비해 활액의 염증성 사이토카인 감소에 훨씬 더 효과적임(Gallelli et al. 2013). 증가된 용량은 또한 전신 출혈의 위험이 더 높음(Gallelli et al. 2013)

NSAIDS, nonsteroidal anti-inflammatory drugs; TMJ, temporomandibular joint

9.4.5. 코티코스테로이드 (Corticosteroids)

코티코스테로이드의 전신 복용이나 관절내 투여가 염증성 반응을 줄일 수 있다는 것은 널리 알려져 있다. 관절내 코티코스테로이드의 주사는 성장 중인 측두하악관절 성장부전의 위험을 증가시킬 수 있다(Stoustrup et al. 2013). 덱사메타손 8mg을 관절세정술과 함께 사용하는 것이 안전하다는 보고도 있지만(Tabrizi et al. 2014), 덱사메타손의 사용 여부가 관절의 통증이나 뻣뻣함 감소에 영향을 주지 않는다는 문헌적 고찰이 있다(Huddleston Slater et al. 2012).

9.4.5.1. 경피성 약제 (Transdermal medications)

대부분의 NSAIDs, 신경병성 약제, 국소마취제는 경피를 통해 적용될 수 있도록 고안되었다(Haribabu et al. 2013). 경피 약제는 활성 약물과 약물을 전달하는 레시틴과 같은 유기 매개체로 구성되어 있다. 매개체는 전신적인 효과를 최소화하면서 활성 약물을 국소적으로 측두하악관절 내로 수송하는 역할을 한다(Senve et al. 2012). 수술 전 NSAIDs를 경피하와 경구로 적용해 12시간 후 근육, 건, 혈중 케토프로펜의 농도를 비교하는 실험을 진행하였다(Sekiya et al. 2010). 경피투여는 1시간 뒤 경구투여에 비해 조직 내 급격한 농도 증가를 보였다. 경피 전달은 6시간 뒤 최대치를 보였다. 14시간 뒤 경피투여와 경구투여 간 농도는 비슷하였지만, 경피투여군의 혈중농도는 1/17에 불과하였다. 경피 접근법(transdermal approach)으로 사용되는 NSAIDS는 주로 디클로페낙과 케토프로펜이다(Plaza-Villegas et al. 2012). 장년층에서는 디클로페낙과 케토프로펜의 농도를 10% 늘려서 사용한다. 고령 환자의 경우 부작용을 고려해서 구강 적용보다는 경피 NSAIDs의 적용을 먼저 고려한다(Derry et al. 2016). 가바펜틴과 프리가발린과 같은 신경병성 통증약제 역시 진피를 효과적으로 관통할 수 있다(Bassani and Banov 2016).

9.4.5.2. 신경병성 약제 (Neuropathic medication)

원발성 측두하악관절의 염증성 통증이 없는데도 불구하고 측두하악장애가 나타나는 경우 일반적으로 신경병성 통증의 치료에 쓰이는 약제들이 사용될 수 있다. 측두하악관절 수술을 동반한 하악 수술은 종종 술후 신경병성 통증과 관련이 된다(Kirchheimer et al. 2013; Bergi 2002). 가바펜티노이드와 같은 약제들이 환자교육과 마찬가지로 주된 치료법으로 선택될 수 있다. 가바펜틴과 프리가발린은 중추성 흥분 효과에 미치는 영향으로 인해 전반적인 만성 통증에 효과적으로 사용될 수 있다(Tuchman et al. 2010).

9.4.5.3. 항우울제 (Antidepressants)

다른 만성적인 조건과 마찬가지로 만성 측두하악통증은 급성 측두하악통증과는 다르게 반응하기 때문에, 이전에 설명한 대로 전혀 다른 약물치료적 접근법이 필요하다. 아미트립틸린과 노르트립틸린과 같은 삼환성 항우울제와(Plesh et al. 2000), 벤라팍신 또는 듈록세틴과 같은 세로토닌-노르에피네프린 재흡수 억제제가 도움이 될 수 있다(Beal and Wallace 2016).

9.4.5.4. 오피오이드 (Opioids)

수술 후 발생한 급성 통증 조건에서 오피오이드 계열의 약이 일반적으로 사용될 수 있다. 오피오이드는 다른 만성 통증 약제들이 통증의 완화에 실패했을 경우에 대체재로 사용될 수 있다. 하지만 오피오이드를 이용한 통증 조절은 다양한 문제점과 함께 생리적, 심리학적 문제를 야기할 수 있다(Swift and Roszkowski 1998). 흔히 현기증, 변비, 졸음, 기분장애, 수면장애, 호흡억제 등과 같은 부작용이 나타난다(Bouloux 2011). 간과하기 쉬운 부작용 중 하나는 이독성과 비가역적 감각신경성 청력소실이다(Kaye et al. 2013). 대부분 환자에게 통증조절을 위해 오피오이드를 사용하는 경우 점차적인 증량이 필요하다. 이는 통증에 대한 관용성이 나타나기 때문이며, 오피오이드-유발 통각과민도 감소된 진통반응을 설명할 수 있는 기전으로 제시되었다(Martins et al. 2016). 오피오이드-유발 통각과민은 오피오이드 용량이 증가할수록 실제적 통증의 악화 없이 통증이 증가하게 된다. 통증을 조절하기 위해 사용된 오피오이드가 오히려 더 많은 통증을 야기하게 된 것이다(Yi and Pryzbylkowski 2015). 오피오이드-유발 통각과민성 통증은 원래의 통증과는 다르다. 특정 구조물과 관련된 국소적인 통증이 아니라 불분명하고 전반적인 통증을 호소한다. 이는 중추성 흥분 효과와 관련이 되는 것으로 생각되며, 이중맹검 연구를 통해 관용성이 오피오이드 용량을 증가시키는 주된 이유가 된다는 것이 밝혀졌다(Chu et al. 2012).

9.4.6. 자문, 약물치료, 환자 적응 훈련을 위한 의과적 전문성 (Medical specialties for consultation, medication management, and patient coping skills)

복잡한 측두하악장애의 다학제적 관리를 위해 여러 가지 이유로 의과 전문의에게 의뢰가 필요하다. 가능한 진단을 배제하기 위해 자문이 필요할 수 있다. 특정한 조건에서 의사는 전반적인 조건들을 관리하는 데 있어 가장 적합할 수도 있다. 예를 들면, 측두하악관절의 류마티스성 관절염은 류마티스 내과 의사에게 의뢰가 필요할 수 있지만(Lin et al. 2007), 여전히 퇴행성 관절염에 대한 대증적 치료와 교합에 미치는 문제를 해결하는 것에는 치과의사의 역할이 필요하다(Aliko et al. 2011). 일차성 두통은 측두하악장애를 가진 환자에서 매우 빈번하며, 측두하악관절통증이 두통의 강도와 빈도를 증가시킬 수 있다(Tomaz-Morales et al. 2015). 경우에 따라서 환자가 가진 다양한 통증의 다면적 성격을 관리하기 위해 신경과 의사와의 협업이 필요할 수 있다. 내과학, 이비인후과학, 통증관리학, 정신의학 및 심리학과 관련된 행동 의학(Aggarwal et al. 2010), 신경과학(Dahan et al. 2016), 류마티스학, 물리치료학, 재활의학과 같은 의학적 영역과 원만한 자문 및 의뢰체계를 갖추고 장기간 약물치료와 관련된 관리법을 제공하는 것이 중요하다.

9.5. 치료전략의 순서 (Sequencing of management strategies)

9.5.1. 환자교육과 자가치료 (Patient education and self-management)

환자들은 측두하악관절의 통증이 염증과 관련되었다는 사실과 기능 시 더 악화될 수 있다는 것을 알아야 한다. 대증요법은 측두하악관절에 과도한 하중을 가할 수 있는 일들을 피하기 위해 연한 음식을 섭취해야 한다는 교육을 받는 것에서부터 시작한다. 관절의 움직임을 제한하는 것 못지않게 기능과 운동 범위를 유지하는 것이 중요하다. 따라서 운동 범위 연습은(Yoshida et al. 2010) NSAIDs의 적용과 함께 가능하면 빨리 시작하는 것이 좋다(표 9-2 참조). 환자가 주간 이악물기 습관이 있다면 깨어 있는 동안에는 이를 서로 떨어뜨리는 자가행동조절이 필요하다(Motghare et al. 2015). 처방전 없이도 살 수 있는 비약물적 보충제 치료로는 콘드로이틴 설페이트와 메틸설포닐메탄과 병용한 글루코사민의 복용을 들 수 있다(Giordano et al. 2009). 비록 이들 영양보충제를 사용하는 것에 대한 근거의 수준이 높지는 않지만, 이들의 사용에 있어 부작용을 보고한 사례가 거의 없기 때문에(Anderson et al. 2005) 자가섭취에 따른 안전성은 담보되고 있다(Reginster et al. 2001; Yang et al. 2015). 환자의 자가행동조절이 전체 치료전략의 첫 단추가 되어야 한다는 데에는 의심의 여지가 없다(De Freitas et al. 2013).

9.5.2. 치료적 접근법 (Intervention)

염증은 NSAIDs 사용을 통해서 통상적으로 30일 이내에 해소된다. 염증 조절 이외에도 수면 이갈이와 관련되어 있을지 모르는 측두하악관절에 가해지는 과도한 하중은 반드시 관리되어야 한다. 구치부에 양측성으로 균등한 접촉을 제공하는 구강장치를 사용하는 것이 고려된다. 원위성 접촉은 하악을 후방으로 밀어내고 결과적으로 과두를 후방으로 밀어냄으로써 측두하악관절을 더 자극하기 때문에 장치의 전방부 램프에서 가해지는 이런 접촉은 필히 제거되어야 한다. 장치는 하악이 자유롭게 움직일 수 있도록 조정되어야 한다. 환자가 1개월 이내에 급격히 호전되면 더 이상 다른 치료법을 시도할 필요가 없어진다. 환자가 다른 종류의 통증이 새로 생기지 않는다면 NSAIDs의 용량은 점차 줄여 나가야 한다. 구강장치는 경우에 따라서 후방접촉을 유지하는 방향으로 조절될 필요가 있는데, 이렇게 함으로써 교합평면의 완전성을 담보하고 어떤 원위성 접촉도 없도록 해 준다. 장치는 환자에게 지속적으로 이득이 된다면 사용을 계속한다.

9.5.3. 단계적 치료 (Staging treatment)

일차적인 환자 관리와 치료적 접근법을 통해 기능과 관련된 환자의 통증과 불편감을 줄이지 못한다면 CBCT, MRI와 같은 부가적인 영상을 통해 통증과 기능이상을 야기하는 확인되지 않은 부가적인 병리학적 문제가 있는지 확인해야 한다(Helenius et al. 2005). 측두하악관절내 염증성 액인 삼출물, 종양, 석회화와 같은 것들에 대해 평가한 뒤, 발견되면 수술적 처치를 위해 구강외과 의사에게 의뢰해야 한다.

9.6. 진단: 세부적 관리 고려사항 (Diagnosis: specific management considerations)

9.6.1. 관절낭염, 활막염, 원판후조직염 (Capsulitis, synovitis, or retrodiscitis)

이 세 가지 진단은 모두 염증반응과 관련이 있으며, 단계적 치료로 봤을 때 측두하악관절의 관절염과 유사하다. 염증은 NSAIDs를 통해 조절되어야 하고 1달간 주기적 재평가가 이루어져야 한다. 마찬가지로 정형적 과부하를 조절하기 위해 구강장치의 사용이 고려되어야 한다. 통증 레벨이 중등도 이상일 때는 프리드니솔론이나 메칠프리드니솔론과 같은 코티코스테로이드를 사용할 수 있다. 만약 스테로이드 사용으로 위장관 부작용이 우려된다면 NSAIDs로 변경은 가능하다(Masclee et al. 2014). 통증이 점차적으로 감소하면 NSAIDs도 점차 감량한다. 구강장치는 이상기능활동이 야간에 지속될 경우 장기간 사용될 수 있다. 통증이 좀처럼 조절되지 않는 경우 추가적인 검사와 추가적 진단 영상검사가 필요할 수 있다.

9.6.2. 관절원판 변위 (Disc displacement)

9.6.2.1. 정복성 관절원판 변위 (Disc displacement with reduction)

일반 인구의 30%에서 발생할 정도로 흔하며, 통상 통증이 없고 기능장애가 동반되지 않는다면 치료는 필요치 않다(Larheim et al. 2001; Schiffman et al. 1990). 하지만 증상에 대한 환자교육과 재확인 작업은 필요하다. 장기간 예후는 나쁘지 않으며 환자의 대부분은 통증성 측두하악관절증으로 넘어가지 않는다(de Leeuw et al. 1994). 문헌상 대부분의 정복성 관절원판 변위 환자는 치료가 필요하지 않지만 일부 환자들은 통증을 동반하면서 불편감을 호소한다. 이 환자들은 소리가 신경쓰이고 기능 시 걸리적거리는 느낌이 싫다고 표현한다. 임상가로서 우리는 해가 되는 것을 유발해서는 안 되며, 상황에 맞는 적절한 관리법을 제공해야 한다. 치과 치료 시 잠시 쉬는 시간을 주는 것이 필요하다. 편측성으로 물리는 고무 블록은 가급적 피해야 하고 강하게 끼워 넣어서는 안 된다. 통증은 염증과 관련이 있으며, 구강장치의 사용은 과도한 정형적 하중으로부터 보호해 줄 수 있다.

특정 환자군에서는 정복성에서 개구제한이 동반되는 비정복성으로 진행되는데, 이와 관련한 위험요인과 예측 가능성은 알려지지 않았다(Kalaykova et al. 2010). 다만 하악의 통증과 기능이상이 관절원판의 위치, 관절잡음, 관절내장증의 존재와 필수적으로 관련되지 않았다는 사실과(Schiffman et al. 1992), 관절내장증을 겪는 대부분의 환자들은 치료를 필요로 하지 않는다는 점은 기억해야 한다(Schiffman et al. 1990).

9.6.2.2. 개구제한을 동반하지 않는 비정복성 관절원판 변위 (Disc displacement without reduction and without limited opening)

이 진단명을 가지는 환자는 통증이나 기능이상이 나타나지 않는 한 크게 치료가 필요하지는 않다. 유병률은 보고되지 않았으나 통상 증상이나 징후가 없이 오랫동안 유지되었을 것으로 보인다. 통상적으로는 과거에 존재했던 관절잡음이 사라지면서, 부분적 혹은 전체적으로 뭔가 걸린 느낌이 드는 증상을 통해 진단된다. 운동 범위의 감소가 동반되며 문제가 생긴 측으로 편향이 발생한다.

9.6.2.3. 개구제한을 동반하는 비정복성 관절원판 변위 (Disc displacement without reduction and with limited opening)

'급성 폐구성 과두걸림'이라 불리는 비교적 최근에 정복성 원판변위에서 비정복성 원판변위로 넘어온 증례를 의미한다. 환자는 즉각적으로 관절원판을 정복시키는 시도가 필요하다(Camino et al. 2015). 만약 통증이 존재하면 이개측두신경을 마취시켜서 진행할 수 있다. 술자는 손가락을 보호한 상태에서 하악 구치부에 엄지손가락을 위치시키고 하방으로 압력을 가하면서 앞으로 재위치시키는 식으로 진행하며, 과두의 가동성 여부를 확인하면서 과두와 관절원판의 관계가 회복되었는지를 확인한다. 만약 수조작정복술이 실패하면 구강외과 의사에게 의뢰하여 부가적인 시술을 받아야 한다. 일단 환자의 운동 범위가 회복되면 자가조절, 구강장치, 물리치료 등을 통해 개구 범위와 기능을 유지하도록 한다. 이런 보존적 처치는 일반적으로 수술적 접근법 이전에 시도되어야 한다. 시간이 가면서 통증과 운동 범위가 점차 개선될 것이다(Schiffman et al. 2014).

9.6.3. 퇴행성 관절병 (Degenerative joint disease)

만성 퇴행성 관절병은 자기 한정성을 가지는 경우가 있어서, 기능이상과 관절잡음에 대한 거슬림만 없다면 통상적으로 치료가 필요하지 않을 수 있다(Schiffman et al. 1990). 만약 통증이 발생하면 소염제와 관절낭내 주사요법이 필요할 수 있다. 퇴행성 관절병의 경과에 따른 가장 주된 증상은 편평화, 새부리화, 하악과두의 길이 단축, 불규칙한 관절표면 등과 같은 과두의 형태적 변화이다(Helenius et al. 2006). 저작계에 대한 변화는 과두 길이 변화의 속도와 변형이 편측성인지 양측성인지의 여부에 따라 달라진다. 과두의 길이가 짧아지면 구치부에 가해지는 압력은 증가하게 된다. 만약 과두의 퇴행성 변화가 치아의 교모보다 더 빨리 진행되면 반대측에 개방교합이 발생하게 되며, 양측 과두에서 동시에 발생할 경우 전방부의 대칭적 개방교합이 발생하게 된다. 이런 교합의 변화는 환자의 발음과 저작기능에 영향을 미치게 된다. 관리로는 구강장치를 활용하여 편안함을 줄 수 있는 교합평면상의 치아 접촉을 유도하는 치료가 시행된다. 퇴행성 변화가 안정화되면 교정치료를 위해 의뢰하는 것을 고려해 볼 수 있다.

9.6.4. 전신성 관절염 (Systemic arthritides)

전신성 관절염은 관절의 활막과 연골세포와 관련된 근골격계뿐만 아니라 폐, 안구, 혈관, 심작, 신경, 피부 등 다양한 '관절 외 부위'를 침범하는 일련의 질병을 의미한다. 다양한 부위에서의 염증반응은 류마토이드 인자나 자가항체에 의한 일련성 염증성 과정에 기인한다(Scott et al. 2010). 결과적으로 조직의 심각한 손상을 야기하게 되며, 환자는 류마티스 내과의에게 의뢰되어야 한다. 류마티스 내과의의 주도로 약물치료를 시행하게 되며, 치과의사는 팀의 일원으로 측두하악관절의 기능이상과 발생 가능한 교합 변화를 관리하는 역할을 하게 된다.

9.7. 비특이적 측두하악관절 기능이상 환자에서의 수술적 처치 (Surgical intervention of the nonspecific TMJ dysfunction patient)

만약 확실한 병리학적 원인요소가 없고 보존적 치료에 실패하게 되면 초기 옵션으로 관절세정술을 시행할 수 있다(Alpasian et al. 2003). 관절세정술은 의식하 진정상태에서 측두하악관절 부위의 국소마취를 시행한 뒤, 18게이지 주사침을 이용해 세정액을 넣어주고 빼주게 된다(Chandrashekhar et al. 2015). 관절은 정맥주사용 링거나 식염수를 이용해 세정한다. 정역학적 압력과 '세정'을 통해 관절내 유착과 생화학적 통증유발인자를 관절강 내에서 제거하게 된다(Nitzan and Price 2001). 세정이 끝나면 관절강에는 히알루론산이나 코티코스테로이드를 채워준다. 히알루론산은 염증 조절과 관절 윤활 역할을 한다. 코티코스테로이드는 염증을 확실히 없애주기는 하지만 윤활작용은 할 수 없고, 또한 관절면의 침식과 같은 부작용을 동반할 수 있다(Lavelle et al. 2007).

관절강 내 적용이 가능한 또 다른 물질로는 혈소판-풍부 혈장을 들 수 있다. 적용 형태로는 관절강세정술 방식이 사용될 수도 있고 히알루론산을 동시에 활용할 수도 있다(Hegab et al. 2015; Cömert Kiliç et al. 2015). 이런 방식은 충분히 연구가 되지는 않았지만 정형외과적 영역에서 인기를 얻고 있다. 이론적으로 혈소판 유래 성장인자는 기능이상을 보이는 관절에 긍정적인 영향을 줄 수 있다(Kütük et al. 2014).

치료 옵션 계통도에서 다음에 위치하는 것은 관절내시경을 이용한 관절성형술이다(Indresano and Bradrick 1993). 내시경 관절성형술은 2개의 2mm 프로브를 관절내에 삽입하여 관절강 내의 세정작용을 더 촉진하는 것 외에는 관절세정술과 동일한 이득을 제공한다(Fridrich et al. 1996). 부가적으로 섬유성 유착, 디스크의 변형, 염증성 조직의 처치에 있어 직접 보고 치료할 수 있다는 장점이 있다(Sanders and Buoncristiani 1993). 측두하악관절 내시경 관절성형술은 분명 의원성 손상의 위험도가 높은 침습적 치료로서 기술적으로 어려운 시술이긴 하지만(Wilkes 1991), 급성 폐구성 과두걸림과 같은 관절병증 등의 많은 측두하악관절의 병적 증상이 이 치료법으로 잘 관리될 수도 있다(Murakami et al. 1996). 비록 관절경 수술이 측두하악관절의 수술적 치료를 위한 주된 수단이지만, NEJM에 보고된 한 논문에서 관절세정술과 관절성형술이 가지는 효과에 대해 대체적으로 의문이 든다고 하였다. 무릎관절의 퇴행성 골관절염의 치료를 다룬 이 유명한 연구에서는(Mosely et al. 2002) 환자를 총 3그룹으로 나누었다. 첫 번째 그룹은 통상적인 무릎 내시경술을 받았고, 두 번째 그룹은 관절세정술을 동반한 내시경술을 받았으며, 마지막 그룹은 절개만 가하고 다른 어떤 처치도 하지 않았다. 결과적으로 세 그룹 간에 치료효과에 있어 어떤 차이도 관찰되지 않았다. 즉, 관절세정술이나 관절내시경술을 받은 환자라 하더라도 대조군에 비해 반드시 보다 나은 치료 결과를 보여주지는 못했다는 것이다. 하지만 이 연구는 측두하악관절이 아닌 무릎관절에서 시행된 것이다. 이 논란이 되는 연구에 대해 그 타당성에 대한 의문을 제기하는 사람들이 있으나, 측두하악관절의 수술적 처치에 관해 무작위 연구가 부족하기 때문에 현재까지는 이런 수술적 처치를 쉽사리 옹호할 수 있는 과학적 근거가 부족한 것은 사실이다.

측두하악관절 수술의에게 권장되는 절차는 관절성형술과 관절대치술의 2가지뿐이라고 일컬어진다. 2가지 수술적 처치에 대해 실제적으로 어떤 합의도 이루어지진 않았지만, 개방성 관절성형술을 통해 Mitek 앵커를 이용한 원판 접힘이나 골막에 대한 관절원판의 접힘을 유도할 수 있다(Gocmen et al. 2013). 이 술식은 측두하악관절의 병리가 관절원판 변위에 기인한다는 개념에 기초한다. 다수의 연구에서 인구의 30~40% 가까이가 무증상의 관절원판 변위를 보인다고도 하였고, 어떤 연구에서는 수술 후 디스크가 제자리로 돌아갈 수 있었다는 것을 들어 수술의 당위성을 보고하기도 했다. 만약 완전 관절 교체술이 시행될 경우 자가지방 이식을 동반한 원판절제술을 고려할 수 있다. 원판절제술은 1900년대부터 시행되어 통증 완화와 기능개선에(Bowman 1947) 성공적인 결과를 보인 시술법이다(Tolvanen and Oikarinenvj 1988). 이 방법의 주요한 문제로는 관절잡음이 지속되고 교합의 문제가 영향을 받을 수 있다는 점이다(Silver 1984). 1970년대 외과 의사들은 관절원판이 제거된 후 아무런 대체재가 이식되지 않는다면, 이론적으로 교합의 변화가 동반되어 환자에게 교합문제를 야기할 수 있다는 것을 인지하였다. 1970년대 이후 관절원판의 대체재료를 찾기 위한 노력이 계속되었다. 어떤 재료가 더 좋은지에 대한 비교는 어렵지만, 동종이식편은 관절의 하중이 가해질 때 빈번하게 분해되어 버리는 단점을 보였다.

적절한 적응증에 대한 수술적 처치로서 수용할 만한 과학적 데이터에 의해 지지받는 것은 완전 관절 대체술이 유일하다. 측두하악관절과 관련되어 적절한 적응증에 있어 이 방법이 사용될 수 있다는 데이터는 지난 27년간 축적되어 왔다(Wolford et al. 2015). 모든 측두하악관절의 기능장애를 가진 환자가 완전 관절 보철물적 치료를 받아야 한다는 것은 아니며, 관련해서 논의가 필요한 지점이 많다. 통증의 감소에 있어 환자 수가 적다는 단점과 함께 일부는 조절되지 않은 통증을 가진 채 치료가 종료되기도 했다. 예를 들어, 측두하악관절의 기능이상을 보이는 환자에 있어 가장 좋은 예후를 보이는 증례는 류마티스성 관절장애로 진단되어 즉시 완전 관절 대체술을 받은 경우이다. 이런 환자의 경우 완전 관절 대체술 이전에 다양한 치료적 접근을 시행해 봤자 지속적인 만성 통증을 호소하게 된다. 이런 현상은 이론적으로 모든 수술적 처치는 해부학적으로 운동, 감각, 교감 및 부교감 신경이 존재하는 신경 및 임파관 부위에 미세 손상을 유발하게 됨으로써 발생한다. 수술 후 결과는 만족스럽지 못하게 되고 여러 가지 수술의 후유증으로 복잡한 통증증후군을 초래하게 된다. 따라서 통증과 기능이상의 완화를 위해서는 비수술적 치료를 초기치료로 고려하되, 가급적 적은 수의 시술을 통해 치료를 마무리하는 것을 목표로 해야 한다.

아마도 측두하악관절 기능이상 수술에 있어 가장 어려운 작업은 환자가 호소하는 통증이 기능이상과 관련되어 있는지, 통증이나 기능이상이 해부학적 비정상과 관련이 있는지를 확인하는 작업이다. 여기서 중요한 것은 통증 하나만 가지고 수술의 적응증이 되는 것은 아니라는 점과 관절잡음이나 관절원판 변위 단독으로도 역시 수술의 적응증이 되지 않는다는 점이다. 통증과 기능이상이 바로잡아야 할 해부학적 이상과 관련되는지가 수술의 적응증이 되는지를 결정하는 중요한 요소이다. 통증과 기능이상, 해부학적인 비정상이 확인된다면 비록 이전에 다수의 수술을 받았다고 하더라도 기능이상의 회복을 도모할 수 있다. 하지만 통증이 지속될 수도 있는데, 이는 대부분 과거 다수의 수술로 인한 강직을 보이는 환자에서 호발한다.

확실히 입을 적게 벌리거나 벌리지 않는 환자에게서 강직이 잘 나타난다. 만약 골성 또는 섬유성 강직으로 진단된 경우 수술만이 유일한 치료법이 될 수 있다. 강직을 해소하는 수술은 비정상적인 골의 과증식이 혈관과 신경 주변으로 나타나기 때문에 매우 어려운 측두하악장애 수술 중 하나이다. 강직이 해소된 뒤에는 맞춤형 완절 관절 대체재를 이용해 재건술을 시행해야 한다(Christensen 1963; Wolford et al. 2003; Mercuri et al. 2007). 다른 선택으로는 통상적 완전 관절 이식 또는 늑간연골 이식술 등이 있다. 통상 강직을 해소한 뒤 재건하는 방법에는 과두 주변에 환자의 지방조직 이식을 동반하게 된다. 재발성 강직이 발생하는 경우 골성 재성장을 억제하기 위해 저선량의 방사선을 해당 부위에 조사할 수 있다.

외상이나 류마티스질환으로 인해 측두하악관절의 변형이 일어나 발생된 통증이나 기능이상은 측두하악관절의 재건술이 필요하다. 외상의 경우 남아 있는 과두의 잔해는 제거하고, 손상된 관절원판은 수리를 하거나 제거해야 한다. 과두는 늑간골 이식을 하거나 완전 관절 대체술을 시행한다. 관절의 통증 또는 기능이상을 동반하는 일련의 질병 과정을 치료하기 위해서는 측두하악관절의 수술 외의 방법이 없다. 비록 수술 자체가 어렵기는 하지만 수술을 진행할지에 대한 결정은 상대적으로 간단하다.

측두하악관절 기능장애 환자의 다른 카테고리는 만성 탈구를 가진 환자들이다. 이들 중 일부 환자들은 하악의 탈구로 인해 입을 다물 수 없어서 여러 차례 응급실에 내원한 경험이 있다. 탈구의 원인요소로는 관절융기가 급한 경사를 이루고 있는 해부학적 특징이 지목된다. 관절경이나 개방성 융기절제술이 효과적인 수술치료가 될 수 있다. 이 시술은 수술적 처치로 인한 관절의 퇴행성 변화를 최소화하기 위해 일반적으로 관절낭의 외부에서 시행된다.

9.8. 요약

측두하악관절 치료의 성공적인 결과를 담보하는 데에 있어 많은 단면들이 존재한다. 이런 과정은 정확하고 완전한 진단으로부터 시작되며, 가능하다면 원인과 기대효과까지 결정이 되면 더욱 바람직하다. 수술적 처치가 전반적인 치료계획상에서 특정 시점에 반드시 고려될 필요가 있으므로, 수술에 능한 전문가가 전체 팀의 일원으로 참여해야만 한다. 또한 환자교육을 통해 환자가 가진 문제의 특성을 이해시키고, 현실적인 기대치에 따른 치료계획 수립을 논의해야 한다.

참고문헌

Abramowicz S, Dolwick MF, Lewis SB, Dolce C. Temporomandibular joint reconstruction after failed teflon–propast implant: case report and literature review. Int J Oral Maxillofac Surg. 2008;39(8):763-7.

Aggarwal VR, Tickle M, Javidi H, Peters S. Reviewing the evidence: can cognitive behavioral therapy improve the outcomes for patients with chronic orofacial pain? J Orofac Pain. 2010;24(2):163-71.

Aliko A, Ciancaglini A, Alushi A, Tafaj A, Ruci D. Temporomandibular joint involvement in rheumatoid arthritis, systemic lupus erythematosus and systemic sclerosis. Int J Oral Maxillofac Surg. 2011;40:704-9.

Alpasian C, Dolwick MF, Heft MW. Five–year retrospective evaluation of temporomandibular joint arthrocentesis. Int J Oral Maxillofac Surg. 2003;32:263-7.

Anderson JW, Nicolosi RJ, Borzelleca JF. Glucosamine effects in humans: a review of effects on glucose metabolism, side effects, safety consideratins and efficacy. Food Chem Toxicol. 2005;43:187-201.

Argoff CE. Recent developments in the treatment of osteoarthritis with NSAIDs. Curr Med Res Opin. 2011;27(7):1315-27.

Armijo-Olivo S, Pitance L, Singh V, Neto F, Thie N, Michelotti A. Effectiveness of manual therapy and therapeutic exercise for temporomandibular disorders: systematic review and meta-analysis. Phys Ther. 2016;96(1):9-25.

Bassani AS, Banov D. Evaluation of the percutaneous absorption of ketamine HCL, gabapentin, clonidine HCL, and baclofen, in compounded transdermal pain formulations, using the Franz finite dose model. Pain Med. 2016;17:230-8.

Beal BR, Wallace MS. An overview of pharmacologic Management of Chronic Pain. Med Clin North Am. 2016;100:65-79.

Bergi TI. Incidence of chronic neuropathic pain subsequent to surgical removal of impacted third molars. Acta Odontol. 2002;60(2):108-12.

Bjornland T, Larheim TA. Discectomy of the temporomandibular joint: three year follow-up as a predictor of the ten year outcome. J Oral Maxillofac Surg. 2003;61(1):55-60.

Bouloux GF. Temporomandibular joint pain and synovial fluid analysis: a review of the literature. J Oral Maxillofac Surg. 2009;67:2497-504.

Bouloux GF. Use of opioids in long-term management of temporomandibular joint dysfunction. J Oral Maxillofac Surg. 2011;69(7):1885-189.

Bowman K. Temporomandibular joint arthrosis and its treatment by extirpation of the disc. Acta Chir Scand. 1947;95(Suppl 1):18-156.

Bronstein S. Diagnostic and operative arthrography. Oral Maxillofac Surg Clin North Am. 1989;1:59-68.

Bush FM. Occlusal therapy in management of chronic orofacial pain. Anesth Prog. 1984;31(1):10-6.

Cai HX, Luo JM, Long X, Li XD, Cheng Y. Free-radical oxidation and superoxide dismutase activity in synovial fluid of patients with temporomandibular disorders. J Orofac Pain. 2006;20(1):53-8.

Camino R, Manzi RM, de Carvalho MF, Luz JG, Pimentel AC, Deboni MCZ. Manual reduction of articular disc after traumatic extraction of mandibular third molar a case report. Dental Press J Orthod. 2015;20(5):101-7.

Carrió F, Suchman AL, Epstein RM. The biopsychosocial model 25 years later: principles, practice, and scientific inquiry. Ann Fam Med. 2004;2(6):576-82.

Casares G, Thomas A, Carmona J, Acero J, Vila CV. Influence of oral stabilization appliances in intra-articular pressure of the temporomandibular joint. Cranio. 2014;32(3):219-23.

Chandrashekhar VK, Kenchappa U, Chinnannavar SN, Sing S. Arthrocentesis a minimally invasive method for TMJ disc disorders - a prospective study. J Clinic Diag Res 2015;9(10):zc59-62.

Chang SW, Chuang CY, Li JR, Lin CY, Chiu CT. Treatment effects of maxillary flat occlusal spints for painful clicking of the temporomandibular joint. Kaohsiung J Med Sci. 2010;26:299-307.

Chate RA, Falconer DT. Dental appliances with inadequate occlusal coverage: a case report. Br Dent J. 2011;210(3):109-10.

Christensen RW. The correction of mandibular ankylosis by arthroplasty and insertion of a cast vital lium glenoid fossa. Am J Orthrop. 1963;48:16-24.

Chu SC, Yang SF, Lue KH, Hsieh YS, Li TJ, KH L. Naproxen, meloxicam and methylprednisolone inhibit urokinase plasminogen activator and inhibitor and gelatinases expression during the early stage of osteoarthritis. Clin Chim Acta. 2008;387:90-6.

Chu LF, D'Arcy N, Brady C, et al. Analgesic tolerance without demonstrable opioid-induced hyperalgesia: a double-blinded, randomized, placebo-controlled trial of sustained-release morphine for treatment of chronic nonradicular low-back pain. Pain. 2012;153:1583-92.

Cömert Kiliç S, Güngörmüş M, Sümbüllü MA. Is arthrocentesis plus platelet-rich plasma superior to arthrocentesis alone in the treatment of temporomandibular joint osteoarthritis? A randomized clinical trial. J Oral Maxillofac Surg. 2015;73(8):1473-83.

Dahan H, Shir U, Nicolau B, Keith D, Allison P. Self-reported migraine and chronic fatiigue syndrome are more prevalent I people with myofascial vs nonmyofascial temporomandibular disorders. J Oral Facial Pain Headaches. 2016;30(1):7-13.

Dale R, Stacey B. Multimodal treatment of chronic pain. Med Clin North Am. 2016;100:55-64.

Dalla-Bona D, Shackleton T, Clark G, Ram S. Unilateral ear fullness and temporary hearing loss diagnosed and successfully managed as a temporomandibular disorder. J Am Dent Assoc. 2015;146(3):192-4.

De Freitas RF, Ferreira MA, Barbosa GA, Calderon PS. Counseling and self-management therapies for temporomandibular disorders: a systematic review. J Oral Rehab. 2013;40:864-74.

de Leeuw R, Boering G, Stegenga B, de Bont LG. Clinical signs of TMJ osteoarthrosis and internal derangement 30 years after nonsurgical treatment. J Orofac Pain. 1994;8(1):18-24.

de Leeuw R, Bertoli E, Schmidt JE, Carlson CR. Prevalence of post-traumatic stress disorder in orofacial pain patients. Oral Surg Oral Med Oral Pathol Oral Radical Endod. 2005;99(5):558-68.

Derry S, Conaghan P, Da Silva JAP, Wiffen PJ, Moore RA. Topical NSAIDS for chronic musculoskeletal pain in adults (review). Cochrane Database Syst Rev. 2016;4:1-113.

De Sotillo RD, Velly AM, Hadley M, Fricton JR. Evidence of oxidative stress in temporomandibular disorders. J Oral Rehabil. 2011;38(10):722-8.

Dimitroulis G. The role of surgery in the management of disorders of the temporomandibular joint: a critical review of the literature. Part 1. Int J Oral Maxillofac Surg. 2005;34(2):107-13.

Dolwick MF, Nitzan DW. The role of disc-repositioning surgery for internal derangements of the temporomandibular joint. Oral Maxillofacial Surg Clin North Am. 1994;6:271-5.

Dolwick MF. Intra-articular disc displacement part I: it's questionable role in temporomandibular joint pathology. J Oral Maxillofac Surg. 1995;53:1069-72.

Ebrahim S, Montoya L, Busse JW, Carrasco-Labra A, Guyatt GH. The effectiveness of splint therapy in patients with temporomandibular disorders: a systematic review and meta-analysis. J Am Dent Assoc. 2012;143(8):847-57.

Eriksson L, Westesson PL. Long-term evaluation of meniscectomy of the temporomandibular joint. J Oral Maxillofac Surg. 1985;43(4):263-9.

Eriksson L, Westesson PL. Discectomy as an effective treatment for painful temporomandibular joint internal derangement: a five year clinical and radiographic follow-up. J Oral Maxillofac Surg. 2001;59(7):750-8.

Feinerman DM, Piecuch JF. Long-term retrospective analysis of twenty-three proplast-teflon temporomandibular joint interpositional implants. Int J Oral Maxillofac Surg. 1993;22(1):11-6.

Fisher RS, Sachdeo RC, Pellock J, Penovich PE, Magnus L, Bernstein P. Rapid initiation of gabapentin. A randomized controlled trial. Neurology. 2001;56:743-8.

Forssell H, Kalso E, Koskela P, Vehmanen R, Puukka P, Alanen P. Occlusal treatments in temporomandibular disorders: a qualitative systematic review of randomized controlled trials. Pain. 1999;83(3):549-60.

Fridrich KL, Wise JM, Zeitler DL. Prospective comparison of arthroscopy and arthocentesis for temporomandibular joint disorders. J Oral Maxillofac Surg. 1996;54:816-20.

Fricton J. Current evidence providing clarity in Management of Temporomandibular Disorders: summary of a systematic review of randomized clinical trials for intro-oral appliances and occlusal therapies. J Evid Base Dent Pract. 2006;6:48-52.

Gallelli L, Galasso O, Falcone D, et al. The effects of non-steroidal anti-inflammatory drugs on clinical outcomes, synovial fluid cytokine concentration and signal transduction pathways in knee osteoarthritis. A randomized open label trial. Osteoarthr Cartil. 2013;21:1400-8.

Gawlak D, Manka-Malara K, Kaminski T, Luniewska M, Mierzwinska-Nastalska E. Comparative evaluation of custom and standard boil and bite (selfadapted) mouthguards and their effect on the functioning of the oral cavity. Dent Traumatol. 2016;32(5):416-20.

Giordano N, Fioravanti A, Papakostas P, Montella A, Giorgi G, Nuti R. The efficacy and tolerability of glucosamine sulfate in the treatment of knee-osteoarthritis: a randomized double-blind placebo-controlled trial. Curr Ther Res. 2009;70(3):185-96.

Gocmen G, Varol A, Karatas B, Basa S. Evaluation of temporomandibular joint disc-repositioning surgery with Mitek mini-anchors. Natl J Maxillofac Surg. 2013;4(2):188-92.

Hall HD, Indresano AT, Kirk WS, et al. Prospective multicenter comparison of 4 temporomandibular joint operations. J Oral Maxillofac Surg. 2005;63(8):1174-9.

Haketa T, Kino K, Sugisaki M, Takaoka M, Ohata T. Randomized clinical trial of treatment for TMJ disc displacement. J Dent Res. 2010;89(11):1259-63.

Haribabu PK, Eliav E, Heir GM. Topical medications for the effective management of neuropathic orofacial pain. J Am Dent Assoc. 2013;144(6):612-4.

Hegab AF, Ali HE, Elmasry M, Khallaf MG. Platelet-rich plasma injection as an effective treatment for temporomandibular joint osteoarthritis. J Oral Maxillofac Surg. 2015;73(9):1706-13.

Helenius ML, Hallikainen D, Helenius I, et al. Clinical and radiographic findings of the temporomandibular joint in patients with various rheumatic diseases. A case control study. Oral Surg Oral Med Oral Pathol Oral Radical. 2005;99:455-63.

Helenius ML, Tervahatiala P, Helenius I, Al-Sukhn J et al. (2006) Clinical, radiographic and MRI findings of the temporomandibular joint in patients with different rheumatic diseases. Int J Oral Maxillofac Surg 35(1):983-989.

Hendersen SE, Tudares MA, Gold MS, Almarza AJ. Temporomandibular joint fibrocartilage degeneration from unilateral dental splints. Arch Oral Biol. 2015;60(1):1-11.

Holmlund A, Lund B, Weiner CK. Discectomy without replacement for the treatment of painful reciprocal clicking or catching and chronic closed lock of the temporomandibular joint: a clinical follow-up audit. Br J Oral Maxillofac Surg. 2013;51(8):E211-4.

Huddleston Slater JJ, Vos LM, Story LP, Stegenga B. Randomized trial of the effectiveness of dexamethasone in TMJ arthrocentesis. J Dent Res. 2012; 91(2):173-8.

Indresano AT, Bradrick J. Arthroscopic laser procedures. In: Clark G, Sanders B, Bertolami C, editors. Advances in diagnostic and surgical arthroscopy of the temporomandibular joint. Philadelphia: WB Saunders; 1993. p. 129-37.

Jose VM, Bhonasali A, Hota D, Pandhi P. Randomized double-blind study comparing efficacy and safety of lamotrigine and amitriptyline in painful diabetic neuropathy. Diabet Med. 2007;24(4):377-83.

Kalaykova S, Lobbezoo F, Naeije M. Two-year natural course of anterior disc displacement with reduction. J Orofac Pain. 2010;24(4):373-8.

Kaneyama K, Segami N, Yoshimura H, Honjo M, Demura N. Increased levels of soluble cytokine receptors in the synovial fluid of temporomandibular joint disorders in relation to joint effusion on magnetic resonance images. J Oral Maxillofac Surg. 2010;68:1088-93.

Kaplan PA, HK T, Williams SM, Lydiatt DD. The normal temporomandibular joint: MR and arthrographic correlation. Radiology. 1987;165(1):177-8.

Kaye AM, Kaye AD, Lofton EC. Basic Concepts in opioid prescribing and current concepts of opioid-mediated effects on driving. Ochsner J. 2013;13:525-32.

Kirchheimer S, Sainuddin S, Bojanic S, Saeed NR. Simultaneous custom-made replacement of the temporomandibular joint and cranioplasty. Brit. J Oral Maxillofac Surg. 2013;51:e70-1.

Kopp S. Short term evaluation of counseling and occlusal adjustment in patients with mandibular dysfunction involving the temporomandibular joint. J Oral Rehabil. 1979;6(2):101-9. Koutris M, Visscher CM, Lobbezoo F, Naeije M. Comorbidity negatively influences the outcomes of diagnostic tests for musculoskeletal pain in the orofacial region. Pain. 2013;154(6):927-32.

Kraus SL. Temporomandibular disorders, head and orofacial pain: cervical spine considerations. Dent Clin North Am. 2007;51:161-93.

Kraus SL. Characteristics of 511 patients with temporomandibular disorders referred for physical therapy. Oral Surg Oral Med Oral Pathol Oral Radical. 2014;118(4):432-9.

Kurita K, Bronstein SL, Westesson PL, et al. Arthroscopic diagnosis or perforation and adhesions of the temporomandibular joint: correlation with post mortem morphology. Oral Surg Oral Med Oral Pathol. 1989;68(2):130-4.

Kütük N, Baş B, Soylu E, Gönen ZB, Yilmaz C, Balcioğlu E, Özdamar S, Alkan A. Effect of platelet-rich plasma on fibrocartilage, cartilage, and bone repair in temporomandibular joint. J Oral Maxillofac Surg. 2014;72(2):277-84.

Lapicque F, Vergne P, Jouzeau JY, et al. Articular diffusion of meloxicam after a single oral dose: relationship to cyclo-oxygenase inhibition in synovial cells. Clin Pharmacokinet. 2000;39(5):369-82.

Larheim TA, Westesson PL, Sano T. Temporomandibular joint disc displacement: comparison in asymptomatic volunteers and patients. Radiology. 2001;218:428-32.

Lavelle W, Lavell ED, Lavelle L. Intra-articular injections. Med Clin North Am. 2007;91(2):241-50.

Lin YC, Hsu ML, Yang JS, Liang TH, Chou SL, Lin HY. Temporomandibular joint disorders in patients with rheumatoid arthritis. J Chin Med Assoc. 2007;70(12):527-34.

Litt MD, Porto FB. Determinants of pain treatment response and non-response: identification of TMD patient subgroups. J Pain. 2013;14(11):1-16.

Magnusson T, Adielis AM, Nilsson HL, Helkimo M. Treatment effect on signs and symptoms of temporomandibular disorders - comparison between stabilization splint and a new type of splint (NTI). A pilot study. Swed Dent J. 2004;28(1):11-20.

Manfredini D, Favero L, Gregorini G, Cocilovo F, Guardanardini L. Natural course of temporomandibular disorders with low pain-related impairment: a 2-to-3

year follow-up study. J Oral Rehab. 2013;40:436-42. Martins WR, Blasczyk JC, Furlan de Oliveira MA, et al. Efficacy of musculoskeletal manual approach in the treatment of temporomandibular joint disorder: a systematic review with meta-analysis. Man Ther. 2016;21:10-7.

Masclee GM, Balkhoff VE, Coloma PM, et al. Risk of upper gastrointestinal bleeding from different drug combinations.

Gastroenterology. 2014;147(4):784-92.

Mejersjo C, Wenneberg B. Diclofenac sodium and occlusal splint therapy in TMJ osteoarthritis: a randomized controlled trial. J Oral Rehab. 2008;35:729-38.

Mercuri LG, Edibam NR, Giobbie-Hurder A. Fourteen-year follow-up of a patient-fitted Total temporomandibular joint reconstruction system. Am Assoc Oral Maxillofac Surg. 2007;65(6):1140-8.

Minakuchi H, Kuboki T, Matsuka Y, Maikawa K, Yatani H, Yamashita A. Randomized controlled evaluation of non-surgical treatments for temporomandibular joint anterior disc displacement without reduction. J Dent Res. 2001;80(3):924-8.

Mosely JB, O'Malley K, Petersen NJ, et al. (2002) A controlled trial of arthroscopic surgery for osteoarthritis of the knee. N Engl J Med 347(2):81-88.

Motghare V, Kumar J, Kamate S, Kushwaha S, Anand R, Gupta N, Gupta B, Singh I. Association between harmful oral habits and sign and symptoms of temporomandibular joint disorders among adolescents. J Clin Diagn Res. 2015;9(8):ZC45-8.

Murakami KL, Iizluka T, Matsuki M, et al. Diagnostic arthroscopy of the TMJ: differential diagnoses in patients with limited jaw opening. Cranio. 1986;4(2):117-26.

Murakami K, Segami N. Intra-articular adhesions of the temporomandibular joint: arthroscopic views and clinical perspectives. In: Clark G, Sanders B, Bertolami C, editors. Advances in diagnostic and surgical arthroscopy of the temporomandibular joint. Philadelphia: WB Saunders; 1993. p. 15-21.

Murakami K, Moriya Y, Goto K, Segami N. Four-year follow-up study of temporomandibular joint arthroscopic surgery for advanced stage internal derangements. J Oral Maxillofac Surg. 1996;54(3):285-90.

Niemela K, Korpela M, Raustia A, Ylostalo P, Sipila K. Efficacy of stabilization splint treatment on temporomandibular disorders. J Oral Rehab. 2012;39:799-804.

Nitzan DW. Intraarticular pressure in the functioning human temporomandibular joint and it's alteration by uniform elevation of the occlusal plane. J Oral Maxillofac Surg. 1994;52(7):671-9.

Nitzan DW, Price A. The use of arthrocentesis for treatment of osteoarthritic temporomandibular joints. J Oral Maxillofac Surg. 2001;59:1154-9.

Pavelka K. A comparison of the therapeutic efficacy of diclofenac in osteoarthritis: a systemic review of randomized controlled trials. Curr Med Res Opin. 2012;28(1):163-78.

Plaza-Villegas F, Heir G, Markham, et al. (2012) Topical pregabilin and diclofenac for treatment of neuropathic pain in rats. Oral Surg Oral Med Oral Pathol Oral Radical 114(4):449-456.

Plesh O, Curtis D, Levine J, McCall WD. Amitriptyline treatment of chronic pain in patients with temporomandibular disorders. J Oral Rehab. 2000;27:834-41.

Reginster JY, Deroisy R, Rovati LC, et al. Long-term effects of glucosamine sulphate on osteoarthritis progression: a randomized, placebo-controlled clinical trial. Lancet. 2001;357:251-6.

Reiter S, Emodi-Perlman A, Goldsmith C, Friedman-Rubin P, Winocur E. Comorbidity between depression and anxiety in patients with temporomandibular disorders according to the research diagnostic criteria for temporomandibular disorders. J Oral Facial Pain Headache. 2015;29(2):135-43.

Ryan DE. Alloplastic implants in the temporomandibular joint. Oral Maxillofac Surg Clin North Am. 1989;1:427-41.

Sanders B, Buoncristiani R. A 5-year experience with arthroscopic lysis and lavage for treatment of painful temporomandibular joint hypomobility. In: Clark G, Sanders B, Bertolami C, editors. Advances in diagnostic and surgical arthroscopy of the temporomandibular joint. Philadelphia: WB Saunders; 1993. p. 31-24.

Sault JD, Emerson Kavhchak AJ, Tow N, Courtney CA. Regional effects of orthopedic manual physical therapy in the successful management of chronic jaw pain. Cranio. 2016;34(4):124-32.

Schiffman EL, Fricton JR, Haley DP, Shapiro BL. The prevalence and treatment needs of subjects with temporomandibular disorders. J Am Dent Assoc. 1990;120(3):295-303.

Schiffman EL, Anderson GC, Fricton JR, Lindgren BR. The relationship between level of mandibular pain and dysfunction and stage of temporomandibular joint internal derangement. J Dent Res. 1992;19(3):1812-5.

Schiffman E, Ohrbach R, Truelove E, et al. Diagnostic criteria for temporomandibular disorders (DC/TMD) for clinical and research applications: recommendations of the international RDC/TMD consortium network and orofacial pain special interest group. J Oral Facial Pain Headache. 2014;28(1):6-27.

Schmitter M, Zahran M, Phu Duc JM, Henschel V, Rammelsburg P. Conservative therapy in patients with anterior disc displacement without reduction using 2 common splints: a randomized clinical trial. J Oral Maxillofac Surg. 2005;63:1295-303.

Scott DL, Wolfe F, Huizinga TWJ. Rheumatoid arthritis. Lancet. 2010;376:1094-108.

Sekiya I, Morito T, Hara K, et al. Ketoprofen absorption by muscle and tendon after topical or oral administration in patients undergoing anterior cruciated ligament reconstruction. AAPS Pharm Sci Tech. 2010;11(1):154-8.

Senve M, Mir CF, Morton S, Thie NM. Topical nonsteriodal anti-inflamatory drugs for treatment of temporomandibular joint degenerative pain: a systematic review. J Orofac Pain. 2012;26(1):26-32.

Silver CM. Long-term results of meniscectomy of the temporomandibular joint. Cranio. 1984;3(1):46-57.

Sindelar BJ, Alonzo TA. The effects of intraoral splints on the masticatory system of pigs. J Oral Rehabil. 2003;30(8):823-31.

Stapelmann H, Turp J. The NTI-ss device for the therapy of bruxism, temporomandibular disorders, and headache - where do we stand? A qualitative systematic review of the literature. BMC Oral Health. 2008;8(22):1-23.

Stoustrup P, Kristensen KD, Verna C, Kuseler A, Pedersen TK, Herlin T. Intra-articular steroid injection for temporomandibular joint arthritis in juvenile idiopathic arthritis: a systematic review on efficacy and safety. Semin Arthritis Rheum. 2013;43:63-70.

Swift JQ, Roszkowski MT. The use of opioid drugs in Management of Chronic Orofacial Pain. J Oral Maxillofac Surg. 1998;56:1081-5.

Ta LE, Dionne RA. Treatment of painful temporomandibular joints with cyclooxygenase-2 inhibitor: a randomized placebo controlled comparison of celecoxib to naproxen. Pain. 2004;111:13-21.

Tabrizi R, Karagah T, Arabion H, Soleimanpour MR, Soleimanpour M. Outcomes of arthrocentesis for the treatment of internal derangement pain: with or without corticosteroids? J Craniofac Surg. 2014;25(6):571-5.

Tolvanen M, Oikarinenvj WJ. A 30 year follow-up study of temporo-mandibular joint menisectomies: a report on five patients. Br J Oral Maxillofac. 1988;26(4):311-6.

Tomaz-Morales JF, Lucena LB, Mota IA, Pereira AK, Lucena BT, Castro RD, Alves GA. Temporomandibular disorder is more prevalent among patients with primary headaches in a tertiary outpatient clinic. Arg Neuropsiquiatr. 2015;73(11):913-7.

Truelove E, Huggins KH, Manci L, Dworkin SF. The efficacy of traditional, low-cost and nonsplint therapies for temporomandibular disorder. J Am Dent Assoc. 2006;137(8):1099-107.

Tsukiyama Y, Kazuyoshi B, Clark GT. An evidenced-base assessment of occlusal adjustment as a treatment for temporomandibular disorders. J Prostho Dent. 2001;86(1):10-6.

Tuchman M, Barrett JA, Donevan S, Hedberg TG, Taylor CP. Central sensitization and Cavα 2δ ligands in chronic pain syndromes: pathologic processes and pharmacologic effect. J Pain. 2010;11(12):1241-9.

Tuncer AB, Ergun N, Tuncer AH, Karahan S. Effectiveness of manual therapy and home physical therapy in patients with temporomandibular disorders: a randomized controlled trial. J Bodywork Move. 2013;17:302-8.

Turner JA, Dworkin SF, Manci L, Huggins KH, Truelove EL. The roles of beliefs, catastrophizing, and coping in the functioning of patients with temporomandibular disorders. Pain. 2001;92:41-51.

Velly AM, Look JO, Carlson C, et al. The effect of catastrophizing and depression on chronic pain - a prospective cohort study of temporomandibular muscle and joint pain disorders. Pain. 2011;152:2377-83.

Wassell RW, Verhees L, Lawrence K, Davies S, Lobbezzoo F. Over-the-counter (OTC) bruxism splints available on the internet. Br Dent J. 2014;216(11):1-10.

Wilkes CH. Surgical treatment of internal derangement of the temporomandibular joint. A long term study. Arch Otolaryngol Head Neck Surg. 1991;117(1):64-72.

Wolford LM, Pitta MC, Reiche-Fischel O, Franco PF. TMJ Concepts/techmedica custom-made TMJ total joint prosthesis: 5 year follow-up study. Int J Oral Maxillofac Surg. 2003;32(3):268-74.

Wolford LM, Mercuri LG, Schneiderman ED, Movahed R, Allen W. Twenty-year follow-up study on a patient-fitted temporomandibular joint prosthesis: the techmedica/TMJ Concepts device. J Oral Maxillofac Surg. 2015;73(5):952-60.

Yang S, Eaton CB, McAlindon TE, Lapane KL. Effects of glucosamine and chondroitin on treating knee osteoarthritis: an analysis with marginal structural models. Arthritis Rheumatol. 2015;67(3):714-23.

Yi P, Pryzbylkowski P. Opioid induced hyperalgesia. Pain Med. 2015;16:S32-6.

Yoshida H, Sakata T, Hayashi T, Shirao K, Oshiro N, Morita S. Evaluation of mandibular condylar movement exercise for patients with internal derangement of the temporomandibular joint on initial presentation. Br J Oral Maxillofac Surg. 2010;49:310-3.

Zeidler H, Kaltwasser JP, Leanard JP, Kohlmann T, Sigmund R, Degner F, Hettich M. Prescription and tolerability of meloxicam in day to day practice postmarketing observational cohort study of 13,307 patient in Germany. J Clin Rheumat. 2002;8(6):305-15.

제 10 장

측두하악장애에서의 심리사회적 고려

(Psychosocial Considerations in TMD)

Emily J. Bartley, John E. Schmidt Jr, Charles R. Carlson and Roger B. Fillingim

초록

측두하악장애는 일련의 복합적인 통증 상태를 일컫는 말로, 병인과 지속성은 심리적 요인을 포함한 다양한 영향에 의해 좌우된다. 이 장에서는 측두하악장애에 대한 심리적 기여의 중요성을 다룬다. 측두하악장애 환자에서 심리적 증상의 증가가 관찰될 뿐만 아니라 병전(premorbid)의 심리적 기능이 향후 측두하악장애 발병을 예측한다는 증거를 검토한다. 또한 측두하악장애 증상과 치료 반응에 영향을 미칠 수 있는 정신과적 진단에 대해서도 논의한다. 마지막으로 측두하악장애에 대한 심리적 개입의 성격과 효과를 검토하고 이러한 결과의 해석에 영향을 미치는 문제를 살펴본다.

10.1. 서론 (Introduction)

측두하악장애는 구강안면통증과 저작기능의 변화를 특징으로 하는 일련의 복잡한 통증 상태를 나타낸다. 다른 만성 통증 상태와 마찬가지로 측두하악장애가 정신적 스트레스, 정서적 고통의 증가, 행동 변화 및 부적응적 통증 대처를 포함하는 다양한 심리사회적 요인과 관련되어 있음을 제시하는 많은 자료가 있다(Fillingim et al. 2011c; Suvinen et al. 2005). 만성 통증의 부정적인 심리적 결과에 대해서는 오래전부터 인식하고 있었지만, 발병 전의

E.J. Bartley, PhD • R.B. Fillingim, PhD (✉)
College of Dentistry and Pain Research & Intervention Center of Excellence, University of Florida, Gainesville, FL, USA
e-mail: ebartley@dental.ufl.edu; rfilling@ufl.edu

J.E. Schmidt Jr, PhD
Department of Psychology, Naval Post-Graduate Dental School,
Navy Medicine Professional Development Center,
Walter Reed National Military Medical Center, Bethesda, MD, USA
e-mail: john.e.schmidt.civ@mail.mil

C.R. Carlson, PhD
Department of Psychology, University of Kentucky, Lexington, KY, USA
e-mail: ccarl@email.uky.edu

H.A. Gremillion, G.D. Klasser (eds.), *Temporomandibular Disorders*, https://doi.org/10.1007/978-3-319-57247-5_10

심리사회적 요인이 측두하악장애 발병과 지속을 예측함을 알 수 있는 증거가 증가하고 있으며, 측두하악장애와 심리사회적 기능 간의 연관성은 양방향적인 것으로 생각된다(Aggarwal et al. 2010a; Fillingim et al. 2013; Garofalo et al. 1998). 측두하악장애 발병과 발현에 있어 심리사회적 요인의 중요성을 감안하면 이는 잠재적으로 중요한 치료 목표이다.

이번 장에서는 측두하악장애의 심리사회적 고려사항에 대해 다룬다. 측두하악장애에서 심리사회적 과정의 영향과 관련된 몇 가지 중요한 개념적 문제를 살펴본 후, 측두하악장애와 관련된 심리사회적 요인의 연구결과에 대해 논의한다. 연구결과는 사례-대조 연구뿐만 아니라 측두하악장애의 발병 및 지속의 예측 인자로서 심리사회적 요인을 평가한 전향적 연구 데이터도 포함한다. 다음으로 측두하악장애와 심리적 개입에 관한 연구결과를 요약하고 이 문헌의 해석에 영향을 미치는 몇 가지 방법론적, 개념적 문제에 대해 논의한다. 마지막으로 간략한 요약과 앞으로의 연구를 위한 몇 가지 권고사항으로 이번 장을 마친다.

개념적 문제(conceptual issues). 광범위한 생물심리사회(biopsychosocial) 모델의 맥락에서 심리사회적 요인과 측두하악장애의 연관성을 고려하는 것이 중요하다(그림 10-1). 생물심리사회 모델(뒤에서 더 자세히 설명)은 통증 경험과 시간에 따른 그 증상이 생물학적, 심리적, 사회적 요소 간의 복잡하고 동적인 상호작용에 의해 형성된다고 가정한다. 측두하악장애를 포함한 만성 통증에 영향을 미치는 요인이 순수하게 '생물학적'이거나 '심리사회적'인 경우는 거의 없다는 것이 이 모델의 결과이다. 오히려 생물학적 과정(예: 대뇌 활성화, 염증)은 심리적 기능(예: 기분 및 정서, 통증 대처)에 직접적인 영향을 미치고, 그 반대의 경우도 역시 마찬가지이다. 생물학적 변수와 심리적 변수로 분류하는 것은 편의상 차이를 두는 것이며, 일반적으로는 실제 메커니즘 자체보다 이러한 과정을 평가하는 데 사용되는 방법이 더 관련이 있다. 치료 관점에서도 통증에 기여하는 생물학적 메커니즘에 심리적 개입이

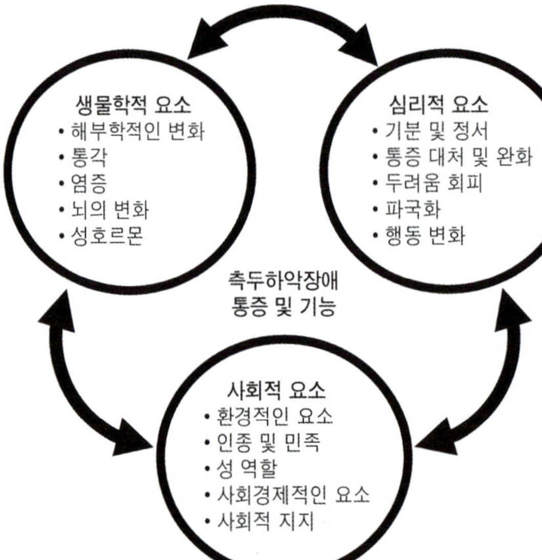

그림 10-1. 측두하악장애의 통증에 적용된 생물심리사회 모델. 이 모델은 측두하악장애와 연관된 통증과 기능은 생물학적, 심리적, 사회적인 요소들의 복잡하고 동적인 상호작용에 의해 형성됨을 지적한다.

직접적인 영향을 줄 수 있음을 인식하는 것이 중요하므로 변수를 분류하는 것은 중요한 의미를 갖는다. 이런 점을 환자에게 설명하여 심리적 개입에 참여하려는 동기를 높이면 순응도와 긍정적인 결과에 대한 기대감을 높일 수 있다. 이 문제에 대해서는 다음 항에서 구체적인 예시와 함께 다시 한번 검토한다.

생물심리사회 모델에서는 생물학적, 심리적, 사회적 요인의 모자이크가 통증에 기여한다고 하지만 각 요인의 상대적 중요성과 이들의 상호작용은 환자마다, 시간 경과에 따라 크게 달라진다. 환자의 통증의 본질이 '생물학적'인지 '심리적'인지를 판단하려고 했던 과거의 관습은 무위로 돌아갔으며, 두 가지 모두 통증의 본질이다. 따라서 임상가의 역할은 환자의 증상에 기여하는 다양한 생물심리사회적 요인을 이해하고 이러한 요인에 적절히 대응할 수 있는 치료계획을 세우는 것이다.

측두하악장애에 대한 심리사회적 기여를 평가했던 대부분의 이전 연구는 심리사회적 위험요인이나 측두하악장애의 부정적인 심리적 결과에 초점을 맞추었다. 그러나 방어적인 심리적 과정과 회복력이 만성 통증의 악영향으로부터 완충 역할을 할 수 있다는 인식이 증가하고 있으며, 최근에는 통증에 대한 회복력을 키우는 것에 심리적 개입의 초점을 맞추고 있다. 따라서 긍정심리학을 강조하는 것은 중요한 개념적 및 기계론적 의미가 있으며, 측두하악장애에 대한 심리적 개입의 개발에도 큰 영향을 미칠 수 있다.

10.2. 측두하악장애와 관련된 심리사회적 요인 (Psychosocial factors related to TMD)

40년 넘게 측두하악장애와 심리적 요인의 관련성에 대한 조사가 이루어졌다(Molin et al. 1973). 측두하악장애 환자를 대상으로 한 초기 연구에서는 측두하악장애와 우울, 불안, 인지된 스트레스와 같은 심리적 요인 사이의 강한 연관성을 발견했다(Keefe and Dolan 1986; Carlson et al. 1993; Vassend et al. 1995; Beaton et al. 1991; Rudy et al. 1995). 이런 연구는 통상적으로 후향적 연구였지만 통증이 없는 건강한 대조군을 비교한 연구도 일부 있었다. 심리적 요인과 측두하악장애 상태의 관계는 소규모 및 대규모 표본을 사용한 많은 후속 연구에서 조사되었다(Mckinney et al. 1990; Carlson et al. 1998; Fillingim et al. 1996; Schmidt and Carlson 2009; Manfredini et al. 2010; Pankhurst 1997). 이러한 초기 연구에서 측두하악장애 환자의 여러 기능장애 영역을 확인할 수 있었다. 심리적 영역에서 가장 빈번한 문제는 높은 수준의 불안과 우울이었다. 또한 지속적으로 수면장애 및 피로를 보고하는 환자의 측두하악장애 상태는 신체 기능의 어려움과 연관성이 있었다(Carlson et al. 1998; Yatani et al. 2002). 측두하악장애 환자는 대조군에 비해 더 높은 자율신경 반응성과 각성도를 보였으며(Schmidt and Carlson 2009; Eisenlohr-Moul et al. 2015; Chen et al. 2013), 측두하악장애의 존재는 사회적 지원의 감소와 관련이 있었다(Schmidt and Carlson 2009). 이러한 모든 요인은 만성적인 측두하악장애 상태가 일상 기능과 삶의 질에 미치는 복잡성과 광범위한 영향력을 나타낸다. 측두하악장애 상태를 관리하는 것은 대체로 복잡한 문제이며 단순한 치과 치료 문제가 아니다. 따라서 생물심리사회 모델을 임상적으로 적용하여 이러한 상태를 치료하는 것이 가장 효과적인 방법이라는 것이 입증되었다.

Engel(1977)이 생물심리사회 모델을 제안하면서 질병 관리에 대한 생의학적 모델의 재평가가 이루어졌다

(Engel 1977). Engel 이전의 의료 제공자는 대부분 생물학적 손상이나 부상을 치료하고 신체적 증상을 관리하는 데 중점을 두었다. Engel은 임상가와 과학자로 하여금 환자 생활의 전반을 고려하여 보다 넓게 생각하도록 권유했다. Engel의 견해는 질병에 대한 개인의 심리적 및 사회적 특성의 중요성과 영향력을 무시한 채로는 적절하고 효과적인 치료가 불가하다는 것이었다. 구강안면통증의 연구와 치료에는 Okeson(2014)이 제시한 바와 같이 생물심리사회 모델이 진단과 치료계획을 개선하는 데 사용되고 있다. Okeson의 관점에서는 체성감각적 및 심리사회적 영역을 고려함으로써 측두하악장애 교육과 관리가 이루어질 수 있다. Dworkin과 LeResche(Dworkin and Leresche 1992)가 개발하고 Okeson(2014)이 진행해서 측두하악장애 진단기준(DC/TMD)(Schiffman et al. 2014)으로 더욱 개선된 통증 분류는 신체 상태에 관한 Axis Ⅰ(예: 근골격계 통증, 신경병성 통증)과 심리사회적 상태에 관한 Axis Ⅱ(예: 기분 증상, 신체 증상)로 나뉜다. 이 분류법을 증상 관리와 치료에 사용한다는 점은 효과적인 치료계획 수립에 심리사회적 요인을 평가하고 이해하는 것의 중요성을 강조한다.

후향적 연구와 횡단 연구를 통해 심리적 요인이 측두하악장애의 임상증상, 특히 통증과 장애, 증상의 만성화와 관련되어 있음이 일관되게 나타났다. 다만 최근까지도 대규모 인구기반의 잘 통제된 종단 연구를 시행하기 전에는 이러한 연관성의 시간 관계를 밝혀내기가 어려웠다. 이 연구의 주요 목적은 특정 심리적 고통의 존재가 측두하악장애 발병과 만성화를 예측할 수 있는지를 판단하는 것이었다. 171명의 건강한 여성을 대상으로 한 3년간의 전향적 코호트 연구(Slade et al. 2007)에서는 참가자의 8.8%에서 통증을 동반한 측두하악장애가 새롭게 발생했음이 확인되었다. 기준점 평가 항목 중 측두하악장애 발병의 예측 인자로는 우울, 스트레스 자각 및 기분 상태가 포함되었다. Pomerania의 인구기반 건강조사데이터에 기초한 대규모 연구에서는 3,000명 이상의 참가자 샘플을 약 9년간 추적했다(Kindler et al. 2012). 참가자의 4.1%에서 측두하악장애가 새롭게 발생했으며, 기준점의 우울과 불안은 측두하악장애의 발병을 예측했다. 이들과 기타 연구(Leresche 1997; Aggarwal et al. 2010b)에서는 문제가 만성화되고 현저히 악화되어 치료가 어려워지기 전에 잠재적인 측두하악장애를 조기에 식별할 수 있는 예측 인자를 주의 깊게 조사했다.

최근 OPPERA(Orofacial Pain: Prospective Evaluation and Risk Assessment) 연구가 시작되면서 측두하악장애 상태에 대한 지식이 증가했다. OPPERA 연구의 주요 목적은 측두하악장애의 발병에 영향을 미치는 심리적 및 생리적 위험요인과 임상적 특징 및 관련 유전적 메커니즘을 파악하는 것이었다(Dworkin 2011). "The Journal of Pain"의 두 개 호(2011년 12권 11호, 보충 3; 2013년 14권 12호, 보충 2)에서는 OPPERA 연구결과 발표에 집중했다.

OPPERA 연구(Fillingim et al. 2011a) 기준점의 심리사회적 데이터에 대한 초기 분석에는 측두하악장애 환자와 측두하악장애가 없는 대조군이 포함되어 있다. 기준점의 데이터 분석은 이전 연구결과를 뒷받침하며, 측두하악장애 환자의 심리사회적 특징을 평가하는 것의 중요성을 더욱 강조하였다. 이 연구에서 측두하악장애 환자는 우울, 불안, 신체화 수준이 더 높았으며 부정적 정서가 높았고, 더 높은 인지 스트레스를 보고했다. 측두하악장애가 없는 참가자를 포함시킨 후속 연구에서는 기준점으로부터 평균 2.8년 후 참가자(2,737명의 참가자를 추적 관찰한 데이터 제공)를 평가하였으며, Fillingim 등(2013)은 참가자 중 9%에서 새로 발병한 측두하악장애를 확인했다.

측두하악장애 발병은 부정적 기분, 심리적 고통, 인지 스트레스 및 신체화를 통해 예측할 수 있었다. 측두하악장애 발병의 심리사회적 위험요인 중 가장 강력한 소인은 전반적인 심리적 증상, 특히 신체 증상이었다. 연구결과는 새로 발병했거나 만성적인 측두하악장애 상태를 가진 환자의 심리적 고통을 평가하고 치료하는 것의 중요성을 보여준다. 측두하악장애는 통상 심각한 심리적 고통을 수반하며, 이는 측두하악장애 상태의 만성화를 예측하는 요인이 될 수 있다. 정신장애뿐만 아니라 일반 집단에서 발생하는 심리적 증상의 무증상성 변화 등을 포함한 구체적인 심리적 요인에 대해서는 뒤에서 자세히 설명한다. OPPERA 연구를 비롯하여 앞서 언급한 대부분의 문헌에서 실제 정신질환이 없는 경우라도 심리적 증상이 증가한 것(예: 우울하거나 불안한 기분)과 측두하악장애 사이의 연관성을 입증했다는 점이 중요하다. 심리적 기능의 무증상적 변화와 정신적 상태는 모두 측두하악장애의 임상적 관리와 높은 관련성이 있기 때문에 여기서는 두 가지 모두에 대해서 논의한다.

우울증. 우울증(depression)은 측두하악장애 환자의 가장 흔한 심리적 문제이다(Liao et al. 2011; Giannakopoulos et al. 2010). 따라서 임상가는 증상, 진단기준, 평가 및 임상적으로 유의한 우울증이 측두하악장애의 치료에 미칠 수 있는 잠재적 영향에 대해 제대로 이해하고 있어야 한다. 정신장애의 진단 및 통계 편람 제5판(American Psychiatric Association 2013)에 나와 있는 주요 우울장애(MDD)의 진단기준은 표 10-1에 나와 있다.

표 10-1. 주요 우울장애의 DSM-V 진단기준

(A) 다음의 증상 가운데 5가지(또는 그 이상)의 증상이 2주 연속으로 지속되며 이전의 기능 상태와 비교할 때 변화를 보이는 경우. 증상 가운데 적어도 하나는 (a) 우울한 기분이거나 (b) 흥미나 즐거움의 상실이어야 한다.
(1) 거의 하루 종일 우울증을 보임: 주관적 설명(예: 슬프거나 공허함)이나 타인에 의한 관찰(예: 눈물을 글썽임)에 의해 거의 매일 하루 종일 우울한 기분이 보임. 아동과 청소년의 경우, 과민한 기분으로 나타나기도 함
(2) 주관적 설명 또는 타인에 의한 관찰로 거의 매일 하루 대부분의 활동에서 현저한 흥미 감소가 나타남
(3) 식이 조절을 하지 않는데도 불구하고 체중 감소 또는 증가가 나타나거나(예: 1개월에 체중의 5% 이상 변화) 거의 매일 식욕의 감소 또는 증가가 보임. 아동에서는 체중 증가가 기대치에 미달되는 경우
(4) 거의 매일 불면 또는 과수면
(5) 거의 매일 정신운동 흥분 또는 지체(단순히 안절부절못하거나 느려진다는 주관적 느낌뿐 아니라 타인에 의해서도 관찰이 가능함)
(6) 거의 매일 피로 또는 에너지 상실
(7) 거의 매일 단순한 자기 비난이나 아픈 데 대한 죄책이 아닌 무가치감 또는 과도하고 부적절한 죄책이 보임(망상적일 수도 있음)
(8) 거의 매일 사고와 집중력의 감소, 결정 곤란을 보임(주관적 설명 또는 타인에 의해 관찰됨)
(9) 죽음에 대한 반복적인 생각(죽음에 대한 공포가 아님), 구체적 계획이 없는 반복적인 자살 사고 또는 시도나 자살을 자행하려는 구체적 계획
(B) 증상은 임상적으로 의미 있는 고통을 일으키거나 사회적, 직업적, 다른 중요한 기능 영역에서 손상을 일으킨다.
(C) 증상은 남용 약물, 치료약물과 같은 물질에 대한 직접적 생리적 효과나 일반적인 의학적 상태(예: 갑상선기능저하증) 때문이 아니어야 한다.
(D) 증상은 사랑하는 사람의 사별로 더 잘 설명되지 않는다. 즉, 사랑하는 이를 잃고 나서 증상은 2개월 이상 지속되며 현저한 기능적 손상, 무가치감에 병적 집착, 자살 의도, 정신병적 증상 또는 정신운동 지연의 특징이 있다.
(E) 증상은 혼재성 삽화(조울증에서 조증과 우울증이 공존하는 경우)의 기준에 맞지 않아야 한다.

우울증의 증상은 만성 통증 집단의 통증 중증도 및 통증 감수성과 밀접한 관련이 있다(Gerrits et al. 2015). 우울증과 통증의 지각 또는 감각 사이의 관계는 규명하기 어려우며 연구의 주요 주안점이다(Klauenberg et al. 2008). 실험적 통증의 인식과 우울증 사이의 가능한 연관성을 조사하기 위해 Boettger 등은 주요 우울장애로 진단된 환자를 대조군(연령, 성별 및 손이 일치하는 대조군)과 비교했다(Boettger et al. 2013). 연구에 사용된 Thermal Grill Illusion(TGI)은 따뜻한 자극과 차가운 자극을 번갈아 반복함으로써 고통스럽고 비정상적인 감각을 유발한다(Craig and Bushnell 1994). 주요 우울장애를 가진 참가자들은 대조군에 비해 열통각과 냉통각의 역치가 높았으며, TGI 자극에 대한 통증 VAS 점수가 낮다고 보고했다(Boettger et al. 2013). 대조적으로 Strigo 등은 주요 우울장애 환자가 대조군에 비해 열통각 역치가 낮고 감정적 편향이 크며 열통각에 의한 불쾌감의 평가가 대조군의 평가를 크게 상회한다고 보고했다(Strigo et al. 2008). 이 결과는 우울증과 통증 지각 관계의 복잡성을 보여주며, 이 분야에 대한 추가 연구의 필요성을 강조한다.

측두하악장애와 같은 만성 통증 상태로 고생하는 환자는 일반적으로 사회적으로 고립되어 있고, 수면장애 및 주간 피로 증가를 경험하며, 주의력과 집중력이 떨어지는 것으로 보고되었다. 이러한 모든 특징은 우울장애의 진단기준에도 포함된다(표 10-1 참조). 또한 만성 통증 환자의 통증 인식은 파국화(Roth et al. 2005) 및 인지 왜곡(Richardson et al. 2009)의 증가를 통해 부정적인 감정을 악화시킬 수 있다. 부정적 감정과 부적응적 인지 특성 간의 연관성은 측두하악장애 환자에서도 확인되었다(Turner et al. 2005a). 예를 들어, 대규모 전향적 코호트 연구에서 Velly 등(Velly et al. 2011)은 18개월 동안 측두하악장애를 가진 480명의 참가자를 추적했다. 18개월 후속 평가에서 기준점의 파국화는 통증 강도의 증가 및 장애와 밀접한 관련이 있었다. 우울증과 파국화는 모두 잠재적으로 치료 순응도와 치료효과를 복잡하게 만들 수 있는 요인이다. 따라서 이러한 심리적 문제를 측두하악장애 상태와 함께 평가하고 치료해야 한다.

불안. 측두하악장애 상태에서 불안 증상 및 진단 가능한 불안 장애의 유병률은 일반 인구보다 유의하게 높다. 불안(anxiety)은 종종 우울 증상과 함께 발생하는데 불안 증상의 발현, 측두하악장애에 대한 영향과 치료에 대한 도전은 매우 다를 수 있다. 실제로 정신장애의 진단 및 통계 편람 최신판에서는 주요 우울장애의 진단기준에 불안증을 추가해서 부정적인 감정을 악화시킬 수 있는 불안 증세가 병발한 우울증 환자를 파악하고 있다(미국정신의학협회 2013). 측두하악장애를 다루는 임상가는 범불안장애 및 외상후 스트레스 장애를 경험하는 환자를 만날 가능성이 높다(Okeson 2014). 범불안장애는 어떤 사건이나 활동에 대해 지속적이고 과하며, 종종 비현실적인 걱정을 하는 것이 특징이다. 이런 환자에게 걱정은 통제 불가한 것이며, 어떤 상황에서도 최악을 우려한다. 일상적인 사건이나 활동에 대해 걱정할 수 있으며 이것은 일상생활과 사회활동, 건강 문제 관리를 방해할 가능성이 있다. 미국 인구에서 범불안장애의 유병률은 약 3%이며 평생 유병률은 5%이다. 남녀 비율은 약 2/3가 여성이다. 정신장애의 진단 및 통계 편람 제5판(American Psychiatric Association 2013)에 나와 있는 범불안장애의 구체적인 증상은 표 10-2에 요약되어 있다.

OPPERA(Fillingim et al. 2013) 및 기타 연구(Kindler et al. 2012)에서 State-Trait Anxiety Scale(Spielberger

표 10-2. 범불안장애의 DSM-Ⅴ 진단기준

(A) (직장이나 학업과 같은) 수많은 일상 활동에 있어서 지나치게 불안해하거나 걱정(우려하는 예측)을 하고 그 기간이 최소한 6개월 이상으로, 그렇지 않은 날보다 그런 날이 더 많아야 한다.
(B) 이런 걱정을 조절하기 어렵다고 느낀다.
(C) 불안과 걱정은 다음의 6개 증상 중 적어도 3가지 이상의 증상과 관련이 있다(지난 6개월 동안 적어도 몇 가지 증상이 있는 날이 없는 날보다 더 많다).
(1) 안절부절못하거나 낭떠러지 끝에 서 있는 느낌
(2) 쉽게 피로해짐
(3) 집중하기 힘들거나 머릿속이 하얗게 되는 것
(4) 과민성
(5) 근육의 긴장
(6) 수면장애(잠들기 어렵거나 유지가 어렵거나 밤새 뒤척이는 불만족스러운 수면 상태)
(D) 불안, 걱정 또는 신체적 증상이 심각한 고통을 유발하거나 사회적, 직업적 또는 다른 중요한 영역의 활동에 현저한 손상을 초래한다.
(E) 장애는 물질(예: 남용하는 약물, 치료약물)이나 다른 의학적 상태(예: 부신피질호르몬 과다증)의 생리적 효과에 기인한 것이 아니다.
(F) 장애가 다른 정신질환으로 더 잘 설명되지 않는다.

et al. 1983)에 따라 정의된 불안이 측두하악장애 발병의 예측 인자로 확인되었다. 환자를 대상으로 한 후향적 연구에서는 불안증이 포괄적 치료의 중요한 목표 중 하나임이 일관되게 확인되었지만, 주요한 우울증 증상만큼은 아니다(Reiter et al. 2015; Giannakopoulos et al. 2010). 그러나 대처 문제가 외상후 스트레스 장애(PTSD) 증상을 일으킬 만한 외상에 의한 것일 경우에는 해당되지 않을 수 있다.

외상성 스트레스 및 외상후 스트레스 장애. 외상성 스트레스(traumatic stress)의 경험과 외상후 스트레스 장애(post-traumatic stress disorder; PTSD) 증상이 측두하악장애 환자에 의해 자주 보고되며, 최근 연구에서는 이 집단에서 외상성 사건의 유병률과 외상후 스트레스 장애의 중증도를 조사하였다(Bertoli et al. 2007; Sherman et al. 2005; De Leeuw et al. 2005a, b). OPPERA 연구에서 스트레스가 많은 생활과 외상후 스트레스 장애는 측두하악장애 발병의 예측 인자인 것으로 밝혀졌다(Fillingim et al. 2013). DSM-Ⅴ에서 외상후 스트레스 장애는 트라우마 및 스트레스 관련 장애의 범주에 포함되어 있으며, 주요 기준에는 실제 사망 또는 사망 위협, 상해, 성폭력에 대한 노출, 사건과 관련된 침투 증상(예: 플래시백, 비참한 꿈, 사건과 관련된 기억), 외상 상황을 상기시키는 자극을 지속적으로 회피하는 것, 부정적인 인식과 기분 변화, 외상과 관련된 각성과 반응의 상승이 포함된다.

de Leeuw 등은 600명의 측두하악장애 환자를 대상으로 한 후향적 연구에서 참가자의 절반 이상이 적어도 하나 이상의 외상성 스트레스 요인을 보고했다는 사실을 발견했다. 가장 빈번한 스트레스 요인에는 가족이나 친한 친구의 중상이나 사망이 있으며, 이어 심각한 자동차 사고와 갑작스러운 상해 또는 심각한 사고가 포함되었다(De Leeuw et al. 2005a). 측두하악장애 환자의 외상성 스트레스 요인은 종종 통증 정도, 정서적 고통 및 장애와 관련이 있다.

이러한 연관성은 외상후 스트레스 장애 기준을 충족하는 환자들에게 더욱 강하게 나타난다(Sherman et al. 2005; De Leeuw et al. 2005a). de Leeuw 등의 또 다른 연구에서는 참가자의 14.7%(총 표본=1,478명)가 외상후 스트레스 장애 진단기준을 만족했다(De Leeuw et al. 2005a). 통증 정도, 정서적 고통, 수면장애는 외상성 스트레스 요인을 보고했지만 외상후 스트레스 장애 기준을 충족하지 않는 환자와 외상성 스트레스 요인을 보고하지 않은 환자에 비해 외상후 스트레스 장애 기준을 충족하는 환자에서 유의하게 높았다. 이와 유사한 연구에서 Sherman 등(2005)은 측두하악장애 상태를 보이는 환자를 대상으로 외상후 스트레스 장애 증상을 평가하였는데, 183명의 환자 중 23%가 체계적인 인터뷰 및 외상후 스트레스 장애 증상 체크리스트(PCL)를 통해 외상후 스트레스 장애로 진단받거나 받은 적이 있는 것으로 나타났다. 이 연구에서 외상후 스트레스 장애는 통증 중증도 및 정서적 고통과 관련이 있었다.

측두하악장애 환자에서 외상성 경험과 외상후 스트레스 장애의 유병률을 감안할 때, 임상가는 외상후 스트레스 장애의 진단기준을 명확하게 이해하고 있을 필요가 있다(American Psychiatric Association 2013). 외상후 스트레스 장애에 대한 검토는 기본적인 평가 절차의 일부로 포함되어야 하며, 필요한 경우 적절하게 심리치료를 의뢰해야 한다. 또한 의료 제공자는 외상후 스트레스 장애의 증상, 통증 정도, 정서적 고통 사이의 밀접한 관계를 인식하고 외상후 스트레스 장애가 측두하악장애 환자의 치료효과와 순응도에 어떻게 영향을 미치는지를 염두에 두어야 한다.

신체 증상 및 관련 장애. 신체 증상 및 관련 장애(somatic symptoms and related disorders)는 매우 고통스럽거나 일상 기능에 심각한 장애를 초래하는 신체 증상을 특징으로 하는 장애의 집합체이다. 신체 증상의 예로는 통증, 피로 또는 신경학적 증상(예: 발작, 현기증 또는 마비)이 포함된다. 주요 장애에는 신체증상장애, 질병불안장애, 전환장애 및 인위성장애가 포함된다. 새로운 DSM-Ⅴ 기준을 사용하여 가장 일반적으로 관찰되는 진단은 통증이 우세한 신체증상장애(DSM-Ⅳ에서는 통증장애)일 것이다. 진단기준을 충족하기 위해서 적어도 6개월 이상 증상이 지속되어야 하며, 신체 증상에 대한 과도한 생각, 감정, 행동을 경험해야 한다. 신체 증상은 다른 의학적 상태와 연관되거나 연관되지 않을 수 있으며, 환자가 보고하는 신체적 증상에 대한 마땅한 설명이 없을 때 종종 임상에서 사용하는 진단명이다. 진단기준은 의학적 설명에 관계없이 생물학적 호소 이외에 정서적, 인지적 및 행동적 구성요소를 기준에 통합함으로써 신체 증상 및 관련 장애의 심리사회적 측면을 강조했다. 이 정의는 환자의 호소에 대한 보다 포괄적인 임상 사진을 제공한다.

신체증상장애의 진단과는 대조적으로 측두하악장애에 대한 대부분의 연구는 신체 증상의 폭과 중증도에 관한 지속적인 정보를 제공하는 설문지를 사용하여 신체 증상을 조사했다. 가장 일반적으로 사용되는 평가 도구는 Symptom Check List-90-Revised(SCL-90-R)의 신체화 하위 척도이다. SCL-90-R은 1977년 Derogatis에 의해 처음 개발되어 1994년에 개정되었으며(Derogatis 1994), 정신병리학의 여러 측면과 전반적인 심리적 기능을 평가한다. 그러나 만성 통증 환자에게 이 평가 도구를 사용할 때는 주의가 필요하다. 연구결과 만성 통증 환자에서 개별 하위 척도의 타당성에 대한 문제가 확인되었다(Hardt et al. 2000). SCL-90-R 전체가 사용된 연구에서는 측두하악장애 환자가 통증이 없는 대조군에 비해 상당히 높은 수준의 신체 증상, 우울 및 불안을 나타냈다

(Carlson et al. 2001; Schmidt and Carlson 2009; Mcgregor et al. 1996). SCL-90-R로 평가하는 신체 증상에는 심혈관계, 위장관계, 호흡계, 통증 및 기타 자율신경 매개 증상이 포함된다. 측두하악장애 환자에게 높은 수준의 신체 증상이 존재한다는 것은 자율신경의 긴장도에 영향을 미치는 중요한 기전이 있음을 나타내며, 임상가에게 말초에 기반을 둔 치료만으로는 효과가 적다는 근거를 제공한다. 물리치료와 심리적 개입을 통합하는 다학제적 치료접근법이 권장된다.

성격장애. 넓은 관점에서 보면 성격장애(personality disorders)는 개인이 타인과 어떻게 관계하는지와 이런 상호작용의 성격에 따라 만들어진 지속적이고 쉽게 바뀌지 않는 행동 패턴이다. 증상은 일반적으로 청소년기와 성인기 초기에 시작하며 개인의 문화와 사회 규범의 기대에서 크게 벗어난 행동을 한다. 성격장애는 장기간에 걸쳐 굳어져 일상생활에 고통이나 장애를 일으킨다. 진단 가능한 성격장애가 있는 환자는 치료하기가 까다롭기 때문에 DSM-V를 바탕으로 각 장애에 대한 추가 정보를 제공한다.

성격장애는 설명의 유사성에 따라 3개의 군집(cluster)으로 분류할 수 있다(표 10-3). A군 장애에는 편집성 성

표 10-3. DSM-V 성격장애 유형별 진단학적 특징

A군 성격장애	
편집성 성격장애 (paranoid personality disorder)	타인에 대한 강한 불신 및 의심이 악의적으로 나타남
조현성 성격장애 (schizoid personality disorder)	타인에 대한 무관심과 감정 표현의 부족
조현형 성격장애 (schizotypal personality disorder)	타인과 긴밀한 관계의 불편함, 인지적 또는 지각적 왜곡 및 행동
B군 성격장애	
반사회성 성격장애 (antisocial personality disorder)	사회적 무책임, 타인을 무시, 개인적 이득을 위해 타인을 기만하고 조작
경계선 성격장애 (borderline personality disorder)	홀로 있는 것이 어려움(버려지는 것에 대한 두려움 때문), 감정 제어가 어려움, 충동적인 행동
연극성 성격장애 (histrionic personality disorder)	관심을 얻으려는 극적인 행동
자기애성 성격장애 (narcissistic personality disorder)	연약한 자존감, 타인의 존경심을 필요로 함, 자부심에 대한 과장된 견해(과대성이라 함)
C군 성격장애	
회피성 성격장애 (avoidant personality disorder)	거절의 두려움으로 인해 대인 접촉을 회피
의존성 성격장애 (dependent personality disorder)	복종 및 의존성(타인이 돌봐주는 것을 필요로 하기 때문)
강박성 성격장애 (obsessive-compulsive personality disorder)	완벽주의, 엄격 및 고집

격장애, 조현성 성격장애 및 조현형 성격장애가 포함된다. 편집성 성격장애는 의료 제공자를 비롯한 다른 사람을 의심하고 불신한다. 조현성 성격장애는 고립되어 지내며, 감정 표현의 범위가 제한적이고 친밀감을 추구하지 않는다. 제한적인 감정 표현과 같은 일부 특징은 조현형 성격장애에서도 공통적으로 나타나지만, 이들은 매우 비정상적인 행동을 포함하여 왜곡된 사고 패턴을 나타낸다. A군 성격장애는 한 국가의 역학 연구에서 0.3~4.9% 정도의 유병률을 보이는 비교적 드문 경우이다(Kessler et al. 2005).

B군 장애에는 반사회적 성격장애, 경계선 성격장애, 연극성 성격장애 및 자기애성 성격장애가 있다. 반사회적 성격장애는 타인을 거의 또는 전혀 고려하지 않고 기만하거나 합법적인 행동을 따르지 않는 특성이 있다. 반대로 경계성 성격장애는 대인관계나 감정, 자기 이미지의 불안정성으로 구별할 수 있다. 경계성 성격장애를 가진 사람은 임상적 관점에서 매우 관리하기 어려우며, 적절한 정신건강 관리를 위한 의뢰가 권장된다. 경계성 성격장애의 유병률은 1차 의료 환경에서 6%, 외래 정신보건시설에서 최대 10%인 것으로 알려져 있다. B군에는 연극성 및 자기애성 성격장애도 포함되어 있다. 연극성 성격장애는 과도한 감정 표현과 주의를 요하는 행동을 보이며 임상가와 전문적인 경계를 유지하는 것이 어려울 수 있다. 반대로 자기애성 성격장애는 자신이 특별하고 우월하여 특별한 대우를 받을 자격이 있다고 믿는, 자만심이 아주 강한 상태이다.

회피성, 의존성 및 강박성 성격장애는 C군 장애에 포함된다. 이러한 성격장애의 공통적인 특징은 일상생활에 만연한 공포와 불안이다. 일반적으로 회피성 성격장애가 있는 사람은 사회적으로 억제되고 사회적으로 부적절하다고 느껴 비판이나 인정받지 못하는 것에 지나치게 민감하다. 한편 의존성 성격장애를 가진 사람은 보호받고자 하는 욕구가 과도하며, 버림받는 것에 대한 공포 등으로 복종하고 매달리는 행동으로 이어진다. 일반적으로 이런 사람은 결과나 임상적 개선에 상관없이 치료를 계속한다. 강박성 인격장애(OCPD) 환자는 질서, 완벽, 정신적 및 대인관계 통제에 집중하여 일상생활을 어렵게 만든다. 강박성 인격장애 환자는 보통 치료에 대한 새로운 생각이나 개념에 마음을 열지 않고 대신 세부사항이나 목록, 완벽주의에 집중한다.

출판된 문헌 중 성격장애와 측두하악장애 상태에 초점을 맞춘 연구는 거의 없다. 연구가 부족한 데는 성격장애의 평가가 주된 원인일 가능성이 있다. 성격장애의 평가에는 시간이 많이 걸리고, 일반적인 구강안면통증센터에는 없는 자원이 필요할 수 있기 때문이다. 그러나 성격장애와 만성 통증에 초점을 맞춘 연구에서는 동반 질환을 입증했다(Vendrig 2000; Tragesser et al. 2010; Conrad et al. 2007). 성격장애가 있는 사람은 상해, 통증 또는 기타 생활의 문제에 직면했을 때 비적응적인 대처 방식을 보인다. 체질-스트레스 모델(diathesis-stress model)은 이 개념에 잘 부합하며 다양한 만성 통증 집단에서 테스트되고 있다(Conrad et al. 2007; Weisberg and Keefe 1997). 전반적으로 성격장애가 있는 사람은 어떤 의료 환경에서도 관리하기가 어려우며 특히 만성 측두하악장애가 있는 경우에는 더욱 어려울 수 있다. 광범위하고 확고한 성격이상은 적절한 평가와 진단, 치료계획 및 치료 권장사항에 대한 환자의 준수를 방해할 수 있다.

10.3. 측두하악장애의 메커니즘 (Mechanisms underlying TMD)

구강 이상기능활동. 구강 이상기능활동(oral parafunction)은 구강안면 영역의 근육 및 구조물의 정상적이고 건강한 기능 범위 밖에서 발생하는 모든 구강 행동이나 습관을 파악하는 일반적인 용어이다. 구강 이상기능활동에는 이갈이, 이악물기, 혀내밀기, 손톱 물어뜯기, 펜 및 연필과 같이 음식이 아닌 물건 씹기 또는 정상적인 식사나 음주, 말하기, 움직임, 자세와는 관련이 없는 구강안면 근육, 저작근 및 구조적 영역을 습관적으로 사용하는 것이 포함된다.

구강 이상기능활동은 오랫동안 통증, 기능장애, 측두하악장애 발병 및 유지의 잠재적인 원인으로 간주되어 왔다. 측두하악장애 환자는 한 번에 최대 수 시간에 걸친 이악물기(Glaros 1996)를 포함한 구강 이상기능활동과 측두하악장애 증상 사이의 관련성을 일관되게 나타냈다(Gavish et al. 2000; Van Der Meulen et al. 2006). 구강 이상기능활동과 측두하악장애 상태의 관계에 대한 이해를 향상시키기 위해 측두하악장애 환자 샘플에서 생태학적 순간 평가(ecological momentary assessment)를 사용하여 연구 기간 중 하루 동안 무작위로 이악물기와 이갈이 행동을 수집했다. 이 연구에서(Glaros et al. 2005a, b; Chen et al. 2007), 근막동통과 관절통이 있는 환자는 측두하악장애가 없는 대조군에 비해 유의하게 더 많은 비기능적 치아 접촉을 보고했다. 이 결과는 측두하악장애 환자가 더 높은 수준의 이상기능활동을 가지고 있으며, 이는 측두하악장애 상태의 중증도와 만성화에 기여할 수 있음을 강력하게 시사한다.

통증이 없는 참가자를 대상으로도 이상기능활동과 측두하악장애 통증의 발생 사이의 잠재적인 연관성을 조사하였다(Glaros and Burton 2004; Glaros et al. 1998; Svensson and Arendt-Nielsen 1996). 이 연구에서 참가자를 무작위로 근육 활동의 '증가' 또는 '감소' 그룹으로 배정하였다. '증가' 그룹에 배정된 사람에게는 17~20분 동안 교근 및 좌·우 측두근의 EMG 근육 활성을 10마이크로볼트 이상으로 유지하도록 지시했다. '감소' 그룹에게는 동일한 근육의 근육 활성을 2마이크로볼트 이하로 유지하도록 지시했다. 5일 동안 표면 EMG를 사용하여 근육 활성을 평가하면서 근육 훈련을 시행하였다. '증가' 그룹의 참가자는 훈련 이후 측두하악장애 통증으로 진단될 가능성이 더 높았다. 통증 VAS 점수는 '증가' 그룹의 참가자가 '감소' 그룹 참가자에 비해 유의하게 높았으며, 교근 EMG 활성은 통증과 유의한 상관관계가 있었다(Glaros and Burton 2004). 이 결과는 장기간, 낮은 수준의 이상기능활동이 RDC 기준을 충족하는 측두하악장애 상태와 통증을 유발할 수 있다는 견해를 뒷받침한다.

최근 Ohrbach 등은 OPPERA 연구의 일환으로 측두하악장애의 발병에 대한 구강 이상기능활동의 역할을 조사했다(Ohrbach et al. 2013). 2,737명의 참가자를 3년간 추적하였으며, 260명에게 측두하악장애가 새롭게 발병한 것으로 나타났다. 이상기능활동은 구강 행동 체크리스트(Markiewicz et al. 2006)를 통해 평가하였으며, 이 체크리스트는 이악물기 및 이갈이, 안면 근육을 누르거나 잡거나 유지하는 것, 턱을 앞 또는 옆으로 내미는 것, 혀 또는 뺨과 입술을 물거나 씹는 행위, 머리카락이나 연필 및 손톱 등을 무는 행위 등을 포함한 21가지의 서로 다른 이상기능활동의 빈도에 따라 총점을 제공한다. 환자는 각 항목에 대해 '전혀 없음'부터 '항상'까지 5점 리커트 척도로 답변했다. 구강 이상기능활동은 측두하악장애 문제 발병의 강력한 예측 인자로 밝혀졌으며, 위험이 가장 높은 사람은 많은 수의 비기능적 행동을 하거나 적은 수의 비기능적 행동을 자주 함으로써 많은 비기능적 행동에 광범위하게 관여한다. Ohrbach 등은 구강 이상기능활동과 측두하악장애 발병 및 만성화의 관계에 중추 조절장애(예: 지속적인 정신생리학적 반응성, 과잉 운동계)가 기여하고 있을 가능성이 있다고 하였다(Ohrbach et al. 2013). 이러한 행동 패턴과 습관은 종종 측두하악장애 상태에 대한 다학제적 치료 변경의 목표가 된다. 실제로 이악물기를 인식하고 이러한 근육을 이완시키는 방법을 배움으로써 측두하악장애가 상당히 감소할 수 있다.

대처 및 파국화. 통증에 대한 대처(coping)는 개인이 통증을 관리하고 기능과 삶의 질에 미치는 부정적인 영향을 줄이기 위해 사용하는 인지적, 행동적 전략을 말한다. 통증이 있는 사람은 여러 대처 전략을 사용한다. 능동적 대처 전략은 일반적으로 적응적인 형태(예: 산만, 진정 자기 진술, 정서적 지원 추구)로 간주되는 반면, 수동적인 접근은 통증 파국화(catastrophizing)와 같이 부적응적인 것으로 간주된다[통증의 파국화는 확대, 반추, 무력감을 특징으로 하는 통증에 대한 부정적인 인지적, 주의적 접근 방식이다(Sullivan et al. 2001)]. 통증 대처가 측두하악장애 환자의 결과를 포함한 통증과 관련된 결과에 영향을 미친다는 많은 증거가 있다. 예를 들어, 측두하악장애가 있는 사람은 측두하악장애가 없는 사람에 비해 적응적 대처가 감소하고 부적응적 대처가 증가했다고 보고하고 있다(Ferrando et al. 2004; Fillingim et al. 2011b). 더욱이 측두하악장애 환자의 파국화는 통증 중증도와 통증과 관련 간섭의 증가를 예측하였다(Aaron et al. 2006; Litt et al. 2004, 2009). 따라서 뒤에서 더 자세히 설명하겠지만 적극적인 대처를 늘리고 파국화를 줄이는 것이 측두하악장애 통증에 대한 인지행동 개입의 주요 목표이다.

탄력성. 최근 통증에 대한 성공적인 적응(즉, 탄력성)을 촉진하는 심리사회적 요인을 조사하는 연구가 늘어나고 있다. 넓은 의미에서 탄력성(resilience)은 건강 증진과 관련된 동적 구성요소이며, 지속적인 역경에도 불구하고 사람들이 어떻게 신체적, 심리사회적 행복을 달성하는지를 이해하기 위한 모델 역할을 한다. 일반적으로 탄력성이 높은 사람은 생리적, 정서적 회복 능력이 뛰어나서 스트레스가 많은 상황에서도 가치 있고 의미 있는 활동을 계속하며, 역경을 이겨낸 결과 개인적인 성장이 촉진된다(Sturgeon and Zautra 2010). 많은 연구에서 통증과 관련된 탄력성을 촉진하는 여러 심리사회적 요인을 특정하였으며 여기에는 긍정적인 감정, 낙관, 희망, 삶의 목적 및 의미, 자기 효능감, 이점 찾기, 긍정적인 사회적 상호작용 등이 포함된다(Sturgeon and Zautra 2010, 2013).

대부분의 측두하악장애 연구는 부정적인 기능과 증상 부담에 위험한 영향을 미치는 부적응적 요인을 식별하는 데 초점을 맞추었지만, 측두하악장애 집단에서 회복력의 영향을 뒷받침하는 근거도 있다. 예를 들어, 낙관주의 허혈성 통증 민감도와 불쾌감 등급에 완충 효과가 있었다(Costello et al. 2002). 또한 Brister 등(Brister et al. 2006)은 자기 효능감이 더 큰 측두하악장애 환자가 신체적, 심리적 기능(즉, 통증 감소, 장애, 정서적 고통)이 더 높고, 적응적인 통증 대처 전략을 더 많이 사용한다고 보고했다. 마찬가지로 통증에 대한 자기 효능감의 증가는 인지행동치료의 유·무에 관계없이 일반적인 치과 치료 후 3개월 추적관찰 동안 기준점에서의 통증, 우울 및 개구량의 전반적인 개선과 유의하게 연관되었다(Turner et al. 1995). 정리하면 이러한 결과는 심리적 탄력성이 높을

수록 지속적인 통증의 부정적인 영향을 완화시킬 수 있음을 시사한다. 일반적인 위험 모델과는 대조적으로, 통증 적응에 대한 보호 요인을 고려하는 것은 측두하악장애의 치료 결과를 개선할 수 있는 새로운 기회를 제공한다.

10.4. 측두하악장애에 대한 심리적 개입 (Psychological interventions for TMD)

측두하악장애의 표준 치료에는 일반적으로 약물요법 및 구강내 장치치료, 냉·온찜질이나 부드러운 식단, 환자 교육을 포함한 자가관리전략이 포함된다. 그러나 이러한 치료의 장기적인 효과에 대한 증거는 인상적이지 않다(List and Axelsson 2010). 지난 40년 동안 심리사회적 요인(예: 불안, 우울, 스트레스)은 측두하악장애 발병과 지속의 강력한 기여 요인으로 인식되어 왔다. 또한 측두하악장애의 병태생리에서 신체적, 심리사회적 요인이 상호작용한다는 것이 일반적으로 받아들여진다(즉, 생물심리사회 모델)(그림 10-1 참조). 생물심리사회적 개념에 따라 측두하악장애 관리에 여러 행동 및 심리적 치료가 적용되었다. 다음으로 최근 시행되고 있는 일반적인 치료법(즉, 근전도검사, 최면, 인지행동치료)에 대해 간략히 설명하겠다.

근전도 바이오피드백. 측두하악장애의 병인에는 여러 요인이 있지만, 일반적으로 심리적 스트레스가 증상에 크게 기여하는 것으로 알려져 있다. 이에 기초가 되는 가정은 스트레스가 증가하면 비기능적 구강 이상기능활동(예: 이악물기, 이갈이)과 근육 비대가 나타나고 관절 손상을 촉진하여 측두하악장애에서 흔히 볼 수 있는 증상이 유지된다는 것이다(Gameiro et al. 2006). 스트레스로 인한 근육의 과활성이 측두하악장애의 발병과 유지에 관계하고 있다는 관점에서, 근전도(EMG)와 이완 및 바이오피드백 요법을 결합하여 근활성을 정상화하고 통증을 완화하기 위한 치료 도구로 사용하였다. 근전도 바이오피드백[electromyographic(EMG) biofeedback]의 주된 목적은 근육 긴장에 대한 고유수용성 감각 인식을 높임으로써 근육의 과활성을 줄이는 것이다. 표면 전극은 일반적으로 교근에 부착하지만 측두근 또는 전두근에도 부착할 수 있으며, 근육의 전기적 활동은 시각적 피드백을 위해 컴퓨터 화면의 신호로 변환된다. 근육의 수축과 이완을 통해 환자는 근육 긴장을 조절하는 방법을 배운다. 이완요법(relaxation)과 결합시켜 사용할 때는 교감 신경계 활성화 지표에 따른 생리적 각성의 감소가 치료의 핵심 목표이다[예: 바이오피드백을 이용한 이완 훈련(BART: biofeedback-assisted relaxation training)]. 점진적 근육 이완법(PMR: progessive muscle relaxation)은 주로 함께 사용하는 방법으로 신체의 큰 근육을 체계적으로 긴장시키고 이완시킴으로써 근육 긴장과 이완을 식별하는 능력을 높인다(Jacobson 1938). 종종 바이오피드백과 점진적 근육 이완법을 결합해서 시행하지만, 그 외에도 횡격막 호흡(횡격막 수축을 통한 호흡), 자가이완요법(교감신경 활성 감소와 관련된 따뜻함과 무거움의 느낌을 촉진하는 기술), 이미지 유도(긍정적 정신의 생성) 방법을 함께 시행하여 이완 상태를 촉진하고 자율신경 각성을 향상시키는 생리적 반응(예: 피부 전도도, 심박수)을 감소시킨다.

측두하악장애에서 바이오피드백의 효능에 대한 몇 가지 연구가 보고되었는데 동일 그룹 내에서 치료 후 효과를 평가하거나, 치료받지 않은 대조군과 결과를 비교하는 방식을 사용하였다. 예를 들어, Carlsson과 Gale(Carlsson and Gale 1977)은 11명의 환자를 대상으로 6~18차례의 교근 바이오피드팩을 시행하였으며 환자가 통증 완화나 이완 능력에 더 이상 개선이 없다고 하는 경우에만 치료를 중단하였다. 11명의 환자 중 9명은 측두하악장애 통증 감소를 보고했고, 나머지 2명은 효과가 없다고 하였다. Dahlstrom 등(Dahlstrom et al. 1982)은 스트레스를 유발하는 작업을 사용하였을 때, 6주간의 바이오피드백을 받은 측두하악장애 환자에서 EMG 활성, 자가보고한 불편감, 하악 기능장애가 감소하는 것을 발견했다. 그러나 불안에는 유의한 변화가 없었다. Sato 등(Sato et al. 2015)의 이갈이 평가에서는 12명의 남성을 무작위로 바이오피드백 그룹이나 치료를 받지 않는 그룹으로 배정하였다. 이갈이는 EMG에 의해 기록된 주간 및 야간의 긴장성 근육 활동의 에피소드로 정의한다. 바이오피드백 훈련을 3주간 시행한 후 바이오피드백 그룹의 참가자는 주간과 야간의 EMG가 기준점과 비치료 그룹에 비해 감소하였다. 일부 연구에서는 바이오피드백과 구강장치 치료를 비교하였으며 혼재된 결과를 보였다. Dahlstrom 등은 6주간의 구강내 장치치료와 바이오피드백을 비교한 결과 두 그룹 모두 1개월 및 12개월의 추적 기간에 통증과 근긴장이 동일하게 감소했다는 것을 발견했다(Dahlstrom et al. 1985). 이와 반대로 Hijzen 등은 바이오피드백이 구강내 장치치료나 치료받지 않은 대조군에 비해 임상적 기능장애, 통증, 운동 범위에서 더 큰 개선을 보였다고 하였다(Hijzen et al. 1986). Erlandson과 Poppen은 턱 자세 교육이나 보철 가이드(구강내 장치와 유사)를 포함한 다른 측두하악장애 치료에 바이오피드백을 추가하였으며 바이오피드백을 단독으로 시행한 경우에 비해 가동 범위, 촉진, 자가보고한 통증 그리고 EMG 활성이 더 많이 개선됨을 발견했다(Erlandson and Poppen 1989). Turk 등의 후속 연구에서는 구강내 장치치료와 바이오피드백 및 스트레스 관리의 효능을 두 가지 개별 조사를 통해 비교했다. 첫 번째 연구에서 환자는 6주 동안 바이오피드백 및 스트레스 관리나 구강내 장치치료를 받았으며, 치료 직후에는 구강내 장치치료를 받은 그룹에서 즉각적인 통증 개선이 관찰되었다. 그러나 6개월의 추적관찰에서 바이오피드백 및 스트레스 관리 그룹은 통증과 우울증이 지속적으로 개선된 반면 구강내 장치치료를 받은 그룹에서는 증상이 재발했다. 두 번째 연구는 참가자를 구강내 장치치료 그룹, 바이오피드백 및 스트레스 관리 그룹, 구강내 장치치료와 바이오피드백 및 스트레스 관리를 모두 받은 그룹으로 나눈 뒤 세 그룹을 서로 비교했다. 6개월의 추적관찰 결과 두 가지 치료를 모두 받은 그룹이 단독 치료를 받은 나머지 두 그룹보다 통증과 우울증을 줄이는 데 더 효과적이었다(Turk et al. 1993).

최면과 이완요법. 지난 1세기 동안 최면(hypnosis)은 통증 치료에 활용되었으며 몇몇 무작위 대조시험에서 급성 통증, 의학적 시술 및 만성 통증 감소에 대한 최면의 효능을 언급하였다(Elkins et al. 2007). 최면은 고도의 집중 상태를 유지함으로써 깊은 이완과 편안함을 유도한다(즉, 최면 유도). 일반적으로 이 과정에는 형상화와 시각화가 포함되며, 진통을 위한 최면 후 제안은 세션 이후에도 통증 완화를 촉진하기 위해 제안된다. 최면이 주의력 조절과 해리를 바탕으로 한 메커니즘을 통해 통증을 감소시킨다고 제안되었다(Hilgard 1973). 최면과 이완요법(예: 점진적 근육 이완법, 복식 호흡)이 많은 점에서 비슷하지만, 최면은 집중력을 높인 상태로 암시에 대한 개방성과 반응성이 기술의 성공에 필수적이다.

통증에 대한 최면과 이완요법(hypnosis and relaxation)의 효과를 보고한 문헌은 많지만, 측두하악장애에 이러한 방법을 적용한 증거는 한정적이다. 초기 연구에서 Gessel과 Alderman은 이완요법 시행 후에 11명의 환자 중 6명에서 측두하악장애 증상이 개선되었음을 발견하였다(Gessel and Alderman 1971). 대조적으로 Okeson 등의 연구에 따르면 통증과 최대 개구량의 개선에는 이완요법에 비해 장치치료가 더 효과적이었다. 단 이 연구의 참가자는 전문가의 교육을 받은 것이 아니었으며, 하루 한 번 20분간 이완 테이프를 청취했다는 점에 유의해야 한다(Okeson et al. 1983). Simon과 Lewis는 측두하악장애 통증에 대한 6회의 최면치료 효과를 조사하였는데 환자의 통증 빈도와 지속 시간, 통증 강도 및 의료 결과 사용의 감소가 나타났고, 6개월 후의 추적관찰에서도 효과가 유지되고 있음을 발견하였다(Simon and Lewis 2000). Winocur 등의 후속 연구에서는 5회의 최면치료를 받은 그룹과 교합장치치료, 측두하악장애의 교육과 상담을 받은 그룹을 비교하였다(Winocur et al. 2002). 최면·이완 그룹에는 점진적인 근육 이완법과 자기최면이 이루어졌고, 교육 그룹에는 이들의 상태에 대한 정보와 지원을 제공했다. 저자들은 지지 및 상담과 비교하여 최면·이완과 구강내 장치치료가 촉진에 대한 민감도를 줄이는 데 효과적임을 발견했다. 그러나 최면·이완 참가자에서 통증 강도가 현저하게 감소하였다고 보고했다(Winocur et al. 2002). 정리하면 이러한 연구는 측두하악장애 치료에 최면과 이완요법을 사용하는 것을 어느 정도 뒷받침한다. 그러나 적은 표본수, 표준화 절차의 부족, 방법론적 한계로 인해 이 치료의 효능에 대한 결론을 도출하진 못했다.

인지행동치료. 지난 수십 년간 인지행동치료(cognitive behavioral therapy; CBT)는 통증을 치료하기 위한 심리치료방법으로 널리 받아들여졌다(Ehde et al. 2014). 생물심리사회 모델의 원칙에 따라 인지행동치료의 주된 목적은 사람의 생각이 행동과 감정에 영향을 미친다는 믿음으로, 만성 통증을 유지시키는 부적응적 인지 및 행동 과정을 목표로 삼는 것이다. 구체적으로 통증에 대한 부정적인 생각은, 즐거운 활동을 피하도록 하고 전반적인 컨디션 저하와 불안이나 우울과 같은 정서적 고통을 조장할 수 있다. 따라서 치료사의 도움을 받아 부정적 인식과 감정을 하향 조절하고, 일반적으로 통증 때문에 피했던 규칙적으로 즐길 수 있는 활동을 증가시키도록 한다. 체계적인 이완, 일상 페이스 유지(activity pacing), 목표 설정, 적극적인 의사소통, 즐거운 활동 계획하기 및 인지 재구성은 적응적인 통증 대처 능력을 높이고 스트레스와 통증 악화를 줄이는 데 사용되는 주요 기술이다. 환자에게 그들의 통증 상태에 대해 교육하는 것도 치료 과정에서 중요한 역할을 한다(Thorne 2004).

일반적으로 연구결과는 통증 치료에 있어 인지행동치료의 효능을 지지하며, 작거나 중간 정도의 효과 크기를 갖는다(Hofmann et al. 2012). 또한 인지행동치료를 통한 기능개선은 장기간의 추적관찰 동안 일반적인 치료의 효과를 넘어 유지된다(Turner et al. 2006). 측두하악장애와 관련된 여러 연구에서 인지행동치료가 통증 관련 결과에 긍정적인 영향을 미치는 것으로 나타났다. Dworkin 등은 일반적인 치료에 두 세션의 인지행동치료를 추가하였을 때, 일반적인 치료(구강내 장치, 약물요법, 영양 및 행동 수정, 냉·온습포)만 단독으로 시행한 경우보다 측두하악장애 증상을 줄이는 데 더 효과적인지를 평가하였다. 3개월의 추적관찰에서 각 그룹은 통증, 통증 간섭, 개구 및 정서 기능에 대해 동일한 개선을 보였다. 그러나 12개월에는 인지행동치료 그룹의 환자가 통증 강도와 간섭이 더 많이 감소했다(Dworkin et al. 1994). 동일 저자의 후속 연구(Dworkin et al. 2002a)에서는 일반적인 치료와 환자 개인의 심리사회적 기능 수준에 맞춘 세 세션의 자가관리요법(인지행동기술을 구현)을 비교하였다. 12개월의 추적관찰에서 자가관리 그룹은 통증, 통증 간섭 및 근육 촉진과 관련된 통증 항목에서 현저한 감소를 보였지만, 운동 범위에는 변화가 없었다. 비록 우울과 신체화는 자가관리 그룹에서 더 많이 감소했지만 그 차이는 미미했다.

Dworkin 등은 또한 여섯 세션의 인지행동치료 프로토콜의 효능과 일반적인 치료방법을 비교했다. 인지행동치료 그룹은 유의하게 통증 강도, 통증 간섭이 감소하였으며 치료 후 통증을 조절하는 능력을 나타냈다. 그러나 운동 범위나 촉진 시 통증에 대해서는 그룹 간 유의한 차이가 없었다. 이들의 이전 연구결과와는 달리, 이번 연구에서는 12개월의 추적관찰에서 두 그룹이 비슷한 결과를 보였다(Dworkin et al. 2002b).

Turner 등은 일련의 무작위 대조시험에서 매일 일기를 작성하는 방법을 사용하여 표준적인 자가관리요법과 간단한(격주 4회의 세션) 인지행동치료의 효과를 평가했다. 전반적으로 인지행동치료 그룹은 치료 후 통증 관련 믿음(통제감, 해로운 신념), 파국화 및 대처(인지적 대처, 이완) 항목에서 더 큰 개선을 보였다. 그러나 통증, 턱 사용 제한이나 일상생활의 간섭에 대해서는 인지행동치료와 자가관리 그룹 간에 차이가 없었다(Turner et al. 2005b). 1년 후 후속 분석에서 인지행동치료 그룹은 통증 관련 믿음, 통증 강도, 우울, 턱 기능 및 생활의 간섭에 대해 더 큰 개선을 보였다(Turner et al. 2006). 저자들은 기준점에서 6개월째에 나타난 통증조절 믿음과 자기 효능감의 변화가 인지행동치료의 1년 결과에 미치는 영향을 매개한다는 것을 발견했다(Turner et al. 2007). Litt 등은 표준 치료를 단독으로 시행하는 것과 비교하여 표준 치료와 6주간의 인지행동치료를 병행할 경우 치료 후 통증과 파국화를 현저히 감소시켰을 뿐만 아니라 적응적인 대처 전략, 자기 효능감 및 통제감을 더 많이 증가시켰음을 발견했다(Litt et al. 2009). 통증에 대한 효과는 대체로 1년 후에도 유지되었다. 그러나 우울이나 통증 간섭에는 그룹 간 차이가 없었다. 저자들은 치료에 참여할 준비와 신체화, 높은 자기 효능감이 지남에 따라 통증을 완화시키는 반면 신체화는 통증 간섭에 대한 치료의 중요한 중재자임을 발견했다(Litt et al. 2010). 이러한 연구의 전반적인 결과는 제각각이지만, 결과는 인지행동치료가 비기능적 습관과 관련된 통증과 정서적 기능에 가장 효과적임을 시사하는 것 같다. 또한 치료 직후의 결과에 비해 장기적인 효과는 더 강력한 것으로 보인다.

습관 반전. 습관 반전(habit reversal)은 통증을 증가시키는 부적응적 습관(예: 이악물기, 이갈이, 입술 및 손톱 깨물기)과 관련된 근육의 과활성을 줄일 수 있다는 전제하에 측두하악장애의 치료에 있어 주목을 받고 있다. 이 방법은 1970년대에 근육 긴장과 관련된 것으로 알려진 틱, 신경 습관, 말 더듬기 및 기능부전 행동을 포함한 여러 가지 장애를 치료하기 위해 개발되었다(Woods and Miltenberger 1995; Azrin and Nunn 1973; Miltenberger et al. 1998). 습관 반전의 주요 원칙은 먼저 환자가 자신의 무의식적인 습관을 더 잘 인식하도록 한 후에 바람직하지 않은 행동을 없애기 위한 적응적인 경쟁 반응을 제시하는 것이다. 일례로 부적응적 행동을 하려고 할 때 심호흡이나 이완을 유도할 수 있다. 때때로 긍정적 자기 진술, 조건적 보상 및 인지 재구성이 훈련을 강화하기 위해 사용된다(Gramling et al. 1996; Townsen et al. 2001). 일부 연구에서는 습관 반전법이 대조군이나 치료받지 않은 그룹에 비해 통증(Gramling et al. 1996; Townsen et al. 2001; Peterson et al. 1993; Glaros et al. 2007) 및 운동 범위(Peterson et al. 1993)에 대해 효과적임을 보여주었다. 그러나 구강 습관 빈도(Townsen et al. 2001; Gramling et al. 1996)에 대해서는 결과가 제각각이었다. 습관 반전이 우울을 감소시킨다는 것을 지지하는 효과도 있지만 불안, 신체화 및 심리적 적응 등의 다른 심리적 결과에는 효과가 없었다(Gramling et al. 1996). 이러한 몇 가지 발견은 고무적이며, 습관 반전이 구강내 장치치료와 동일한 정도로 통증을 감소시킨다는 것도 제안되었다

(Glaros et al. 2007).

포괄적인 치료 대 일반적인 치료 또는 방치. 일부 연구에서는 치료 결과를 향상시키고 측두하악장애 치료에 보다 포괄적으로 접근하기 위해 치료방법을 결합시켰다(combined therapies). 예를 들어, Brooke 등은 13명의 환자에게 보존적 치료(물리치료, 약물, 구강내 장치)와 더불어 8회 세션의 바이오피드백 및 이완과 스트레스 대처기술치료(즉, 주장훈련, 합리적 정서 치료 및 스트레스 면역)를 시행했다. 8주 후, 한 명을 제외한 모든 참가자가 통증, 턱 기능(관절잡음, 비기능적 움직임) 및 익돌근 압통(상악 결절 뒤쪽에서 검지를 위쪽으로 밀어서 구강내 촉진) 항목이 개선되었다(Brooke et al. 1977). Gatchel 등은 6회 세션의 바이오피드백 및 인지행동치료를 비개입과 비교하였는데, 1년 후 치료 그룹이 통증 강도와 심리적 고통이 더 많이 감소했으며 적응능력이 향상되었다(Gatchel et al. 2006). 이와 유사하게 Ferrando 등은 최면 및 인지행동치료가 일반적인 치료에 비해 통증 빈도, 약물 사용, 통증 강도, 신체화 및 불안을 줄이는 데 더 효과적임을 발견했으며, 이 결과는 9개월의 후속 관찰에서도 안정적으로 유지되었다(Ferrando et al. 2012). 이와는 대조적으로 이후 연구에서는 바이오피드백 및 인지행동치료와 교합장치치료를 비교하였으며, 치료 후 8주 차에는 두 그룹의 통증, 비기능적 제한 및 심리적 결과가 동등하게 개선되었다. 그러나 6개월의 후속 관찰에서는 병합치료 그룹에서 통증 대처기술이 크게 향상되었으며, 모든 결과 변수에 대해 병합치료 그룹이 치료 관련 변화에 대한 효과의 크기가 더 큰 경향이 있었다(Shedden Mora et al. 2013). 한 예비연구에서는 24명을 대상으로 그룹 기반 이완 프로그램의 효능을 평가하였다(Vranceanu et al. 2013). 4주간의 의학적 치료(즉, 통증 교육, 약물치료, 교합장치, 턱 스트레칭)를 받은 후에 참가자는 형상화, 명상, 사색, 요가, 한 점 집중 명상 및 인지행동치료로 이루어진 8주간의 이완 프로그램에 참가하였다. 치료 후의 이점은 정신적 및 신체적 건강 기능, 자가보고한 통증의 측정, 운동 범위, 압박 통증의 역치 및 촉진 통증에서 확인할 수 있었다. 그러나 심리적 증상이나 스트레스 자각에는 변화가 관찰되지 않았다.

치료 대 활성 비교측정기. 두 가지 연구에서 심리적 치료를 병행 결합하는 것의 이점을 조사하였다. 예를 들어, Stenn 등은 인지행동치료 및 이완요법 그룹에 바이오피드백을 추가할 경우 인지행동 및 이완요법만 시행한 경우보다 측두하악장애 증상의 경감에 효과적인지를 조사했다. 바이오피드백을 받은 참가자가 치료 후 더 낮은 수준의 통증을 보고했지만, 교근 긴장에 대해서는 그룹 간 유의한 차이가 없었다(Stenn et al. 1979). 이어 Olson과 Malow는 심리치료와 전두근 바이오피드백을 함께 받은 참가자가 전두근 또는 교근 바이오피드백만 단독으로 받은 참가자에 비해 근육 압통이 크게 감소했다고 보고했다. 그러나 통증에 대해서는 그룹 간 차이가 없었다(Olson and Malow 1987).

다른 연구에서는 서로 다른 심리적 개입 방법의 효과를 평가했다. 예를 들어, Moss 등은 턱 통증과 근육 긴장을 개선하는 데는 일반적으로 바이오피드백보다 이완요법(relaxation)이 우수하다는 것을 발견했다(Moss et al. 1983). 반대로 Funch와 Gale은 12주 동안의 바이오피드백과 이완요법에 대해 치료 직후 또는 2년의 추적관찰 동안 측두하악장애 통증에 대한 유의한 그룹 차이를 관찰할 수 없었다(Funch and Gale 1984). Stam 등은 최면 및 대처기술 그룹과 점진적 근육 이완법 및 대처기술 그룹의 효과를 조사했다. 대조군에 비해 치료를 받은 두 그룹의 환자는 통증이 적고 비기능적 행동이 개선되었다. 그러나 두 치료 그룹 간에 차이는 관찰되지 않았다(Stam et al. 1984). 일련의 무작위 대조시험에서는 바이오피드백, 인지행동치료 및 두 가지 병합치료를 각자 또는 치료받지 않은 대조군과 12주 차(Mishra et al. 2000) 및 1년의 추적관찰(Gardea et al. 2001)에서 비교했다. 전반적으로 모든 치료 그룹에서 통증이 감소했지만 바이오피드백 그룹이 가장 큰 개선을 보였다. 흥미롭게도 치료 그룹에서 기분 장애에 대한 단기간의 치료효과를 관찰하지 못했다(Mishra et al. 2000). 1년 평가에서 모든 치료 그룹이 통증, 장애 및 하악 기능의 개선을 보였지만, 병합치료를 받은 그룹의 치료 이득이 가장 컸다. 이러한 결과에 비추어 저자들은 바이오피드백이 신체 통증에 초점을 맞추기 때문에 즉각적인 이점을 제공할 수 있지만, 심리사회적 결과를 목표로 긍정적인 효과를 나타내는 데 인지행동치료가 더 오래 걸릴 것이라고 가정했다(Gardea et al. 2001). Abrahamsen 등의 최근 연구에서 최면은 통증을 줄이고 대처 전략을 개선하는 데 있어 점진적 근육 이완법보다 우수한 반면, 촉진 시 교근 통증은 이완요법 그룹에서 더 낮았다. 두 그룹 모두 구강기능(예: 개구, 저작 제한)이나 통증과 관련된 수면장애, 심리적 결과(예: 신체화, 강박증, 불안)에서 동일한 개선을 보였다(Abrahamsen et al. 2009).

기타 치료적 접근법. 측두하악장애의 기본이 되는 여러 요인 중 자율신경 조절장애는 만성 측두하악장애의 통증과 동반 증상의 중요한 기여 요인으로 제시되었다. 이러한 잠재적인 원인 요인에 대처하기 위해 Carlson과 Bertrand는 정신생리학적 기능과 관련된 자기조절과정을 직접적인 목표로 삼아 이를 강화하기 위한 생물행동학적(biobehavioral) 개입(즉, 신체자가조절)을 개발 및 적용하였다(Carlson and Bertrand 1995). 치료는 통증 교육, 근육 기능의 모니터링, 머리 및 목 자세에 대한 고유수용성 인식 훈련, 자세 이완, 횡격막 호흡, 수면 위생, 생활습관 관리(예: 신체 활동, 식사, 수분 섭취)를 포함한 여러 구성요소로 이루어져 있다. Carlson 등은 교합장치치료 및 자가관리방법과 신체자가조절을 비교하는 무작위 대조시험에서 신체자가조절을 3주에 걸쳐 2회 세션을 시행하였으며, 치료 후 6주 및 26주에 평가했다(Carlson et al. 2001). 치료 후 통증의 중증도, 운동 범위 및 정서적 고통은 두 그룹이 비슷하게 개선되었지만, 저자들은 신체자가조절 그룹이 추적 기간 동안 더 큰 통증 감소와 하악 개구량을 보였다는 것을 발견했다. 장기간의 추적관찰에서 신체자가조절과 치과 치료를 비교한 효과 크기(d=.96)는 임상적으로 의미 있는 것으로 간주되었다(Sauer et al. 2010).

아직 측두하악장애에서는 다루어지지 않았지만, 만성 통증 치료에 따른 심리사회적 및 행동기반 개입의 효과를 뒷받침하는 유망한 근거가 제시되고 있다. 이러한 치료에는 점진적인 실제적 노출법, 마음챙김 명상, 그리고 회복탄력성 기반치료가 있다. 점진적 노출법의 맥락에서 공포-회피 신념은 통증과 신체 활동과 관련된 해로운 기대치를 유지하는 것뿐만 아니라 통증의 만성화와 장애를 지속시키는 요인으로 제안되었다(Fritz et al. 2001; Leeuw et al. 2007). 따라서 통증과 관련된 공포와 회피를 목표로 하는 치료법의 임상적 유용성이 탄력을 받고 있다. 일반적으로 이 접근법은 환자가 최소한에서 최대로 회피하는 신체 활동의 단계를 나누는 것을 포함하며, 환자의 두려움이 감소할 때까지 점진적인 노출을 통해 각 활동에 직면하도록 한다(Vlaeyen et al. 2012). 측두하악장애의 관점에서 보면 이 방법에는 두려움을 유발하는 턱 움직임이나 음식 섭취를 시도하는 것이 포함될 수 있다. 마찬가지로 마음챙김 명상은 우울, 불안, 스트레스, 심혈관 질환, 섭식 장애, 통증 등 건강과 관련된 여러 상황에서 시행할 수 있는 치료법으로 떠오르고 있다(Song et al. 2014; Baer 2003; Parswani et al. 2013; Grossman et al. 2004). 불교의 교리에서 파생된 마음챙김은 비판단적 인식(nonjudgmental awareness)을 높이고 현재 경험에 자가조절 주의(self-regulated attention)를 지속하는 것을 포함한다. 경험에 대한 개방성과 '지금 이곳'에 집중하는 능력을 기르는 것이 마음챙김의 기본 원칙이며 몸 살피기, 마음챙김 호흡, 정좌 명상이 일반적인 기술이다. 통증과 관련하여 환자에게 경험에 대한 판단을 중단한 상태에서 통증과 고통의 감각을 탐구하도록 권한다. 이 과정을 통해 마음챙김은 통증의 감각적, 감정적인 측면을 분리하여 인지적 재평가를 통해 통증과 관련된 고통을 덜어준다(Kabat-Zinn 1982). 근본적으로 환자는 통증 경험에 대해 능동적으로 저항하는 것이 아니라 수동적인 관찰자가 되는 것이다. 만성 통증에서 마음챙김 명상에 대한 메타분석연구는 우울, 불안 및 통증조절에 대해 중간 정도의 효과를 나타냈다. 그러나 이 효과는 통증 강도에 비해 그다지 강하지 않을 수 있다(Song et al. 2014; Bawa et al. 2015).

통증에 대한 병리학적 접근 방식을 취하고 결핍 또는 부정적인 증상의 감소를 목표로 하는 치료와는 달리, 회복탄력성 기반치료는 개인의 장점과 회복력 요소를 강화하여 적극적인 대처를 촉진하는 데 중점을 두고 있다. 앞서 언급했듯이 회복탄력성은 역경이나 심한 스트레스 이후에 성공적으로 적응하는 과정이며(Norris 2010), 정신건강, 통증 수용 및 신체 건강 증진에 있어서의 이러한 측면을 뒷받침하는 증거가 있다(Sturgeon and Zautra 2010). 부족하지만 통증과 정서적 기능의 회복력을 촉진하는 간단한 치료적 접근법의 효과를 조사하는 문헌이 늘어나고 있다(Berg et al. 2008; Hanssen et al. 2013; Howell et al. 2014). 따라서 긍정적인 감정 강화를 통해 회복탄력성을 유지하는 능력은 측두하악장애의 복잡성과 이와 관련된 부담을 해결하기 위한 새로운 접근 방식을 제시할 수 있다.

10.5. 측두하악장애에 대한 심리적 개입 연구결과 요약 (Summary of findings from studies of psychological interventions for TMD)

심리사회적 및 행동 양식이 만성 통증의 치료에 효과적이라는 과학계의 일반적인 합의가 있다. 그러나 종종 의료 및 치과의료 제공자는 측두하악장애 관리에 이를 고려하지 않을 때가 있다. 최근 리뷰와 메타분석연구(Crider et al. 2005; Zhang et al. 2015; Roldan-Barraza et al. 2014; Aggarwal et al. 2011; Medlicott and Harris 2006; Randhawa et al. 2016)는 통증 완화에 위약이나 구강장치 치료보다 이완요법과 바이오피드백이 더 효과적일 수 있다고 하였다(Medlicott and Harris 2006). 코크래인 리뷰(Aggarwal et al. 2011)는 인지행동치료나 습관조절, 바이오피드백을 일반적인 치료방법과 비교하였을 때 편향이 크고 모을 수 있는 연구가 상대적으로 적기 때문에 측두하악장애 치료에 대한 심리사회적 개입의 지지에 대해서는 전체적으로 근거가 약하다고 하였다. 다만 개별적인 개입에 대한 하위그룹 분석 결과는 우울, 통증 및 활동의 간섭에 대해 인지행동치료의 장기적인 긍정적 효과를 지지하였다. 일반적으로 이러한 연구의 합의는 편향 위험을 낮추고, 더 큰 표본 크기와 더 나은 통제나 비교 그룹, 표준화된 방법론을 사용한 정교한 연구가 필요하다는 것이다. 기존 연구의 전반적인 질이 낮기 때문에 치료의 효능과 관련하여 도출할 수 있는 결론은 한정적이며, 유망한 행동기반 중재의 결과를 바탕으로 보다 잘 설계된 무작위 임상시험의 필요성이 촉구된다.

10.6. 측두하악장애에 대한 심리적 개입에 관한 결과 해석 (Interpreting findings regarding psychological interventions for TMD)

앞에서 언급한 측두하악장애와 심리적 기여에 관한 문헌 요약은 심리적 요인이 측두하악장애 발병 및 지속 위험과 관련이 있음을 명확히 보여준다. 또한 만성 측두하악장애 환자 사이에서 심리적 증상의 증가는 더 큰 임상적 통증 및 통증 관련 간섭과 연관성이 있다. 이러한 결과는 측두하악장애 환자에서 심리적 개입의 효과를 평가하는 이론적 근거를 제공한다. 앞서 살펴본 바와 같이 치료를 받지 않는 상태나 적극적인 통제 상태(예: 교육)에 비해 대부분의 심리적 개입은 측두하악장애 환자의 통증과 심리적 증상을 더욱 감소시킨다. 그러나 일반적으로 심리적 개입의 효과는 인상적이지 않은데 이러한 치료가 임상적 통증에는 적은 영향을 미치고 심리적 결과에 큰 영향을 미치기 때문이다. 심리적 기능과 측두하악장애 증상 사이의 강력한 연관성을 감안하면 심리적인 치료가 더 인상적인 효과를 낼 것으로 기대할 수 있다. 실제로 많은 의료 제공자는 임상 경험을 바탕으로 더 큰 심리적 개입 효과를 보고한다. 이러한 역설을 해결하기 위해 측두하악장애 환자의 심리적 개입 효과에 관한 기존 결과를 해석할 때 고려해야 할 중요한 방법론적 및 개념적 문제에 대해 설명하겠다.

임상시험 설계. 임상시험 설계(clinical trial design)의 여러 측면은 심리치료효과에 관한 결과에 상당한 영향을 미칠 수 있다(표 10-4). 모든 임상시험이 그렇듯 표본 크기, 포함 및 제외 기준, 치료 충실도, 맹검, 통제 조건 및 데이터 분석법과 같은 문제가 효과 크기에 영향을 미칠 수 있다. 실제로 Fricton 등(Fricton et al. 2010)은 최근

표 10-4. 측두하악장애의 심리적 치료방법의 임상시험을 해석할 때 중요한 고려사항

설계 관련(design issue)	지적(comments)
일반적인 임상시험 설계 관련(예: 표본 크기, 통제 조건, 무작위화, 통계 분석)	많은 측두하악장애 연구는 특히 표본 크기의 결정, 통계 방법과 무작위화 방법에서 높은 오류의 위험성을 보임(Fricton 참조)
측두하악장애의 자연적인 완화	측두하악장애는 진행되는 특성이 아니며, 오히려 증상이 오락가락하고 많은 환자가 치료하지 않아도 시간이 지나면서 유의할 만한 개선을 나타냄(Ohrbac 참조)
포함 및 제외 기준	연구마다 측두하악장애의 분류가 다양하고, 다른 통증 질환이나 중요한 심리적인 증상과 동반되는 환자는 종종 제외됨
측두하악장애의 다양한 증상에 따른 다양한 치료방법	최면, 바이오피드백, 이완과 같은 치료는 통증을 보다 집중적으로 다루며, 인지행동치료와 마음챙김은 심리적인 측면에 더 집중함
일반적인 치료와 개인별 맞춤 치료	임상시험에서의 치료는 환자마다 일관되는 경향이 있는 반면, 진료실에서는 환자의 요구와 치료의 반응에 따라 치료방법을 수정함

심리치료를 포함한 6가지 유형의 측두하악장애 치료에 대한 임상시험의 질을 조사하였으며, 'TMJD 치료에 대한 근거 대부분이 체계적 편향에 민감하며, 과거 연구는 신중하게 해석해야 한다'(p. 139)라고 결론지었다. 특히 측두하악장애의 무작위 대조시험은 표본 크기 결정, 통계적 방법 및 무작위화 방법과 관련된 문제에서 종종 불충분했다. 따라서 전반적으로 낮은 설계 수준이 측두하악장애 치료효과의 유효성을 식별하는 무작위 대조시험 능력을 감소시킬 수 있다. 다만 저자들은 측두하악장애에 관한 무작위 대조시험의 수준이 시간이 지남에 따라 향상되고 있음을 확인했다. 그러나 몇 가지 고유한 측두하악장애의 문제가 임상시험의 효과 크기를 감소시킬 수 있다.

측두하악장애의 자연적 경과. 암이나 자가면역질환과는 달리 측두하악장애는 일반적으로 치료가 성공적이지 않더라도 병의 중증도가 증가하며 진행되는 특성이 아니다. 실제로 측두하악장애의 대부분은 자기제한적이다. 이전 종단 연구에서 Ohrbach와 Dworkin(Ohrbach and Dworkin 1998)은 만성 측두하악장애 환자의 거의 3/4이 5년 동안 어느 정도의 증상개선을 보였으며, 거의 절반에서는 통증이 완전히 사라졌음을 관찰했다. 또한 측두하악장애 통증은 대부분 일시적이며, 통증이 적거나 전혀 없는 기간 사이에 통증이 심한 시기가 흩어져 있는 것이 특징이다(Van Grootel et al. 2005). 측두하악장애의 일시적이고 때로는 완화되는 특징 때문에 대조군이나 적극적인 치료군에 포함된 환자는 모두 치료 기간 중 유의한 증상 감소를 보이며, 잠재적인 치료효과를 모호하게 만들 수 있다. 실제로 환자는 증상이 증가할 때 치료를 받으러 올 가능성이 높고, 이후에는 평균 회귀로 인해 통증이 감소할 가능성이 높아진다(Whitney and Von Korff 1992). 마찬가지로 증상의 중증도가 증가하는 시기에 임상시험에 참여할 가능성이 더 높아지며, 이 경우 많은 환자가 평균 회귀로 인해 치료효과와 상관없이 증상 완화를 나타낼 수 있다.

포함 및 제외 기준. 임상시험에 포함시키는 데 사용하는 측두하악장애 증례 분류는 상당히 다양하다. 많은 측두하악장애 임상시험에는 측두하악장애 진단기준(RDC) 또는 최신의 측두하악장애 진단기준(DC/TMD)에 따라 충분히 검증된 진단기준을 충족하는 환자가 포함된다(Schiffman et al. 2014). 그러나 특정 진단기준을 적용하지 못한 연구도 있으며 이로 인해 연구 전반의 환자 모집단에 차이가 있을 수 있다. 또한 많은(전부는 아니지만) 임상시험에서 바닥 효과를 막기 위해 통증 정도(예: 지난 1주간의 평균 통증 >40/100)에 관한 기준을 적용하므로, 앞에서 언급한 평균 회귀 가능성이 높아진다. 제외 기준과 관련해서 다른 통증 상태(예: 섬유근통)나 정신질환 등 특정 동반 질환이 있는 환자를 종종 제외하기도 한다. 또한 아편유사제와 항우울제와 같은 특정 종류의 약물을 복용하는 사람도 종종 제외된다. 이는 연구의 이질성을 줄이는 데는 도움이 되지만, 동반 통증 상태나 심각한 심리적 증상이 있어 심리적 개입으로부터 가장 많은 도움을 받을 수 있는 환자를 의도치 않게 배제하는 결과를 초래할 수 있다. 실제로 이들은 일반적인 임상 환경에서 심리치료를 받을 가능성이 가장 높은 환자이다. 따라서 많은 임상시험에 적용되는 포함 및 제외 기준으로 인해 연구결과를 전형적인 임상 진료에 일반화시키기 어려울 수 있다.

심리적 치료의 대상. 앞서 살펴본 바와 같이 측두하악장애에 대한 여러 심리적 개입이 있으며 각각은 측두하악장애 증상의 서로 다른 부분을 목표하므로 실질적으로 이러한 치료는 측두하악장애 증상에 다른 방식으로 영향을 미칠 수 있다. 최면이나 최면의 통증 완화와 같이 직접 측두하악장애 통증을 목표로 하는 치료법이 있다. 반면 이완이나 바이오피드백 요법은 과도한 저작근 활성이 측두하악장애 통증에 기여하고 근활성 감소가 통증을 감소시킬 것이라는 가정에 기초하여 간접적으로 통증을 목표로 한다. 또한 이완 기반치료법은 신체적, 심리적 행복을 향상시키는 보다 일반적인 이점을 제공하며, 이것도 통증에 유리하게 작용할 수 있다. 이러한 점이 이전의 체계적인 검토에서 최면과 이완요법의 통증 완화효과를 뒷받침하는 몇 가지 증거를 찾을 수 있었던 이유를 설명하는 데 도움이 된다. 그러나 다른 심리치료는 주로 심리적 기능을 목표로 하며 통증을 개선하는 낙수효과를 낼 수 있다. 예를 들어, 인지행동요법은 부적응적 사고와 행동을 바꾸는 데 초점을 두어 감정 기능을 강화하고 긍정적인 행동 변화로 이어질 수 있으며, 결과적으로 통증 중증도를 감소시킨다. 이런 간접적인 통증 감소 경로는 인지행동치료가 왜 통증 중증도보다 심리적 기능에 더 큰 영향을 미치는지를 설명하는 데 도움이 된다. 마찬가지로 마음챙김기반 개입은 통증 경험에 대한 비판단적 인식을 강조해서, 통증을 일으키고 스트레스와 좌절을 증가시키는 역효과를 낳는 상황을 줄이고 안도감을 얻는 것을 목적으로 한다. 안타깝게도 측두하악장애와 마음챙김에 대한 무작위 대조시험은 부족하다. 심리적 개입의 다양한 목표를 이해하는 것은 각 치료의 효과를 해석하는 데 중요하다. 실제로 치료는 그것이 목표로 하는 측두하악장애 증상의 측면에 더 큰 영향을 미칠 수 있으며, 이런 점이 일부 치료의 통증 감소 효과가 심리적 결과에 미치는 영향보다 덜 인상적인 이유를 설명할 수 있다.

맞춤형 치료의 필요성. 일반적으로 측두하악장애와 심리적 개입에 관한 무작위 대조시험은 매우 표준화된 치료법을 적용하여 모든 환자가 유사한 방법으로 치료받도록 한다. 또한 임상시험에서는 투여량과 치료 기간을 미리 정해 놓고 환자 간에 표준화되도록 한다. 반면 임상 현장에서 심리적 치료는 환자의 필요에 맞춰 변화하는 경향이 있다. 즉, 환자가 주어진 치료법에 잘 반응하지 않는 경우 임상가는 치료 횟수를 늘리거나 다른 치료법을 추가하거나 완전히 새로운 치료법으로 변경할 수 있다. 역사적으로는 심리적 개입에 관한 무작위 대조시험에서 이러한 방법은 일반적이지 않았다. 그러나 환자 특성에 맞는 맞춤 심리치료에 대한 관심이 증가하고 있으며, 최근 체계적인 검토는 이러한 접근 방식에 대한 일부 근거를 제공한다(Kotiranta et al. 2014). 또한 연구 방법을 변경하여 효율성과 유연성을 높일 수 있는 적응형 임상시험 설계의 사용이 증가하고 있다(Chow 2014). 보통 이러한 접근 방식에 환자별로 개입 방법을 조정하는 것은 포함되지 않지만, 일부 적응 설계에서는 환자 선택과 치료 전환이 가능하여 개별화된 치료 방식에 접근할 수 있다. 따라서 미래에는 환자의 특성과 필요를 기반으로 한 심리치료의 효과를 테스트하는 더 많은 임상시험을 설계할 수 있다.

정리하면 이러한 개념적, 방법론적 문제는 측두하악장애 통증에 대한 심리적 개입의 효과를 정확하게 반영하는 증거기반 개발과 관련된 과제를 제시한다. 향후 연구는 더 정교한 방법론을 사용하여 측두하악장애의 기존 및 개발 중인 심리치료의 효과를 판단하고, 환자 특성에 맞는 최적의 치료를 제시해야 한다. 또한 대규모 복제시험을 통해 이미 문헌에 존재하는 심리 및 행동기반 개입에 대한 유망하고 임상적으로 중요한 결과를 확장하기 위한 노력이 이루어져야 한다.

10.7. 요약

이 장 전체에서 설명한 연구결과는 심리적 과정이 측두하악장애에 미치는 강력한 영향을 명확하게 보여준다. 심리적 요인은 측두하악장애 증상의 중증도에 영향을 미칠 뿐만 아니라 향후 측두하악장애 발병과 관련된 발병 전의 위험인자이다. 중요한 것은 심리적 탄력성이 측두하악장애 환자의 심리적 및 신체적 기능을 개선하고 만성 측두하악장애 증상의 발병을 예방할 수 있다는 것이다. 따라서 측두하악장애는 생물심리사회 모델의 틀 안에서 잘 개념화되어 있으며, 이는 치료 선택의 지침이 되기도 한다. 실제로 많은 심리적 및 행동적 개입은 측두하악장애 환자에게 적어도 어느 정도의 이점이 있다. 따라서 환자의 특정 생물심리사회적 프로파일에 맞는 치료를 위한 다각도의 접근이 이상적인 방식이다. 측두하악장애에 가장 효과적인 심리적 개입을 더 잘 파악하고 이러한 개입이 효과를 보이는 기전을 규명하기 위해서는 향후 연구가 필요하다.

참고문헌

Aaron LA, Turner JA, Mancl LA, Sawchuk CN, Huggins KH, Truelove EL. Daily pain coping among patients with chronic temporomandibular disorder pain: an electronic diary study. J Orofac Pain. 2006;20:125-37.

Abrahamsen R, Zachariae R, Svensson P. Effect of hypnosis on oral function and psychological factors in temporomandibular disorders patients. J Oral Rehabil. 2009;36:556-70.

Aggarwal VR, Lovell K, Peters S, Javidi H, Joughin A, Goldthorpe J. Psychosocial interventions for the management of chronic orofacial pain. Cochrane Database Syst Rev. 2011;11:Cd008456.

Aggarwal VR, Macfarlane GJ, Farragher TM, Mcbeth J. Risk factors for onset of chronic oro-facial pain--results of the North Cheshire oro-facial pain prospective population study. Pain. 2010a;149:354-9.

Aggarwal VR, Macfarlane GJ, Farragher TM, Mcbeth J. Risk factors for onset of chronic oro-facial pain--results of the North Cheshire oro-facial pain prospective population study. Pain. 2010b;149:354-9.

American Psychiatric Association. Diagnostic and statistical manual of mental disorders. American Psychiatric Association: Washington, DC; 2013.

Azrin NH, Nunn RG. Habit-reversal: a method of eliminating nervous habits and tics. Behav res Ther. 1973;11:619-28.

Baer RA. Mindfulness training as a clinical intervention: a conceptual and empirical review. Clin Psychol Sci Pract. 2003;10:125-43.

Bawa FL, Mercer SW, Atherton RJ, Clague F, Keen A, Scott NW, Bond CM. Does mindfulness improve outcomes in patients with chronic pain? Systematic review and meta-analysis. Br J Gen Pract. 2015;65:E387-400.

Beaton RD, Egan KJ, Nakagawa-Kogan H, Morrison KN. Self-reported symptoms of stress with temporomandibular disorders: comparisons to healthy men and women. J Prosthet Dent. 1991;65:289-93.

Berg CJ, Snyder CR, Hamilton N. The effectiveness of a hope intervention in coping with cold pressor pain. J Health Psychol. 2008;13:804-9.

Bertoli E, De Leeuw R, Schmidt JE, Okeson JP, Carlson CR. Prevalence and impact of post-traumatic stress disorder symptoms in patients with masticatory muscle or temporomandibular joint pain: differences and similarities. J Orofac Pain. 2007;21:107-19.

Boettger MK, Grossmann D, Bar KJ. Thresholds and perception of cold pain, heat pain, and the thermal grill illusion in patients with major depressive disorder. Psychosom Med. 2013;75:281-7.

Brister H, Turner JA, Aaron LA, Mancl L. Self-efficacy is associated with pain, functioning, and coping in patients with chronic temporomandibular disorder pain. J Orofac Pain. 2006;20:115-24.

Brooke RI, Stenn PG, Mothersill KJ. The diagnosis and conservative treatment of myofascial pain dysfunction syndrome. Oral Surg Oral med Oral Pathol. 1977;44:844-52.

Carlson CR, Bertrand P. Self-regulation training manual. University Press: Lexington, KY; 1995.

Carlson CR, Bertrand PM, Ehrlich AD, Maxwell AW, Burton RG. Physical self-regulation training for the management of temporomandibular disorders. J Orofac Pain. 2001;15:47-55.

Carlson CR, Okeson JP, Falace DA, Nitz AJ, Curran SL, Anderson D. Comparison of Psychologic and physiologic functioning between patients with masticatory muscle pain and matched controls. J Orofac Pain. 1993;7:15-22.

Carlson CR, Reid KI, Curran SL, Studts J, Okeson JP, Falace D, Nitz A, Bertrand PM. Psychological and physiological parameters of masticatory muscle pain. Pain. 1998;76:297-307.

Carlsson SG, Gale EN. Biofeedback in the treatment of long-term temporomandibular joint pain an outcome study. Biofeedback Self Regul. 1977;2:161-71.

Chen CY, Palla S, Erni S, Sieber M, Gallo LM. Nonfunctional tooth contact in healthy controls and patients with myogenous facial pain. J Orofac Pain. 2007;21:185-93.

Chen H, Nackley A, Miller V, Diatchenko L, Maixner W. Multisystem dysregulation in painful temporomandibular disorders. J Pain. 2013;14:983-96.

Chow SC. Adaptive clinical trial design. Annu Rev Med. 2014;65:405-15.

Conrad R, Schilling G, Bausch C, Nadstawek J, Wartenberg HC, Wegener I, Geiser F, Imbierowicz K, Liedtke R. Temperament and character personality profiles and personality disorders in chronic pain patients. Pain. 2007;133:197-209.

Costello NL, Bragdon EE, Light KC, Sigurdsson A, Bunting S, Grewen K, Maixner W. Temporomandibular disorder and optimism: relationships to ischemic pain sensitivity and interleukin-6. Pain. 2002;100:99-110.

Craig AD, Bushnell MC. The thermal grill illusion: unmasking the burn of cold pain. Science. 1994;265:252-5.

Crider A, Glaros AG, Gevirtz RN. Efficacy of biofeedback-based treatments for temporomandibular disorders. Appl Psychophysiol Biofeedback. 2005;30:333-45.

Dahlstrom L, Carlsson GE, Carlsson SG. Comparison of effects of electromyographic biofeedback and occlusal splint therapy on mandibular dysfunction. Scand J Dent Res. 1982;90:151-6.

Dahlstrom L, Carlsson SG, Gale EN, Jansson TG. Stress-induced muscular activity in mandibular dysfunction: effects of biofeedback training. J Behav Med. 1985;8:191-200.

De Leeuw R, Bertoli E, Schmidt JE, Carlson CR. Prevalence of post-traumatic stress disorder symptoms in orofacial pain patients. Oral Surg Oral Med Oral Pathol Oral Radiol Endod. 2005a;99:558-68.

De Leeuw R, Schmidt JE, Carlson CR. Traumatic stressors and post-traumatic stress disorder symptoms in headache patients. Headache. 2005b;45:1365-74.

Derogatis LR. Symptom Checklist-90-R. Minneapolis, MN: National Computer Symptoms; 1994.

Dworkin SF. The Oppera study: act one. J Pain. 2011; 12:T1-3.

Dworkin SF, Huggins KH, Wilson L, Mancl L, Turner J, Massoth D, Leresche L, Truelove E. A randomized clinical trial using research diagnostic criteria for temporomandibular disorders-axis II to target clinic cases for a tailored self-care TMD treatment program. J Orofac Pain. 2002a;16:48-63.

Dworkin SF, Leresche L. Research diagnostic criteria for temporomandibular disorders: review, criteria, examinations and specifications, critique. J Craniomandib Disord. 1992;6:301-55.

Dworkin SF, Turner JA, Mancl L, Wilson L, Massoth D, Huggins KH, Leresche L, Truelove E. A randomized clinical trial of a tailored comprehensive care treatment program for temporomandibular disorders. J Orofac Pain. 2002b;16:259-76.

Dworkin SF, Turner JA, Wilson L, Massoth D, Whitney C, Huggins KH, Burgess J, Sommers E, Truelove E. Brief group cognitive-behavioral intervention for temporomandibular disorders. Pain. 1994;59:175-87.

Ehde DM, Dillworth TM, Turner JA. Cognitive-behavioral therapy for individuals with chronic pain: efficacy, innovations, and directions for research. Am Psychol. 2014;69:153-66.

Eisenlohr-Moul TA, Crofford LJ, Howard TW, Yepes JF, Carlson CR, De Leeuw R. Parasympathetic reactivity in fibromyalgia and temporomandibular disorder: associations with sleep problems, symptom severity, and functional impairment. J Pain. 2015;16:247-57.

Elkins G, Jensen MP, Patterson DR. Hypnotherapy for the management of chronic pain. Int J Clin Exp Hypn. 2007;55:275-87.

Engel GL. The need for a new medical model: a challenge for biomedicine. Science. 1977;196:129-36.

Erlandson, P. M., Jr. & Poppen, R. 1989. Electromyographic biofeedback and rest position training of masticatory muscles in myofascial pain-dysfunction patients. J Prosthet Dent, 62, 335-338.

Ferrando M, Andreu Y, Galdon MJ, Dura E, Poveda R, Bagan JV. Psychological variables and temporomandibular disorders: distress, coping, and personality. Oral SurgOral MedOral PatholOral RadiolEndod. 2004;98:153-60.

Ferrando M, Galdon MJ, Dura E, Andreu Y, Jimenez Y, Poveda R. Enhancing the efficacy of treatment for temporomandibular patients with muscular diagnosis through cognitive-behavioral intervention, including hypnosis: a randomized study. Oral Surg Oral med Oral Pathol Oral Radiol. 2012;113:81-9.

Fillingim RB, Maixner W, Kincaid S, Sigurdsson A, Harris MB. Pain sensitivity in patients with temporomandibular disorders: relationship to clinical and psychosocial factors. Clin J Pain. 1996;12:260-9.

Fillingim RB, Ohrbach R, Greenspan JD, Knott C, Diatchenko L, Dubner R, Bair E, Baraian C, Mack N, Slade GD, Maixner W. Psychological factors associated with development of TMD: the Oppera prospective cohort study. J Pain. 2013;14:T75-90.

Fillingim RB, Ohrbach R, Greenspan JD, Knott C, Dubner R, Bair E, Baraian C, Slade GD, Maixner W. Potential psychosocial risk factors for chronic TMD: descriptive data and empirically identified domains from the Oppera case-control study. J Pain. 2011a;12:T46-60.

Fillingim RB, Ohrbach R, Greenspan JD, Knott C, Dubner R, Bair E, Baraian C, Slade GD, Maixner W. Potential psychosocial risk factors for chronic TMD: descriptive data and empirically identified domains from the Oppera case-control study. J Pain. 2011b;12:T46-60.

Fillingim RB, Slade GD, Diatchenko L, Dubner R, Greenspan JD, Knott C, Ohrbach R, Maixner W. Summary of findings from the Oppera baseline case-control study: implications and future directions. J Pain. 2011c;12:T102-7.

Fricton JR, Ouyang W, Nixdorf DR, Schiffman EL, Velly AM, Look JO. Critical appraisal of methods used in randomized controlled trials of treatments for temporomandibular disorders. J Orofac Pain. 2010;24:139-51.

Fritz JM, George SZ, Delitto A. The role of fear-avoidance beliefs in acute low back pain: relationships with current and future disability and work status. Pain. 2001;94:7-15.

Funch DP, Gale EN. Biofeedback and relaxation therapy for chronic temporomandibular joint pain: predicting successful outcomes. J Consult Clin Psychol. 1984;52:928-35.

Gameiro GH, Da Silva Andrade A, Nouer DF, Ferraz De Arruda Veiga MC. How may stressful experiences contribute to the development of temporomandibular disorders? Clin Oral Investig. 2006;10:261-8.

Gardea MA, Gatchel RJ, Mishra KD. Long-term efficacy of biobehavioral treatment of temporomandibular disorders. J Behav med. 2001;24:341-59.

Garofalo JP, Gatchel RJ, Wesley AL, Ellis E. Predicting chronicity in acute temporomandibular joint disorders using the research diagnostic criteria. J Am Dent Assoc. 1998;129:438-47.

Gatchel, R. J., Stowell, A. W., Wildenstein, L., Riggs, R. & Ellis, E., 3rd 2006. Efficacy of an early intervention for patients with acute temporomandibular disorder-related pain: a one-year outcome study. J Am Dent Assoc, 137, 339-347.

Gavish A, Halachmi M, Winocur E, Gazit E. Oral habits and their association with signs and symptoms of temporomandibular disorders in adolescent girls. J Oral Rehabil. 2000;27:22-32.

Gerrits MM, Van Marwijk HW, Van Oppen P, Van Der Horst H, Penninx BW. Longitudinal association between pain, and depression and anxiety over four years. J Psychosom res. 2015;78:64-70.

Gessel AH, Alderman MM. Management of myofascial pain dysfunction syndrome of the temporomandibular joint by tension control training. Psychosomatics. 1971;12:302-9.

Giannakopoulos NN, Keller L, Rammelsberg P, Kronmuller KT, Schmitter M. Anxiety and depression in patients with chronic temporomandibular pain and in controls. J Dent. 2010;38:369-76.

Glaros AG. Awareness of physiological responding under stress and nonstress conditions in temporomandibular disorders. Biofeedback Self Regul. 1996;21:261-72.

Glaros AG, Baharloo L, Glass EG. Effect of parafunctional clenching and estrogen on temporomandibular disorder pain. Cranio. 1998;16:78-83.

Glaros AG, Burton E. Parafunctional clenching, pain, and effort in temporomandibular disorders. J Behav med. 2004;27:91-100.

Glaros AG, Kim-Weroha N, Lausten L, Franklin KL. Comparison of habit reversal and a behaviorally-modified dental treatment for temporomandibular disorders: a pilot investigation. Appl Psychophysiol Biofeedback. 2007;32:149-54.

Glaros AG, Williams K, Lausten L. The role of parafunctions, emotions and stress in predicting facial pain. J Am Dent Assoc. 2005a;136:451-8.

Glaros AG, Williams K, Lausten L, Friesen LR. Tooth contact in patients with temporomandibular disorders. Cranio. 2005b;23:188-93.

Gramling SE, Neblett J, Grayson R, Townsend D. temporomandibular disorder: efficacy of an oral habit reversal treatment program. J Behav Ther Exp Psychiatry. 1996;27:245-55.

Grossman P, Niemann L, Schmidt S, Walach H. Mindfulness-based stress reduction and health benefits: a meta-analysis. J Psychosom res. 2004;57:35-43.

Hanssen MM, Peters ML, Vlaeyen JW, Meevissen YM, Vancleef LM. Optimism lowers pain: evidence of the causal status and underlying mechanisms. Pain. 2013;154:53-8.

Hardt J, Gerbershagen HU, Franke P. The symptom check-list, SCL-90-R: its use and characteristics in chronic pain patients. Eur J Pain. 2000;4:137-48.

Hijzen TH, Slangen JL, Van Houweligen HC. Subjective, clinical and EMG effects of biofeedback and splint treatment. J Oral Rehabil. 1986;13:529-39.

Hilgard ER. A neodissociation interpretation of pain reduction in hypnosis. Psychol Rev. 1973;80:396-411.

Hofmann SG, Asnaani A, Vonk IJ, Sawyer AT, Fang A. The efficacy of cognitive behavioral therapy: a review of meta-analyses. Cognit Ther Res. 2012;36:427-40.

Howell AJ, Jacobson RM, Larsen DJ. 2014. Enhanced psychological health among chronic pain clients engaged in hope-focused group counseling. Couns Psychol Jacobson E. Progressive relaxation. Chicago, IL: University Of Chicago Press; 1938.

Kabat-Zinn J. An outpatient program in behavioral medicine for chronic pain patients based on the practice of mindfulness meditation: theoretical considerations and preliminary results. Gen Hosp Psychiatry. 1982;4:33-47.

Keefe FJ, Dolan E. Pain behavior and pain coping strategies in low back pain and myofascial pain dysfunction syndrome patients. Pain. 1986;24:49-56.

Kessler RC, Birnbaum H, Demler O, Falloon IRH, Gagnon E, Guyer M, Howes MJ, Kendler KS, Shi L, Walters E, Wu EQ. The prevalence and correlates of non-affective psychosis in the National Comorbidity Survey Replication (NCS-R). Biol Psychiatry. 2005;58:668-76.

Kindler S, Samietz S, Houshmand M, Grabe HJ, Bernhardt O, Biffar R, Kocher T, Meyer G, Volzke H, Metelmann HR, Schwahn C. Depressive and anxiety symptoms as risk factors for temporomandibular joint pain: a prospective cohort study in the general population. J Pain. 2012;13:1188-97.

Klauenberg S, Maier C, Assion HJ, Hoffmann A, Krumova EK, Magerl W, Scherens A, Treede RD, Juckel G. Depression and changed pain perception: hints for a central disinhibition mechanism. Pain. 2008;140:332-43.

Kotiranta U, Suvinen T, Forssell H. Tailored treatments in temporomandibular disorders: where are we now? A systematic qualitative literature review. J Oral Facial Pain Headache. 2014;28:28-37.

Leeuw M, Goossens ME, Linton SJ, Crombez G, Boersma K, Vlaeyen JW. The fear-avoidance model of musculoskeletal pain: current state of scientific evidence. J Behav Med. 2007;30:77-94.

Leresche L. Epidemiology of temporomandibular disorders: implications for the investigation of etiologic factors. Crit Rev Oral Biol Med. 1997;8:291-305.

Liao CH, Chang CS, Chang SN, Lane HY, Lyu SY, Morisky DE, Sung FC. The risk of temporomandibular disorder in patients with depression: a population-based cohort study. Community Dent Oral Epidemiol. 2011;39:525-31.

List T, Axelsson S. Management of TMD: evidence from systematic reviews and meta-analyses. J Oral Rehabil. 2010;37:430-51.

Litt MD, Shafer D, Napolitano C. Momentary mood and coping processes in TMD pain. Health Psychol. 2004;23:354-62.

Litt MD, Shafer DM, Ibanez CR, Kreutzer DL, Tawfik-Yonkers Z. Momentary pain and coping in temporomandibular disorder pain: exploring mechanisms of cognitive behavioral treatment for chronic pain. Pain. 2009;145:160-8.

Litt MD, Shafer DM, Kreutzer DL. Brief cognitive-behavioral treatment for TMD pain: long-term outcomes and moderators of treatment. Pain. 2010;151:110-6.

Manfredini D, Winocur E, Ahlberg J, Guarda-Nardini L, Lobbezoo F. Psychosocial impairment in temporomandibular disorders patients. RDC/ TMD Axis II findings from a multicentre study. J Dent. 2010;38:765-72.

Markiewicz MR, Ohrbach R, Mccall WD. Oral behaviors checklist: reliability of performance in targeted waking-state behaviors. J Orofac Pain. 2006;20:306-16.

Mcgregor NR, Butt HL, Zerbes M, Klineberg IJ, Dunstan RH, Roberts TK. Assessment of pain (distribution and onset), symptoms, SCL-90-R inventory responses, and the association with infectious events in patients with chronic orofacial pain. J Orofac Pain. 1996;10:339-50.

Mckinney MW, Londeen TF, Turner SP, Levitt SR. Chronic TM disorder and non-TM disorder pain: a comparison of behavioral and psychological characteristics. Cranio. 1990;8:40-6.

Medlicott MS, Harris SR. A systematic review of the effectiveness of exercise, manual therapy, electrotherapy, relaxation training, and biofeedback in the management of temporomandibular disorder. Phys Ther. 2006;86:955-73.

Miltenberger RG, Fuqua RW, Woods DW. Applying behavior analysis to clinical problems: review and analysis of habit reversal. J Appl Behav Anal. 1998;31:447-69.

Mishra KD, Gatchel RJ, Gardea MA. The relative efficacy of three cognitive-behavioral treatment approaches to temporomandibular disorders. J Behav Med. 2000;23:293-309.

Molin C, Schalling D, Edman G. Psychological studies of patients with mandibular pain dysfunction syndrome. 1. Personality traits in patients and controls. Sven Tandlak Tidskr. 1973;66:1-13.

Moss RA, Wedding D, Sanders SH. The comparative efficacy of relaxation training and masseter EMG feedback in the treatment of TMJ dysfunction. J Oral Rehabil. 1983;10:9-17.

Norris FH. Behavioral science perspective on resilience. The Community and Regional Resilience Institute (CARRI). Oak Ridge Natl Lab. 2010;10:3-10.

Ohrbach R, Bair E, Fillingim RB, Gonzalez Y, Gordon SM, Lim PF, Ribeiro-Dasilva M, Diatchenko L, Dubner R, Greenspan JD, Knott C, Maixner W, Smith SB, Slade GD. Clinical orofacial characteristics associated with risk of first-onset TMD: the OPPERA prospective cohort study. J Pain. 2013;14:T33-50.

Ohrbach R, Dworkin SF. Five-year outcomes in TMD: relationship of changes in pain to changes in physical and psychological variables. Pain. 1998;74:315-26.

Okeson JP. Psychologic factors and oral and facial pain. Bell's oral and facial pain 7th ed. Quintessence Publishing, Hanover Park, IL. 2014; pp. 503-523.

Okeson JP, Moody PM, Kemper JT, Haley JV. Evaluation of Occlusal splint therapy and relaxation procedures in patients with temporomandibular disorders. J Am Dent Assoc. 1983;107:420-4.

Olson RE, Malow RM. Effects of biofeedback and psychotherapy on patients with myofascial pain dysfunction who are nonresponsive to conventional treatments. Rehabil Psychol. 1987;32:195-204.

Pankhurst CL. Controversies in the aetiology of temporomandibular disorders. Part 1. Temporomandibular disorders: all in the mind? Prim Dent Care. 1997;4:25-30.

Parswani MJ, Sharma MP, Iyengar SS. Mindfulness-based stress reduction program in coronary heart disease: A randomized control trial. Int J Yoga. 2013;6:111-7.

Peterson AL, Dixon DC, Talcott GW, Kelleher WJ. Habit reversal treatment of temporomandibular disorders: a pilot investigation. J Behav Ther Exp Psychiatry. 1993;24:49-55.

Randhawa K, Bohay R, Cote P, Van Der Velde G, Sutton D, Wong JJ, Yu H, Southerst D, Varatharajan S, Mior S, Stupar M, Shearer HM, Jacobs C, Taylor-Vaisey A. The effectiveness of noninvasive interventions for temporomandibular disorders: a systematic review by the ontario protocol for traffic injury management (OPTIMa) collaboration. Clin J Pain. 2016;32:260-78.

Reiter S, Emodi-Perlman A, Goldsmith C, Friedman-Rubin P, Winocur E. Comorbidity between depression and anxiety in patients with temporomandibular disorders according to the research diagnostic criteria for temporomandibular disorders. J Oral Facial Pain Headache. 2015;29:135-43.

Richardson EJ, Ness TJ, Doleys DM, Banos JH, Cianfrini L, Richards JS. Depressive symptoms and pain evaluations among persons with chronic pain: catastrophizing, but not pain acceptance, shows significant effects. Pain. 2009;147:147-52.

Roldan-Barraza C, Janko S, Villanueva J, Araya I, Lauer HC. A systematic review and meta-analysis of usual treatment versus psychosocial interventions in the treatment of myofascial temporomandibular disorder pain. J Oral Facial Pain Headache. 2014;28:205-22.

Roth RS, Geisser ME, Theisen-Goodvich M, Dixon PJ. Cognitive complaints are associated with depression, fatigue, female sex, and pain catastrophizing in patients with chronic pain. Arch Phys med Rehabil. 2005;86:1147-54.

Rudy TE, Turk DC, Kubinski JA, Zaki HS. Differential treatment responses of TMD patients as a function of psychological characteristics. Pain. 1995;61:103-12.

Sato M, Iizuka T, Watanabe A, Iwase N, Otsuka H, Terada N, Fujisawa M. Electromyogram biofeedback training for daytime clenching and its effect on sleep bruxism. J Oral Rehabil. 2015;42:83-9.

Sauer SE, Burris JL, Carlson CR. New directions in the management of chronic pain: self-regulation theory as a model for integrative clinical psychology practice. Clin Psychol rev. 2010;30:805-14.

Schiffman E, Ohrbach R, Truelove E, Look J, Anderson G, Goulet JP, List T, Svensson P, Gonzalez Y, Lobbezoo F, Michelotti A, Brooks SL, Ceusters W, Drangsholt M, Ettlin D, Gaul C, Goldberg LJ, Haythornthwaite JA, Hollender L, Jensen R, John MT, De Laat A, De Leeuw R, Maixner W, Van Der Meulen M, Murray GM, Nixdorf DR, Palla S, Petersson A, Pionchon P, Smith B, Visscher CM, Zakrzewska J, Dworkin SF. Diagnostic criteria for temporomandibular disorders (DC/TMD) for clinical and research applications: recommendations of the international RDC/TMD consortium network* and orofacial pain special interest groupdagger. J Oral Facial Pain Headache. 2014;28:6-27.

Schmidt JE, Carlson CR. A controlled comparison of emotional reactivity and physiological response in masticatory muscle pain patients. J Orofac Pain. 2009;23:230-42.

Shedden Mora MC, Weber D, Neff A, Rief W. Biofeedback-based cognitive-behavioral treatment compared with occlusal splint for temporomandibular disorder: a randomized controlled trial. Clin J Pain. 2013;29:1057-65.

Sherman JJ, Carlson CR, Wilson JF, Okeson JP, Mccubbin JA. Post-traumatic stress disorder among patients with orofacial pain. J Orofac Pain. 2005;19:309-17.

Simon EP, Lewis DM. Medical hypnosis for temporomandibular disorders: treatment efficacy and medical utilization outcome. Oral Surg Oral Med Oral Pathol Oral Radiol Endod. 2000;90:54-63.

Slade GD, Diatchenko L, Bhalang K, Sigurdsson A, Fillingim RB, Belfer I, Max MB, Goldman D, Maixner W. Influence of psychological factors on risk of temporomandibular disorders. J Dent res. 2007;86:1120-5.

Song Y, Lu H, Chen H, Geng G, Wang J. Mindfulness intervention in the management of chronic pain and psychological comorbidity: a meta-analysis. Int J Nurs Sci. 2014;1:215-23.

Spielberger CD, Gorusch RL, Lushene R, Vagg PR, Jacobs GA. Manual for the state-trait anxiety inventory (Form Y1). Palo Alto, CA: Consulting Psychologists Press; 1983.

Stam HJ, Mcgrath PA, Brooke RI. The effects of a cognitive-behavioral treatment program on temporo-mandibular pain and dysfunction syndrome. Psychosom med. 1984;46:534-45.

Stenn PG, Mothersill KJ, Brooke RI. Biofeedback and a cognitive behavioral approach to treatment of myofascial pain dysfunction syndrome. Behav Ther. 1979;10:29-36.

Strigo IA, Simmons AN, Matthews SC, Craig AD, Paulus MP. Increased affective bias revealed using experimental graded heat stimuli in young depressed adults: evidence of "emotional allodynia". Psychosom Med. 2008;70:338-44.

Sturgeon JA, Zautra AJ. Resilience: a new paradigm for adaptation to chronic pain. Curr Pain Headache Rep. 2010;14:105-12.

Sturgeon JA, Zautra AJ. Psychological resilience, pain catastrophizing, and positive emotions: perspectives on comprehensive modeling of individual pain adaptation. Curr Pain Headache Rep. 2013;17:317.

Sullivan MJ, Thorn B, Haythornthwaite JA, Keefe F, Martin M, Bradley LA, Lefebvre JC. Theoretical perspectives on the relation between catastrophizing and pain. Clin J Pain. 2001;17:52-64.

Suvinen TI, Reade PC, Kemppainen P, Kononen M, Dworkin SF. Review of aetiological concepts of temporomandibular pain disorders: towards a biopsychosocial model for integration of physical disorder factors with psychological and psychosocial illness impact factors. Eur JPain. 2005;9:613-33.

Svensson P, Arendt-Nielsen L. Effects of 5 days of repeated submaximal clenching on masticatory muscle pain and tenderness: an experimental study. J Orofac Pain. 1996;10:330-8.

Thorne BE. Cognitive therapy for chronic pain: a step-by-step guide. New York, NY: Guilford Press; 2004.

Townsen D, Nicholson RA, Buenaver L, Bush F, Gramling S. Use of a habit reversal treatment for temporomandibular pain in a minimal therapist contact format. J Behav Ther Exp Psychiatry. 2001;32:221-39.

Tragesser SL, Bruns D, Disorbio JM. Borderline personality disorder features and pain: the mediating role of negative affect in a pain patient sample. Clin J Pain. 2010;26:348-53.

Turk DC, Zaki HS, Rudy TE. Effects of intraoral appliance and biofeedback/stress management alone and in combination in treating pain and depression in patients with temporomandibular disorders. J Prosthet Dent. 1993;70:158-64.

Turner JA, Brister H, Huggins K, Mancl L, Aaron LA, Truelove EL. Catastrophizing is associated with clinical examination findings, activity interference, and health care use among patients with temporomandibular disorders. J Orofac Pain.

2005a;19:291-300.

Turner JA, Holtzman S, Mancl L. Mediators, moderators, and predictors of therapeutic change in cognitive-behavioral therapy for chronic pain. Pain. 2007;127:276-86.

Turner JA, Mancl L, Aaron LA. Brief cognitive-behavioral therapy for temporomandibular disorder pain: effects on daily electronic outcome and process measures. Pain. 2005b;117:377-87.

Turner JA, Mancl L, Aaron LA. Short-and long-term efficacy of brief cognitive-behavioral therapy for patients with chronic temporomandibular disorder pain: a randomized, controlled trial. Pain. 2006;121:181-94.

Turner JA, Whitney C, Dworkin SF, Massoth D, Wilson L. Do changes in patient beliefs and coping strategies predict temporomandibular disorder treatment outcomes? Clin J Pain. 1995;11:177-88.

Van Der Meulen MJ, Lobbezoo F, Aartman IH, Naeije M. Self-reported oral parafunctions and pain intensity in temporomandibular disorder patients. J Orofac Pain. 2006;20:31-5.

Van Grootel RJ, Van Der Glas HW, Buchner R, De Leeuw JR, Passchier J. Patterns of pain variation related to myogenous temporomandibular disorders. Clin J Pain. 2005;21:154-65.

Vassend O, Krogstad BS, Dahl BL. Negative affectivity, somatic complaints, and symptoms of temporomandibular disorders. J Psychosom Res. 1995;39:889-99.

Velly AM, Look JO, Carlson C, Lenton PA, Kang W, Holcroft CA, Fricton JR. The effect of catastrophizing and depression on chronic pain--a prospective cohort study of temporomandibular muscle and joint pain disorders. Pain. 2011;152:2377-83.

Vendrig AA. The Minnesota multiphasic personality inventory and chronic pain: a conceptual analysis of a long-standing but complicated relationship. Clin Psychol Rev. 2000;20:533-59.

Vlaeyen J, Morley S, Linton SJ, Boersma K, De Jong J. Painrelated fear: exposure based treatment for chronic pain. IASP Press, Washington, DC 2012.

Vranceanu AM, Shaefer JR, Saadi AF, Slawsby E, Sarin J, Scult M, Benson H, Denninger JW. The relaxation response resiliency enhancement program in the management of chronic refractory temporomandibular joint disorder: results from a pilot study. J Musculoskelet Pain. 2013;21:224-30.

Weisberg JN, Keefe FJ. Personality disorders in the chronic pain population – basic concepts, empirical findings, and clinical implications. Pain Forum. 1997;6:1-9.

Whitney CW, Von Korff M. Regression to the mean in treated versus untreated chronic pain. Pain. 1992;50:281-5.

Winocur E, Gavish A, Emodi-Perlman A, Halachmi M, Eli I. Hypnorelaxation as treatment for myofascial pain disorder: a comparative study. Oral Surg Oral Med Oral Pathol Oral Radiol Endod. 2002;93:429-34.

Woods DW, Miltenberger RG. Habit reversal: a review of applications and variations. J Behav Ther Exp Psychiatry. 1995;26:123-31.

Yatani H, Studts J, Cordova M, Carlson CR, Okeson JP. Comparison of sleep quality and clinical and Psychologic characteristics in patients with temporomandibular disorders. J Orofac Pain. 2002;16:221-8.

Zhang Y, Montoya L, Ebrahim S, Busse JW, Couban R, Mccabe RE, Bieling P, Carrasco-Labra A, Guyatt GH. Hypnosis/relaxation therapy for temporomandibular disorders: a systematic review and meta-analysis of randomized controlled trials. J Oral Facial Pain Headache. 2015;29:115-25.